臨床足装具学

生体工学的アプローチ

Thomas C. Michaud 著

加倉井周一 訳

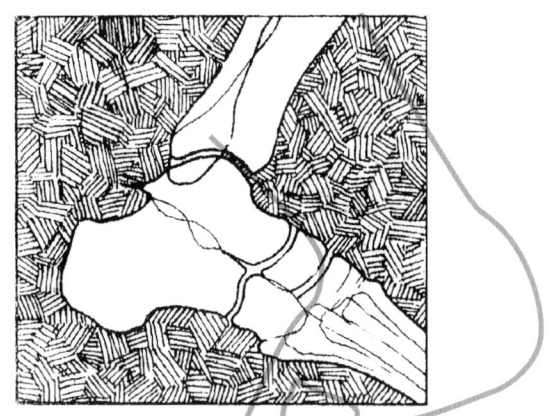

FOOT ORTHOSES
and Other Forms of Conservative Foot Care

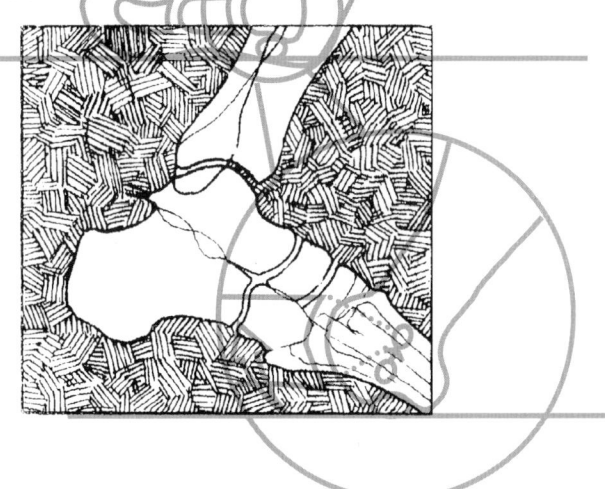

医歯薬出版株式会社

FOOT ORTHOSES

and Other Forms of Conservative Foot Care

Thomas C. Michaud, D.C.
Newton, Massachusetts

*Additional copies of this book may be
purchased from Dr. Thomas Michaud:
Phone: (617) 969-2225
Fax: (617) 527-5927
E-mail: Tommichaud@aol.com*

Copyright © 1997
Thomas C. Michaud
517 Washington Street
Newton Massachusetts, 02158, USA

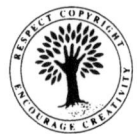

All rights reserved. This book is protected by copyright. No part of this book may be reproduced in any form or by any means, including photocopying, or utilized by any information storage and retrieval system without written permission from the copyright owner.

Accurate indications, adverse reactions, and dosage schedules for drugs are provided in this book, but it is possible that they may change. The reader is urged to review the package information data of the manufacturers of the medications mentioned.

Printed in the United States of America

Library of Congress Cataloging in Publication Data

Michaud, Thomas C.
    Foot orthoses and other forms of conservative foot care / Thomas
C. Michaud
      p. cm.
    Includes index.
    ISBN 0-683-05974-2
    1. Foot—Abnormalities—Treatment. 2. Gait disorders—Treatment.
3. Orthopedic apparatus. I. Title.
    [DNLM: 1. Foot. 2. Foot Deformities—rehabilitation. 3. Gait–
–physiology. 4. Orthotic Devices. WE 26 M622f]
RD756.42.M5 1993
617.5′85043—dc20
DNLM/DLC
for Library of Congress   92-48944
                                                    CIP

                                          93 94 95 96 97
                                    1 2 3 4 5 6 7 8 9 10

訳者のことば

　日頃靴型装具の書籍に興味と関心をもってきた訳者が1993年にWilliams & Wilkins社から刊行された本書初版をひもといてみたところ，生体工学的知識に基づいた数々のイラストが本書の特徴であると判断した．たまたま翌94年に日本義肢装具学会学術大会を東京で主催するにあたって，Dr. Michaudに特別講演を依頼したが当時は多忙であるということで断られてしまった経緯がある．

　その後どのような経緯があったのか不明であるが，Williams & Wilkins社でなくDr. Michaudの自費出版という形式で1998年1月に改訂版が出され今日に至っている．今回，医歯薬出版(株)のご厚意で翻訳を刊行する機会に恵まれた．「日本語版への序」にもあるように，文献の内容を絶えずアップトゥデートにする努力は本当にすばらしいものだと考えている．

　Podiatrist（アメリカの足の外科専門医）はわが国では馴染みの薄い専門職であるが，彼は1978～1982年にWestern Status Chiropractic Collegeで専門教育を受け，その後マサチューセッツ州のCambrigde病院で数年間研鑽後にMichaud Chiropractic Centerをおこし現在にいたっている．彼は1987～1994年にChiropractic Sports Medicineの，また2001年から現在までAustralian Journal of Podiatric MedicineのEditorial review boardを努めている．

　なお装具能力専門用語のうちシューギヤ，ポストなどわが国であまり馴染みの薄いものについては訳者の説明を加えた．

　本書の内容が足に悩む目の前の多くの患者の治療に役立つことを期待したい．

　2005年8月

加倉井　周一

序

　過去15年間にまるで流星のようにはなばなしく既製の足装具が盛んに使用されるようになった．これらの装具は足関節，膝関節，股関節および骨盤の機能的アライメントを改善するため，さまざまな疾患を効果的に治療できることを多くの臨床家が理解したためである．

　不幸なことには，たいていの臨床家は異常な足の機能をコントロールする重要性を認識しているにもかかわらず，足装具の詳細なデザインと製作法に関する刊行物がほとんどないことにイライラしてきた．その結果，興味をもった臨床家は競合する製作所の矛盾，ときには誤った情報に依存せざるをえなかった．たとえば，ある製作所によれば，硬いアクリル製の足底挿板はクラッチとして作用し，代償的に膝の異常可動性を高める危険があるため禁忌であるとしているのに対して，別の製作所は，距骨下関節の異常な可動性をコントロールするためには硬いアクリル製の足底挿板は唯一の手法であり，膝の異常可動性を予防できるとしている．足の陰性モデル採型手技についても混乱しており，病的な足の機能に基づいた軟部組織の歪を矯正するためには完全荷重採型手技が必要であると臨床家を責め立てる製作所がある一方では，足を歪めないためには免荷採型手技を勧める製作所があるといった具合である．装具製作法に関してこれら矛盾する意見が多すぎる結果，異常な足の機能をコントロールするための治療法に混乱が生じてきた．

　本書の目的は，科学的な足のバイオメカニックスに基づく装具のデザインと役割を明確にすることである．第1章では足の運動がおこる正確な面，個々の関節軸の位置，足に作用するさまざまな力の相互作用，そしてさまざまな筋がこれら関節軸に作用する機械的効率について説明する．第2～3章は足の理想的な機能から始まり，載距突起の無形成から外傷後の固有感覚低下による異常運動にいたるまでの構造的および機能的異常について詳細に説明する．足装具はバイオメカニックスに基づくすべての問題を決して解決できないことから，特殊なストレッチ手技や筋力増強訓練を含む他の保存的なフットケア，さまざまなマッサージや固有感覚回復手技の重要性を強調したい．

　第4章では詳細な足の生体工学的診察法を，第5章は足装具の採型手技を，また第6章では装具の製作法（各種材料，付加材料，特殊なスポーツ障害への修正）を，第7章では適切なシューギヤの選択法，臨床的問題解決法のフローチャートを述べる．各章には提供された情報を理解しやすいように豊富なイラストを載せている．

　もし読者が下肢装具について最初に経験するならば，さまざまな材料，異常な足の分類に関する新しい概念に基づく三次元の関節相互作用の用語などは最初はとっつきにくいかもしれない．しかし経験を積めば，異なる足のタイプに基づいたさまざまな構造的相互作用ははっきりするであろうし，これらの知識を徹底的に理解することにより完全な患者の評価と治療が可能な非常に価値のある臨床的武器として役立つであろう．

　1998年1月

Thomas C. Michaud

謝辞

　本書はそもそも下肢装具に関する週末6週間コースのテキストとして出発した．筆者はその後2年の間，依然として文献レビューと特に第3章の加筆を行ってきた．その後5年の間，暇な時間のほとんどを書斎にこもって本書に費やしてきた．もし愛妻 Barb の絶えざる援助がなければ，本書はおそらく未完成のまま書棚に積んであっただろう．またほとんど読みにくい原稿をきちんとタイプしてくれた Blenda Joel，最初の編集を助けてくれた Kate Follen に感謝する．さらに Mennel, Root, Orien, Weed, Hiss, Inman など，保存的な足部治療に関する先駆者，とりわけ初期の論文が私に下肢のバイオメカニックスに対する興味をもたせてくれた Sheldon Langer に深謝する．この知識は不変であり私が選んできた路を決定してくれたためである．

　1993 年

Thomas C. Michaud

日本語版への序

　医学教科書が刊行されるときには数年後に材料が古くなってしまうことがあげられる．後足部外反ポストと内側変形性膝関節症に関する初期の文献をひもといた結果，外反ポストは距骨下関節を回内させて下腿を内旋させるため，内側膝関節の横断面に潜在的なトルクをひきおこす可能性があるので，わざわざこの情報をテキストに含めなかったいきさつがある．

　外反ポストの重要性に関する初期の研究はまず日本から始まったことは時宜を得たものであろう．すなわち Tomatsuri ら[1]，その後に Sasaki と Yasuda[2] は，軽度から中等度の内側膝関節疼痛を有する患者に外反インソールの処方を行うと，疼痛の著しい軽減と歩行能力の増強をもたらすことを発見した．その後 Yoshimura ら[3] は，後足部外反ポストがたとえ ACL が欠損している膝であっても内反スラストを著明に減少させることを証明した．同じような結論の多くの論文がその後発表されている[4-6]．

　外反ポストに関する興味はその後日本以外で証明された．すなわち Kerrigan ら[7] は床反力分析と3-Dイメージを用いた研究により 5°～10°の外反ポストは膝関節内反ピークトルクを 6～8% 減少させることを証明した（ただし 10°の外反ポストは負担がかかりすぎて患者には耐えられない）．この結果，外反ポストは内側変形性膝関節症に対する保存療法のうちきわめて重要な役割を演ずることに異論がないところである．

　最近，東京の医歯薬出版が本書の日本語版の刊行について依頼してきたことは，翻訳にともなう困難な作業に加えて，著者の外反ポストの効率に関する時間がかかる情報をようやくまとめられた点からも実に喜ばしいことである．このテキストの改訂版では外反ポストの生体工学的理論と効率についてもっと詳細に検討したい．

　　2005 年 5 月

　　　　　　　　　　　　　　　　　　　　　　　　　　　　　　　　Thomas C. Michaud, D. C.

文献

1) Tomatsuri K, Yao S, Masuda S：Treatment of osteoarthritis of the knee by wedged foot support. Cent Jpn J Orthop Traum Surg　1975；18：394.
2) Sasaki T, Yasuda K：Clinical evaluation of the treatment of osteoarthritic knees using a newly designed wedged insole. Clin Orthop Related Res　1987；221：181-187.
3) Yoshimura I, Masatoshi N, Michiya H, Zhang J：The effect of wedged insoles on the lateral thrust of anterior cruciate ligament-insufficient knees. Am J Sp Med　2003；31（6）：999-1002.
4) Kakihana W, Akai M, Yamasaki N, Takashima T, Nakazawa K：Changes of joint moments in the gait of normal subjects wearing laterally wedged insoles. Am J Phys Med Rehabil　2002；83（4）：273-278.
5) Toda Y, Tsukimura N：A six-month follow-up of a randomized trial comparing the efficacy of a lateral wedged insole with subtalar strapping and an in-shoe lateral wedge insole in patients with varus deformity osteoarthritis of the knee. Arthritis Rheum　2004；50（10）：3129-3136.
6) Toda Y, Tsukimura N, Segal N：An optimal duration of daily wear foreign insole with subtalar strapping in patients with varus deformity osteoarthritis of the knee. Osteoarthritis Cartilage 2005；13（4）：353-360.
7) Kerrigan DC, et al.：Effectiveness of a lateral wedged insole on varus torque in patients with knee osteoarthritis. Arch Phys Med　2002；83（7）：889-893.

目次

訳者のことば ……………………………………………………… v
序 ………………………………………………………………… vi
謝辞 ………………………………………………………………… vii
日本語版への序 …………………………………………………… viii

第1章　足と足関節の構造と機能解剖学 …………………………… 1

　　　　はじめに　1
　　1．運動面 ……………………………………………………………… 2
　　2．機能解剖 …………………………………………………………… 7
　　　　1　足関節　7
　　　　2　距骨下関節　9
　　　　3　中足根関節　11
　　　　4　第1趾列　12
　　　　5　第2・3・4趾列　12
　　　　6　第5趾列　12
　　　　7　中足趾節関節　12
　　　　8　趾節間関節　13
　　3．力の相互作用 …………………………………………………… 13
　　●文献 ………………………………………………………………… 24

第2章　歩行周期における理想的な運動 …………………………… 25

　　　　はじめに　25
　　1．立脚期の運動 …………………………………………………… 25
　　　　1　踵接地期　25
　　　　2　立脚中期　29
　　　　3　推進期　31
　　2．遊脚期の運動 …………………………………………………… 34
　　3．歩行周期の決定 ………………………………………………… 37
　　4．歩行周期におけるグラフのまとめ …………………………… 40
　　5．歩行周期における筋機能の要約 ……………………………… 45
　　　　1　大殿筋　45
　　　　2　腰腸肋筋　45
　　　　3　中殿筋　46
　　　　4　小殿筋　46
　　　　5　大腿筋膜張筋　46

  6 腸腰筋 46
  7 縫工筋 46
  8 内転筋群 46
  9 ハムストリングス 46
  10 大腿四頭筋 46
  11 膝窩筋 46
  12 前脛骨筋，長母趾伸筋，長趾伸筋，第3腓骨筋 47
  13 後脛骨筋，長趾屈筋，長母趾屈筋 47
  14 腓腹筋，ヒラメ筋 47
  15 長腓骨筋，短腓骨筋 47
  16 母趾外転筋，母趾内転筋 48
  17 短母趾屈筋，短趾屈筋 48
  18 骨間筋，虫様筋 48
 ● 文献 48

第3章　歩行周期における異常運動　51

 はじめに　51
1. 後足部内反変形　52
 1 病理機構学 53
 2 後足部内反変形にともなう古典的徴候と症状 55
 3 後足部内反変形に対する装具療法 56
2. 後足部と前足部のアライメント　58
3. 前足部内反変形　58
 1 病理機構学 59
 2 前足部内反変形にともなう古典的徴候と症状 66
 3 前足部内反変形に対する装具療法 69
4. 前足部外反変形　70
 1 病理機構学 71
 2 前足部外反変形にともなう古典的徴候と症状 75
 3 前足部外反変形に対する装具療法 81
5. 中足骨頭の横断面におけるアライメント　83
 1 第1趾列底屈変形 85
 2 病理機構学 88
 3 第1趾列底屈変形にともなう古典的徴候と症状 90
 4 第1趾列底屈変形に対する装具療法 92
 5 第4・5中足骨底屈変形の治療 94
 6 背屈した中足骨の治療 95
6. 後足部変形と前足部変形のさまざまな組み合わせに対する装具療法　96
7. 中足骨長の変位　101
 1 長い第2中足骨 102
 2 短い第1中足骨 102
 3 長い第1中足骨 104

8．脚長差 ··· 105
    1　病理機構学　106
9．非代償歩行に必要な最低限の可動域 ·· 108
    1　可動域制限の鑑別原因　114
    2　筋拘縮による可動域制限　115
    3　骨性ブロックによる可動域制限　119
    4　関節機能不全による可動域制限　123
    5　マニピュレーション手技　124
10．神経運動器協調と固有感覚 ·· 134
11．筋力，パワーおよび耐久性 ·· 139
12．過剰運動，異常運動 ·· 142
    1　距骨下関節の過剰運動　145
    2　第1趾列の過剰運動　147
    3　距骨下関節軸の不良肢位　148
    4　斜中足根関節軸の垂直転位　149
13．下肢アライメントの発達傾向 ··· 151
    1　横断面でのアライメント　151
    2　前額面でのアライメント　159
    3　内側縦アーチの発達　161
●文献 ·· 163
14．補遺 ·· 168
●補遺文献 ··· 171

第4章　生体工学的検査 173

はじめに　173
1．背臥位での検査 ·· 173
2．腹臥位での検査 ·· 174
3．立位での検査 ·· 178
4．動的検査 ·· 179
●文献 ·· 183

第5章　ギプス採型手技 185

はじめに　185
1．ポリスチレンフォームによる完全荷重採型手技 ·· 185
    1　方法　185
    2　原理的説明　185
    3　討論　185
2．ポリスチレンフォームによる中立位での部分荷重採型手技 ······································· 186
    1　方法　186
    2　原理的説明　186
    3　討論　186
3．ギプスによる中立位での非荷重時採型手技 ·· 187

　　　　　　　1　方法　187
　　　　　　　2　原理的説明　190
　　　　　　　3　討論　190
　　　4．ギプスによる懸吊採型手技 191
　　　　　　　1　方法　191
　　　　　　　2　原理的説明　191
　　　　　　　3　討論　191
　　　5．靴装着中での真空採型手技 191
　　　　　　　1　方法　191
　　　　　　　2　原理的説明　191
　　　　　　　3　討論　192
　　　6．CAD-CAM法 192
　　　　　　　1　方法　192
　　　　　　　2　原理的説明　193
　　　　　　　3　討論　193
　　●文献 193

第6章　製作室での準備と装具製作 195

　　　　　　　はじめに　195
　　　1．陽性モデルの修正 195
　　　2．内在性前足部ポストの位置 195
　　　3．シェルの材料選択 197
　　　4．外在性前足部と趾先端ポスト手技 197
　　　5．内在性後足部ポストの位置 200
　　　6．外在性後足部ポストの位置 200
　　　7．装具部品の追加 203
　　　8．スポーツに適した変更 207
　　　9．製作室での製作手技 211
　　●文献 212

第7章　装具の供給，シューギア，臨床的問題の解決法 213

　　　1．装具の供給 213
　　　2．シューギア 214
　　　3．臨床的な問題の解決法 218
　　●文献 222

索引 223

第1章 足と足関節の構造と機能解剖学

はじめに

ヒトの足と足関節は 28 個の骨（図1-1）と，歩行の異なる時期に調和のとれたさまざまな動作を行う 55 の関節[1]から成り立つ．立脚初期には足部踵接地とともに床反力を消費させ，さまざまに異なる地面に適合するために必要な「可動性適合物（mobile adaptor）」になる．一方，立脚後期には踵離れ後に体重を後足部から前足部に効率的に移動させる「固定性テコの腕（rigid lever arm）」になる．足部は

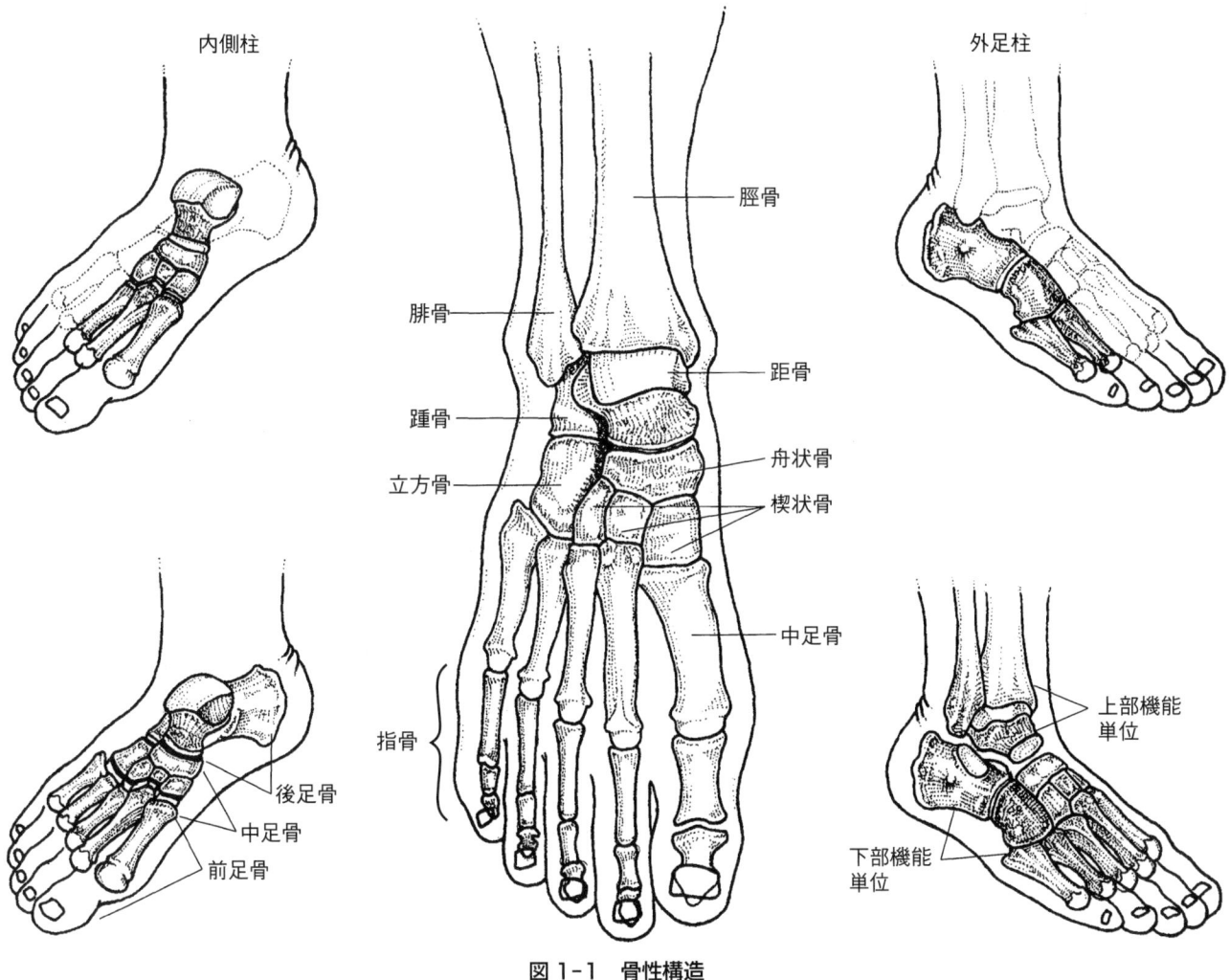

図1-1 骨性構造

これらの異なる動作をさまざまな関節および支持性軟部組織にみられる複雑かつ非常にバランスのとれた一連の相互作用により達成する．これらの複雑でしばしば混乱する動作パターンを完全に理解するためには，以下のようなさまざまな運動面と軸位置の偏位がもたらす一次元，二次元および三次元の説明が必要になろう．これらの情報を通じて関連した足と足関節の一次的関節と個々の軸位置および運動が理解される．また，さまざまな骨性・靱帯性制約機構についても記載する．最後に，個々の筋がもたらす機械的利点（これはさまざまな軸からの付着角度と距離により決定される）について記載する．

1. 運動面

さまざまな運動を正確に記載するために，人体を3つの基準面（前額面，矢状面，水平面）に分ける．これらの基準面は図1-2にみるように他の2つの面と互いに直行しており，体重心を2等分する基本面をもっている（各基本面に平行な面は無数存在することに注意）．たいていの身体と同様に，外転・内転は前額面で，屈曲・伸展は矢状面で，回転は水平面で生ずる（図1-3）．足と足関節に関連してみるならば，内がえし・外がえしは前額面，背屈・底屈は矢状面，外転・内転は水平面で生ずることになる（図1-4～6）．さらに運動の固定肢位を記載するために参照面を用いることもできる（図1-7～9）．図1-4～9において，運動を示す用語は"-ion"で終わり，静的または固定肢位を示す用語は"-us"または"-ed"で終わることに注意する．

重要な考察として，各参照面での運動は2つの残った参照面に存在する軸を中心におこることがあげられる（軸とはその周りに運動が生ずる線を意味する）．たとえば，図1-6に示した水平面での運動は前額面・水平面の軸周りにおこるのに対して，図1-5に示した矢状面での運動は，前額面・水平面の軸周りにおこる．

軸位置と軸周りに生ずる潜在的運動との関係を示すために，Rootら[2]は各壁面が基準面となる箱の中にあるヒンジ（訳注：ちょうつがい）を想定した．図1-10～12は，2つの面にある軸が残った面での純粋な運動（たとえば，1つの面での動作）をどのようにもたらすかを示したものである．

軸が参照面の1つのみに存在する場合に2つの面での動作が生ずる．たとえば図1-13の軸は，本来的には前額

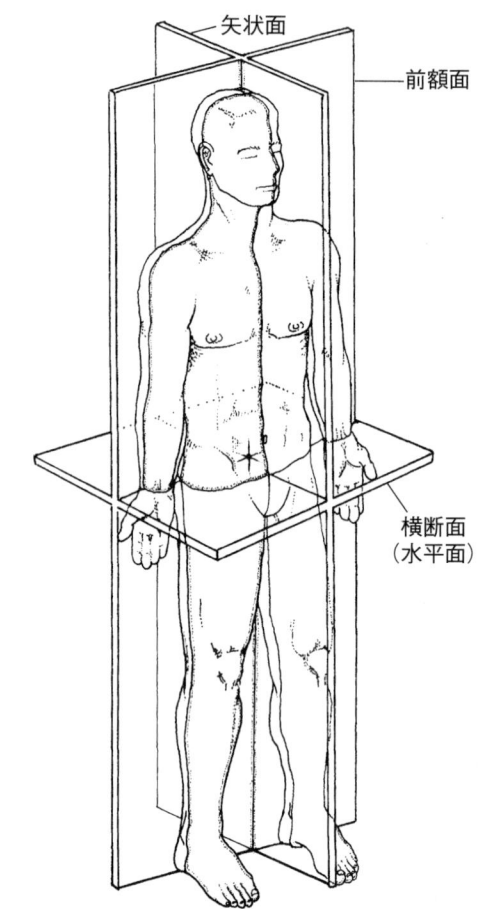

図1-2 身体の主要な運動面 矢状面は身体を均等な左・右半身に分ける．前額面は身体を不均衡な前半身および後半身に分ける．水平面は身体を不均衡な上半身および下半身に分ける．これら3平面は体重心（＊）で交差する．重心位置は第2仙骨棘突起の前方（女性ではやや低い位置）に存在する．

面と水平面にみられるものであるが，水平面に対して45°傾いた軸に移行した．この軸は前額面のみに存在し，ヒンジのスイングアームは2つの面（この場合は水平面と矢状面）での動作を示す．軸はこれら2つの面に対して45°傾いているため，水平面と矢状面での運動は同じ量になる．もし同じ軸が水平面に10°傾いた場合（図1-14）に生ずる運動は2つの面でおこるが，矢状面での要素のほうが水平面での要素よりはるかに大きい．反対に，軸が水平面に対して80°傾いた場合（矢状面に対して10°傾く），水平面での要素のほうが矢状面の要素よりはるかに大きい（図1-15）．一般に軸が面に対してより平行になれば，その面での運動はより小さくなる．

軸がすべての基準面からずれると3平面での運動が生

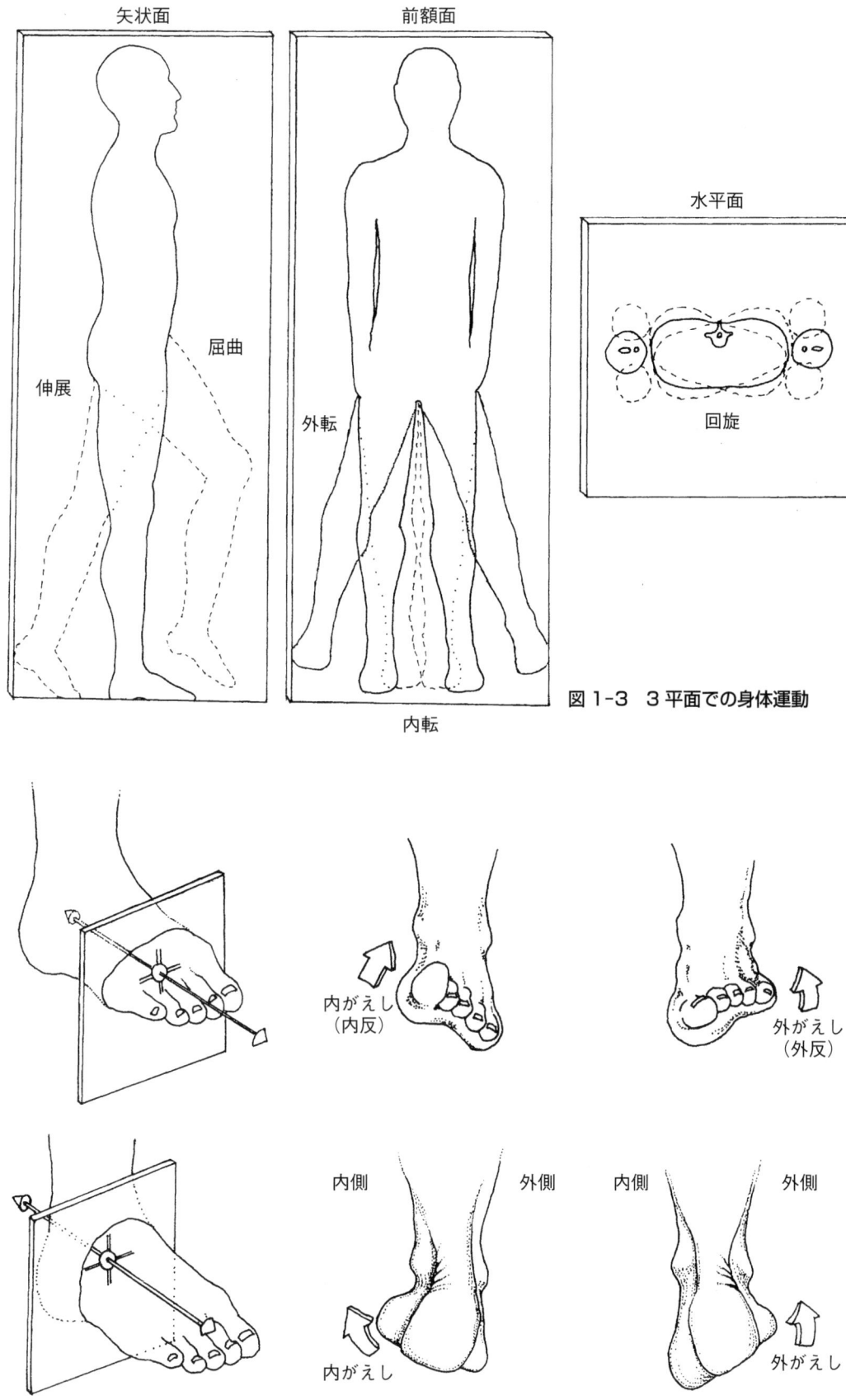

図1-3 3平面での身体運動

図1-4 前額面での運動

4——第1章　足と足関節の構造と機能解剖学

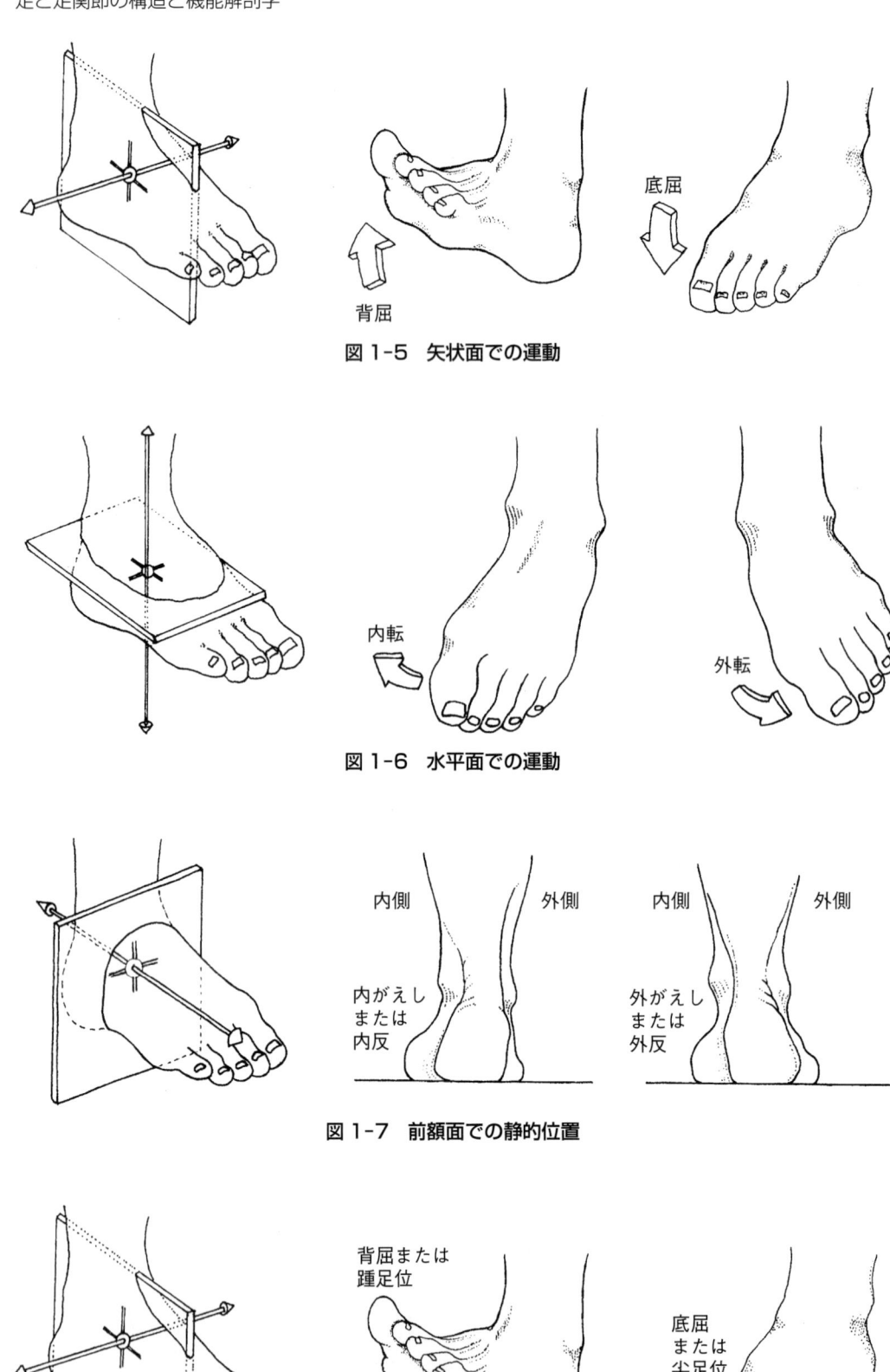

図1-5　矢状面での運動

図1-6　水平面での運動

図1-7　前額面での静的位置

図1-8　矢状面での静的位置

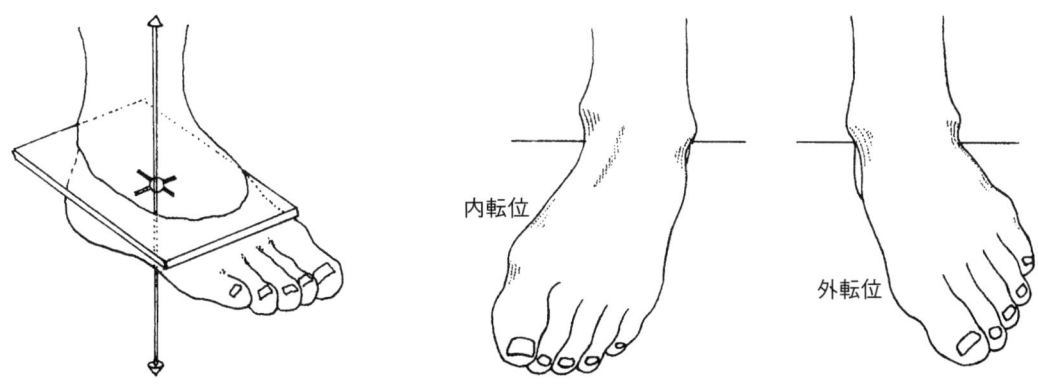

図1-9 水平面での静的位置

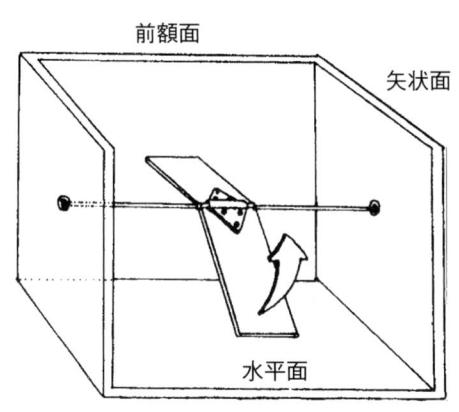

図1-10 軸：前額面・水平面，運動：矢状面

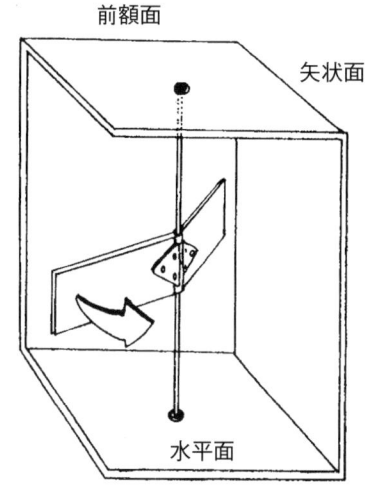

図1-11 軸：前額面・矢状面，運動：水平面

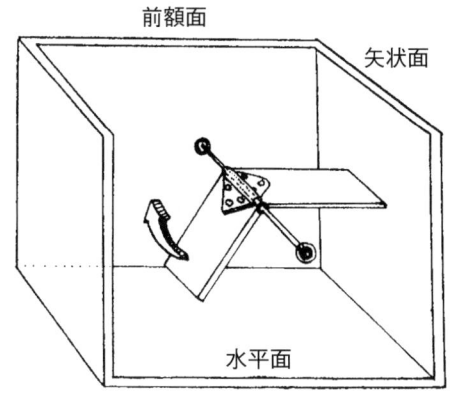

図1-12 軸：水平面・矢状面，運動：前額面

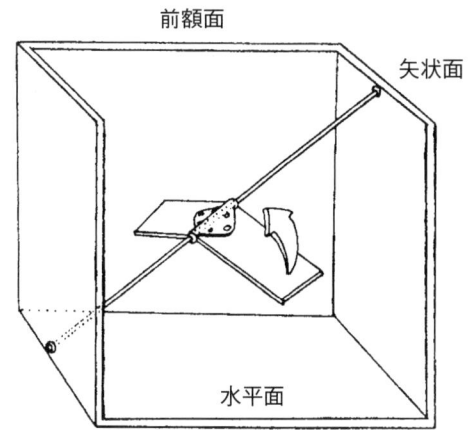

図1-13 軸：前額面（水平面に対して45°傾斜），運動：水平面と矢状面で同じ量

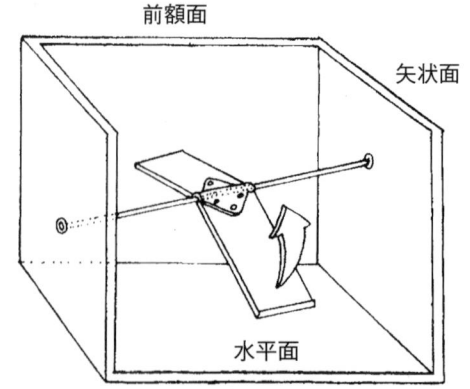

図 1-14 軸：前額面（水平面に対して 10°傾斜），
運動：主として矢状面，いくらか水平面

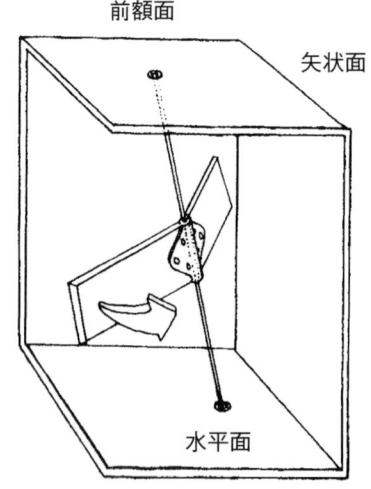

図 1-15 軸：前額面（矢状面に対して 10°傾斜），
運動：主として水平面，いくらか矢状面

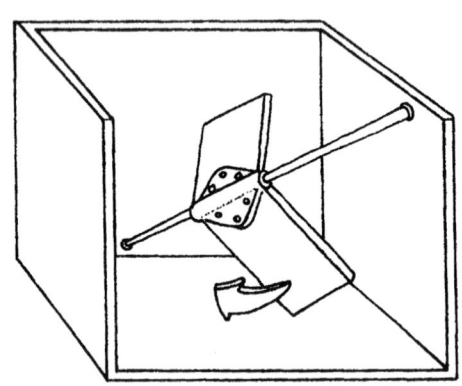

図 1-16 軸：基準面からはずれている（各面に対して 45°傾斜），
運動：前額面，矢状面，水平面同じ量

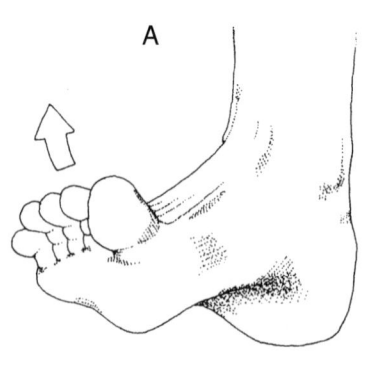
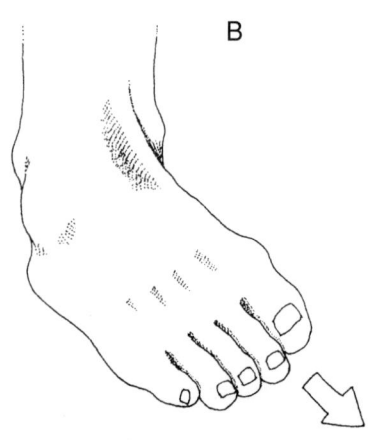

図 1-17 **A（回内位）**：外転，背屈，外がえし，**B（回外位）**：内転，底屈，内がえし

ずる（図1-16）。図に示した軸は各面から45°傾いているため回旋腕は前額面，矢状面および水平面で等距離を描く．もし軸が特定の面に近づく（より平行になる）と，その面での運動はより小さくなる．

これらの説明のいずれも回旋腕は1つの面（すなわち運動軸に対して垂直な面）のみで動き，軸と基準面との間の空間的関係に応じて1面，2面，3面での軌道を描く．別の言い方をすると，長軸での運動は空間位置にかかわらず1つの面でおこり，主要な運動面に対する軌跡を示す用語は個々の運動要素がいつも分離されるということを暗に示すものではないとも言える．

3つの面での運動（身体運動で最もよくみられる）を示す用語に回内・回外がある．回内は外転・背屈・外がえしの複合運動であり，回外は内転・底屈・内がえしの複合運動である（図1-17）．これらの運動はそれぞれ水平面，矢状面および前額面で生ずる．

2．機能解剖

軸の位置と運動に関する足部と足関節について以下に述べる．実際の関節運動についてみると，長軸の周りの運動を意味する回転という用語は不正確なことに注意すべきである．たいていの関節は回転・滑走または振動のいずれかに合併しておこるが，関節が可能域内を動く際に単軸位置が絶えず変わるため，単軸運動は実際には不可能である．

1 足関節

距腿関節とも呼ばれる足関節は，距骨滑車と脛骨・腓骨末端との間の関節である．この関節の平均的運動軸は水平面で8°，前額面で20°～30°であるが（図1-18），多くの研究者[9-11]によれば，内側距骨の不規則な輪郭のために足関節の移動時にこの軸は絶えずずれている（図1-19）．Wyller[6]は，足関節軸の移動を取り付けが悪い車輪の回転になぞらえている．

足関節の運動軸はその可動域を通じて水平・垂直面で絶えず傾斜するため，最近の研究によればすべての軸は内果・外果の先端を結ぶ線の中点に接近していることが証明されている[7]．この軸は横断面と前額面に接近しているため，ほぼ純粋な背屈・底屈運動を行わせる（横断面から少しずれているため，足関節が背屈するときに距骨が臨床的に重要な軽度外転する[2]）．Inman ら[8]は，「足関節軸が横断面から23°ずれており，この高い位置の軸が距骨を内外転する際に下腿の回転運動を吸収する重要な役割を演じている」と述べている．Root ら[2]によれば，「このような軸の位置が変化することは比較的まれであり，骨格成長の早期に距骨下関節の可動域が制限されているヒトにのみみられる」としている．「足関節は回外・回内軸が生じて制限された距骨下関節の可動域を代償するため，非常に高い位置の軸は骨格の機能的適応によるためである」と彼らは述べている．

運動軸の位置にかかわらず，この軸周りの底屈は周辺の軟部組織（とりわけ前距腓靱帯）の緊張と，後部距骨結節

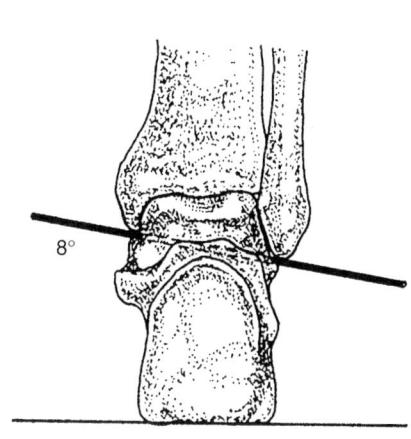
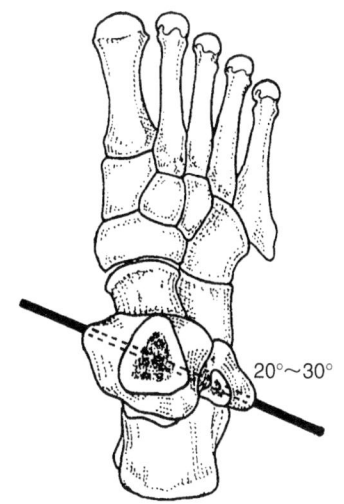

図1-18 足関節の平均的運動軸

8——第1章　足と足関節の構造と機能解剖学

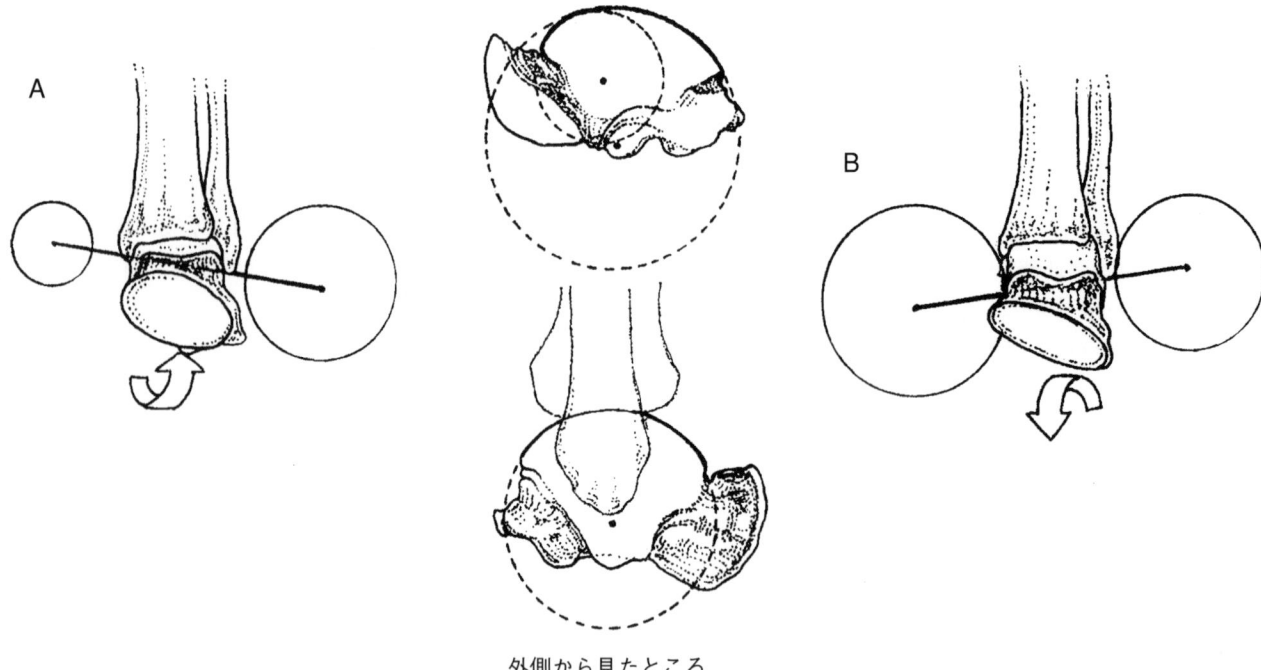

図1-19　足関節運動軸の移動　外側距骨はほぼ真の円形であるが，内側距骨の半径が異なるため足関節背屈時（A）に軸は下方・外側に，足関節底屈時（B）に上方・外側に移動する．　　　　　　　　（Barnett CH, Napier JH より）[5]

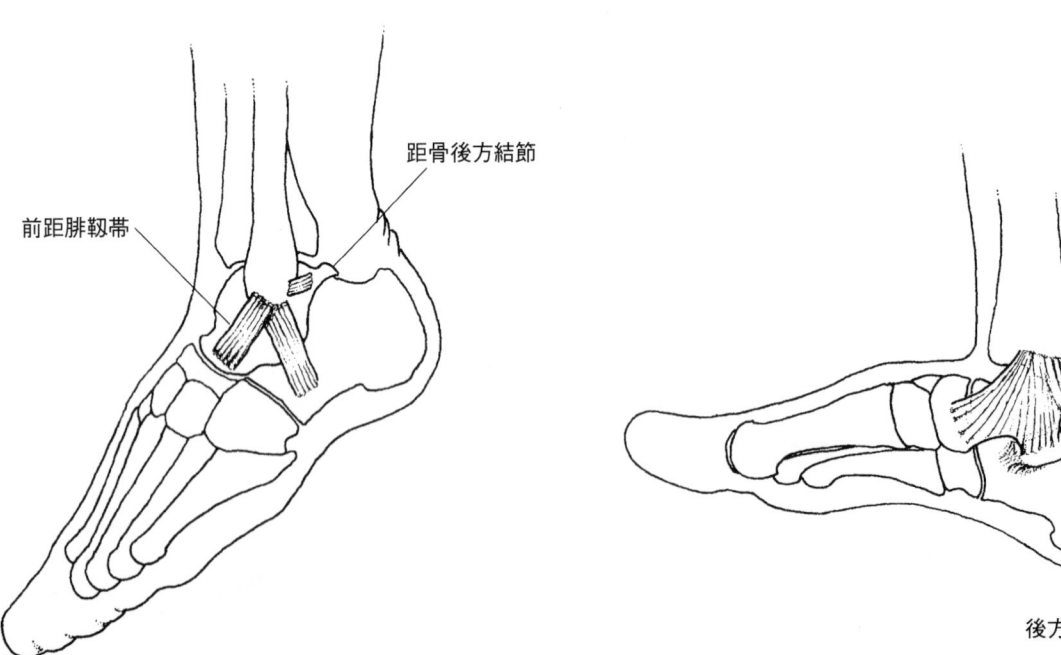

図1-20　足関節底屈　左足関節を外側から見たもの

図1-21　足関節背屈　右足関節を内側から見たもの

が脛骨関節面の後縁に接触する際の骨性ブロックにより制限される[9]（図1-20）。背屈運動は主に下腿三頭筋と後方靱帯（後部三角靱帯と後部距腓靱帯）の緊張により制約される（図1-21）。距骨は前方が広いために，広い距骨が脛骨・腓骨末端に接する際に足関節背屈が制約される。未熟な骨性ブロックの臨床的意義は後に説明する。

2 距骨下関節

距骨下関節は距骨と踵骨との間にある。あまり述べられていないが，この関節の変位は1つ，2つまたは3つの関節面をもたらす（図1-22）。Bruckner[10]は32個の死体距骨下関節を調べた結果，20例では2つの関節面（あまり著明な変化なし）を，残りの12例では3つの関節面を認めた。回内・回外の可動域全体を通じて2関節面をもつ距骨下関節は適合しており，運動は軟部組織拘束機構――すなわち，後方および外側距踵靱帯ならびに骨間筋靱帯により制約される。Bruckner[10]の症例には存在しないが，1つの関節面をもつ配列は骨間筋靱帯がもたらす固定性がなく，すべての関節面が1つに調和するためきわめて可動性が大きい。

1つまたは2つの関節面をもつ可動性がある配列とは異なり，3つの関節面をもつ距骨下関節は関節面が小さいため可動性が少ない。回外時には距骨の前側方関節面は踵骨の前側方関節面と衝突し，それ以上の運動を阻止する骨性ブロックになる。回内時には3つの関節面の形状変位は急速な関節不調和をもたらし可動域を制限する。このような動作は，「ヒトの二足歩行の特徴をもたらす機能的ロック機構になる」とElftmanとManter[11]が述べている。

平均的な距骨下関節の動きは横断面に対して42°，矢状面に対して23°の軸の周りにおこる[18]（図1-23）。この軸の位置は前額面（内がえし・外がえし）および横断面（内外転）での動作とほぼ同じ量の3面での運動をもたらす。InmanとMann[12]は距骨下関節の運動と斜めヒンジの動きを比較して，複合した距骨下関節と足関節面で生ずる転移量が小さいためにこのモデルの正確度を疑問視している[13]。この軸は矢状面に接近しているためにわずかな背

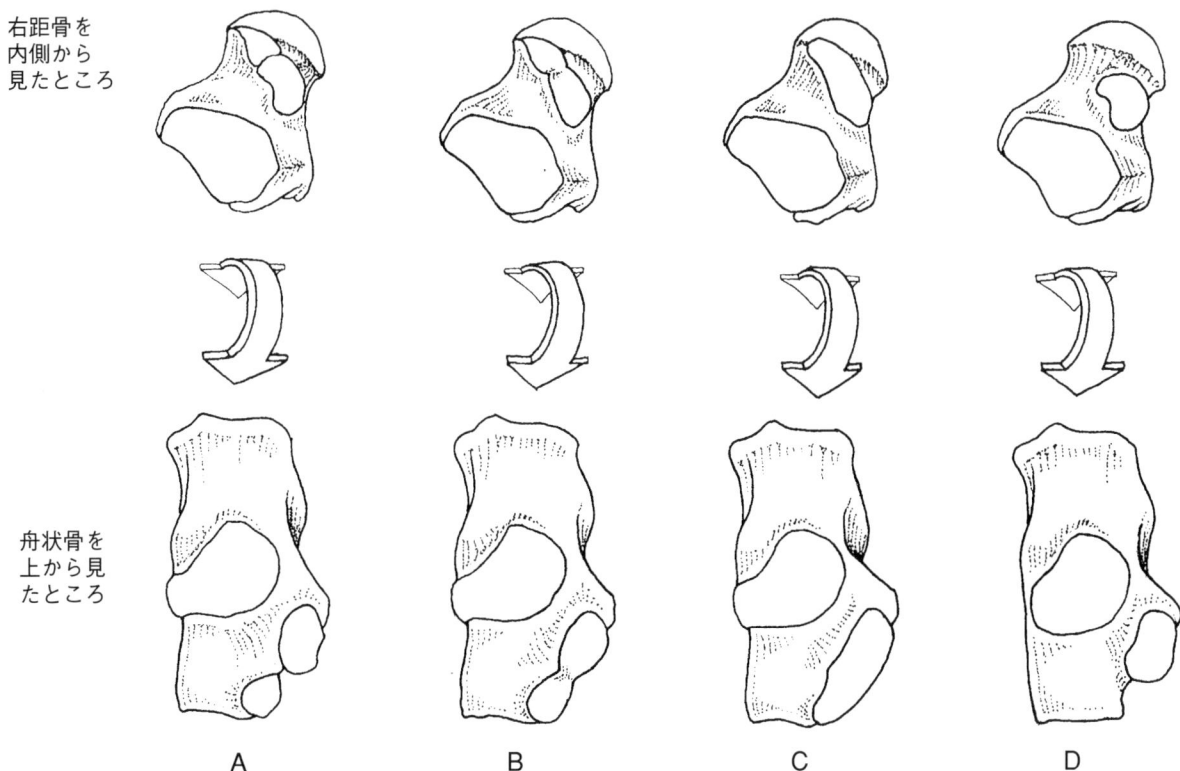

図1-22 距骨下関節の変位　A：3小関節面の配列，B：移行的な2小関節面の配列，C：単純な2小関節面の配列，D：特殊な2小関節面の配列
(Bruckner Jより)[10]

10——第1章　足と足関節の構造と機能解剖学

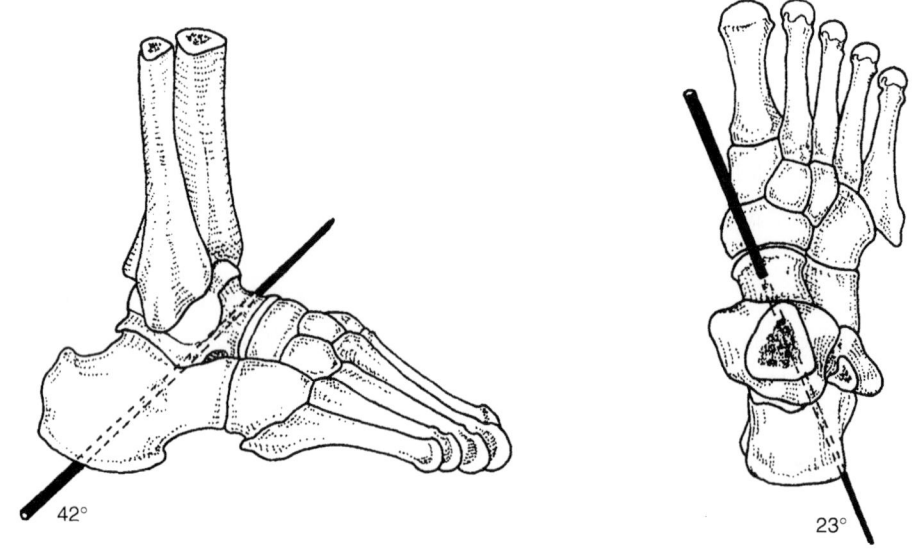

図1-23　距骨下関節の運動軸

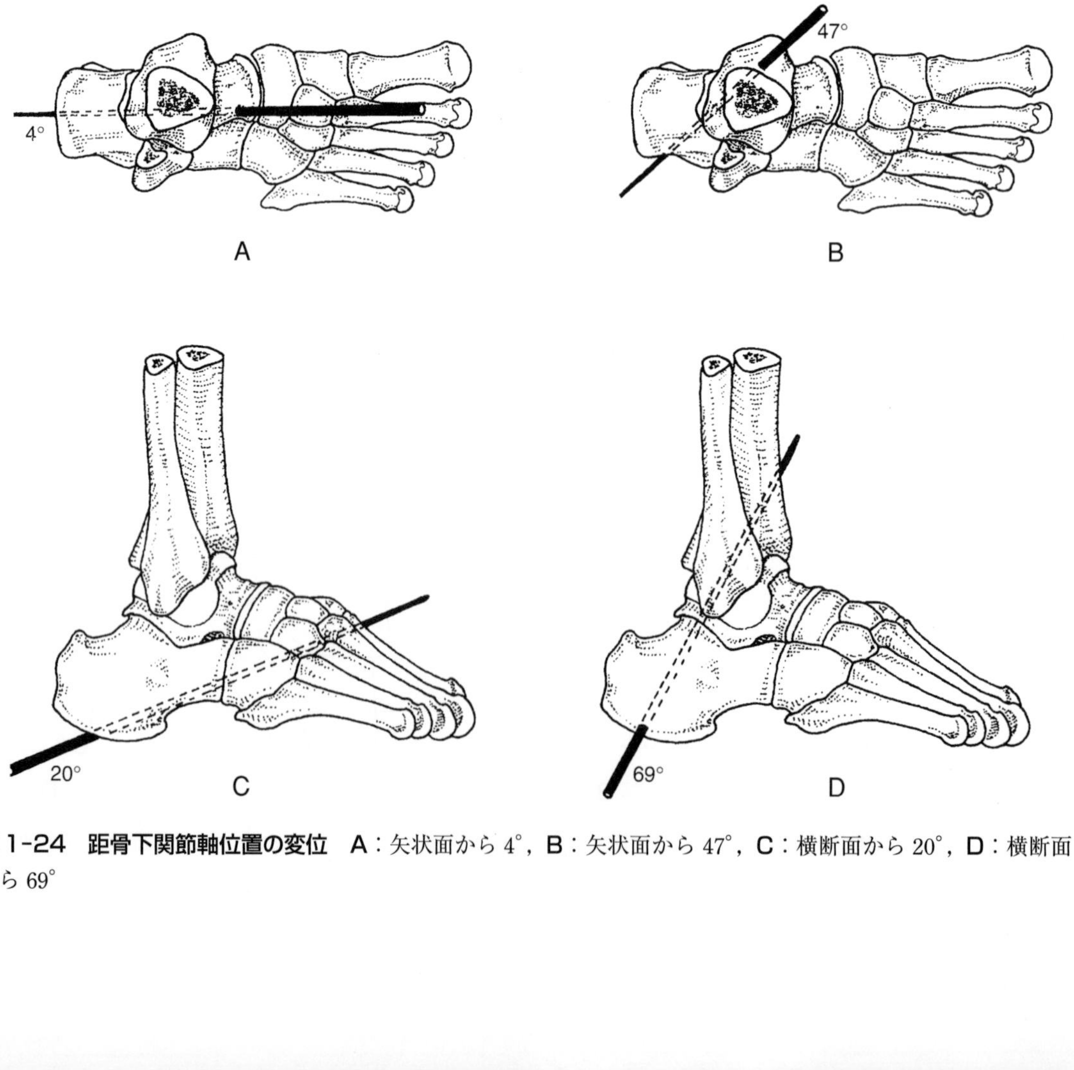

図1-24　距骨下関節軸位置の変位　A：矢状面から4°，B：矢状面から47°，C：横断面から20°，D：横断面から69°

屈・底屈のみがおこる．

距骨下関節面形状の個人差が大きく，運動軸の位置も変位がきわめて大きい．距骨下関節軸は横断面では20°〜68.5°，矢状面では4°〜47°と偏位があることを多くの研究者が報告している[14-16]（図1-24）．実際には，起立した患者が距骨下関節を回内・回外したときに後足部の内がえし・外がえしの可動域と脛骨回転の可動域を比較することで距骨下関節軸を決定できる．もしこの軸が横断面に対して45°傾いている場合，後足部の1°の運動は1°の脛骨回転をもたらす．もしこの軸が横断面に対して70°傾いている場合，脛骨回転の運動量は後足部の運動量よりも大きくなる（すなわち，後足部2°の外がえしは8°の脛骨内転をもたらす）．距骨下関節軸の位置は臨床的に重要である．軸位置が高いと距骨下関節より近位の構造の慢性損傷を，軸位置が低いと距骨下関節より遠位の構造の慢性損傷をもたらす．

▶ 3 中足根関節

中足根関節は，距舟関節と踵立方関節との間にある複合関節で，2つの異なる軸（斜めの中足根関節軸と長方向の中足根関節軸）の周りの3平面運動をもたらす[4]．個人により差はあるが，斜中足根関節軸は横断面に対して52°，矢状面に対して57°，一方，長中足根関節軸は横断面に対して15°，矢状面に対して9°傾いている[14]（図1-25）．

斜中足根関節軸の位置は，矢状面・横断面での大きな運動（背屈・底屈および外転・内転）をもたらすが，前額面での可動域（内がえし・外がえし）は比較的少ない．長中足根関節軸は横断面と矢状面に接近しているのでほぼ純粋な内がえし・外がえし運動をもたらす．

中足根関節は過度の運動を阻止する骨性ロック機構をもっている点で三関節面をもつ距骨下関節に類似している[17]．回外方向への運動は，軟部組織による拘束機構に阻止されるが，回内する立方骨の上近位縁が，懸垂する踵骨背側面に接するときに急に停止する（図1-26）．

それ以上の中足根関節回内はさまざまな拘束靱帯（主に長・短足底靱帯，踵舟靱帯および二分靱帯）により制限されるため（図1-27），拘束靱帯と踵立方関節の亜脱臼がおこらない限りみられない[2]．中足根関節のロック機構は距骨下関節ロック機構と同様に2足歩行の改善に関するヒトのユニークな特徴を示している．

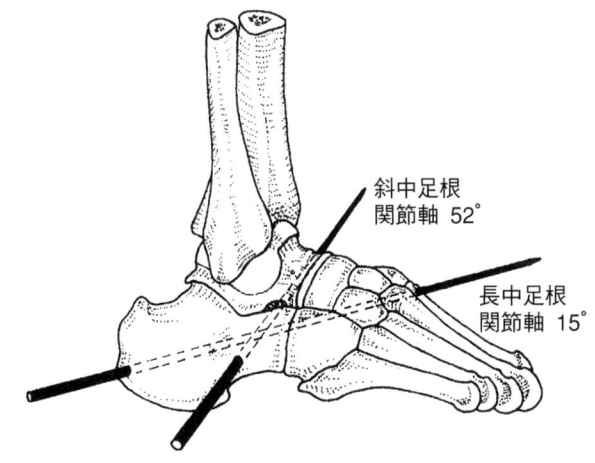

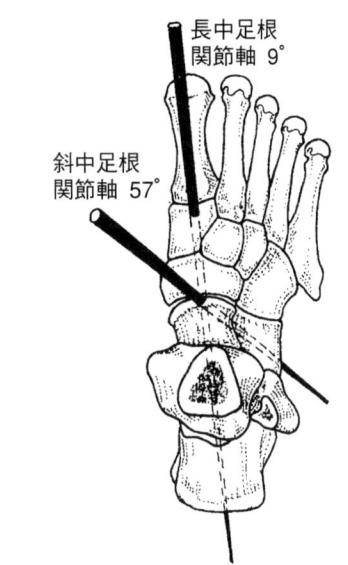

図1-25　中足根関節の運動軸

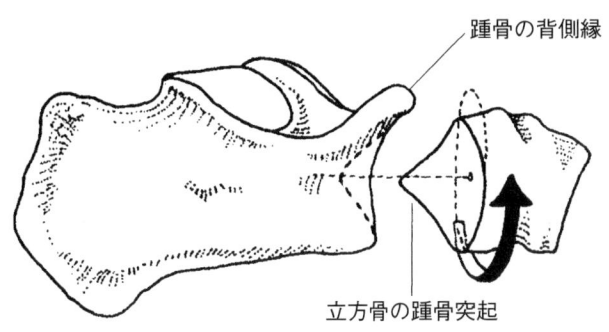

図1-26　立方骨の背側縁が張り出た踵骨にぶつかるまで踵骨突起の周りを回内する　　（Bojsen-Moller Fより）[17]

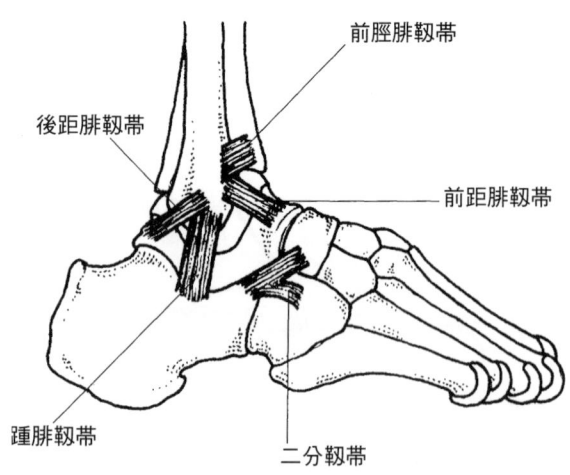

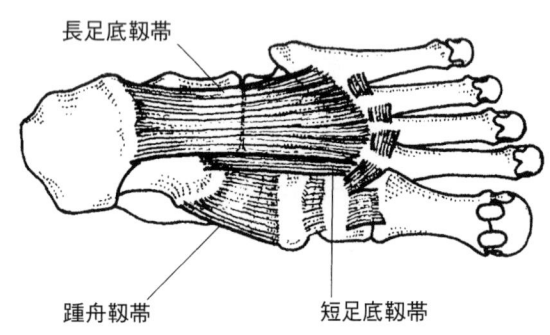

図1-27 足と足関節の靱帯

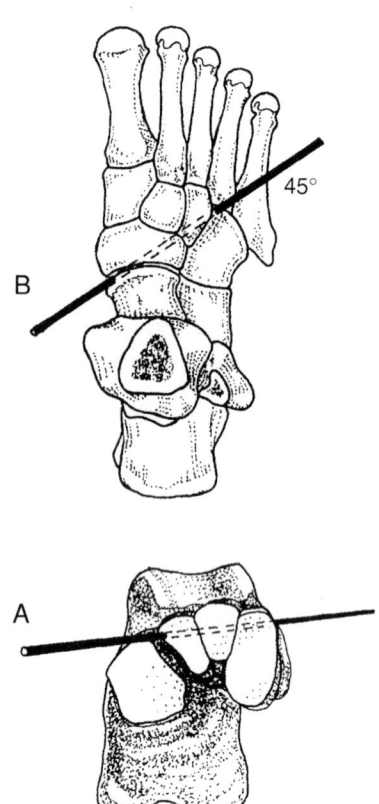

図1-28 第1趾列の運動軸　A：前方から見たところ（楔状骨での断面），B：背側から見たところ

4　第1趾列

　第1趾列は，内側楔状骨と第1中足骨から構成され，前額面・矢状面に対しておおよそ45°傾いた軸周りを動く（図1-28）．この軸はほぼ同じ量の背屈・底屈および内がえし・外がえしを行う．この軸は横断面に近接しているので，内転・外転の可動域は臨床的にみてほとんど無意味である．回内・回外時の第1趾列軸周りの運動は軟部組織による拘束機構で制限される．

5　第2・3・4趾列

　第2・3趾列は，第2・3中足骨と対応する楔状骨から構成されるが，第4趾列は，第4中足骨のみである．これらの軸は正確に決定されていないが，Rootら[2]は足根中足関節近位の横断面にあると提唱している．このため軸周りの運動は矢状面のみ（すなわち純粋な背屈・底屈）におこる．

6　第5趾列

　第5趾列は，第5中足骨のみである．第5中足骨はおおよそ横断面に対して20°，矢状面に対して35°の軸周りを動く（図1-29）．このため背屈・底屈と内がえし・外がえし量は比較的大きい．この軸は横断面に対して20°傾いているために，わずかではあるが臨床的に重要な外転・内転がおこる．第5趾列軸周りの運動は第1趾列と同様に軟部組織による拘束機構で制限される．

7　中足趾節関節

　これらの関節は第1～5中足骨頭と各近位趾骨の間で構成され，純粋に矢状面での運動（背屈・底屈）と横断面での運動（外転・内転）を行う2つの異なる軸を有している（図1-30）．

　これらの軸の位置のために前額面での運動は不可能であり，正常な趾を内がえし・外がえししようとすると中足趾節関節の亜脱臼が生ずる[2]．さらに矢状面での中足趾節関節

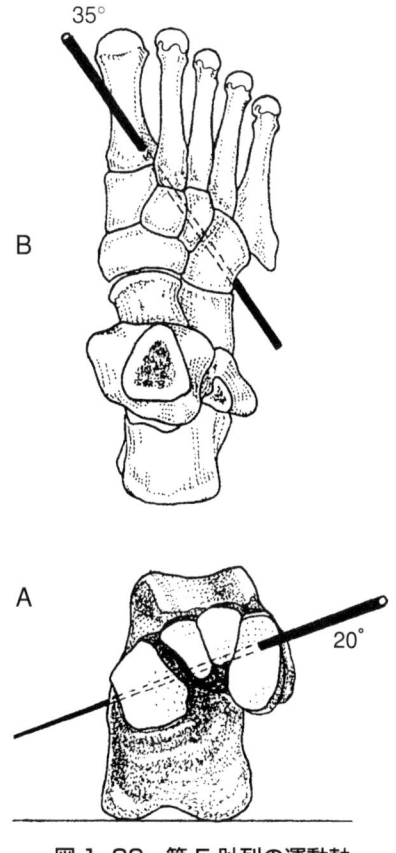

図1-29　第5趾列の運動軸

の運動は正常移動にとってきわめて重要であるが，横断面での運動の可動域は比較的小さく，歩行サイクルにとって機能的意義をもたない．また中足趾節関節の横断面での運動について，歴史的に外転と内転を区別する用語に困難がみられてきた．たとえば中足趾節関節での外転をもたらす

筋の名前について，昔の解剖学者は第2中足骨末端の軸性基準線からの趾の運動とし，内転はこの軸性基準線からの運動としてきた（図1-31 A）．これに対して現在の整形外科および足科学の文献によれば，外転とは趾が身体の中矢状面から離れる動作であり，内転とは体中矢状面に向かう動作と定義している（図1-31 B, C）．本テキストも現在の文献に一致すべく中足趾節関節の運動を中矢状面に関連させている．

他の疑問点に，趾の内反・外反に関する用語があげられる．多くの著者は横断面での不良肢位を内反（内転）または外反（外転）としているが，実際のところこれは誤っている．内反・外反は前額面のみの現象であり，たとえば外転外反母趾は，母趾が外転（図1-32 A），外反（図1-32 B）した状態である．

8　趾節間関節

各趾節間関節は純粋に矢状面での運動をもたらす横断軸をもっている（図1-33）．

3．力の相互作用

さまざまな軸の位置は関節表面の形状により決定されるが[4]，軸周りの運動は身体に作用するすべての力（最も一般的な力は，筋，重力，慣性，摩擦，床反力である）の複合した相互作用により決定される．これらの力がどのようにして運動をもたらすのか，または抵抗するのかを理解するためには，すべての力は大きさ・方向・応用線・応用点があることを理解することがきわめて大切である（図1-34）．

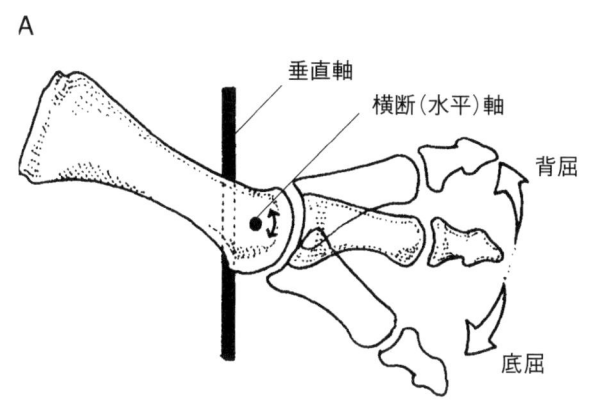

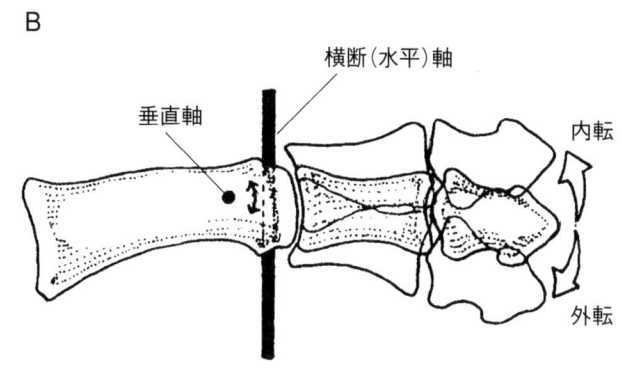

図1-30　中足趾節関節軸　A：横断面の軸周りでの矢状面の運動を側方から見たところ，B：垂直面の軸周りでの横断面の運動を背側から見たところ

(Root MC, Orion WP, et al より)[2]

14——第1章　足と足関節の構造と機能解剖学

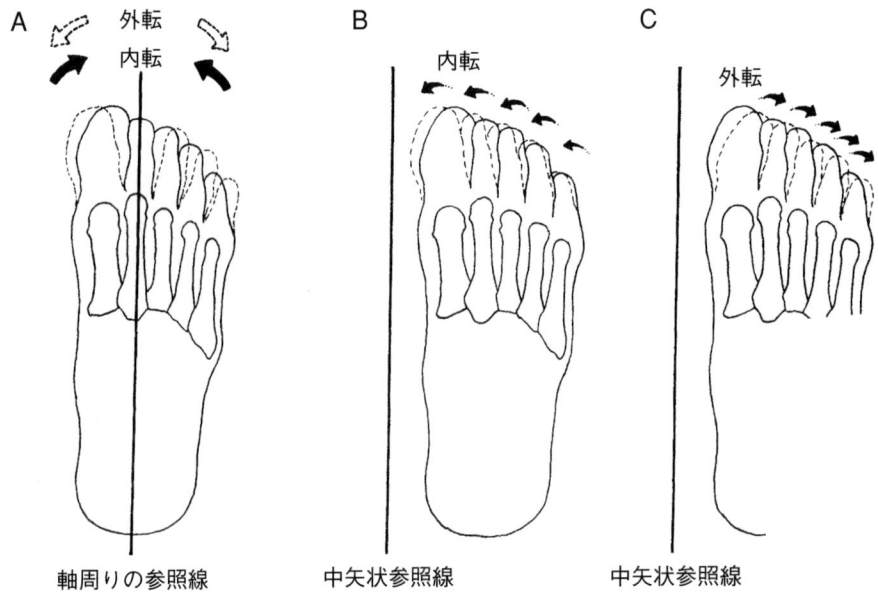

図1-31　A：軸周り参照線に対する趾の運動，B, C：中矢状参照線に対する趾の運動

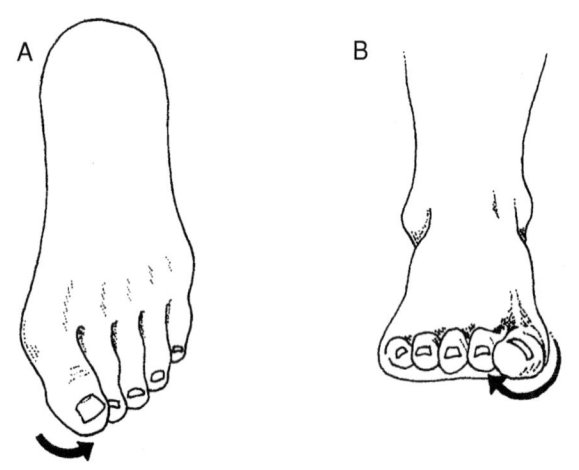

図1-32　趾の位置　A：外転は横断面での位置，B：外反は前額面での位置

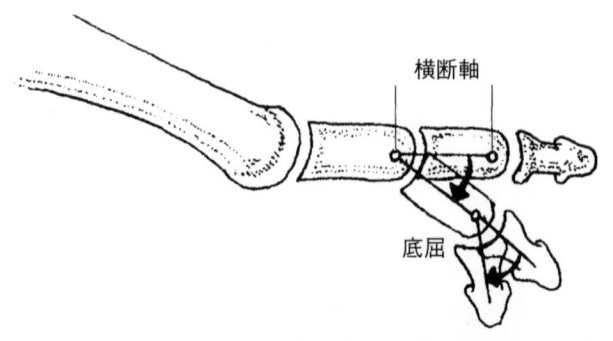

図1-33　中足趾節関節の横断面軸周りの純粋な矢状面の運動　側方から見たところ

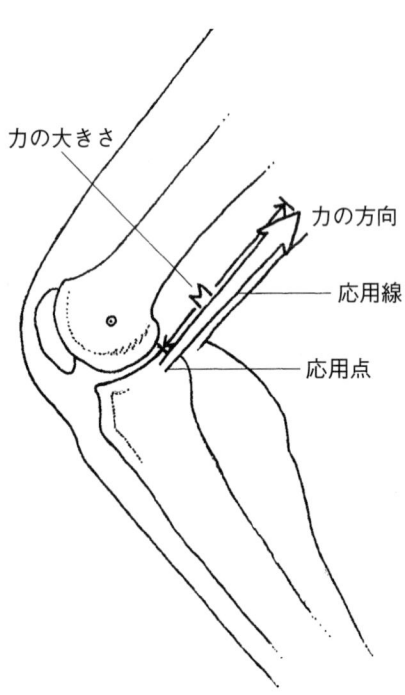

図1-34　力に関する4つの特性

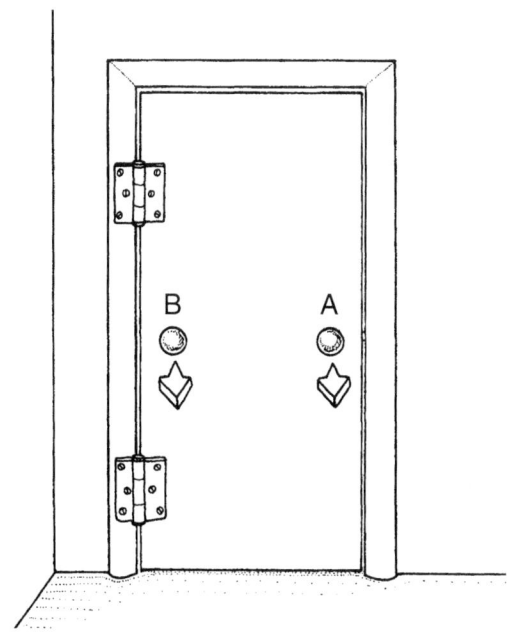

図1-35 ドア・ヒンジとの類似（1）

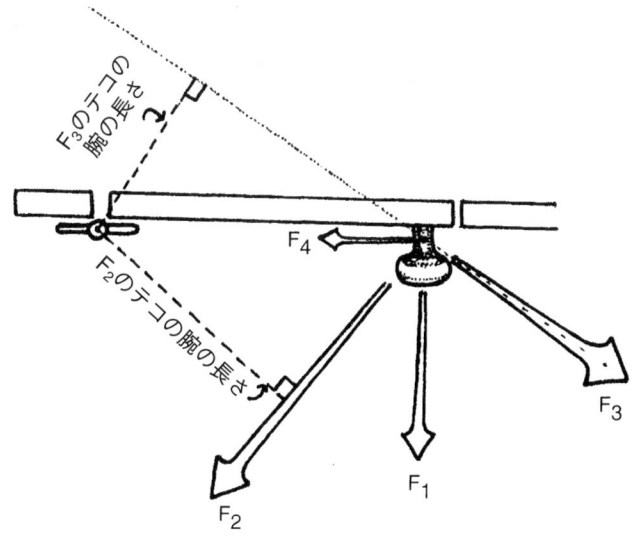

図1-36 ドア・ヒンジとの類似（2）

力は応用線が関節表面（または軸）に垂直な面におこり，作用線と関節軸との間の垂直距離が最大である（すなわち，テコの腕が最長である）場合に最も効果的な動作をもたらす．このことはドアのヒンジとの類似（図1-35）により明らかになろう．もしドア・ノブAまたはBを同じ力で引っ張ってドアを開ける場合，Aによる力のほうがはるかにBによる力よりも効率的である．各々の力の相対的効率は次の式で示される．

$M = F \times D$　M：力のモーメント（モーメントは運動をもたらす傾向または傾向手段を意味する）

　F：テコの腕に垂直な力の要素

　D：テコの腕の長さ

ドア・ヒンジの例では，力はドアに垂直に作用し，テコの腕の長さは軸（ドア・ヒンジ）からドア・ノブまでの距離を測定すればよい．もし同じ力がドアに対して異なる角度で作用する場合（軸に対して垂直である），各々のテコの腕の長さは著しく異なる（図1-36）（テコの腕の長さは力の作用線と運動軸との間の垂直距離であることを銘記すべきである）．

もしF_1とF_4の大きさが同じならば，F_1のモーメントが最大で以下F_2，F_3とつづく．力の大きさにかかわらずその活動線が軸を直接通過しているために，F_4はドアを動かすことができない．1つの力が2つの異なる動作をおこすことをこの事例が示している．もしヒトがF_2の線に沿ってドアを開けようと試みる場合に，力のある部分はドアの開きに，他の部分はヒンジを圧迫しようとする．このことは身体に力が作用した場合の重要な概念——すなわち，軸に対して（または関節面に対して）垂直に作用する力は回転要素と非回転要素に分解されること，非回転要素は関節面を圧迫するか引き離そうとする．この作用の一例は膝関節でみられる（図1-37）．

回転要素は軸周りの運動をもたらすためきわめて重要であるが，非回転要素も関節を固定化するためにまた重要である．たとえば，踵挙上時に鉛直力が最高レベルに達するべく骨性構造を固定化するのに必要な強力な圧縮力を作り出すためには，さまざまな筋と靱帯が共同して作用しなければならない．十分な圧縮力を作り出せないときには，鉛直力のピーク時に骨性構造は移行する．

これまでの説明すべてにわたり，力は運動軸に対して垂直に作用し回転要素と非回転要素に分解されてきた．しかしながら，身体に加わる力は関節軸に垂直に作用するようにそれほど協力的ではない（たいていの場合そうであるが）．力の作用線が垂直からずれるときに，回転要素と非回転要素の決定には軸に垂直に作用する活動線と軸に平行に作用する力をまず決める必要がある．たとえば，図1-38では図1-35に示した同じドアが示されているが，力F_1は軸に垂直な面より30°上に作用している．この力は軸に垂直に加わり回転要素と非回転要素との両者をもつ正常要素（F_x）と，軸に平行に作用し関節の亜脱臼または脱臼な

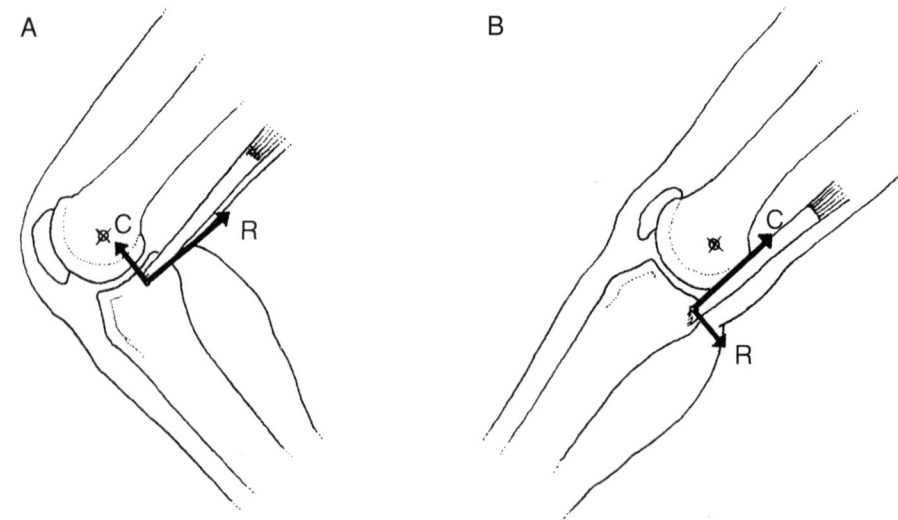

図1-37 膝屈曲時（A）に半膜様筋は力（R）の強力な回転要素と小さな非回転もしくは圧縮要素をもたらす（C）.伸展時（B）には筋のテコ腕長が減少して非回転要素は回転要素よりはるかに大きくなるため関節面を圧縮する

しには典型的に運動をおこせない正弦もしくは歪み要素（Fy）に分解される.

　幸いにも，たいていの関節に存在する歪み要素は骨・靱帯拘束機構または拮抗筋の牽引力により抵抗をうける．どのようにして筋が歪み力を阻害するかを示す古典的例として，内側広筋と外側広筋が膝蓋骨を両側大腿骨顆部の間に維持して拮抗力をもたらす膝関節の場合があげられる（図1-39）．骨性拘束が最小である（顆間溝が浅い）ために，これらの筋が生ずる拮抗力はほぼ同じ大きさにならねばならない．さもないと膝蓋骨は顆間溝からはみ出て関節面を傷害する可能性がある.

　図1-40は歩行の早期遊脚相に生ずる慣性力を克服す

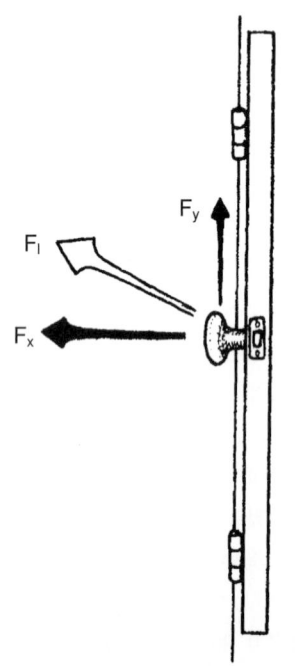

図1-38 力 F_l（力の作用線）は，正常要素（Fx）と歪み要素（Fy）とに分解される

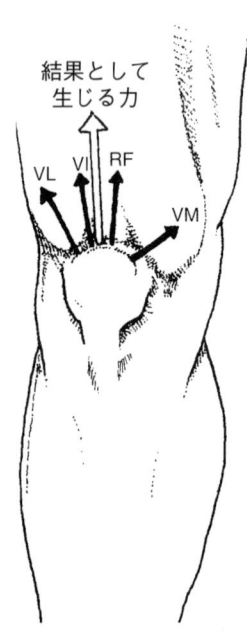

図1-39 関節を固定するすべての筋の複合駆動線は結果として生ずる力（白抜き矢印）になる　VM：内側広筋，RF：大腿直筋，VI：中間広筋，VL：外側広筋

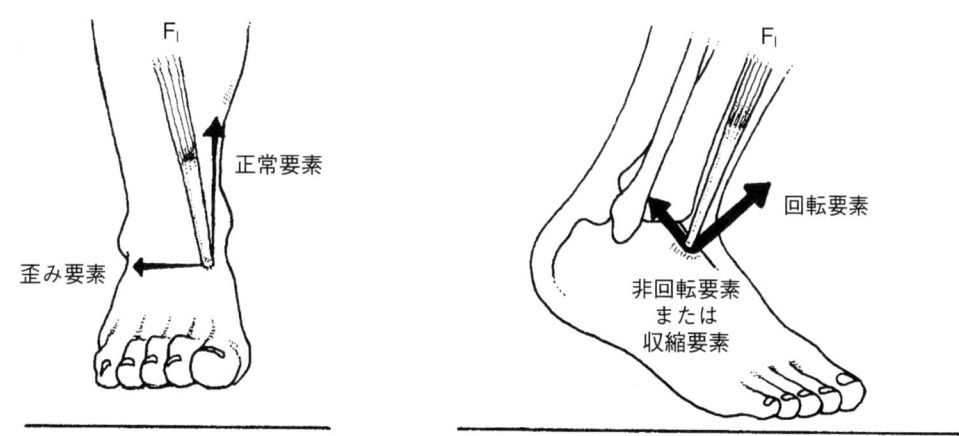

図1-40 前脛骨筋の収縮にともなう力の分解 単純化するために足関節に関連する作用のみが記載されており，前支帯の効果と前脛骨筋腱が交差する多くの関節は考慮していない．F_1：力の作用線

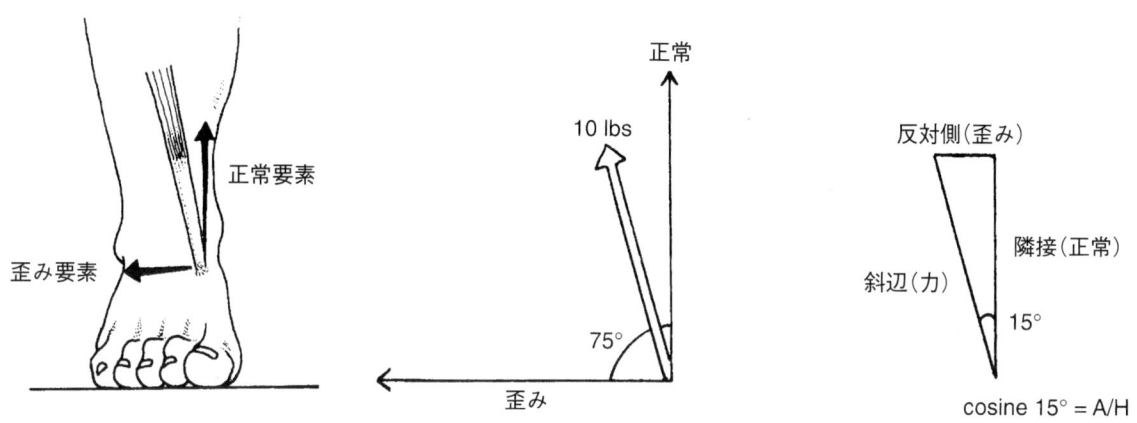

図1-41 "sohcahtoa"という頭字語を用いた力の相対量の決定 生体工学式を解くためには，力の大きさと動作線はベクトルとして表示される．

べく，前脛骨筋に存在するさまざまな要素を示したものである（慣性は実際には力ではないが，運動に抵抗する傾向をもっているため通常は力とみなされることに注意する）．前脛骨筋の作用線は足関節軸にほぼ垂直であるため距腿関節窩の歪み力は最小で，拮抗筋である第3腓骨筋の牽引により正常では抵抗をうける．

力の要素は下腿の右三角形と類似させることにより各々の力の大きさ（歪み力と正常力，回転要素と非回転要素）を決定できる．たとえば，もし前脛骨筋が10ポンドの力で収縮し，関節面に対して75°（垂直から15°）で作用する場合，力の正常要素（隣接する下腿の右三角形と同じである）は9.7ポンド，歪み要素（反対側の下腿の右三角形と同じである）は2.6ポンドになる（図1-41）．

正常要素が9.7ポンドで付着点からの角度（この例では65°）であることから，回転要素と非回転要素は同じように決定される（図1-42）．

前脛骨筋の収縮によりもたらされる背屈力は，回転要素（8.8ポンド）に前脛骨筋腱と足関節運動軸との間の垂直距離を掛けることにより決定される．その結果生ずる力は，幸いなことに慣性力を克服するのに十分であり，遊脚中期に前足部を地面から持ち上げるのに必要な背屈運動を開始する．

この例では力として考慮すべきは慣性だけである．歩行の立脚期にはもっと重要な力（床反力）が作用する．床反力は接触力とも呼ばれ，Newtonの第3法則（すなわち，物体には最初の力と同じ大きさで異なる方向に作用する）と一致する．このため踵が地面に200ポンドで作用するときには，地面は踵に200ポンドで反応するということがで

18——第1章 足と足関節の構造と機能解剖学

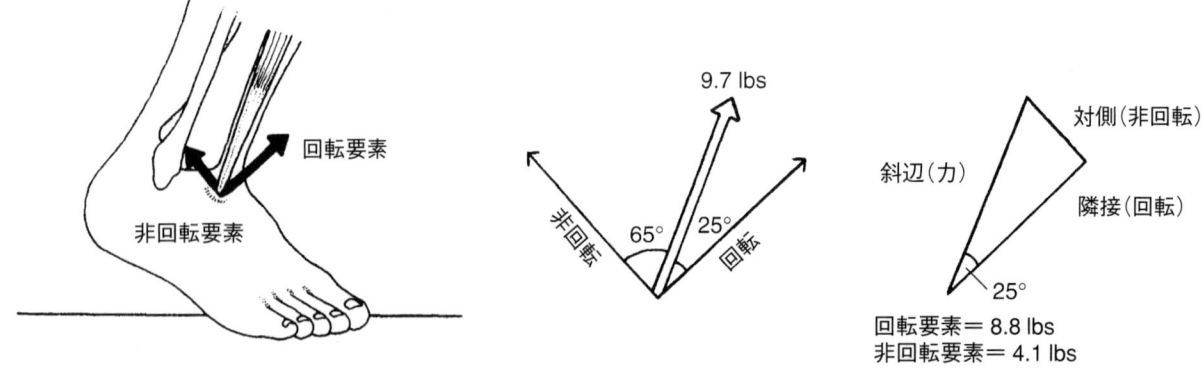

図1-42 回転要素と非回転要素の決定

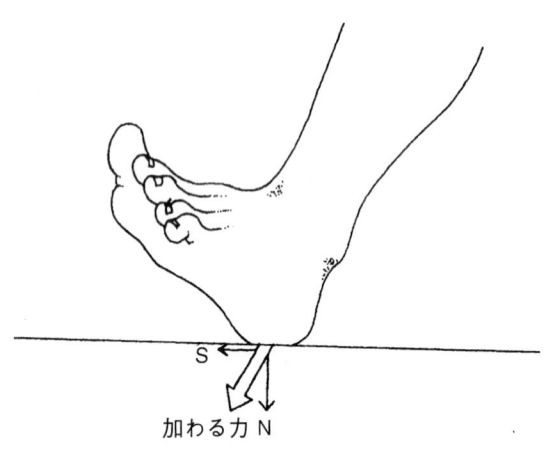

図1-43 床反力の分解 N：正常要素，S：接線または歪み要素

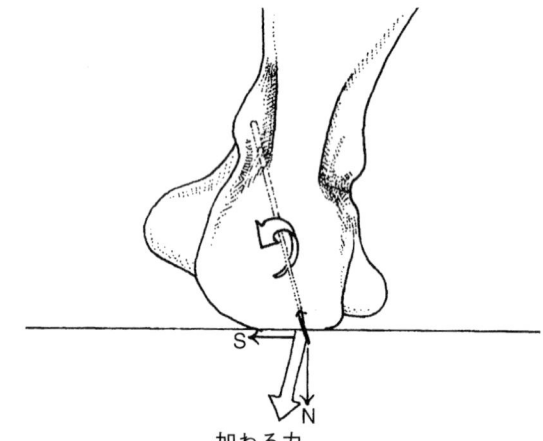

図1-44 外側から内側への踵接地は距骨下関節（矢印）を回内させようとする摩擦力をもたらす N：正常要素，S：接線または歪み要素

きる．

　床反力は正常要素と歪み要素に分割できる軸に平行な力と同じである（正常要素は垂直力と同じである）．図1-43は，踵が身体重量中心の前で地面に接したときに力の一部分は下方（すなわち，正常要素と考えられる）に，残りの部分は表面に沿った方向（すなわち，接線または歪み要素）に作用する．

　各々の要素の大きさは踵が地面に接する際の角度により決定される．この角度が垂直に近ければ正常要素は非常に増加し，角度が水平に近ければ歪み要素が非常に増加する．力の歪み要素（前・後・内・外および軸周りに作用する）は高い摩擦係数により抵抗をうける．さもないと足は運動をつづける（たとえば氷の上を大股に歩くと，前方歪み力が拘束されず踵が前方に移動しつづけるため転倒してしまう）．高い摩擦係数は静的および運動力学的動作において重要な役割を演ずる摩擦力の発生に関与する（摩擦力の大きさは力の正常要素が加わる2面の間の摩擦係数を掛けることにより決定される）．

　静的立脚期において摩擦力は中足骨頭の前面に抵抗して支持靱帯に加わる緊張力を著しく減少させる．このことは内側縦アーチ高を維持する後方圧縮力を生じ，靱帯・筋の固定作用を最小にする．純粋な静的立脚期は通常1分以内であり，中足骨頭の再配置，すなわち摩擦力の再確立をもたらす一時的な筋群発を阻害する．

　運動力学的動作において，摩擦力はその応用角度と身体モーメントに応じてさまざまな軸の周りに大きなモーメン

ト力を作り出す．図1-43で踵と地面の間に生じた摩擦力は足関節軸に垂直に作用し，この軸に対して長いテコの腕をもつ（テコの腕の正常要素よりもはるかに長い）．その結果，摩擦力は前区画筋の遠心性収縮により部分的な抵抗をうける強力な底屈運動をもたらす．これらの筋（特に前脛骨筋）の収縮は前足部のモーメントを減少させ，底屈した前足部が接地する際の軟部組織の損傷を少なくする．

もし踵が外側から内側に向かって接地する場合，摩擦力は距骨下関節軸にほぼ垂直に作用してこの関節を回内させる（図1-44）．摩擦力は足関節軸に平行に加わるため，足関節での運動は生じない（軸の後方に作用する正常要素，または軸の前方に作用する重心力は，足関節の底屈運動をもたらす）．この場合の摩擦力は，ほぼ垂直な応用角度をもち，距骨下関節の運動を制御するのに十分なテコの腕をもつ後脛骨筋により最も抵抗をうける．

このセクションでの説明は力の相互作用，とりわけ筋系

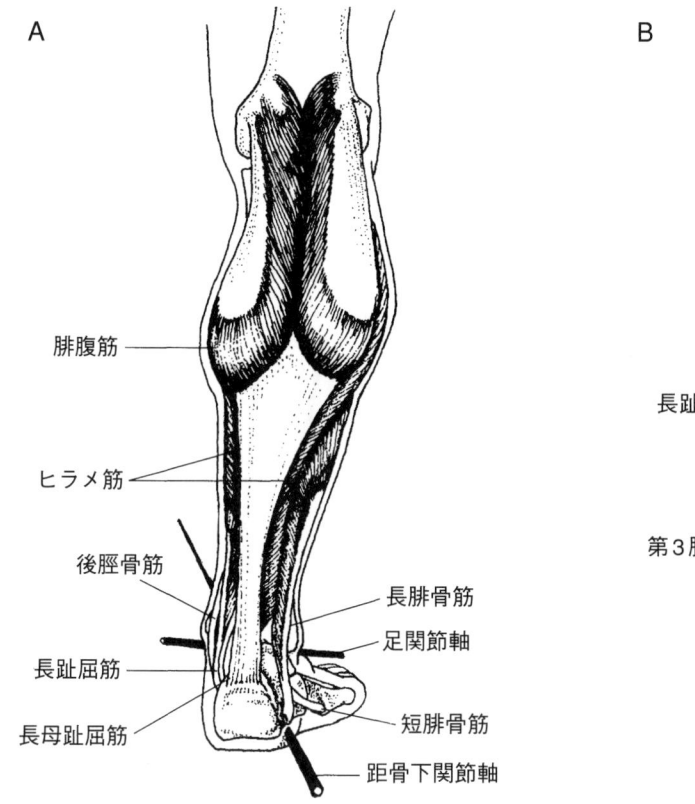 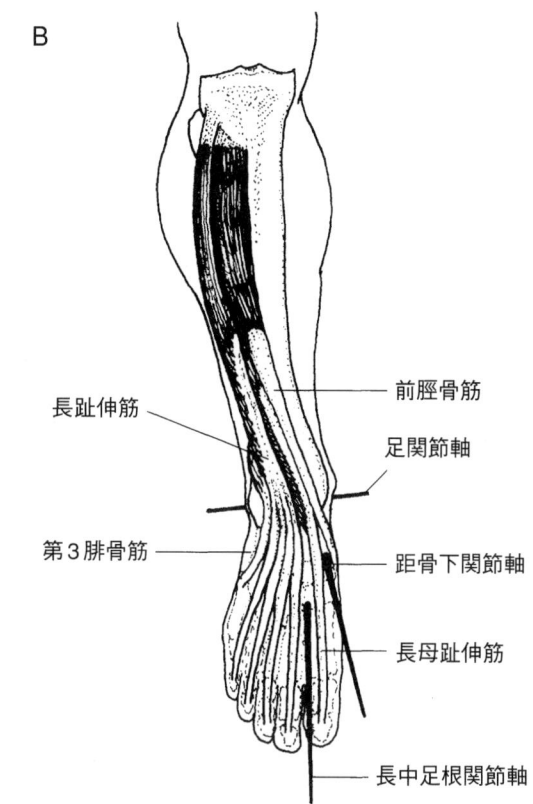

図1-45　腓腹筋・ヒラメ筋　これらの筋は長いテコの腕と足関節軸に対して垂直な角度で接しているため，足関節の強力な底屈筋である．これらの筋は距骨下関節軸に対して48°傾いており，比較的長いテコの腕にもかかわらず距骨下関節の回外作用をするのみである．腓腹筋はヒラメ筋とは異なり膝関節を横切っているため膝屈曲を助ける．
長趾伸筋：この筋は長いテコの腕と足関節軸に対してほぼ垂直な角度で接しているため，足関節の強力な背屈筋である．また長中足根関節軸と距骨下関節軸に対して短いが強いテコの腕をもっているので，これらの軸に対して中等度の回内力を及ぼす（足関節前方支帯によりほぼ垂直に接している）．
第3腓骨筋：この筋は長趾伸筋に接しているので両者の作用は同一とみなされている（第3腓骨筋は長いテコの腕をもち，長中足根関節軸と距骨下関節軸の回内作用をする）．
長母趾伸筋：長いテコの腕をもち足関節軸に対して垂直な角度で接しているため，足関節の強力な背屈筋である．実際Rootら[2]は，遊脚期開始時に長母趾伸筋が足関節の最も強力な背屈筋であることを示している．長中足根関節軸と距骨下関節軸に対するテコの腕が不足しているため，これらの関節に作用せず足の中立的な背屈筋である．
注：長趾伸筋と長母趾伸筋は趾節間関節に強力な圧縮力をもたらす．趾が伸展時の固定性を維持する際に鉤爪またはハンマー趾傾向に抵抗することに注意（図1-46）．

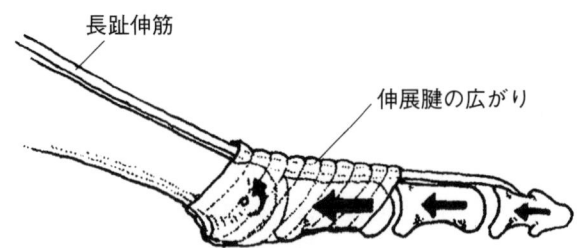

図1-46 趾節間関節での力の分解　長趾伸筋は近位・遠位趾節間関節に対して純粋な圧縮力をもたらすが、回転力はない。長母趾伸筋は圧縮力とわずかな背屈要素をもつ。両者は中足趾節関節を背屈させる。

は一連の骨性レバーにより加速・減速・もしくは力（主に慣性力，重力および床反力）の大きさにさからってさまざまな関節を固定するという，いくつかの簡単ではあるが重要な概念を述べてきた。特定の関節で筋が動作を行う能力は，テコの腕長（種子骨により増加する）と軸（支帯鞘，腓骨結節，載距突起などのさまざまな滑車の助けにより改善されるか，より垂直になる）に作用する角度に依存する。

図1-45〜56はさまざまな筋と足部および足関節の関係を説明したものである。これらの情報は損傷したかまたは異常可動性のある関節の固定を助ける訓練プログラムをたてる際にきわめて価値がある（図1-47〜56はRoot MC, Orion WP, Weed JH：Normal & Abnormal Function of the Foot. Los Angeles, Clinical Biomechanics, 1977より引用した。興味のある読者はこの書籍を参照されたい）。

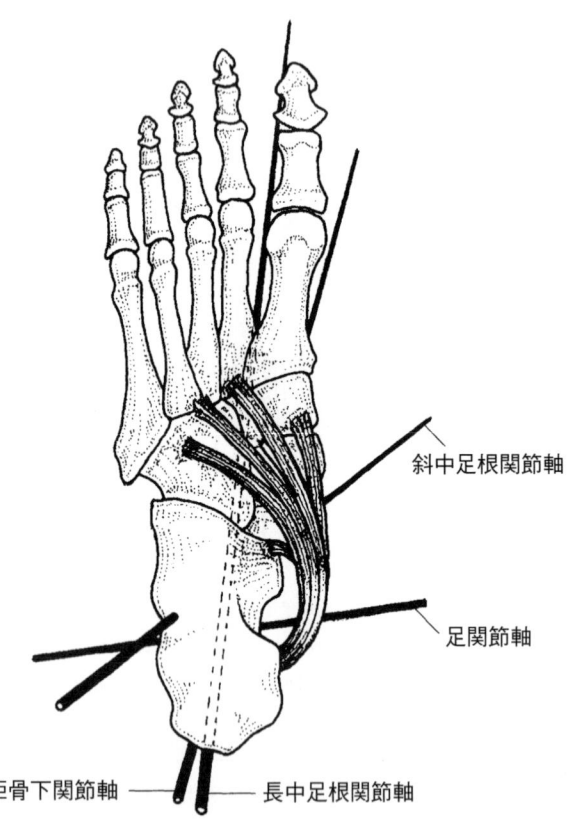

図1-47 後脛骨筋　この筋は長いテコの腕をもち、斜中足根関節軸と距骨下関節軸に対してほぼ垂直に作用する（内果は距骨下関節軸に対してほぼ垂直に作用するので滑車の機能をもつ）。また小足根骨の固定に重要である強力な後内側方向の圧縮力をもたらす。この筋の後内側方向の牽引は長腓骨筋の後外側方向の牽引とバランスされ強化される。この筋はまた足関節の底屈をもたらす短いが重要なテコの腕をもつ。

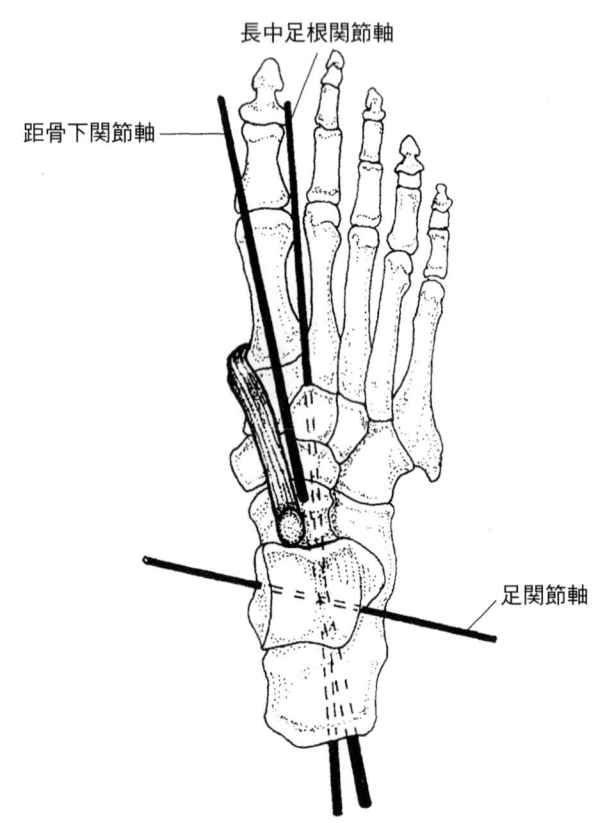

図1-48 前脛骨筋　足関節と第1趾列軸に対して強力な背屈力をもたらす。長中足根関節軸を回外させる中等度のテコの腕と距骨下関節軸を回外させる短いテコの腕をもつ。前脛骨筋腱は斜中足根関節軸を通過するため、この軸周りの動作はおこらない。

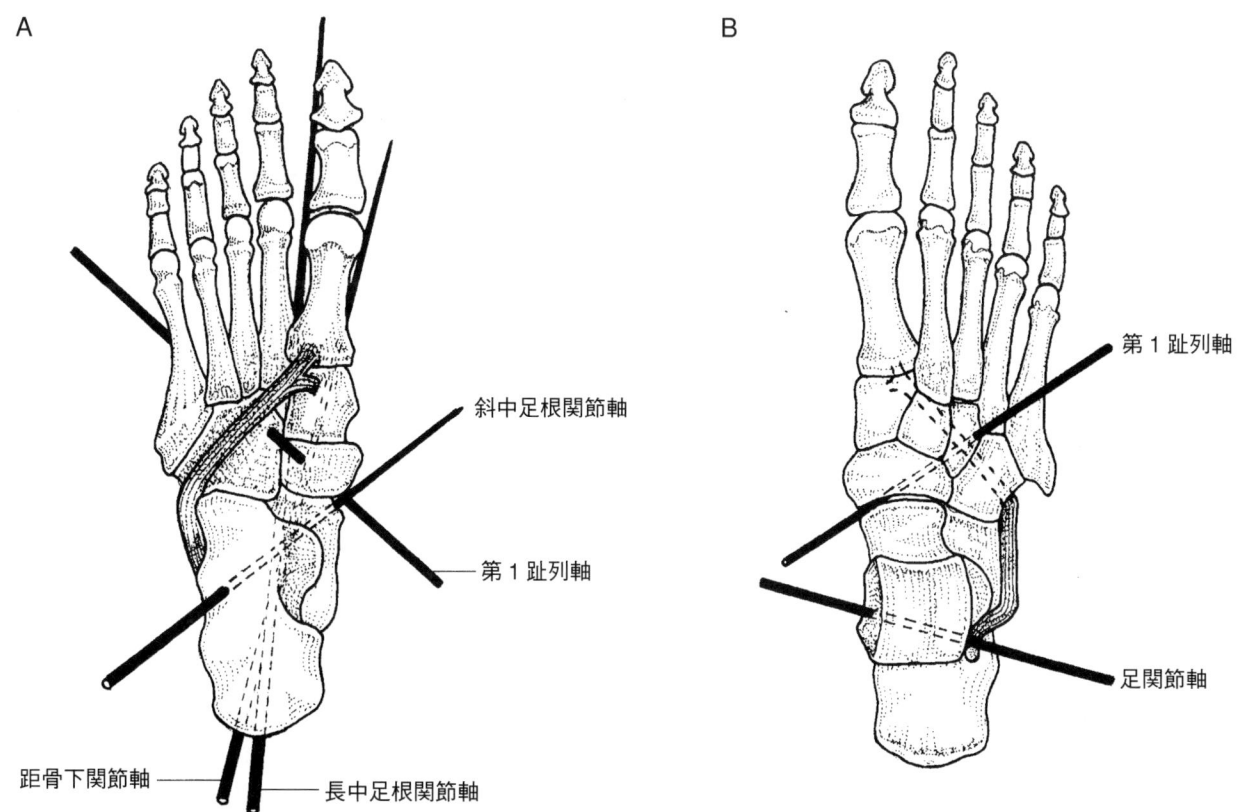

図1-49 長腓骨筋 すでに説明した第4・5足根骨の固定作用に加えて，長腓骨筋は第1趾列軸の強力な底屈力をもたらす（立方骨の腓側溝は第1趾列軸に対するこの筋の滑車になる）．また長中足根関節軸に対して強力な回内力をもたらす．長腓骨筋腱は足関節の近くを通るためこの関節の底屈作用はできない．

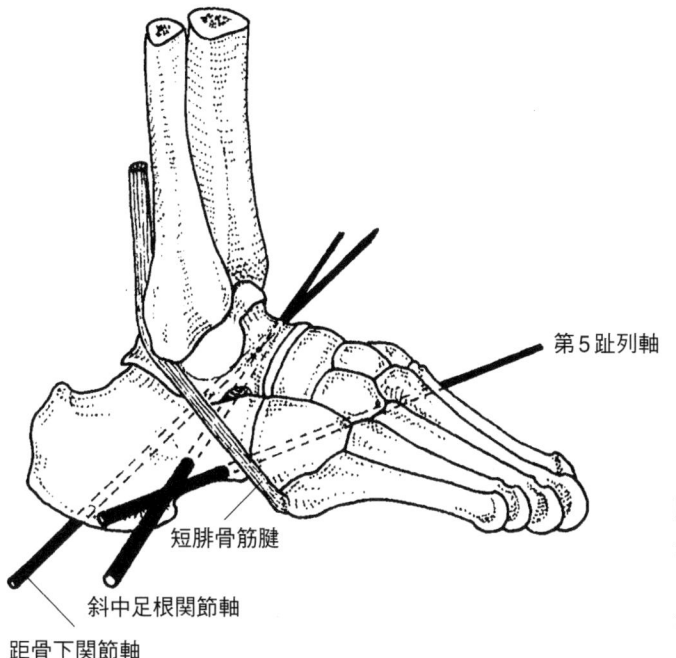

図1-50 短腓骨筋 長腓骨筋に拮抗して足根骨を圧縮する．短腓骨筋は距骨下関節軸に対して長いテコの腕をもつため，この関節の強力な回内作用をもつ．また斜中足根関節軸に対して短いが強力なテコの腕をもつため，この関節の中等度の回内作用をもつ．

22——第1章　足と足関節の構造と機能解剖学

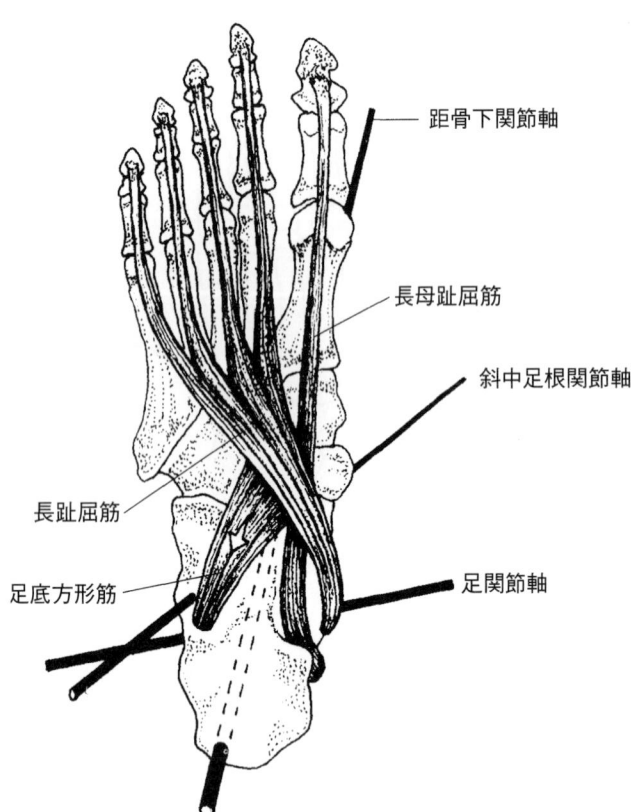

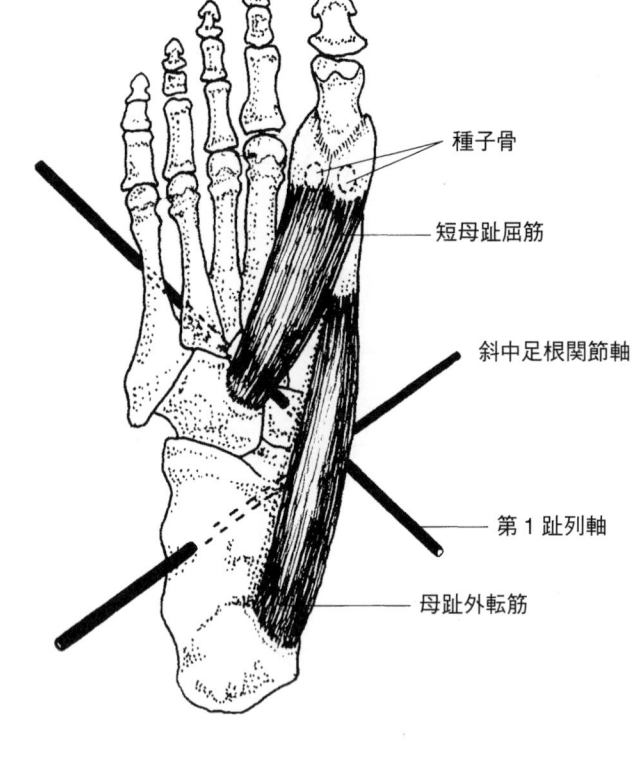

図1-51　長趾屈筋　この筋は長いテコの腕と足関節軸・斜中足根関節軸にほぼ垂直な接近角をもつ（これは内果と載距突起により維持される）．その結果，長趾屈筋は強力な足関節底屈と中足根関節（斜軸）回外作用をもつ．方形底屈筋は長趾屈筋（白の矢印）を後外側から牽引しこの腱のアライメントを改善することに注意．もし方形底屈筋が不安定な場合，長趾屈筋の内側が弓のつる状になり中足趾節関節に歪み力を生ずる．

長母趾屈筋：この筋の腱は足関節軸後方にある距骨後方溝を通過する．この溝は長いテコの腕をもつため足関節底屈作用をもたらす滑車になる．長母趾屈筋腱は距骨下関節軸の近くを通るため，この関節の中等度の回外作用をする．また長趾屈筋と同様に斜中足根関節軸の強力な回外筋になる．

図1-52　短母趾屈筋　この筋は第1趾列軸にきわめて近い場所から始まるため，第1趾列の底屈が十分行えない．しかし短母趾屈筋腱は第1中足趾節関節の強力な底屈をもたらす滑車の作用をする種子骨をもっている．これらの腱の内外付着部は第1中足趾節関節のほぼ純粋な矢状面での運動をもたらすが，横断面での母趾の動きはほとんどない．これらの腱の内外付着部はまた強力な圧縮力により第1中足趾節関節の固定に役立つ．

母趾外転筋：この筋は第1趾列の底屈と斜中足根関節軸の回外をもたらすのに十分なテコの腕と接近角をもっている．母趾外転筋はまた第1中足趾節関節の垂直軸に対して十分なテコの腕をもち，横断面で強力な回転要素をもたらす．外転力は通常は母趾内転筋の拮抗牽引により生ずる純粋な圧縮力に分解される．

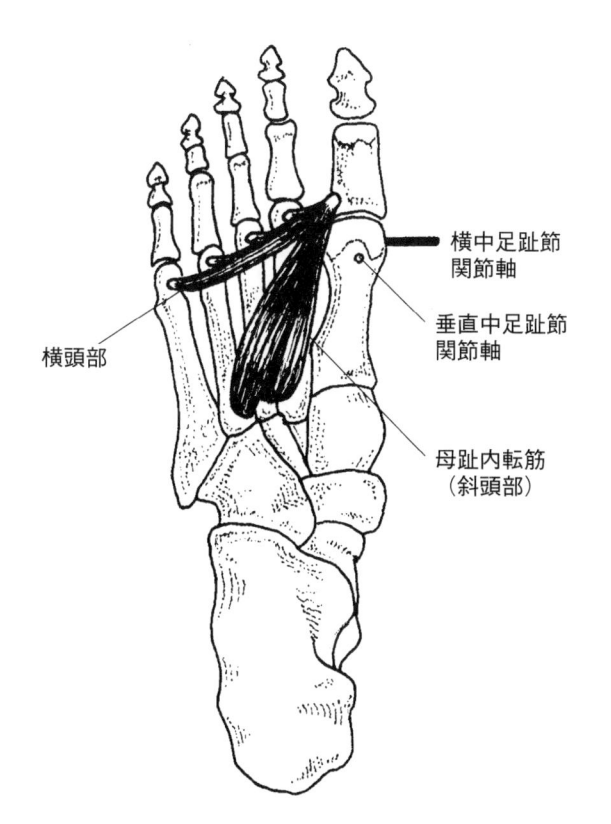

図 1-53 母趾内転筋 この筋は 2 つの異なる頭から成り立つ．すなわち斜頭は横・垂直中足趾節関節に対して十分なテコの腕をもち，母趾の重要な底屈および外転作用をおこす．母趾内転筋と母趾外転筋の接近角は鏡像関係にある（これらの筋は接近角を決める各々の種子骨と連接関係をもっている）．垂直軸に対するこれらは同じではあるが異なる方向の作用は，外転筋・内転筋力が完全に均衡している場合に母趾横断面での固定をもたらす．横頭の作用は母趾外転筋と母趾内転筋斜頭がもたらす圧縮力による母趾の固定に依存する．固定された母趾は横頭がもたらす中足部の外広がり（横中足靱帯への緊張を著明に減少させる）を防止する係留（アンカー）として作用する．Rootら[2]は，横頭は異なる筋とみなすべきであり，transverse pedis muscle と呼ぶことを提唱している．

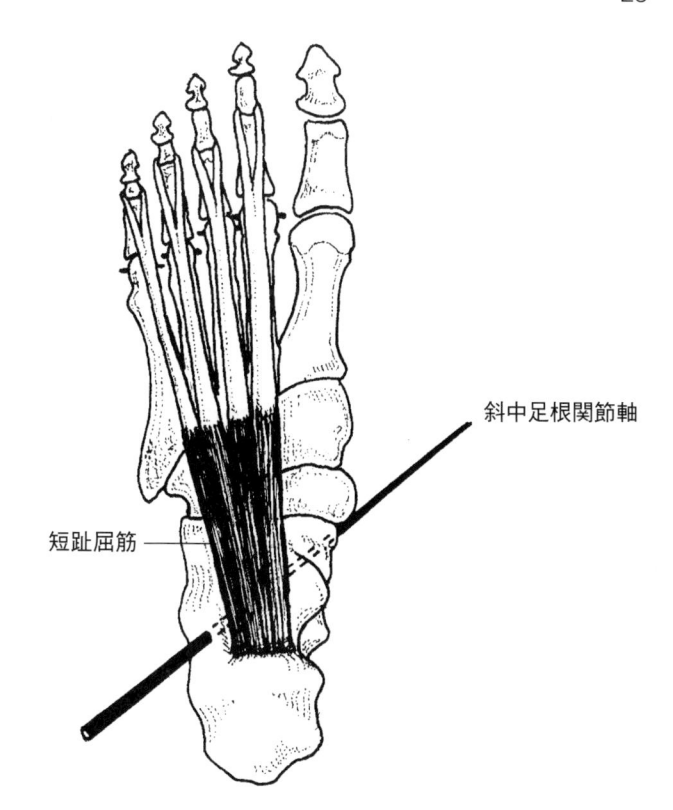

図 1-54 短趾屈筋 踵骨内顆から生じ斜中足根関節軸に対し適切な角度とテコの腕をもつため，この関節の回外作用をもたらす．この腱性付着部は横中足趾節関節軸の下にあるため重要な趾底屈作用を行うが，この作用の効率は趾伸筋が趾節間関節の圧縮力に依存する（図 1-46 参照）．趾伸筋が趾節間関節を十分圧縮できないときには，中節骨の底屈は基節骨の逆行性背屈をおこすため，短趾屈筋は中節骨のみを底屈させ足指の変形をもたらす．

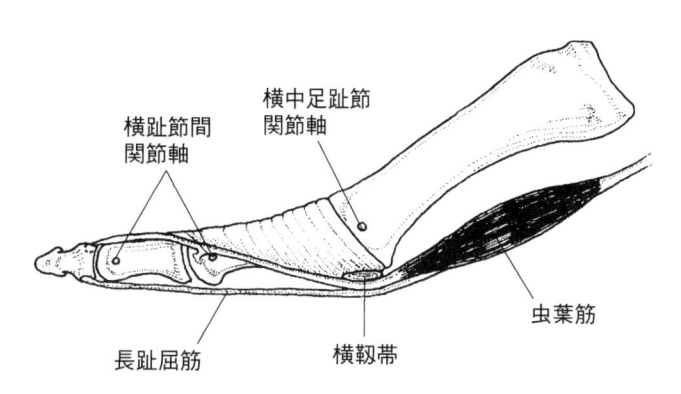

図 1-55 虫様筋 4 つの虫様筋は長趾屈筋から始まり，内側下方から垂直・横中足趾節関節軸へ通過する．その腱は基節骨の内側柄に巻き付いて，基節骨頭の内背側に小さな付着部をもつ．各虫様筋の最終付着部は末節骨の外背側柄である．この腱は垂直な中足趾節関節軸の内側を通るため軽度内転モーメントを生ずる．その主な作用は，これらの関節に同時に圧縮力をもたらしながら末節骨と中節骨をしっかり伸展させる（腱は横断軸の背側を通る）．その腱は横中足趾節関節軸の下方を通るため，基節骨の底屈を行う．

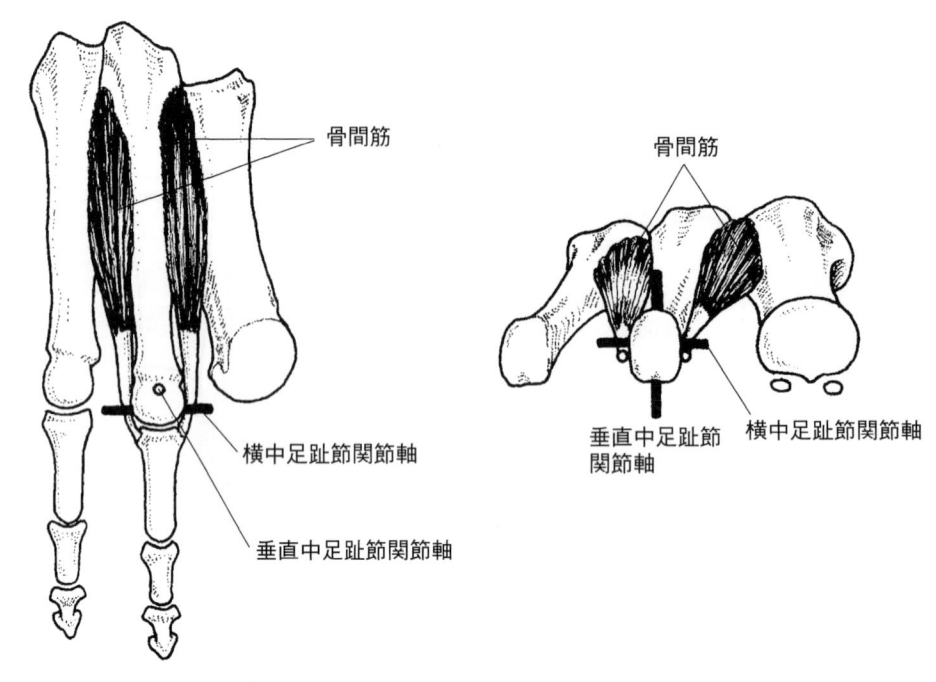

図1-56 骨間筋 7つの骨間筋腱（背側に4つ，底側に3つ）は横中足趾節関節軸のすぐ近くを通るため，これらの関節軸を軽度底屈させる力をもつ．しかしその腱は，垂直な中足趾節関節軸に対し強力なテコの腕をもつため同様に強力な内転・外転モーメントを生ずる．これらのモーメントは第4・5中足趾節関節の横断面での固定に必要な圧縮力に分解される．

● 文献

1. Subotnick S, Jones R. Normal anatomy. In: Subotnick S (ed). Sports Medicine of the Lower Extremity. New York: Churchill Livingstone, 1989: 75.
2. Root MC, Orion WP, Weed JH. Normal and Abnormal Function of the Foot. Los Angeles: Clinical Biomechanics, 1977.
3. Harris GF. Analysis of ankle and subtalar motion during human locomotion. In: Stiehl JB (ed). Inman's Joints of the Ankle. Ed 2. Baltimore: Williams & Wilkins, 1991: 75.
4. Hicks JH. The mechanics of the foot. I. The joints. J Anat 1954; 88: 345–357.
5. Barnett CH, Napier JH. The axis of rotation on the ankle joint in man. Its influence upon the form of the talus and the mobility of the fibula. Anatomy 1952; 86: 1–8.
6. Wyller T. The axis of the ankle joint and its importance in subtalar arthrodesis. Acta Orthop Scand 1963; 33: 320–328.
7. Lundberg A, Svensson OK, Nemeth G, et al. The axis of rotation of the ankle joint. J Bone Joint Surg 1989; 71B: 94–99.
8. Inman VT, Ralston HJ, Todd F. Human Walking. Baltimore: Williams & Wilkins, 1981.
9. Lambrinudi C. New operation on drop foot. Br J Surg 1927; 15: 193–200.
10. Bruckner J. Variations in the human subtalar joint. J Orthop Sports Phys Ther 1987; 8: 489–494.
11. Elftman H, Manter J. The evolution of the human foot, with especial reference to the joints. J Anat 1936; 70: 56–67.
12. Inman VT, Mann RA. Biomechanics of the foot and ankle. In: Mann RA (ed). DuVries' Surgery of the Foot. Ed 4. St. Louis: CV Mosby, 1978.
13. Engsberg JR, Andrews JG. Kinematic analysis of the talocalcaneal/talocrural joint during running support. Med Sci Sports Exerc 1987; 3: 275–284.
14. Manter JT. Movements of the subtalar and transverse tarsal joints. Anat Rec 1941; 80: 397–409.
15. Green DR, Whitney AK, Walters P. Subtalar joint motions. J Am Podiatr Med Assoc 1979; 69: 83.
16. Root ML, et al. Axis of motion of the subtalar joint. J Am Podiatr Med Assoc 1966; 56: 149.
17. Bojsen-Moller F. Calcaneocuboid joint and stability of the longitudinal arch of the foot at high and low gear push-off. J Anat 1979; 129: 165–176.
18. Isman RE, Inman VT. Anthropometric studies of the human foot and ankle. Biomechanics Laboratory, University of California, San Francisco and Berkeley, Technical Report 58. San Francisco: The Laboratory, 1968.

第2章 歩行周期における理想的な運動

はじめに

　歩行周期はヒトの移動の記載に関する基礎的な参照事項である．1歩行周期は継続した同側の踵接地時間から成り立ち，最初に踵が接地してから同じ踵が次のステップのために接地するまでである[1]．ヒトによっては中足または前足で接地する場合があるが，本章では踵接地から始まる通常の歩行パターンにともなう生体工学的出来事のみを扱う．歩行周期は図2-1にみるように立脚期と遊脚期に分かれ，前者は通常周期の62%，後者は38%を占める[2]．

　ヒトが歩くと歩行周期は約1秒間持続する[1]．このため立脚期は0.6秒，遊脚期は0.4秒になる．立脚期にカイネティックチェーンの末端が床反力により固定されるため，歩行周期のこの部分での運動は閉鎖チェーンと呼ばれる．反対に遊脚期の運動はカイネティックチェーンの末端が自由に動くため開放チェーンと呼ばれる．また立脚期の運動は複雑なため，接地期・立脚中期・推進期に細分される（図2-2）．歩行周期の各区分に関連した時間的要素と主な出来事について以下に説明する．

1. 立脚期の運動

1 踵接地期

　接地期は踵接地（HS）から始まり前足部の完全荷重（FFL）で終わる．図2-2にみるように接地期は立脚期の最初の27%（または1歩行周期の18%）におこり，通常0.1～0.15秒間持続する[3]（各時期の%と持続時間には個体差がきわめて大きいことに注意する）．接地期の最初の衝撃力についてKatohら[4]によれば「ヒトの床反力垂直区分は平均して体重の110%，前進区分は15%，内側区分は10%である」としている．

　踵接地がおこるときに，理想的には股関節は30°屈曲，膝はほとんど完全伸展，足関節は軽度背屈，距骨下関節は軽度回外，中足根関節はその斜関節軸周りに完全に回内かつ長関節軸周りに回外（内がえし）する（図2-3）．

　接地期に足が進むと，床反力（最初は踵の後外側に作用する）と慣性力（遊脚早期に骨盤と下肢は内転する）の両者が足関節を底屈，距骨下関節を回内させる．足関節の底屈は前区画筋の遠心性収縮により抵抗をうける[5]．これらの筋は前足部を滑らかに降ろし，足底軟部組織への外傷を最小にする衝撃吸収の重要な役割を演ずる．「緊張下に筋の延長によりコントロールされる関節運動が主に衝撃吸収を行う運動学的過程である」とするRadinとPaul[6]の記述は興味深い．接地期の最初の70%に足関節は底屈をつづけ最大底屈10°に達する（図2-4）．この時期に前足部の近くにある床反力により足関節は軽度背屈する（接地期の終わりに足関節はまだ5°底屈している）．反対側の下肢が遊脚期に入り立脚期の下肢に全体重がかかると，接地期は前足部の完全荷重（FFL）とともに終わる．

　接地期の間に距骨下関節は踵接地と同様の軽度回外位をとりつづける．正常では距骨下関節は接地期のみ回内し，その角度は中間位より4°～12°とされている[2,7,8]（このように数値に幅があるのは距骨下関節運動軸の定義の差によるものであろう）．

　臨床的にきわめて重要なことは，距骨下関節の回内が直接的・間接的に衝撃吸収に関連することである．歩行周期の繰り返し回数（足は1日あたり1万～1.5万回接地する[9]）と衝撃力の大きさ（639トンの圧を吸収する[10]）を考えると，この動作の重要性が理解されるであろう．Rootら[2]は「この情報の意義を強調して，距骨下関節の正常な回内

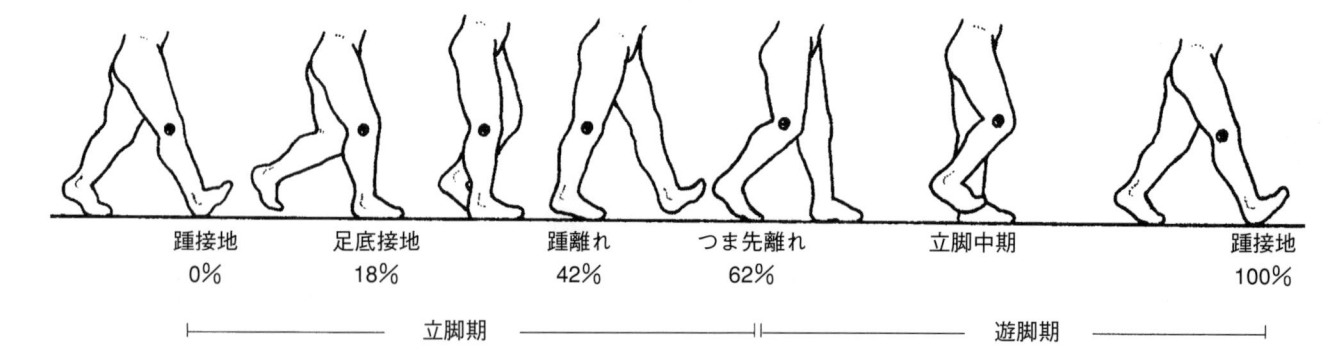

図2-1　右脚の歩行周期立脚期　踵接地で始まり母趾の離床で終わる．遊脚期は踵が再び接地するまでつづく．ストライド長とは継続する同側踵接地の距離（重複歩長）で身長の約0.8倍で，平均ケーデンス（歩行率）は約115ステップ/分(男性ではやや小さく，女性ではやや大きい[1])である．ヒトは代謝的に最も効率のよい歩行パターンを選ぶため，ストライド長とケーデンスは個人差がきわめて大きいことを強調すべきである．

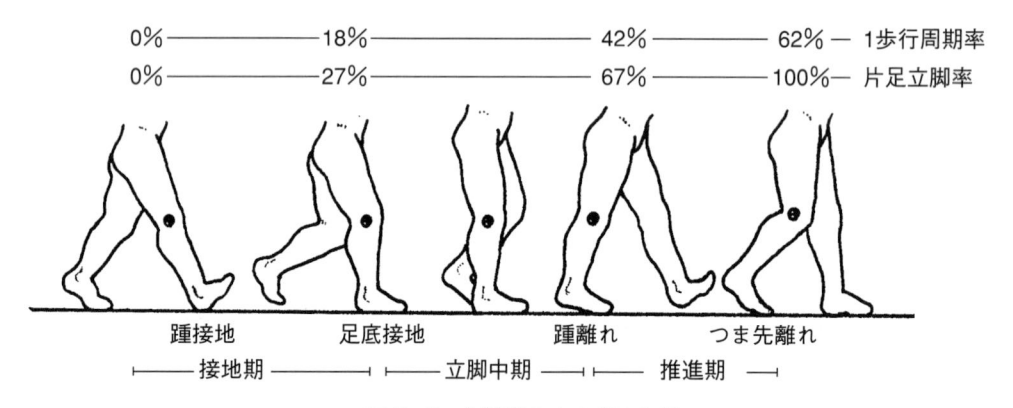

図2-2　立脚期のさまざまな相

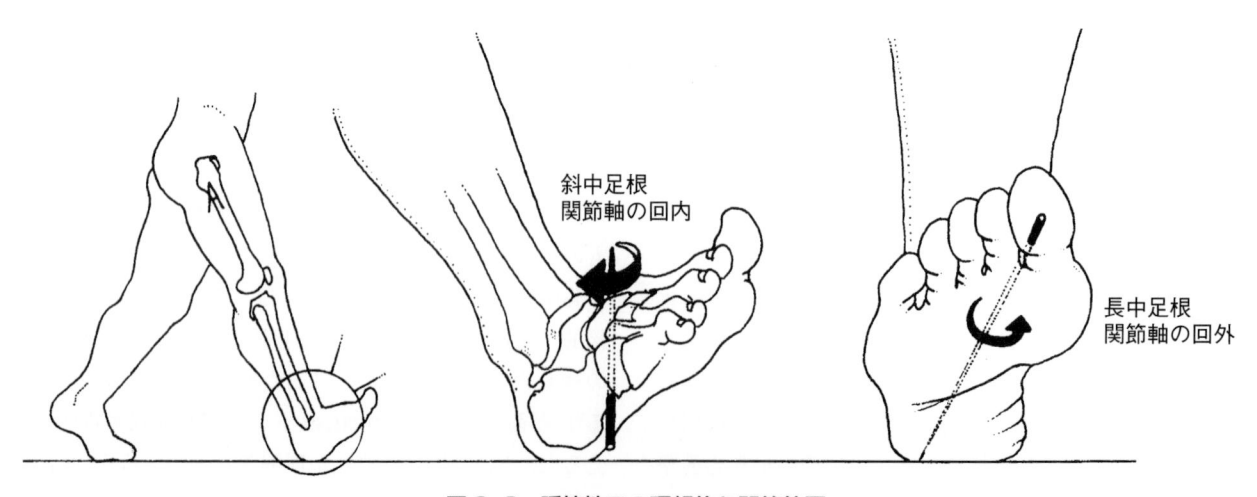

図2-3　踵接地での理想的な関節位置

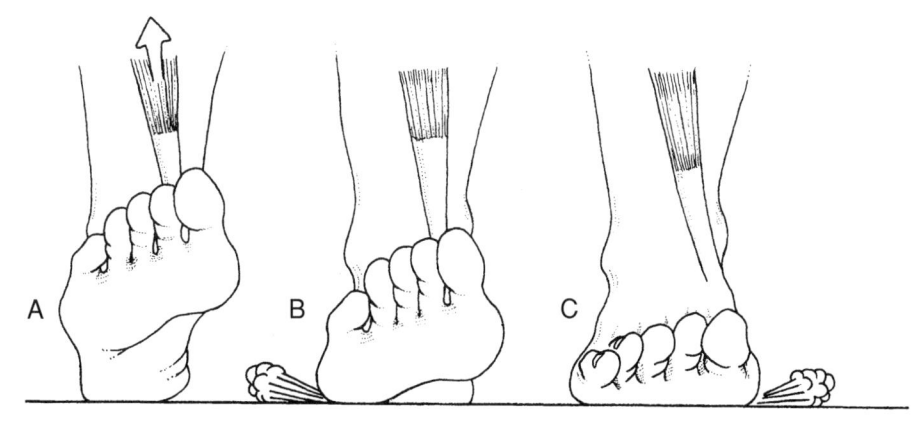

図 2-4 早期・中期接地期での足関節底屈は，前区画筋（A の矢印）の遠心性収縮により抵抗をうける　接地期の約 40%（B）で第 5 中足骨頭が接地する．接地期の約 70%（C）で前足部は接地し外側から内側に滑らかに荷重される．

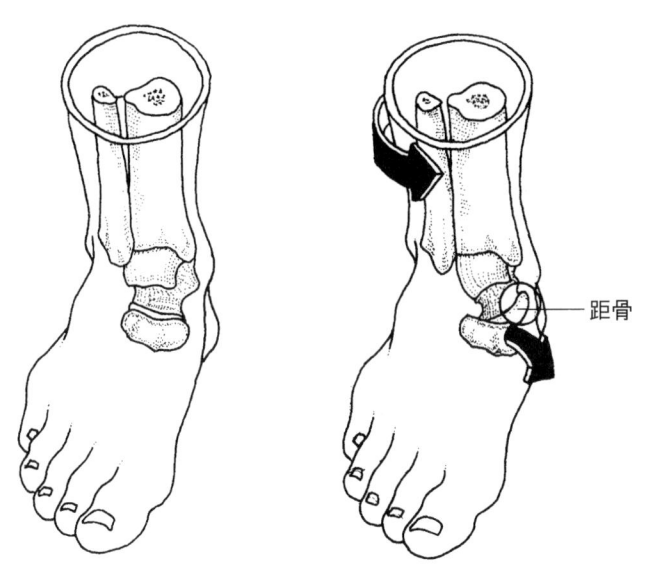

図 2-5 距骨下関節の回内は，距骨の内転と底屈をもたらす

可動域が阻止されるとストレスが下肢・骨盤・腰椎に加わって病的状態をもたらす」としている．Fredrich[11]は「これらの力が身体を 200 mph の速度で伝わる」としている．

距骨下関節が回内すると主に距骨が内転・底屈位に移動するために[12]これらの力を効果的に吸収できる（図 2-5）．距骨のこれらの複合運動は 2 つの異なる機構によって衝撃吸収を行う．

まず距骨の底屈は足関節の距腿関節窩を低下させることにより直接衝撃吸収を行う（図 2-6）．この動作は支持筋が身体モーメントの吸収時間を増やすことで衝撃力を著明に減少させる．このことは力の発散に関する重要な概念（すなわち，力が長時間かけて吸収される場合に組織はわずかな力しか吸収しない）を示している．野球選手が速い球をとる場合も同様である．衝撃をうける際に選手がグローブ

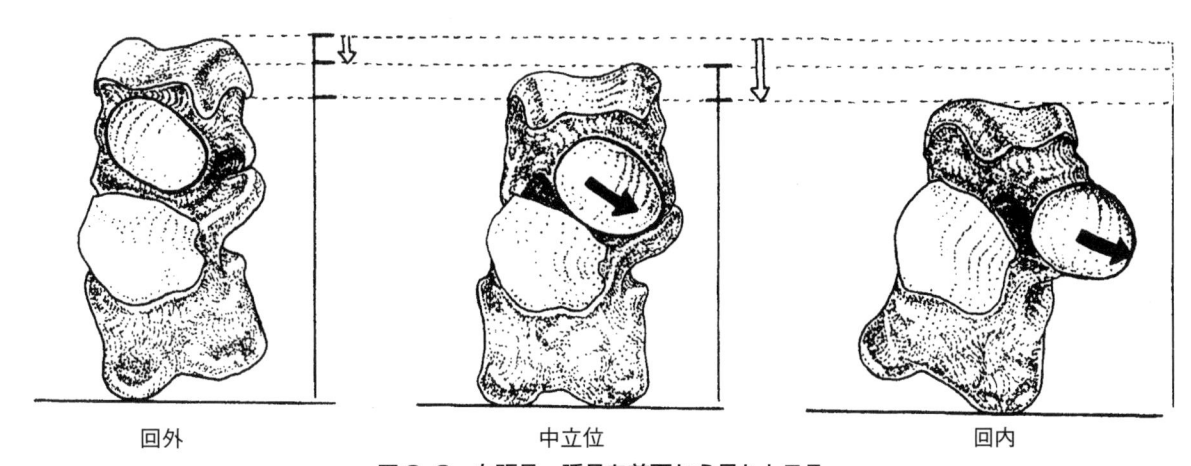

回外　　　　　　中立位　　　　　　回内

図 2-6 右距骨・踵骨を前面から見たところ

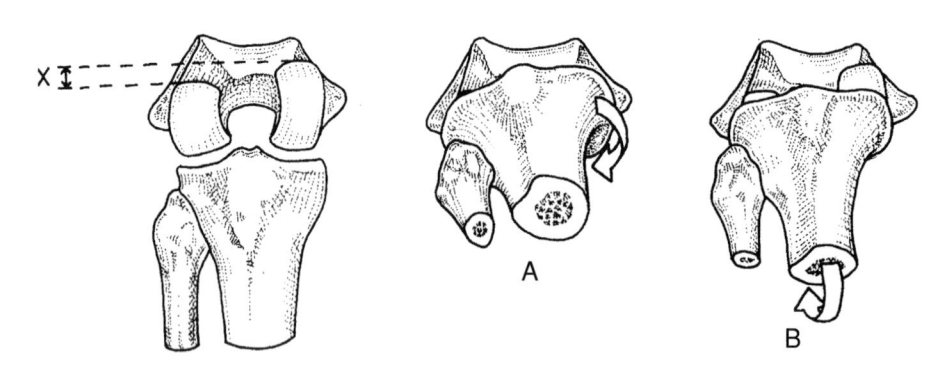

図2-7　右膝を下から見たところ　内側大腿顆部(×)は外側顆部より高い位置にあるので,距骨内転にともなう脛骨内旋は内側脛骨高原を後方に滑らせ(A),膝の屈曲をもたらす(B).この回転活動は脛骨に対して大腿骨を前方にもたらす骨盤の前方回転・滑り動作と同期しておこる床反力の相対的な固定位置により維持される.

(Hoppenfeld S より)[12]

をその身体に近づけながら球をとると,選手の手により吸収される力は少ない.もし同じ速さの球を捕手が肘をロックし肩を固定してとろうとすると,力は短期間で吸収されるために手が吸収する力は著しく増加する(潜在的に損傷をもたらす可能性がある).

距骨下関節の回内は,内転した距骨が脛骨を内旋させて膝の屈曲を許すために間接的に衝撃吸収を行う.なぜなら膝は純粋な蝶番関節でないため脛骨の内旋は膝屈曲にとって必要条件になるからである(図2-7).膝屈曲は大腿四頭筋が衝撃力を吸収する時間を増やすので潜在的に損傷を減らす.

距骨下関節の回内は衝撃吸収の役割に加えて,距舟関節軸と踵立方関節軸のアライメントを改善して中足根関節の可動域を増やすため関節表面の調整にとって必須である(図2-8).PhillipsとPhillips[13]は,この2つの関節軸の平行性が中足根関節の可動域(主に斜中足根関節軸周りに生ずる)を11.6°増加させることを見出した.この可動域増加は衝撃吸収と関節表面の調整に必要な内側縦アーチを偏位させ改善させる.Kerら[14]は「内側縦アーチの偏位がもたらす正常なエネルギー放出機構──すなわち,約17ジュールのエネルギーがアーチの伸びた筋と靱帯(主に足底筋膜,長・短足底靱帯,底側踵舟靱帯)に蓄積され立脚期後半に弾性反動の形でもどってくる」ことを説明した.彼らはこの事項を弾んだゴムボールと比較して,十分な歪

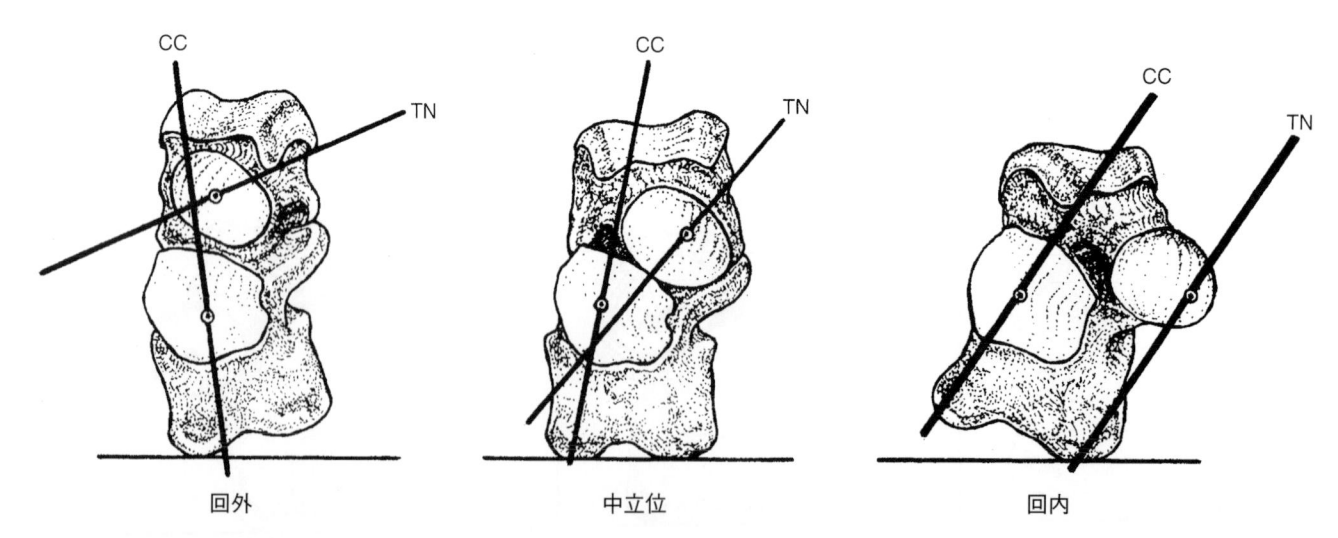

図2-8　右距骨・踵骨を前面から見たところ　距骨下関節が回内する際に距舟関節軸(TN)と踵立方関節軸(CC)が平行することに注意.

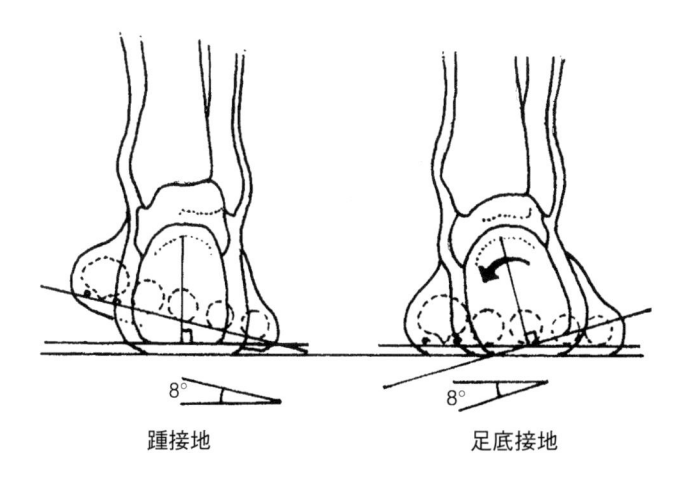

図2-9 接地期に距骨下関節の回内は内がえしした前足部を荷重させる

みエネルギーがアーチに蓄積されランニングの効率を高めるとしている．

　接地期の間に中足根関節は斜関節軸周りに回内し，長関節軸周りに回外（外がえし）している．これらの位置は，最初は前区画筋が踵接地後に足関節を減速しながら底屈させようとする遠心性収縮による緊張により維持される．前脛骨筋の遠心性収縮は前足部を長中足根関節軸周りに内がえしさせる．一方，長趾伸筋と第3腓骨筋の遠心性収縮は前足部を斜中足根関節軸周りに回内させる．前足部足底が一度接地すると床反力が働いて中足根関節を斜軸（距骨下関節の回内により可動域が増加している）周りに完全な回内位置に，長軸周りに完全な内がえしの位置に維持する．

　図2-9において接地期の間に前足部は後足部に対して約8°内がえしを保ち，内側前足部は継続した距骨下関節の回内により接地する．Mannら[15]によれば「接地期の間に距骨下関節の最終的な回内可動域は，距骨下関節と中足根関節の先天的な軸位置，これら関節表面の幾何学的関係，結合靱帯の順で制約される」としている．筋は距骨下関節の回内制限にあまり重要な役割を演じていないようにみえる．

2 立脚中期

　立脚中期は前足部の完全荷重で始まり，踵離れで終わる．立脚期の40％，約0.24秒と最長時間を占めている[3]．立脚中期の大部分，距骨下関節の回内が維持されている．しかし立脚中期の終わりに踵近くの床反力が減少しはじめると，接地期に必要な可動性適合物（mobile adaptor）から推

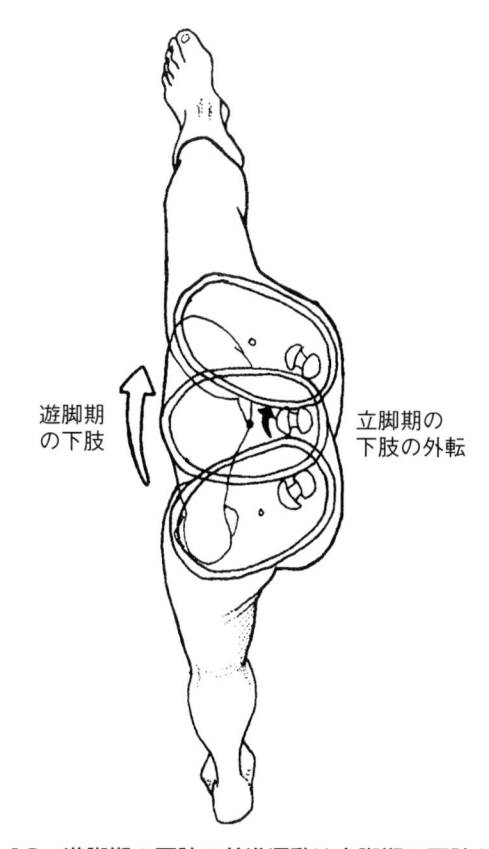

図2-10 遊脚期の下肢の前進運動は立脚期の下肢を外転させる　立脚期の下肢は代わりに距骨下関節を回外させる．Mann[15]は，立脚期の下肢外転時にみられる内転筋の役割を強調している．「内転筋はとりわけ前方骨盤と後部大腿骨にしっかり付着しているために，遊脚期の大腿前進モーメントを立脚期の下腿と大腿骨の外転に移行させる効率的なテコの腕になる」としている．

進期に必要な固定性テコに足が変わろうとして距骨下関節は回外しはじめる．反対側の下肢の前進モーメントを利用してこの仕事を半ば行う．遊脚下肢の前進モーメントは骨盤を外旋させ（図2-10の白矢印），その後に荷重下肢（図2-10の黒矢印）を外旋させる．立脚中期の間に下腿と距骨は閉鎖カイネティックチェーンとしてふるまうので，荷重下肢の外旋は距骨の外転とひきつづき距骨下関節の回外をもたらす．この動作は中足根関節軸の平行性を減少させて足根部の固定を助ける．これらの動作は本章の最後で詳細に説明するさまざまな筋の相互作用により助けられる．

　立脚中期終わり直後に距骨下関節は中立位にもどって回外しなければならない．すなわち距骨頭は舟状骨の真後ろにこなければならない．このために中足根関節は長軸周りに十分な外がえしの可動域をもつ必要がある．なぜこの中

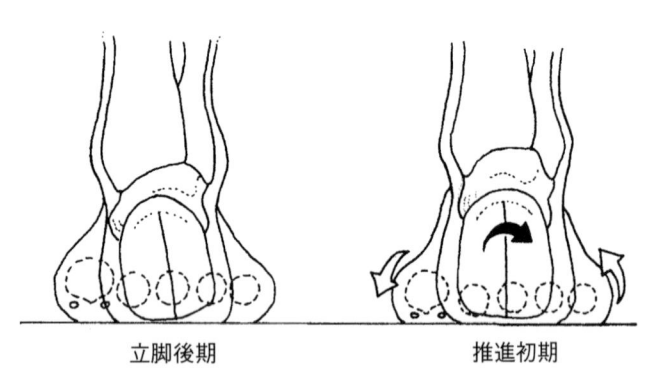

30——第2章 歩行周期における理想的な運動

図2-11 右足を後方から見たところ 前足部は長中足根関節軸周りに外がえしをすることで距骨下関節の回外を代償する．

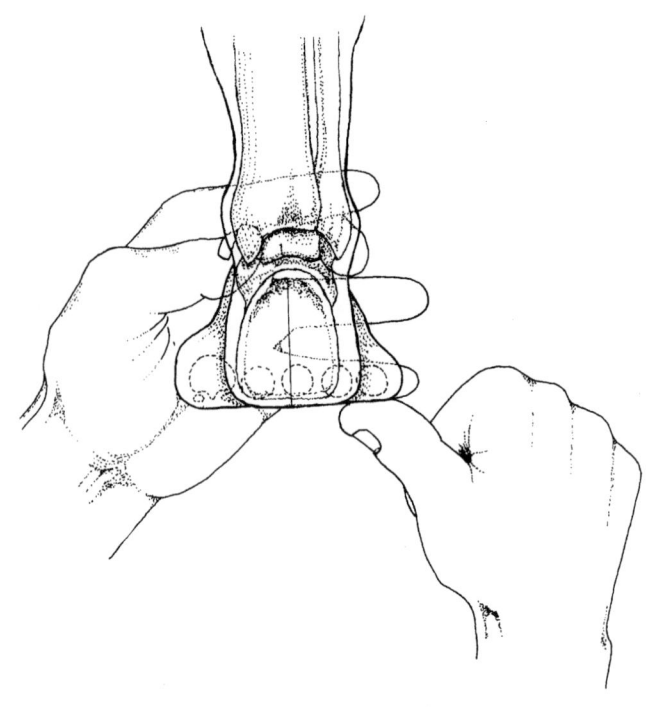

図2-12 中足根関節のロック位置の確認 一方の手で舟状骨後部の距骨頭をしっかり確保しながら，他方の母指で第4・5中足骨頭が完全に抵抗するところまで背屈させる．

足根関節の動作が必要かを理解するために，以下の現象をみてみよう．距骨下関節が回外すると足全体が内がえしする．体重によって内側足部が接地しているので，前足部内面が底屈し外面が背屈したときにのみ後足部の内がえしが生ずる（図2-11）．この動作は長中足根関節軸周りにおこり，この軸周りの外がえしをもたらす．

理想的には，中足根関節は後足部が垂直に達するまでの十分な運動をもたらす．このとき，回内した立方骨の上縁がおおいかぶさる踵骨背側に接するために前足部は後足部に対してロック状態になる[16]．この突然おこる踵立方関節の均一化はさまざまな拘束靱帯の緊張により維持される骨性ロック機構を表す．距骨下関節の回外または中足根関節回内の継続運動は，拘束靱帯の圧倒性と踵立方関節の亜脱臼なしにはおこりえない[2]．

踵立方関節での後足部に対する前足部の骨性ロックは，ロックされた外柱による加速力の滑らかな移動を通じて筋緊張を減少させるために正常歩行の必須条件になる[17]．BasmajianとDeLuca[5]によれば，筋はよくデザインされた骨格系がもたらす支持を提供できないため，固定化の動的蓄えにしかすぎないとみなすべきである．踵立方関節が密接にパックされた位置にロックされないと，踵離れ後に鉛直力が後足部から前足部に移って足根部の移動を生ずる．足は可撓性のあるテコの腕としてふるまい，もちろん力の移動は効果的に行われない．

下等霊長類の足には中足根関節のロック機構がない[16]．このため推進は非効率的であるが，中足根関節の外がえし可動域が無制約ということは，たとえば木の枝のようなものをつかむ際に非常に価値がある．機能的ニーズがより速く，より効率的な推進期をもたらしたために，足の進化には踵立方関節のリモデリングが必要になる．BasmajianとTuttle[18]はアフリカ猿の手関節と手に骨性ロック機構と思われるものを見出している．もしそうだとすると，この骨性ロック機構はナックル歩行時に前腕筋に存在する最小活動を説明できるかもしれない（訳注：図3-51参照）．

臨床的には，踵立方関節のロック位置は腹臥位にした患者の距骨下関節を中間位にして，第4・5中足骨頭に背屈力をしっかり加えてやれば容易に知ることができる（図2-12）．この背屈力は推進早期に床反力の作用を倍増させ，中足根関節のロック機構が作用する際の前足部・後足部の関係を正確に描いてくれる．

すでに述べたように，後足部の矢状断面が地面に垂直であるか，または底屈した前足部が底屈した後足部に平行な場合に踵立方関節が理想的にロックされる．後足部に対する前足部の固定化に加えて，このロック位置はアキレス腱と踵骨との間の機能的アライメントの改善と外区画筋への依存を減らすことによる距腿関節窩の側方不安定性の保護に役立つ．

立脚中期の終わりに足関節は10°背屈し（立脚中期の間，身体の前進モーメントは同時におこる膝伸展とあいまって

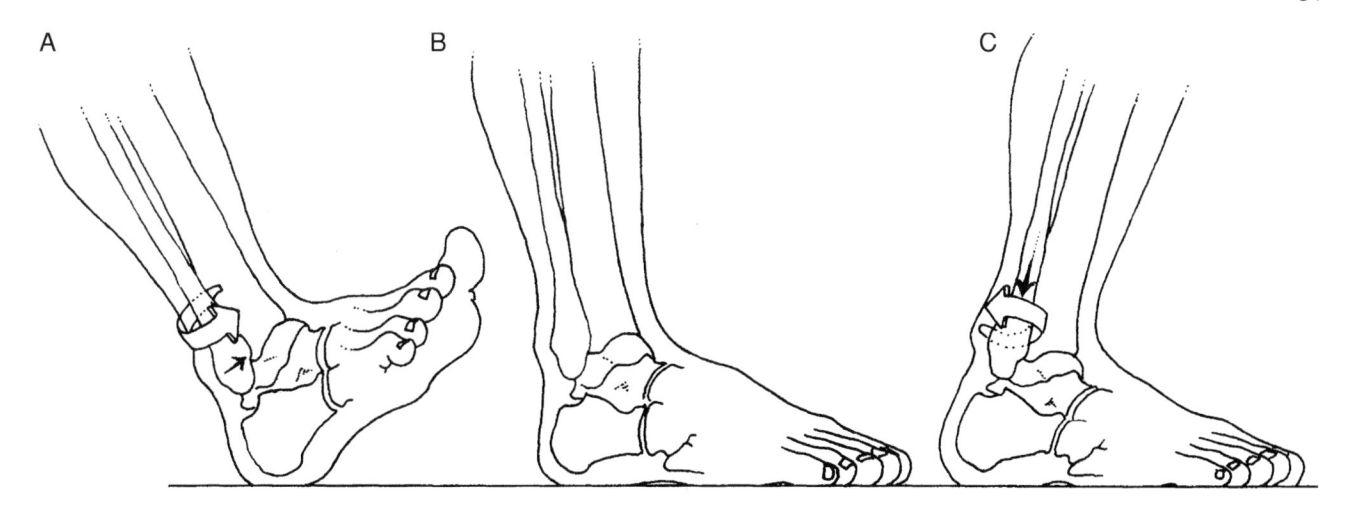

図2-13 接地期に足関節が底屈すると腓骨は前内方にわずかに回転する(**A**). しかし立脚中期後半・推進早期(**B**, **C**)に腓骨は3.7°外旋して下方に約2.4 mm落下する[31]. この運動は腓骨筋・後脛骨筋・長母趾屈筋の能動的収縮による腓骨と骨間膜に加わる力により二次的に生じたものである. この腓骨下方運動は, ほぞの深さが増加して足関節を固定化する.

前足部の近くに床反力を作用させて足関節を背屈する), 距骨下関節は立位にもどり, 中足根関節は2つの軸周りに完全に回内する. 立脚中期の間, 中足根関節は距骨下関節の回外により可動域が著明に減少するにもかかわらず, 斜軸の周りを完全に回内する. 足関節の背屈は本来的には広い前方距骨を上にもち上げるために, 末端腓骨が外旋し下方移動することにより (図2-13), 靱帯結合した末端脛腓関節は上に1.5 mmもずれる[19].

3 推進期

推進期は踵挙上から始まりつま先離れで終わる. この時期は立脚期後半の33％を占め, 約0.2秒間つづく. 一見簡単な過程のようにみえるが, 踵挙上をもたらす動作は多い. 最初に体幹の前進モーメントは体重心を前足部の上にずらし, 踵での接地を維持する鉛直力を最小にする (図2-14 **A**). つづいてヒラメ筋と深後区画筋の継続した収縮が近位脛骨の前進モーメントを減速させて足関節背屈可動域を制限する. この動作は質量中心の前進モーメントを直接踵挙上にもたらす (図2-14 **B**). 最後に腓腹筋が足関節を底屈させながら同時に膝を屈曲させるという非常に重要な役割を演ずる. これらの複合動作は膝を上前方にもち上げながら (踵挙上の可動域を増やす) 同時に股関節屈曲を助ける (図2-14 **C**). このため, 腓腹筋は遊脚期のトウクリアランス (ground clearance) を間接的に改善する.

一度踵が地面を離れると, 足はロックして安定した関節

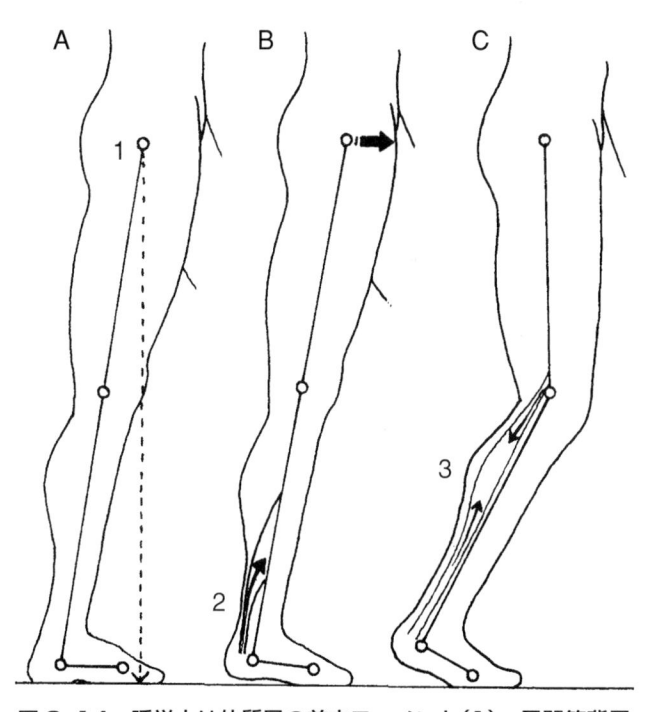

図2-14 **踵挙上は体質量の前方モーメント(1), 足関節背屈による筋の減速(2), 腓腹筋収縮によりもたらされる膝の能動的屈曲(3)の複合動作により生ずる** 通常は腓腹筋が膝を活発に屈曲させたときにしか踵挙上はおこらない (**B**は説明用であることに注意する).

図 2-15　下肢の外転(A)は距骨下関節の回外(B)と同時に斜中足根関節軸周りに前足部を回外させる(C)　これらの運動はアーチ高(黒の矢印)を増加させ，中足部のさまざまな関節を固定化する．

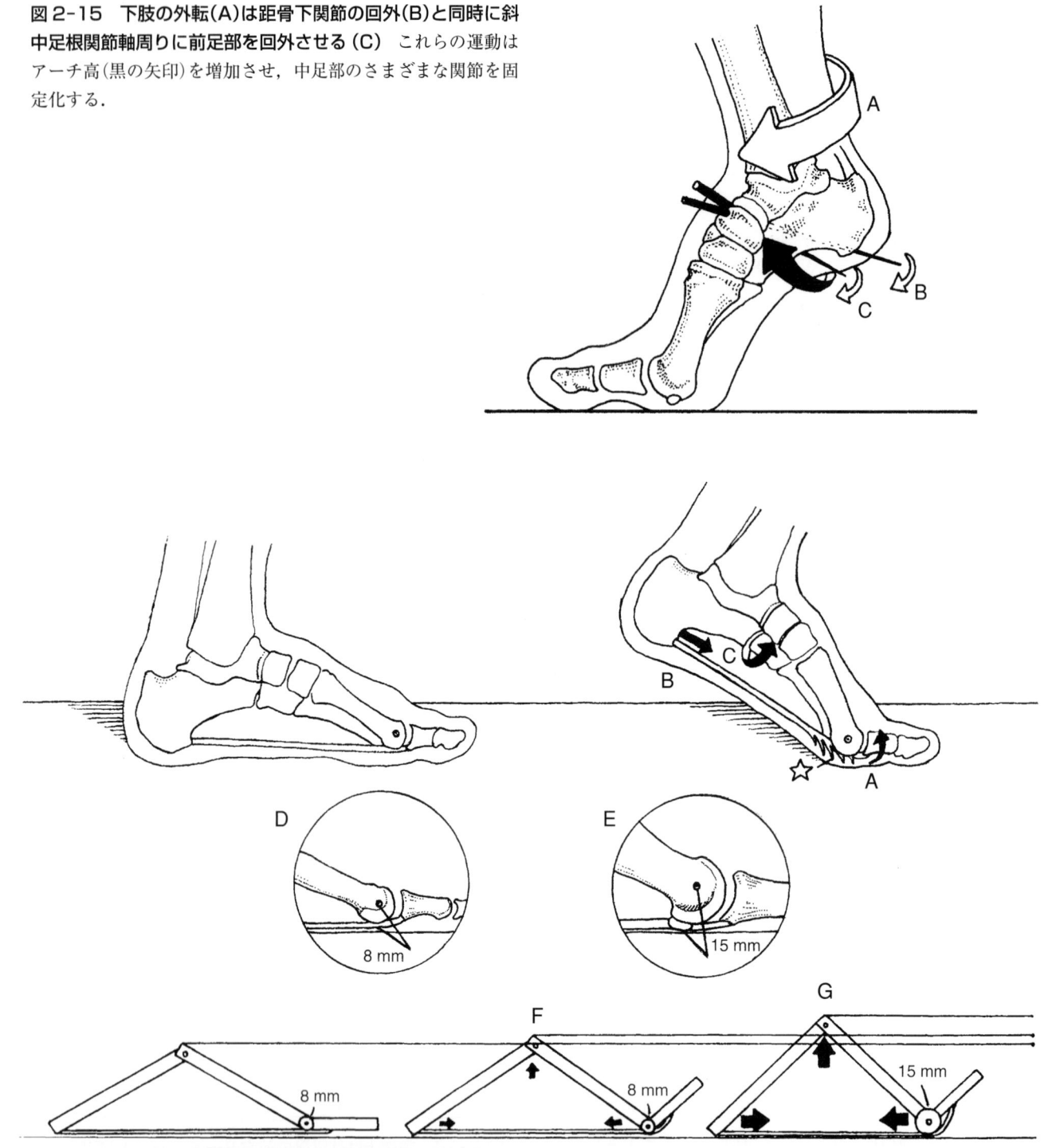

図 2-16　足底筋膜の巻き上げ機構効果　推進期に床反力は趾を背屈させ，足底筋膜を中足骨頭(A)の周りに引き寄せる．この動作により後足部と前足部(B)はほぼ同じになり，固定化に必要なアーチ高(C)を増加させる．足底筋膜がもたらす引っ張り量は，中足趾節関節の横軸から足底筋膜の通過距離に直接関連する．距離が長いほど趾が背屈する際の足底筋膜の引っ張りは大きくなる．たとえば，第4・5中足骨頭の中足趾節間関節の横軸から足底筋膜の通過距離は平均8mmであるが(D)，第1中足骨では骨頭が大きく種子骨(足底筋膜を取り囲む)があるために中足趾節間関節の横軸から足底筋膜の通過距離は平均15mmである(E)[16]．その結果，第1趾の背屈は第4・5趾に比べてはるかに大きい牽引をもたらす(FとGを比較)．大きな引っ張り力に抵抗するために，足底筋膜は第1中足骨頭の末端で最も厚く付着している．足底筋膜はまた中足骨頭の近くの皮膚(星印)で付着部が厚くなっており，推進期に後方歪み力がもたらす皮膚の移動を妨げている[16]．

を通じて大量の鉛直力（ピークは推進早期に生ずる）を安全に向けなければならない．Rootら[2]が述べているように，もし近位関節が遠位関節に対して固定化されないと，足に作用する力により運動（しかも潜在的に損傷を与える可能性をもつ）を余儀なくされる．足は同側遊脚期の下肢前進モーメントにより生ずる下腿外旋を利用して自身を守ることができる．閉鎖カイネティックチェーンは踵挙上後に中足骨頭で終了するために，継続する下肢外旋は斜中足根関節軸周りに前足部を著明に回外させながら距骨下関節を中立位から回外させる（床反力はもはや踵骨を固定位置に維持できず，踵骨は回転する距骨とともに自由になる）．後足部は全体に斜中足根関節軸の周りを外転・背屈しながら内側に回転する（図2-15）．下肢外旋が中足部にらせん状運動をもたらしアーチ高を増大させる結果，足を固定レバーに変更する様子をこの図が示していることに注意する．

斜中足根関節軸周りでの回外は，内側踵骨から始まる内在筋（特に母趾外転筋）の収縮と足底筋膜による巻き上げ機構（踵挙上後の趾背屈は足底筋膜を中足骨頭の周りに引き寄せ，中足骨頭は縦アーチの前後柱を一緒に牽引する）により助けられる（図2-16）．この後足部と前足部の均等化は斜中足根関節軸周りの継続した回外をもたらし，アーチ高はその結果増大する．

アーチ高の増大によりかなり安定性がもたらされる一方で，継続する前足部の長中足根関節軸周りでの回内がなければ足は固定レバーとみなされないであろう．踵立方関節のロック機構は，推進早期に足関節底屈と距骨下関節の内がえしを同時に行うヒラメ筋の強力な収縮によって維持される．足関節底屈は体重心の前方加速をもたらす一方で，距骨下関節の内がえしは床反力による第4・5中足骨の背屈をもたらし外側柱がロックされる．推進早期における足関節底屈可動域はヒラメ筋にごくわずしか作用せず，踵骨の内がえしをもたらすのに十分な力が出せず，その結果中足根部のロック機構が維持できないため，ヒラメ筋による中足根関節ロック機構の維持効率は一時的にすぎない[2]．長腓骨筋（腓骨溝の中で立方骨の近くを通過する）の継続する強力な収縮はこのときに立方骨の背屈と外がえしをもたらし，そのため踵立方関節のパック（ギュウギュウに詰め込まれた）位置を維持する（図2-17）．

外側列の推進期における機能についてみると，第4・5中足骨は他の中足骨より短いため推進中・後期に床反力を維持できず，このため，この時期での体重心の前方加速を

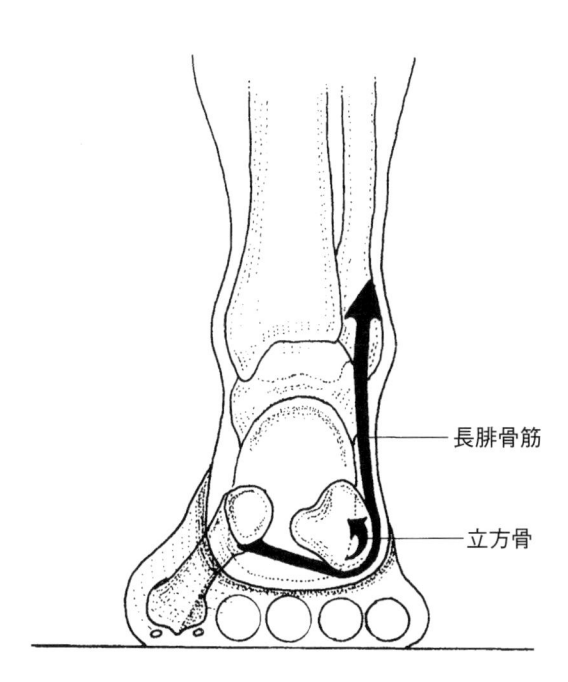

図2-17　早期および中期推進期における長腓骨筋の求心性収縮は，立方骨の挙上（背屈と外がえし）をもたらし，中足根関節をロックさせる

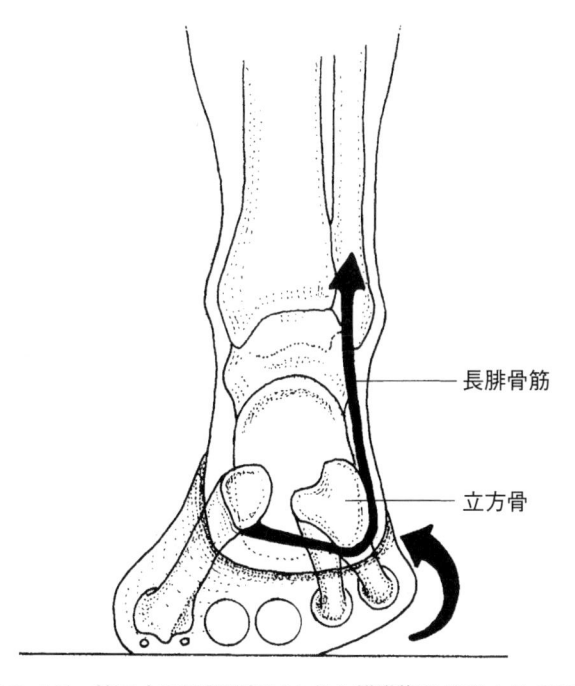

図2-18　第5中足骨頭は短いために推進期のおおよそ33％に地面から離れ，その直後に第4中足骨頭が離床する[20]　このとき外区画筋の継続した収縮により体重が内側にずれて，ちょうど接触期が始まった反対足（黒の矢印）に移る．

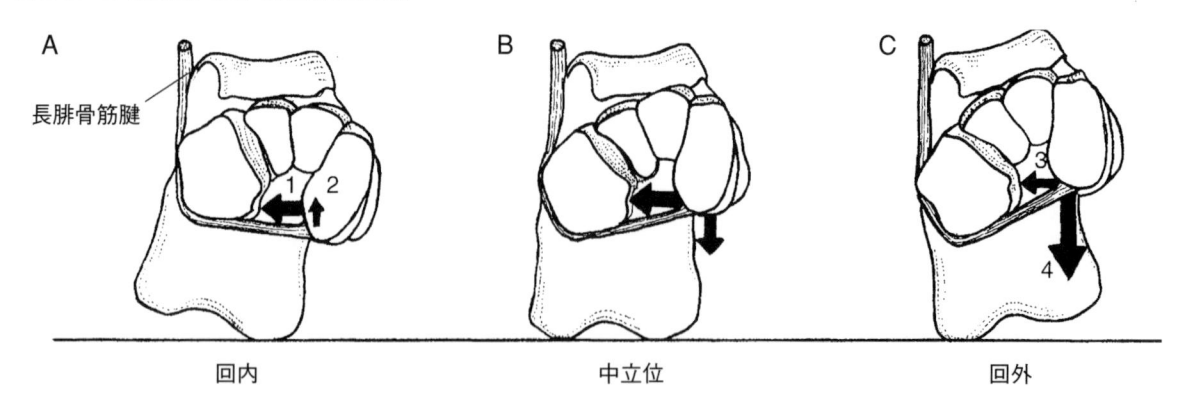

図2-19 距骨下関節が長腓骨筋に及ぼす効果 距骨下関節が回内すると(**A**),長腓骨筋はほぼ水平面への角度がついているために強力な後外側方向の圧縮力(1)と第1趾列軸の周りの軽度背屈力(2)が生ずる.距骨下関節がより回外位置に動くと(**B, C**),後外側方向の圧縮力は減少する(3).長腓骨筋腱がより垂直方向にずれると,第1趾列軸の周りに強力な底屈力が生ずる(4).

補助できないということがきわめて重要である.長・短腓骨筋が外側列全体を外がえしすることで,体重を同側足の内側にもたらす効果的なテコの腕として作用できるように,この時期における踵立方関節のロックは機能しつづける(図2-18).まっすぐな歩行の維持と内側前足部での最終的な鉛直力の移行をもたらすためにはこの体重の内側ずれが必要である.第1中足骨は他の中足骨より2倍太く4倍も強度があるため,内側前足部はこれらを扱うのに十分な力を備えている[21].

長腓骨筋は立方骨の下を通り,第1中足骨の基底部と内側楔状骨とに付着しているため,体重の内側移動と同時にこれらの力に十分耐えうるような内側前足部の固定を行う,という興味ある能力をもっている.この固定作用は距骨下関節が回外するときに腓骨筋腱がもつ接近角の改善によるものである(図2-19).

内側縦アーチの高さの増強と中足骨頭の正常な放射線状カーブ(第1中足骨は通常,第2中足骨より短い[9])は,踵接地維持のために第1趾列を底屈させるのに必要なところから,推進期における第1趾列底屈筋としての長腓骨筋のすぐれた機能はきわめて重要である.床反力に抵抗するための踵接地維持の重要性に加えて,第1中足骨の能動的底屈は母趾が65°背屈するのに必要な第1中足趾節間関節の横軸を背側へずらす(図2-20).

外側列の外がえしと第1趾列底屈の複合作用は,Bojsen-Moller[16]が"ハイギアプッシュオフ"と呼んでいる動作をもたらす.長腓骨筋は外側列を外がえしさせて中足骨頭横軸に体重を最終的に移動させる(図2-21).横軸の使用により,足関節底屈筋に質量中心の前方加速のためのより長く,より効果的なテコの腕をもたらす.長腓骨筋による外側列の外がえしができない場合,中足骨頭の斜軸でころがり動作がおこり離床最終期に距骨下関節が回外しつづける.斜軸は足関節軸に比べテコの腕が短いため(斜軸は横軸よりも15〜20%足関節軸に近づいている),"ロウギアプッシュオフ"と呼ばれる非効率な推進をもたらす.Bojsen-Moller[16]は「長腓骨筋収縮による中足骨頭横軸の使用が速く,効率的な推進をもたらす最終的な進化論的変化を現す」としている.

推進期の最後に,足は理想的には斜中足根関節と距骨下関節軸周りに回外しようとする.また前足部は長中足根関節軸周りに完全に回内しようとする.遊脚期に備えて長趾伸筋と第3腓骨筋が強力に収縮するため,この軸は推進後期に回内位に維持される.推進期を通じて長母趾屈筋の強力な収縮により母趾が固定されるため,力の最終的な移動は母趾にみられる.推進期と遊脚期に下肢全体は外旋したままである[1].

2. 遊脚期の運動

つま先離れで始まり踵接地で終わる遊脚期は,歩行サイクルの38%を占めおおよそ0.4秒間持続する[1,2].この時期における足と足関節の主な機能は,遊脚中期で前足部が十分に背屈してトウクリアランスを行うことと,次の踵接地に支持筋が衝撃力を効果的に吸収できるように関節位置を定めることである.幼児にみられるように遊脚期運動の神経筋コントロールは本能的のようにみえる.一方,立脚期の下肢コントロールは学習による反応である[22].

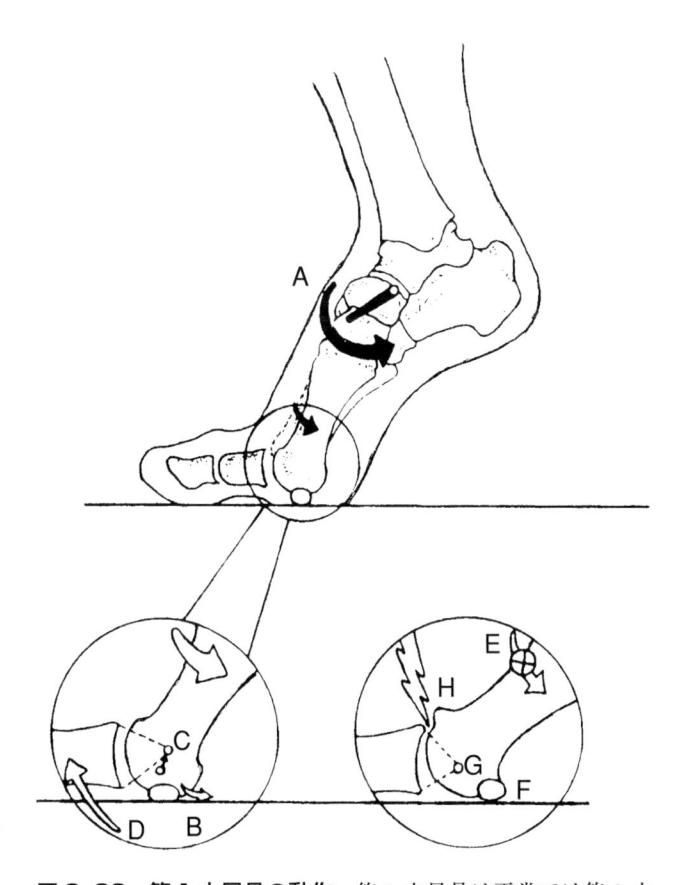

図2-20 第1中足骨の動作 第1中足骨は正常では第2中足骨より短いため，推進期の接地を維持するために活発に底屈しなければならない(**A**)．第1中足骨が底屈すると第1中足骨頭は種子骨(**B**)に沿って後方に滑る．種子骨は第1中足趾節関節(**C**)の横軸を背後方向に移動させる．この新しい軸は母趾の背屈を拘束しない(**D**)．推進期に第1中足骨が底屈できないと(**E**)，第1中足骨頭は種子骨(**F**)に沿う後方滑りが阻止され，種子骨による第1中足趾節関節(**C**)の横軸背後方向への移動も制約される．母趾はこの際本来の軸(**G**)の周りの背屈を強制される．その結果，背側軟骨(**H**)の"挟み込み"が生じ，特徴的な軟骨下骨の吸収と第1中足骨頭背側の骨辺縁がおこる．第1中足骨の底屈にともない母趾の背屈可動域が増加することは，前足部を非荷重のまま外がえしした状態にするとよく観察される．次に前足部を完全に内がえし(第1中足骨の背屈がおこる)にした状態で母趾の背屈可動域が減少することを確認．

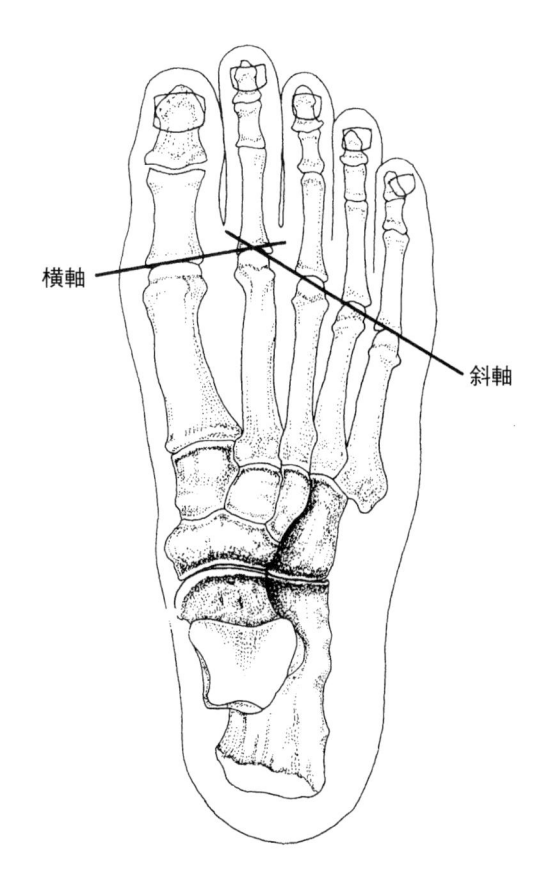

図2-21 中足骨頭の横軸と斜軸

遊脚初期の前足部トウクリアランスは膝・股関節屈筋の強力な収縮と前区画筋の求心性収縮(すでに述べたように，遊脚期の準備のために推進後期に収縮を始める)により生ずる．足関節はつま先離れ直後に最大底屈位をとるため，前区画筋は慣性力に打ち勝って0.2秒以内に収縮し，遊脚中期に前足部を安全な位置にもってくる．前区画筋のうち長趾伸筋と第3腓骨筋が最初に収縮するため，足関節底屈に加えて足はただちに斜中足根関節軸と距骨下関節軸の周りを回内する(これらの筋はこれらの軸を回内させるのに十分なテコの腕をもっている)．これら回内運動の背屈要素は，十分なトウクリアランスを行うことで足関節背屈を助ける．

長趾伸筋と第3腓骨筋の収縮直後に前脛骨筋と長母趾伸筋が収縮しはじめ，足関節で著明な背屈運動をもたらす．Rootら[2]によれば，長母趾伸筋は遊脚初期での最強足関節背屈筋であるとしている．前脛骨筋は第1中足骨と内側楔状骨に付着しているため，遊脚初期に第1趾列を背屈させてトウクリアランスを助ける(図2-22)．この説明において，長趾伸筋と第3腓骨筋の継続した収縮によって前足

部が遊脚初期と遊脚中期とに長足根関節軸周りに外がえし位置を保っていることに注意する．第1趾列の背屈運動はトウクリアランスの改善に加えて，第1中足趾節関節の横軸を前・下方に移動させるため，足関節背屈筋としての長母趾伸筋の効率を高めるのに役立っている（図2-23）．

遊脚中期が生ずる際に足関節は背屈してほぼ中立位に達し，距骨下関節と中足根関節（2つの軸周り）で回内する．さらに第1趾列は背屈・内がえしとする．これらの複合動作は膝・股関節屈曲とあいまってトウクリアランスを最大にする．

前足部がトウクリアランスをおこした直後に，遊脚下肢筋は推進期と遊脚初期とに生じた慣性力によって動作が維持されるため，比較的静寂期を保つ[5]．踵接地直前に，立脚初期に生ずる衝撃力を吸収するために前区画筋は同時に収縮する．

前脛骨筋と長趾伸筋は各々のさまざまな軸との関係から足関節を軽度背屈させる．前脛骨筋は前足部の著明な内がえしを，長趾伸筋と第3腓骨筋は斜中足根関節軸周りに前足部の回内を行う．BasmajianとDeLuca[5]によれば「前脛骨筋は遊脚初期に足関節背屈を，遊脚後期に前足部の内がえしを行う」としている．足関節背屈位，前足部内がえし位，距骨下関節軽度回外位をとりつつ，緊張前の足と下肢筋は今や立脚期にともなう床反力を効果的に吸収する用意が整ったことになる．全力疾走と転倒防止時に他の衝撃吸収筋（腓腹筋，外側広筋，大殿筋など）は，床反力を効果的に吸収しようと緊張前の試みをして踵接地直前に活発になることは興味深い[23]．

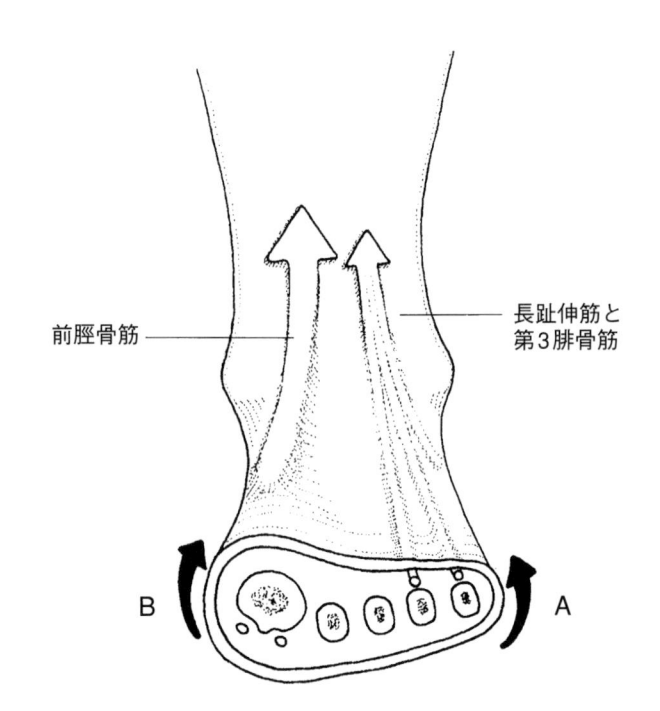

図2-22　遊脚早期に長趾伸筋の外側枝と第3腓骨筋は前足部を活発に回内させる（A）．一方，前脛骨筋は足関節背屈のほかに第1趾列を活発に背屈・内がえしさせることにより（B）トウクリアランスの改善を行う

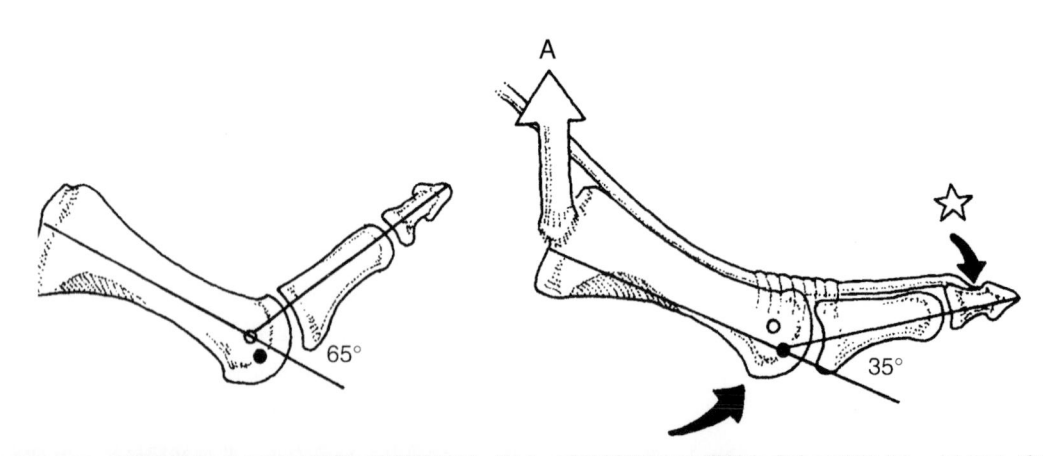

図2-23　前脛骨筋による第1趾列の背屈（A）は，第1中足趾節関節の横軸を本来の位置（黒い点）にもどし母趾背屈可動域は減少する．新しい軸周りにわずか35°しか背屈しない　母趾の底屈運動は，足関節背屈筋による末節骨（星印）付着部を固定するために長母趾伸筋の効率を高める．

3. 歩行周期の決定

これまで述べてきた歩行周期に生ずる各動作（例：衝撃吸収，関節表面の順応，質量中心の前方加速など）のほかに，身体は各周期を通じて筋緊張を最小限にしようとする一連の円滑な構築学的相互作用による移動を行うということもまたきわめて重要である．このためSaundersら[24]は，移動を「エネルギー消費が最小な経路に沿って質量中心が転移すること」と述べている．

たとえば，もし膝を固定し骨盤を強直した状態で歩くと，筋はこれら関節転移に適合せざるをえないため，移動の代謝消費が非常に増大し質量中心が突然交差した円弧を描く．支持筋にはまずこれらのひずみ力を吸収し，その後加速しようと試みるため，さらに負担がかかり誇張されたカーブが反対方向にくるようになる．

移動の代謝消費を最小にするために，ヒトは質量中心の角度偏位を効果的に減少させる特殊な動作を行う．これらの動作もしくは決定要素には，骨盤の回旋，骨盤の傾斜，立脚期での膝の屈曲・伸展，股・膝関節の相互作用，骨盤の側方転移があげられる．図2-24〜34のイラストはSaundersら[24]から引用したものであるが，各決定要素が質量中心の移動にいかに影響するかを示している．

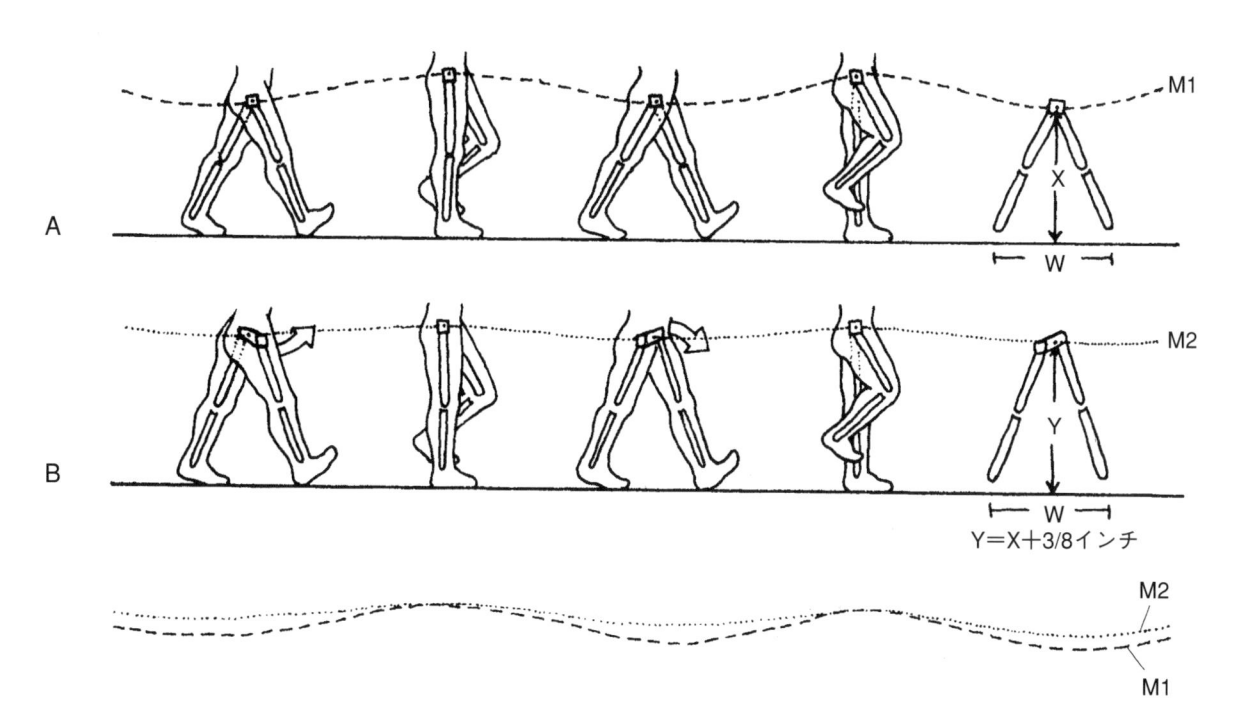

図2-24 骨盤の回転　A：骨盤の回転がない状態での側方からみた歩行周期，B：骨盤回転（矢印）を組み込んだ歩行周期．骨盤が回転すると同じストライド長（W）を生ずるのに必要な股関節屈曲・伸展量が減少するため，Aの高さ（X）はBの高さ（Y）よりも低くなることに注意する．さらに両脚支持期での鉛直方向低下は，約3/8インチ減少するために質量中心軌跡（M2対M1）は効果的に平らになる．

図2-25 骨盤の傾斜 立脚中期にみられる股関節外転筋の遠心性収縮は，遊脚期の同じ下肢（Bの黒い矢印）側の骨盤を低くする．このことにより質量中心は，鉛直方向低下を約1/8インチ減少させる．

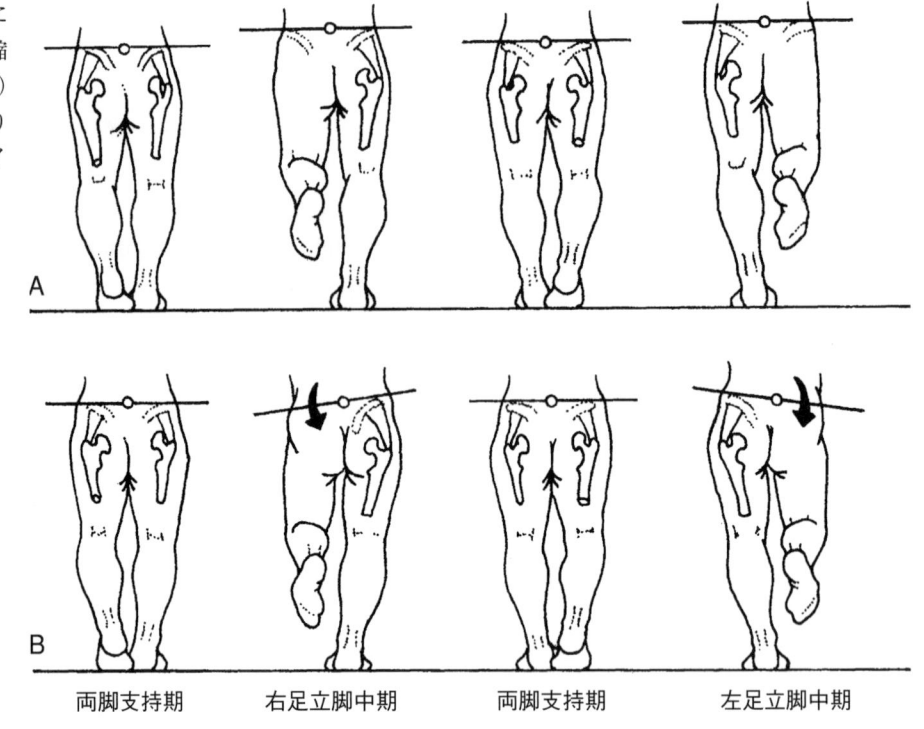

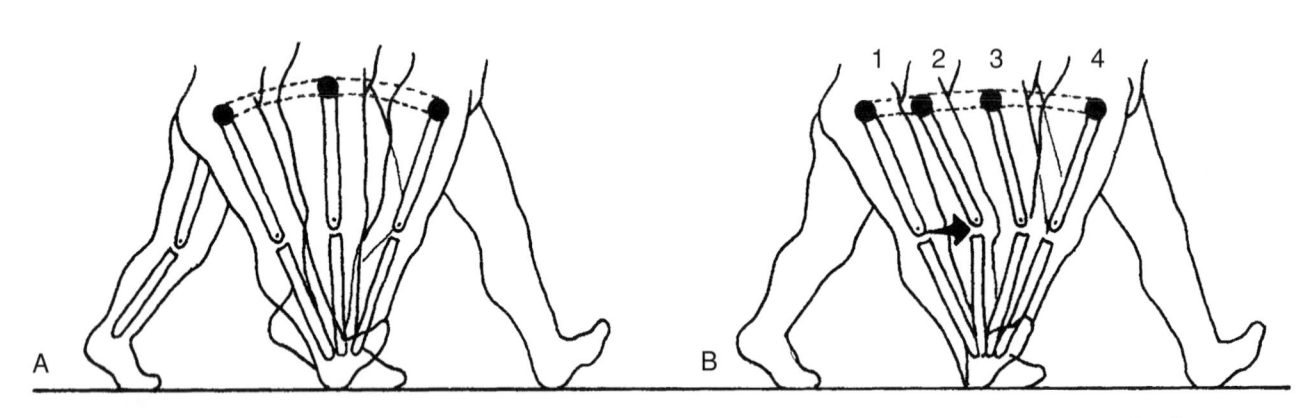

両脚支持期　　右足立脚中期　　両脚支持期　　左足立脚中期

図2-26 立脚相での膝屈曲・伸展 A：膝屈曲がない状態での立脚相の下肢の運動．B：同じ下肢に膝屈曲・伸展を行わせた状態．立脚期の間下肢がまっすぐな状態であれば，質量中心は円弧に沿った軌跡を，下肢長は円の半径に沿った軌跡を描くことに注意する．立脚早期（1～3）に膝が屈曲すると，この円弧は効果的に低くなり，質量中心の極端な上昇を阻止する．立脚後期（3～4）の膝伸展は質量中心の極端な低下を阻止する．立脚相での膝の運動は鉛直方向での振幅を約1/8インチ減少させる．

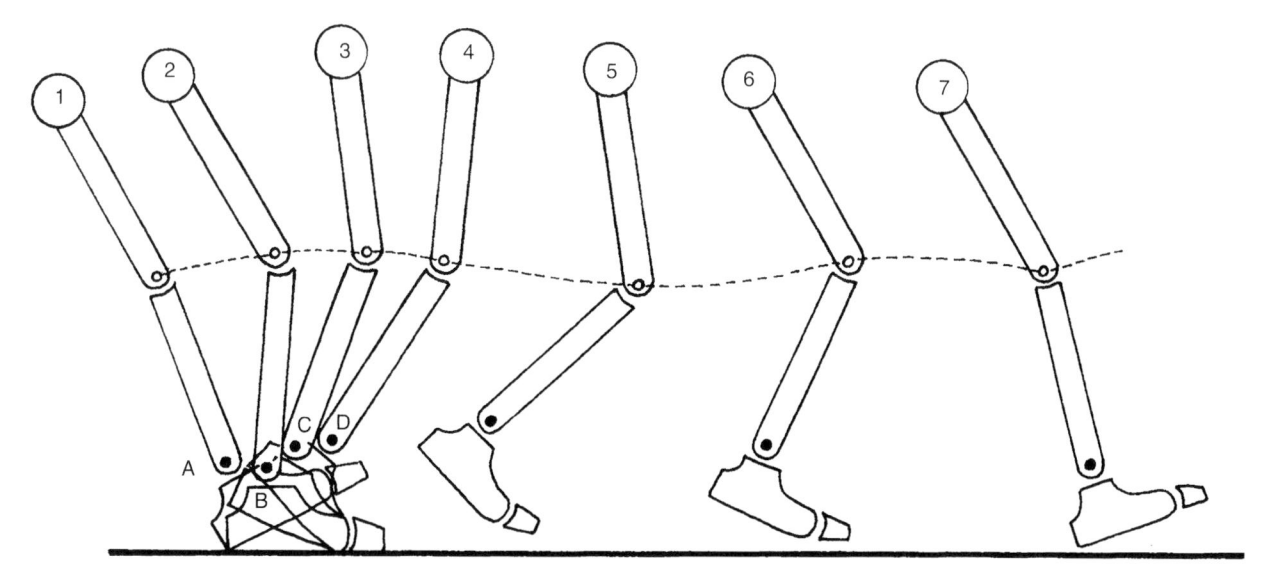

図2-27 **股関節・膝関節・足関節の相互作用** 踵接地期における前区画筋の遠心性収縮は立脚下肢をゆっくり地面におろす(A〜B)．この動作は同時におこる膝屈曲とあいまって接地期(1〜2)での質量中心軌跡を滑らかに維持する．推進期での強力な足関節底屈は下肢を著明に挙上させ(B〜D)，立脚後期(3〜4)での質量中心軌跡をほとんどまっすぐに維持する．遊脚期(5〜7)での股・膝関節屈曲は，遊脚側下肢で通常みられる骨盤低下にもかかわらずトウクリアランスを十分確保する．もし股・膝関節の可動域が十分でないと，遊脚側下肢の分回し歩行により代償する．この動作は質量中心運動を著しく乱し，代謝的非効率な状態がつづく．

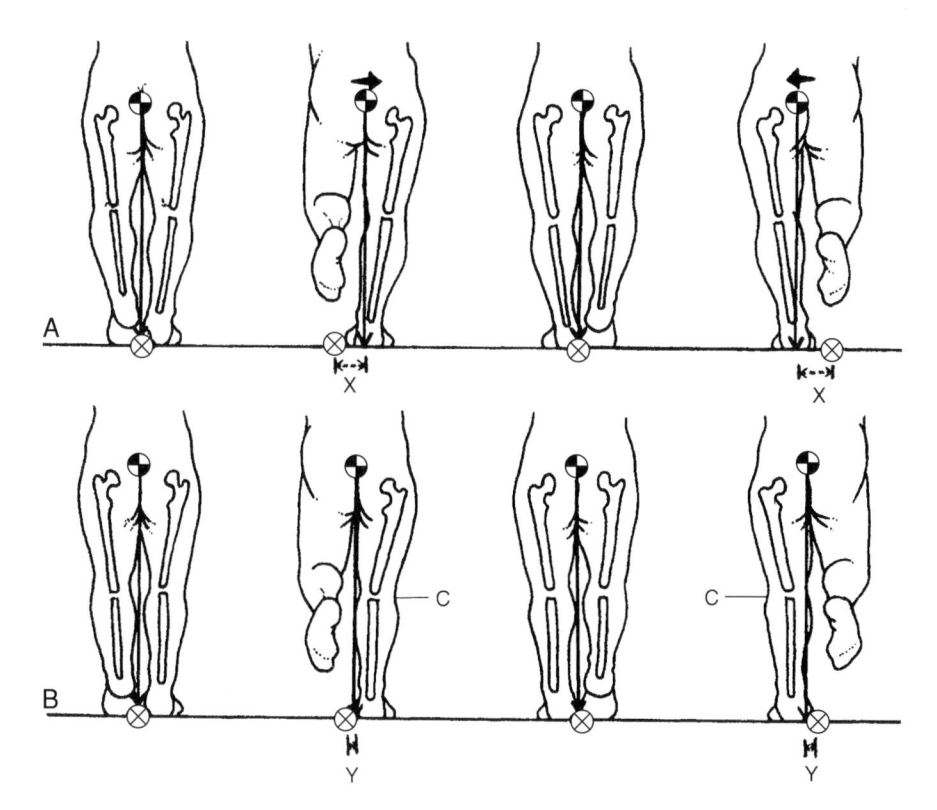

図2-28 **骨盤の側方転移** 歩行周期のバランスを維持するために荷重下肢は内転し遊脚下肢は外転する．このため質量中心は支持脚側に転移する(Aの⊗)．もしAのように下肢が完全にまっすぐな場合，バランスを維持するために必要な側方転移は非常に大きくなる．股関節外転筋と腓骨筋は立脚中期後半から推進早期にかけて質量中心を内側に加速しようと試みるために，これらの筋に加わる負担は非常に大きい．幸いなことに，たいていのヒトは軽度外反膝の傾向(C)があり，歩行基盤(Y)を均等にすることで側方転移を少なくさせる．軽度外反膝があると歩行周期の間中に脛骨はほぼ鉛直になる(B)．

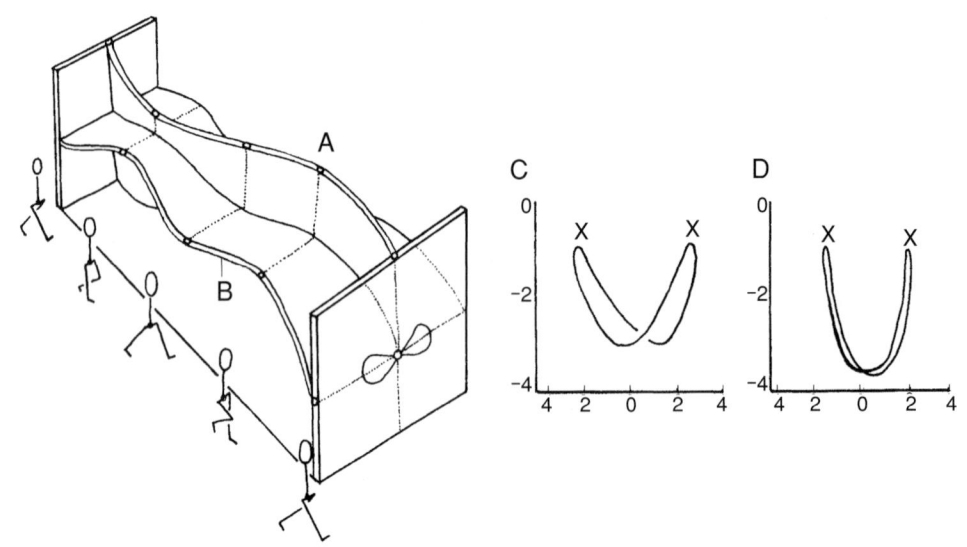

図 2-29 単脚ストライドにおける質量中心の最終的な説明 A は側方向, B は鉛直方向での転移を示す. これらの転移は純粋な正弦波を示し, 鉛直方向での転移は側方転移の2倍になっていることに注意する. C は身体の進行方向線に垂直な面にこれらの転移(実際には誇張されている)を写したものである. 鉛直方向での転移ピークは側方転移ピークの少し前に達するためにダブルエイトのカーブを描いている. 歩行速度が速くなると(D), 側方転移は減少し鉛直方向での転移ピークと側方転移ピークは同時に達する. その結果, 質量中心の鉛直方向転移は U 字を示すようになる. 最大鉛直転移 (X) は, 静的立脚期 (0) の間に質量体重心が達するレベルまでいたらないことに注意する. 質量中心の前方加速は歩行速度にかかわらず, 鉛直方向での転移の低点(すなわち両脚支持期)で最大に, 高点(すなわち立脚中期)で最小になる. 換言すると, 運動エネルギーは低点で最大に, 位置エネルギーは高点で最大になる. 歩行周期での短い加速・減速はなかなか観察が難しいが, たとえば室内でスープがいっぱい入った皿を運ぶ場合を想定しよう. スープをこぼさないようにヒトは質量中心の真下に足を運び, 接地初期～立脚中期後半に通常みられる減速期を避けようとする.

4. 歩行周期におけるグラフのまとめ

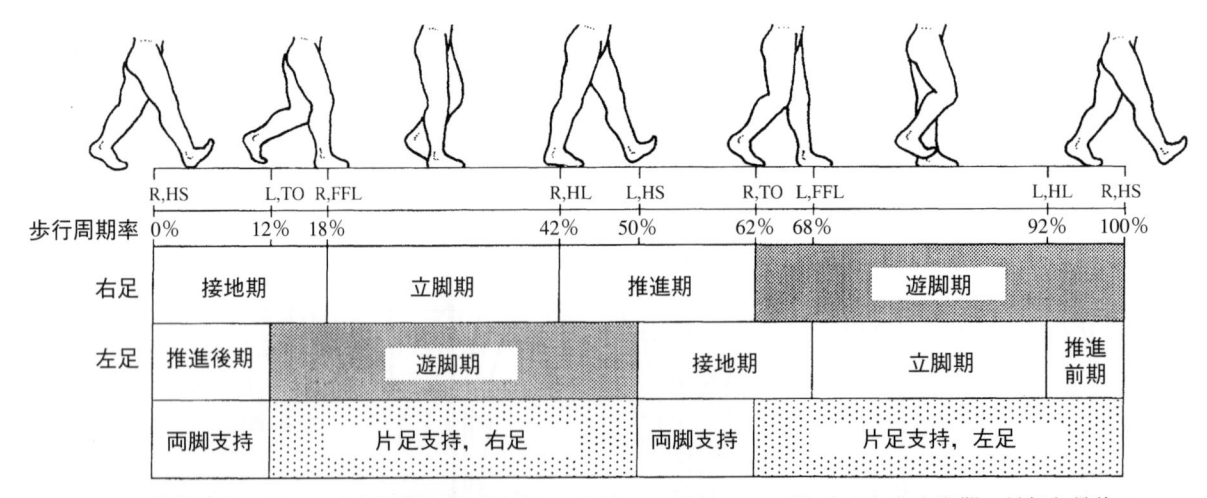

図 2-30 両脚支持 足は1歩行周期の間に同時に2回(0～12％と50～62％, すなわち立脚期の最初と最後の12％)接地する. 最初の12％では反対側の下肢は推進期を終えようとしており, 最後の12％では反対側の下肢は踵接地期に入ろうとしている. 両脚支持に費やされる時間は歩行速度の増加につれて著明に減少すること, 走行では両脚支持期が存在せず, 各単脚支持立脚期の後にはいずれの足も接地しない短い離陸期が存在することを強調すべきである. R：右, L：左, HS：踵接地, FFL：足底接地, HL：踵離れ, TO：つま先離れ

図2-31　矢状面での運動

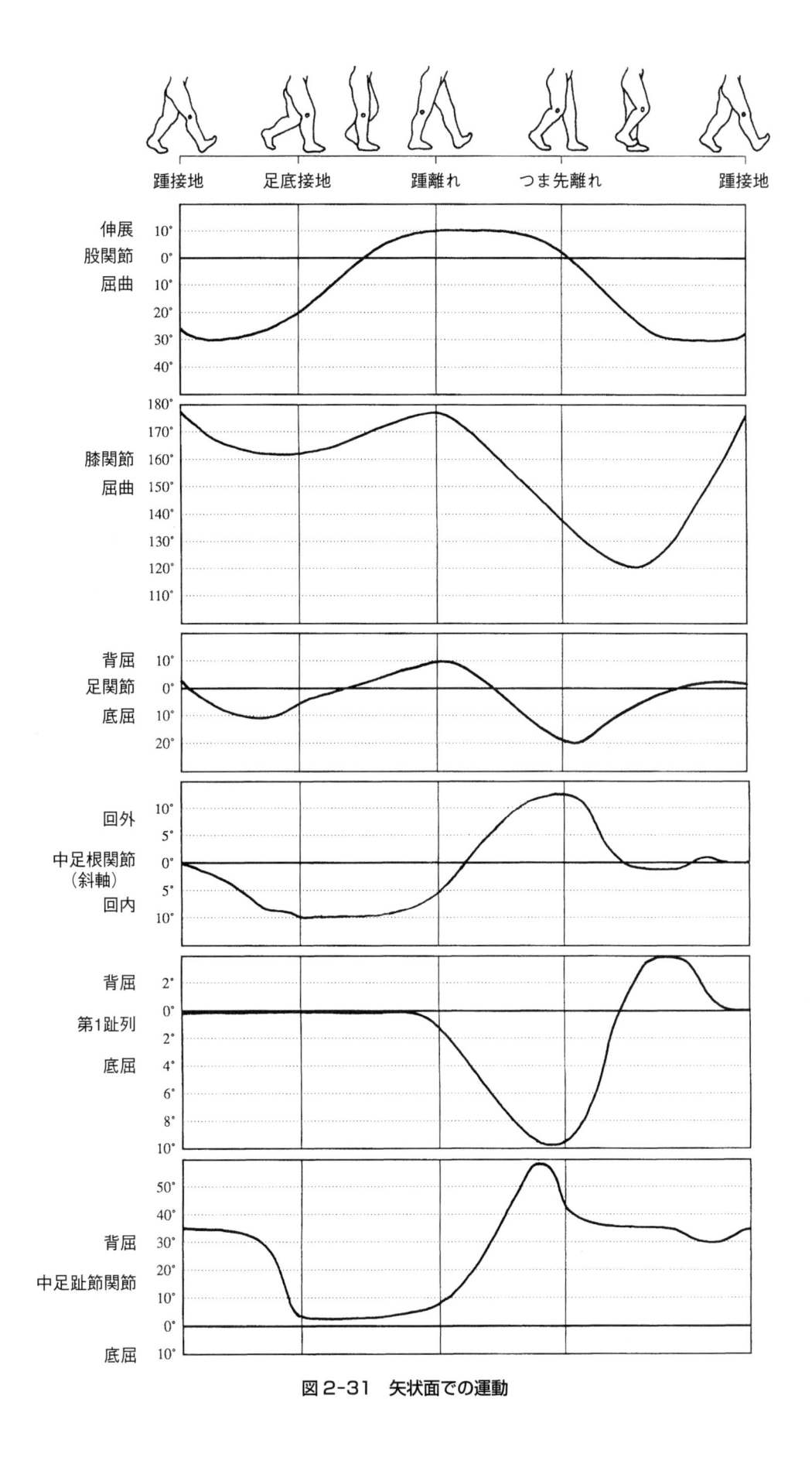

42——第2章　歩行周期における理想的な運動

踵接地　　足底接地　　踵離れ　　つま先離れ　　　踵接地

骨盤　内旋/外旋

大腿骨　内転/外転

脛骨　内転/外転

距骨下関節　内反/外反

中足根関節（縦軸）　内がえし/外がえし

第1趾列　内反/外反

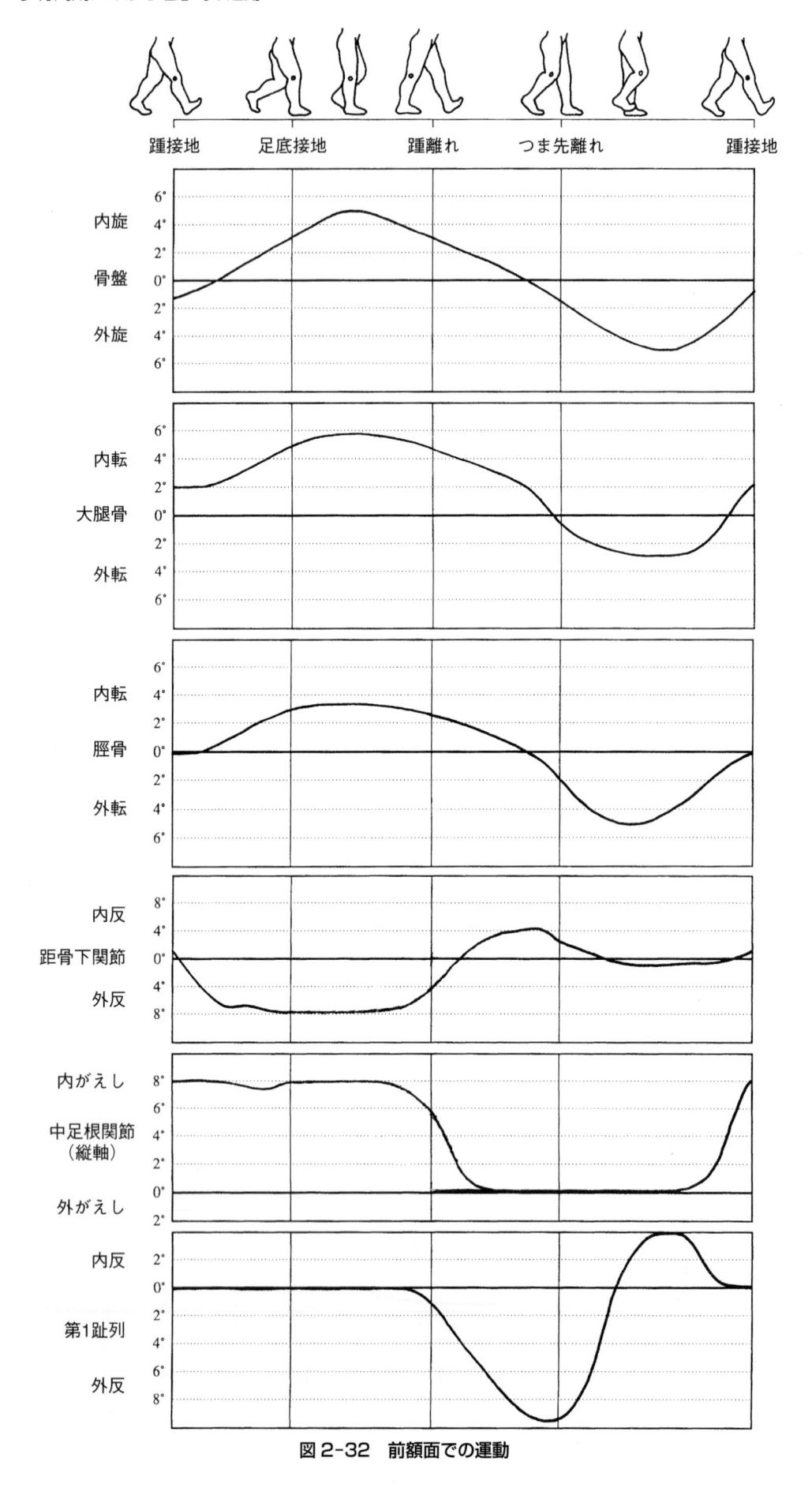

図2-32　前額面での運動

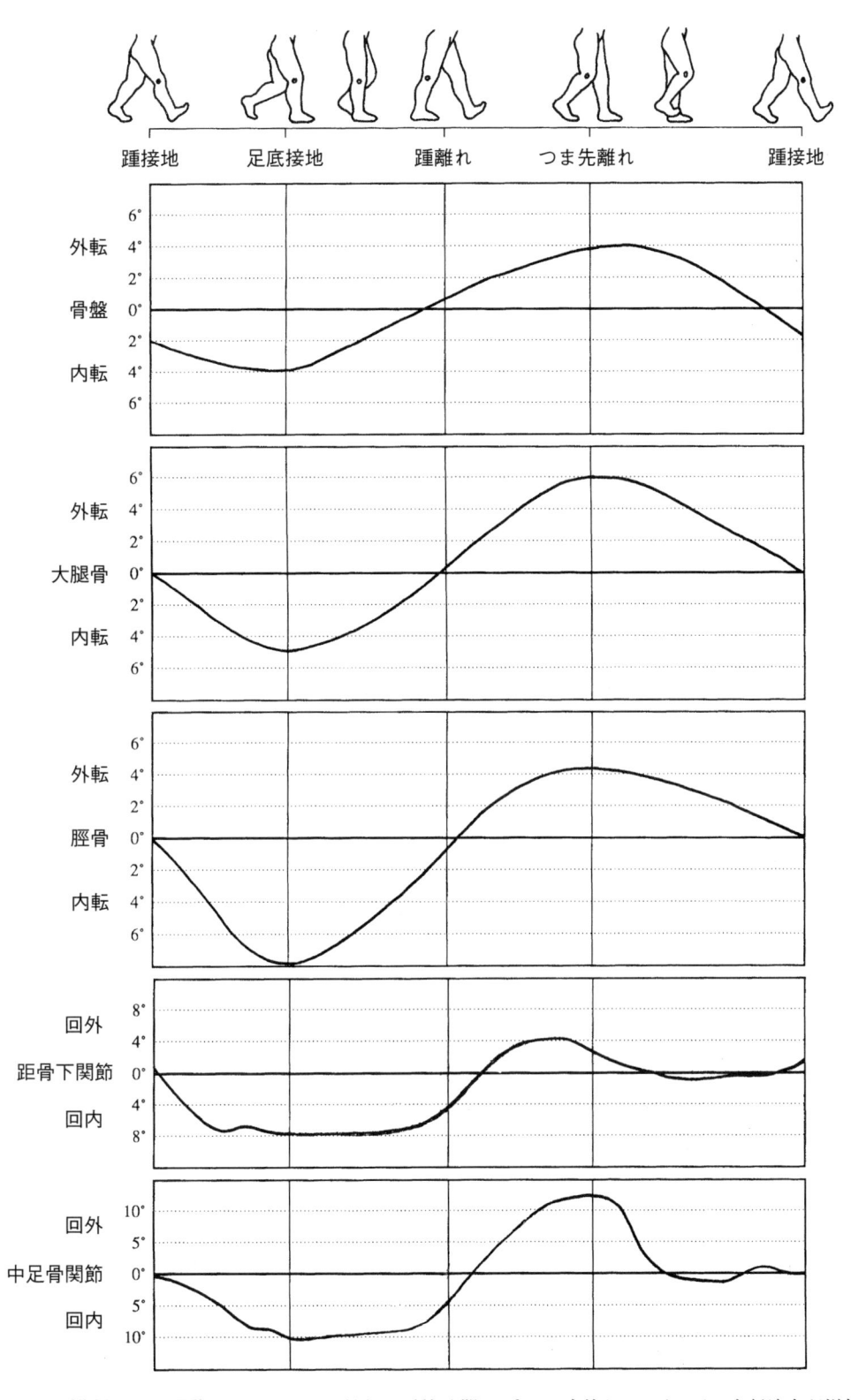

図 2-33　横断面での運動　このグラフで骨盤は踵接地期に 2°しか内旋していないが，歩行速度が増加すると骨盤の内旋角度は大きくなってストライド長も増加する．骨盤の同側回旋は第 8 胸椎の周りに動く体幹の反対側回旋により均衡する．

44──第2章　歩行周期における理想的な運動

踵接地　　足底接地　　踵離れ　　つま先離れ　　踵接地

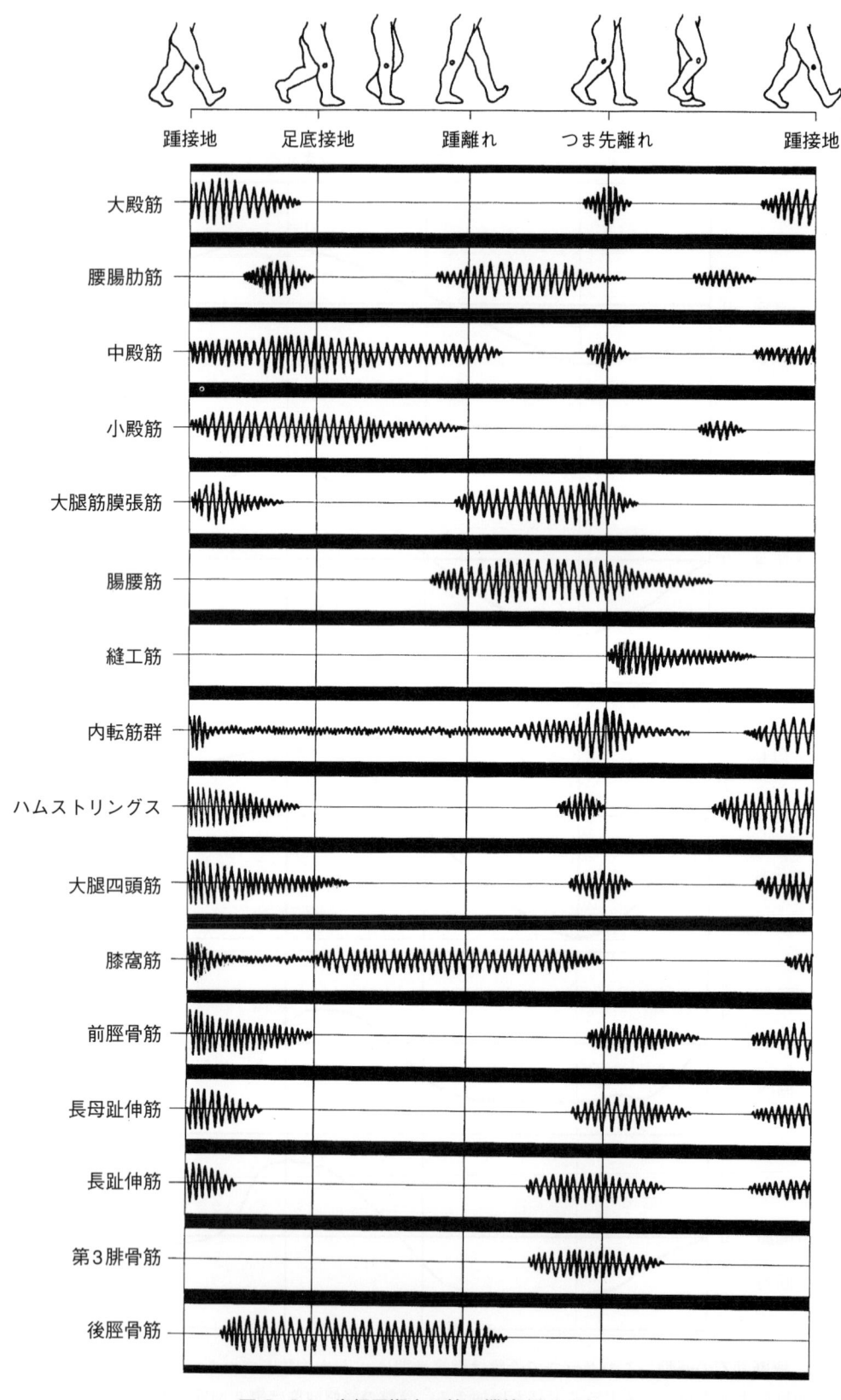

筋
大殿筋
腰腸肋筋
中殿筋
小殿筋
大腿筋膜張筋
腸腰筋
縫工筋
内転筋群
ハムストリングス
大腿四頭筋
膝窩筋
前脛骨筋
長母趾伸筋
長趾伸筋
第3腓骨筋
後脛骨筋

図2-34　歩行周期中の筋の機能（まとめ）
（Basmajianら[5]，Inmanら[1]，Rootら[2]，Mann[15]，Lyons[25]，その他[26-30]による）

| | 踵接地 | 足底接地 | 踵離れ | つま先離れ | 踵接地 |

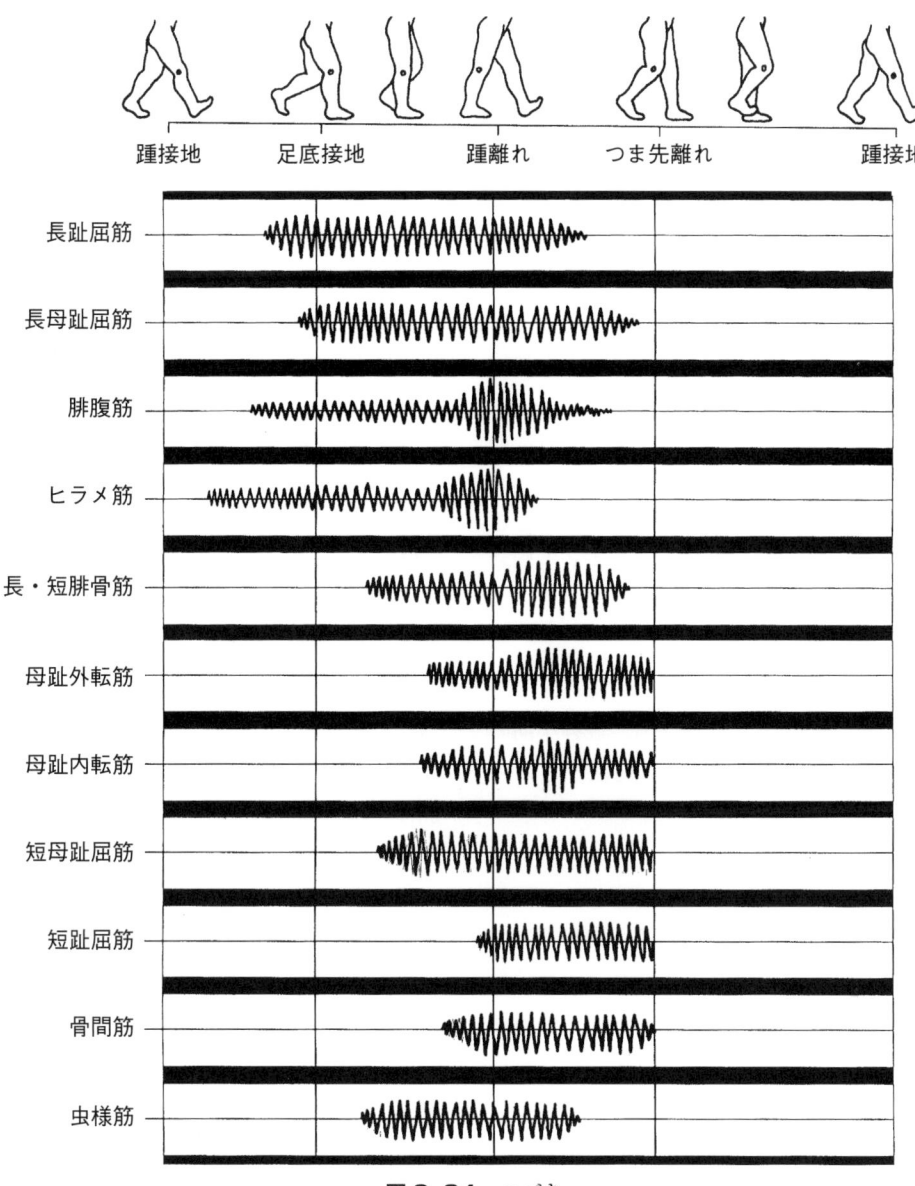

長趾屈筋
長母趾屈筋
腓腹筋
ヒラメ筋
長・短腓骨筋
母趾外転筋
母趾内転筋
短母趾屈筋
短趾屈筋
骨間筋
虫様筋

図2-34 つづき

5．歩行周期における筋機能の要約

1 大殿筋

　大殿筋は遊脚後期～立脚初期にかけて収縮し，股関節の屈曲を終わらせ伸展を開始する（また股関節の外転をわずかに助ける）．BasmajianとDeLuca[5]は立脚終期（つま先離れ期）にこの筋の中部線維が短い群発活動をおこすことを証明した．この時期における収縮はおそらくこれらの線維が中殿筋を助けて遊脚期の下肢を外転させると思われる．

Lyonsら[25]は「この筋のさまざまな接近角度のために，下部線維が股関節伸筋，上部線維が股関節外転筋の役割を行う」としている．Duchenne[26]は，大殿筋の完全麻痺が歩行にほとんど影響をもたらさないことから，力を緩めた歩行時におけるこの筋の意義について論議している．

2 腰腸肋筋

　腰腸肋筋は最も外側にある脊柱起立筋のために，両脚支持から単脚支持への転移時に骨盤の前額面での安定性維持を助ける．ピーク活動は推進初期と推進中期にみられる[5]．この時期での収縮は，同側中殿筋（遊脚下肢の下降を防ぐ）

が反対側推進期の終わりまでピーク活動を行わないため，反対側骨盤の誇張された下降を阻止する．WatersとMorris[27]は遊脚期後半にこの筋の短い群発活動を観察しており，おそらく踵接地の準備のために，同側骨盤を挙上させて反対側の弱い中殿筋を助けるための作動と推論している．

3　中殿筋

中殿筋は主に骨盤の前額面における固定筋で，遊脚後期～立脚中期を通じて推進期まで収縮する．この筋は反対側の骨盤の著明な下降を阻止すべく活発に収縮するために，ピーク活動は立脚中期におこる．BasmajianとDeLuca[5]はつま先離れ期にこの筋の前部線維が短い群発活動をおこすと記載している．これらの線維の収縮はおそらく遊脚初期の大腿骨の外転と内旋を助けているのであろう．

4　小殿筋

立脚早期に中殿筋の共同筋として機能する．遊脚中期の短い群発活動はおそらく大腿骨の持続する内転をもたらす．

5　大腿筋膜張筋

付着部が前近位腸脛靱帯に付いているため，立脚期における大腿筋膜張筋の収縮は同時におこる大殿筋（大部分の筋線維は後近位腸脛靱帯に付いている）の収縮が腸脛靱帯に加わる力のバランスを保つ．このため立脚期におけるこの筋の収縮は，腸脛靱帯の後方転移を防ぎ大殿筋に安定した付着部を供給する．また，この筋は推進後期と遊脚早期に収縮するが，これは股関節屈曲にともない腸腰筋を助けるために最も活発な動作を行う．

6　腸腰筋

腸腰筋は立脚終期と遊脚早期にピーク活動を示し，股関節屈曲にともない内転筋，大腿筋膜張筋，大腿直筋，縫工筋を助ける．

遊脚早期の急速な大腿屈曲により得られるモーメントは，遊脚後期での質量中心の前方加速にとって重要な役割を演じるようにみえる[15]．

7　縫工筋

縫工筋は遊脚期のみに活動し，つま先離れ直後にピーク活動を示す．起始部が上前腸骨棘で付着部が脛骨骨幹前内側面のため，この筋は遊脚期前半に膝と股関節の屈曲を助けるのと同時に脛骨内旋を行う．

8　内転筋群

内転筋はつま先離れに一群としてピーク活動を示し，股関節の屈曲に加えておそらく遊脚期の大腿骨内旋を助ける．また遊脚後期に床反力を見越してあらかじめ緊張後に再び収縮する．内転筋の活動には個人差が大きいが[1]，BasmajianとDeLuca[5]は「遊脚中期の静かな時期を除くと大内転筋は歩行周期中に絶えず発火する」こと，「内転筋の水平部位が同側立脚中期に骨盤の外旋を補助する可能性がある[15]（図2-10参照）」ことを述べている．

9　ハムストリングス

ハムストリングスは遊脚後期にピーク活動を示し，急速に下肢を伸展する前方運動を減速させる．これらの筋は立脚期の大部分収縮しつづけ，大殿筋を助けて股関節屈曲の減速と伸展開始を行う．HollinsheadとJenkins[28]は「末端半膜様筋が内側半月の後角に線維性付着をしているため，膝屈曲時に内側半月を後方に引き寄せて挟み込みを阻止できる」としている．

推進期の活動についてBasmajianとDeLuca[5]は「あるヒトでは半腱様筋が推進後期に軽度の群発活動を示すが，これは膝屈曲にともなう腓腹筋を助けるのではないか」としている．ElliottとBlanksby[29]は「ハムストリングスがランニングの推進期に膝の強力な屈筋と中等度の股伸筋として機能するため，高度の活動レベルを維持する」と述べている．

10　大腿四頭筋

大腿四頭筋は遊脚後期にあらかじめ緊張し，立脚初期に膝屈曲を減速すべく強力に収縮しピーク活動を示す．これらの筋は質量中心が膝の前に達するまで収縮しつづける[1]．立脚後期と遊脚初期とに大腿直筋は股屈曲（とりわけ速い速度）の補助を，また大腿四頭筋は一群となって遊脚初期での膝屈曲可動域を減速させる．

11　膝窩筋

膝窩筋は立脚期に作用する筋で踵接地期にわずかなピーク活動を，また立脚中期から推進期にかけて持続するピークを維持する．おそらく立脚期にこの筋は求心性収縮により後十字靱帯を助けて大腿骨の脛骨に対する過度な前方移

動を阻止し，距骨下関節を助けて脛骨を内旋させる．立脚中期には求心性収縮により腓腹筋を助けて膝伸展を減速させる．おそらく推進期に膝窩筋は再度求心性収縮し，膝屈曲に必要な大腿骨の急速な外旋（推進期を通じて脛骨が外旋しながら膝が屈曲する）を助ける．これらの動作は膝屈曲にともなう正常な連結動作（脛骨は膝屈曲時に内旋すべきである）と矛盾しているため，膝屈曲時に大腿骨は脛骨よりもより速く，より大きな回旋運動を行わねばならない．大腿骨外旋の大きな可動域は正常な連結動作をもたらし，たとえ脛骨が外旋しつづけてもより外旋した大腿骨に比べて常に内旋している．

12 前脛骨筋，長母趾伸筋，長趾伸筋，第3腓骨筋

前区画筋は，踵接地直後にピーク活動をおこす．踵接地期にこれらの筋は足関節底屈を減少させる（前足部の地面への滑らかな低下をもたらす）．前脛骨筋は立脚初期および中期に長中足根関節軸周りに前足部を内がえし位に保つ（床反力は立脚後期までこの内回り位を維持する）．前区画筋は通常立脚中期には活動せず立脚後期に再び収縮する（Mann[15]によれば「走行時にこれらの筋は立脚中期に活動し，脛骨近位部を固定した足に引っ張ることにより身体を加速させる」としている）．

長趾伸筋と第3腓骨筋は，前区画筋のなかで加速期に収縮する最初の筋であるため[2]，同時に斜中足根関節軸周りに前足部を回内位に維持する（長母趾伸筋はまた第4・5中足趾節関節と趾節関節に圧縮力をもたらし，趾の鉤爪を阻止する）．

また，前脛骨筋の立脚後期と遊脚初期の収縮は足関節背屈を助けるが，内側楔状骨と第1中足骨への筋付着部により同時に第1趾列の背屈と内がえしを行う．長母趾伸筋は，立脚後期と遊脚初期に母趾の緊張をもたらし最も強い足関節背屈作用を行う．

前区画筋は通常遊脚中期に短い不活動をおこすが，遊脚後期に同時に収縮する[5]．この遊脚後期の同時活動は長趾伸筋と第3腓骨筋とともに，足関節と中足趾節関節の軽度背屈をもたらし斜中足根関節軸周りに前足部を回内位に維持する．遊脚後期の前脛骨筋の活動は，長中足根関節軸周りに前足部を著明な内がえし位にする．

13 後脛骨筋，長趾屈筋，長母趾屈筋

後脛骨筋は，主に踵接地および立脚中期に機能して遠心性収縮により距骨下関節の回内を減速させる．Basmajian と DeLuca[5] によれば「後脛骨筋は踵挙上期の足関節底屈にほとんど関与せず，立脚中期での役割は足を過度の外がえしから阻止する"拘束作用"にある」と記載している．長趾屈筋は，立脚中期後半に脛骨近位部の前方モーメントを減速させて踵離れを助ける（図2-14参照）．

長趾屈筋は，推進期の大半に収縮して趾を地面から強制的に屈曲させるとともに，長母趾屈筋による斜中足根関節軸周りの足部回外を助ける．後脛骨筋は長趾屈筋および長母趾屈筋とは異なり，踵接地期に最も臨床的に意義のある活動（すなわち，距骨下関節の回内と下腿内旋を減速させる）を行う[2]．

14 腓腹筋，ヒラメ筋

ヒラメ筋と腓腹筋は，立脚中期後半にピーク活動し踵離れを行う．ヒラメ筋は脛骨近位部の前方モーメントを阻止する（減速とともに足関節の背屈を停止させる）．一方，腓腹筋は膝を屈曲させて足関節を底屈させる（踵挙上を開始する）．腓腹筋の大腿骨起始部は立脚中期の間に膝の屈曲緊張をもたらし，過伸展損傷を阻止する．

これらの筋のほかの重要な動作は踵接地期にみられる．ヒラメ筋は脛骨内旋を，腓腹筋は大腿骨内旋をいずれも減速させる[2]．これらの動作は踵接地期の膝に加わる捻転性緊張の増加を減少させる．ヒラメ筋は立脚中期と推進早期に収縮して踵挙上を助けるほかに，距骨下関節の回外，脛骨の外旋を行い外側前足部の地面への固定（固定した外側柱の維持）を行う．

腓腹筋は立脚中期と加速期に収縮をつづけ，距骨下関節の回外と大腿骨内旋を助ける．踵離れ開始期の腓腹筋による急速な足関節底屈と膝屈曲は，膝の前方および上方モーメントをもたらし股関節屈曲筋を助けて，遊脚中期の腓腹筋によるトウクリアランスをもたらす．

15 長腓骨筋，短腓骨筋

立脚中期に長腓骨筋と短腓骨筋は，距骨下関節（短腓骨筋は長腓骨筋よりも，より活発に作用する）に対して表在および深部後区画筋に抵抗する回内力をもたらす．この拮抗筋の作用は，距骨下関節の回外速度を減速させて立脚後期に中立位に滑らかにもどせる．

長腓骨筋の収縮は，この筋の距骨下関節の回外を減速させて立脚後期に滑らかに中立位にもどせる．また，長腓骨筋の収縮は後脛骨筋の共働筋と作用して足根部に対する圧縮力をもたらす．長腓骨筋は付着部の外転および後方力

を，また後脛骨筋は付着部の内転および後方力をもたらす．これらの力は，立脚中期後半と推進初期の足根部の広がりを阻害するまっすぐな圧縮力に分解される．

短腓骨筋はまた第5中足骨を立方骨に，立方骨を踵骨に引っ張るため，固定性圧縮力をもたらし外側列の固定を行う．

長腓骨筋と短腓骨筋は推進期の大半を収縮しつづけ，長腓骨筋は第1趾列（接地を改善して第1中足趾節関節横軸の背後側への移動を助ける）の底屈を，長腓骨筋と短腓骨筋はともにロックされた外側列（このため体重を内側にずらしてハイギアプッシュオフをもたらす）の外がえしを行う．長腓骨筋と短腓骨筋は足関節軸に対して短いテコの腕をもっているため，推進期には足関節底屈をわずかに助けるだけである．しかし短腓骨筋は斜中足根関節軸に対してかなりのテコの腕をもっているため，推進期にこの軸周りの回外を円滑に減速することができる．

16 母趾外転筋，母趾内転筋

母趾外転筋と母趾内転筋は，推進期に母趾基節骨を地面に対して固定させる（これらの筋は第1中足趾節関節に底屈緊張力をもたらす）．これらの筋は母趾基節骨に同一方向および反対方向の回転要素（純粋な圧縮力に分解される）をもたらすため，母趾の横断面での固定化に関与する．母趾内転筋横頭は基節骨から始まり末端中足骨に付着するため，中足骨頭を基節骨の安定したアンカーから内側に引っ張って中足骨の広がりを阻止する．推進期での母趾外転筋と母趾内転筋（斜頭）が第1中足趾節関節の圧縮・固定化に失敗すると，母趾内転筋横頭は不安定な起始部が動き出して中足骨の広がりを阻止できなくなる．

母趾外転筋は第1趾列と斜中足根関節軸に対してかなりのテコの腕と接近角をもっているため，第1趾列の重要な底屈作用（長腓骨筋の動作を助ける）と斜中足根関節軸周りの回外作用（長母趾屈筋，長趾屈筋，短趾屈筋および足底方形筋によりこの作用を助けられる）を行う．

17 短母趾屈筋，短趾屈筋

短母趾屈筋は，種子骨に腱として付着しているために基節骨の強力な固定作用を行う．この筋は長母趾屈筋とともに第1中足趾節関節に圧縮力をもたらし，推進期に母趾を地面に接地させる．短趾屈筋はまた，長趾屈筋とともに第2〜5中足趾節関節を圧縮して推進期に第4・5趾の効果的な接地を行わせる．長母趾屈筋とは異なり，短趾屈筋は推進期に斜中足根関節軸周りの強力な回外力の産出を助ける．

18 骨間筋，虫様筋

骨間筋は，立脚中期後半〜推進期にかけて第2〜5中足趾節関節の横断面での安定性を維持して基節骨を中足骨頭に対して圧縮する．骨間筋は，中央趾節間関節および遠位趾節間関節を圧縮しながら中足趾節関節の底屈力をもたらして4・5趾の接地を行わせるという興味深い作用を行う[2]．虫様筋腱は中足趾節関節の内側を通るため，接地にともなう外転歪力に抵抗する軽度内転力をもたらす．骨間筋腱は中足趾節関節の横軸の下を通るため基節骨の底屈筋として作用し，虫様筋とともに立脚中期と推進期に趾の伸展固定力の維持という重要な役割を演ずる．

●文献

1. Inman VT, Ralston HJ, Todd F. Human Walking. Baltimore: Williams & Wilkins, 1981.
2. Root MC, Orion WP, Weed JH. Normal and Abnormal Function of the Foot. Los Angeles: Clinical Biomechanics, 1977.
3. Scranton PE, et al. Support phase kinematics of the foot. In Bateman JE, Trott AW (eds). The Foot and Ankle. New York: Thieme-Stratton, 1980.
4. Katoh Y, Chao EYS, Laughman RK. Biomechanical analysis of foot function during gait and clinical applications. Clin Orthop 1983; 177: 23–33.
5. Basmajian JV, DeLuca CJ. Muscles Alive: Their Functions Revealed by Electromyography. Ed 5. Baltimore: Williams & Wilkins, 1985: 377.
6. Radin EL, Paul IL. Does cartilage compliance reduce skeletal impact loads? The relative force attenuating properties of articular cartilage, synovial fluid, periarticular soft tissues and bone. Arthritis Rheum 1970; 13: 139–144.
7. Subotnick SI. Biomechanics of the subtalar and midtarsal joints. J Am Podiatr Assoc 1975; 65: 756.
8. Wright DG, Desai SM, Henderson WH. Action of the subtalar and ankle joint complex during the stance phase of walking. J Bone Joint Surg 1964; 46A: 361.
9. Bojsen-Moller F. Anatomy of the forefoot, normal and pathologic. Clin Orthop Related Res 1979; 142: 10.
10. Magee D. Orthopedic Physical Assessment. Philadelphia: WB Saunders, 1987: 317.
11. Fredrich EC (ed). Sport Shoes and Playing Surfaces. Champaign, IL: Human Kinetic Publishers, 1984.
12. Hoppenfeld S. Physical Examination of the Spine and Extremities. New York: Appleton-Century-Crofts, 1976.
13. Phillips RD, Phillips RL. Quantitative analysis of the locking position of the midtarsal joint. J Am Podiatr Assoc 1983; 73: 518–522.
14. Ker RF, Bennett MB, Bibby SR, Kester RC, Alexander R. The spring in the arch of the human foot. Nature 1987; 325: 147–149.

15. Mann RA. Biomechanics of running. In Pack RP (ed). Symposium on the Foot and Leg in Running Sports. St. Louis: CV Mosby, 1982: 26.
16. Bojsen-Moller F. Calcaneocuboid joint and stability of the longitudinal arch of the foot at high and low gear push off. J Anat 1979; 129: 165–176.
17. Hicks JH. The mechanics of the foot. I. The joints. J Anat 1954; 88: 345–357.
18. Tuttle R, Basmajian JV. Electromyography of knuckle-walking: results of four experiments on the forearm of Pan gorilla. Am J Phys Anthropol 1972; 37: 255–266.
19. Close JR. Some applications of the functional anatomy of the ankle joint. J Bone Joint Surg 1956; 38A: 761–781.
20. Schwartz RF, Heath AL. A quantitative analysis of recorded variables in the walking pattern of normal adults. J Bone Joint Surg 1964; 46A: 324–334.
21. Hutton WC, Dhanedran M. The mechanics of normal and hallux valgus feet: a quantitative study. Clin Orthop 1981; 157: 7–13.
22. Elftman H, Manter J. The evolution of the human foot, with especial reference to the joint. J Anat 1936; 70: 56–67.
23. Mero A, Komi P. Electromyographic activity in sprinting at speeds ranging from sub-maximal to supra-maximal. Med Sci Sports Exerc 1987; 19: 266–274.
24. Saunders JB, Inman VT, Eberhart HT. The major determinants in normal and pathological gait. J Bone Joint Surg 1953; 58B: 153.
25. Lyons K, Perry J, Gronley JK. Timing and relative intensity of the hip extensor and abductor muscle action during level and stair ambulation. Phys Ther 1983; 63: 1597–1605.
26. Duchenne GBA. Physiologie des Movements. Philadelphia and London: WB Saunders, 1949 (originally published 1867).
27. Waters RL, Morris IM. Electrical activity of muscles of the trunk during walking. J Anat 1972; 111: 191–199.
28. Hollinshead WH, Jenkins DB. Functional Anatomy of the Limbs and Back. Ed. 5. Philadelphia: WB Saunders, 1971: 270.
29. Elliott BC, Blanksby BA. The synchronization of muscle activity and body segment movements during a running cycle. Med Sci Sports Exerc 1979; 11: 2–27.
30. Glancy J. Orthotic control of ground reactive forces during running (a preliminary report). Orthot Prosthet 1984; 3: 12–40.
31. Johnson JE. Shape of the trochlea and mobility of the lateral malleolus. In: Stiehl JB (ed). Inman's Joints of the Ankle. Ed 2. Baltimore: Williams and Wilkins, 1991: 16-17.

第3章 歩行周期における異常運動

はじめに

前章で述べた理想的な運動パターンがおこるためには，いくつかの正常パラメータが存在しなければならない．

①ヒトが正常な歩行基盤に立っているときは，下肢は地面に垂直（±2°）にならねばならない．

②距骨下関節が中立位に維持され，踵立方関節が密接にパックされた位置にロックされているとき（図3-1），踵骨垂直二等分線は末端脛骨・腓骨の垂直二等分線と平行（±2°）に，底屈前足部は踵骨垂直二等分線と垂直に，また底屈した中足骨頭は同じ横断面に存在しなければならない．

③中足骨頭の末端延長は滑らかな放射線状カーブを形成しなければならない．

④下肢は左右等長でなければならない．

⑤下肢と骨盤のさまざまな関節は特定の最小可動域を動く必要がある．

⑥神経運動協調性が正常で，関節周囲組織は適切な固有感覚神経に関する情報を提供しなければならない．

⑦支持筋は適切な長さと筋力，耐久性を備えていなければならない．

⑧関節構造は過度の異常運動を防ぐべきである．

⑨個体発生により比較的まっすぐな下肢の形成（前額面と横断面の両者で）と機能的な内側縦アーチの形成がもた

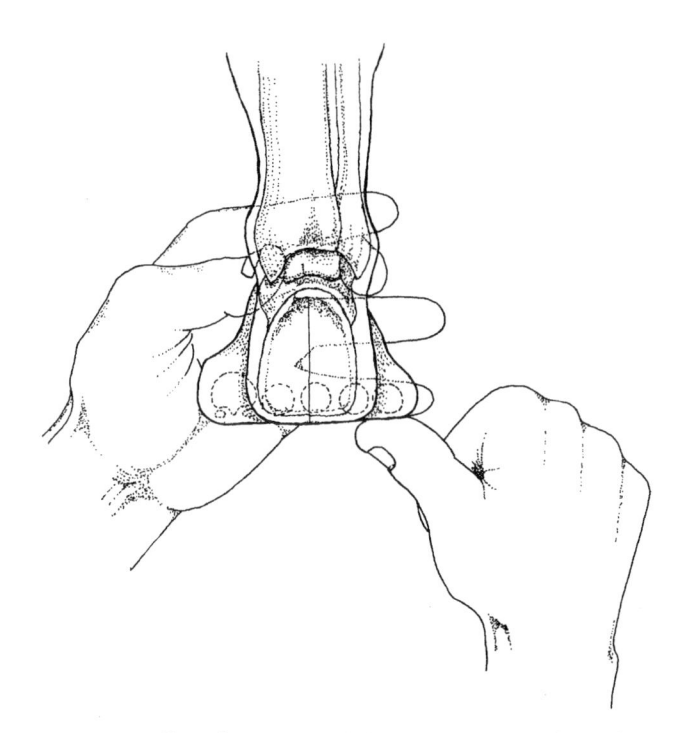

図3-1 正常のパラメータ 患者は腹臥位になり検者は舟状骨の後ろで距骨頭を直接保持する．この位置が距骨下関節の中立位になる．検者はつづいて第4・5中足骨をしっかり背屈させ外側列をロックする．この説明図は下腿，後足部，前足部および中足骨頭の理想的なアライメントを示している．

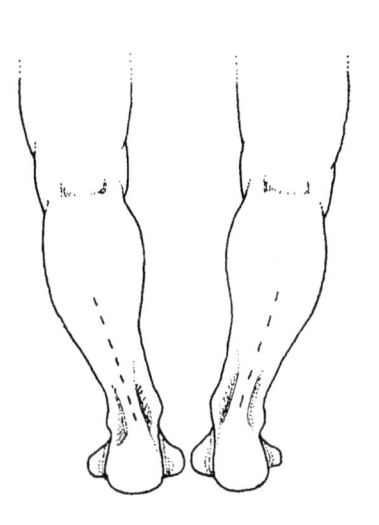

図3-2 脛腓内反

らされる.

正常を識別する特殊なガイドラインがあるときには，必ずこれらの正常パラメータから逸脱した個体が存在する環境がみうけられることに注意する．実際，個体における関節面の形態と骨性構造の三次元での欠損の差がしばしばみられるため，これら正常パラメータの1つ以上の逸脱は例外というよりは，むしろ当たり前とみなすべきであろう．これから説明するように，これらパラメータからのたとえ1つの逸脱でさえも生体工学的な機能異常をもたらす．以下に各パラメータからの逸脱にともなう病理機構学について検討する．

1. 後足部内反変形

いずれにせよ，正常と規定されたパラメータからの最も著明な逸脱は後足部内反変形である．この変形は脛骨が弯曲した位置になる骨性形態異常である（図3-2）．また距骨下関節の形状により足が中立位にあるときに踵骨が著明に内がえしになる（図3-3）．この変形の結果として，踵接地時に下肢は典型的に垂直位をとることができない．

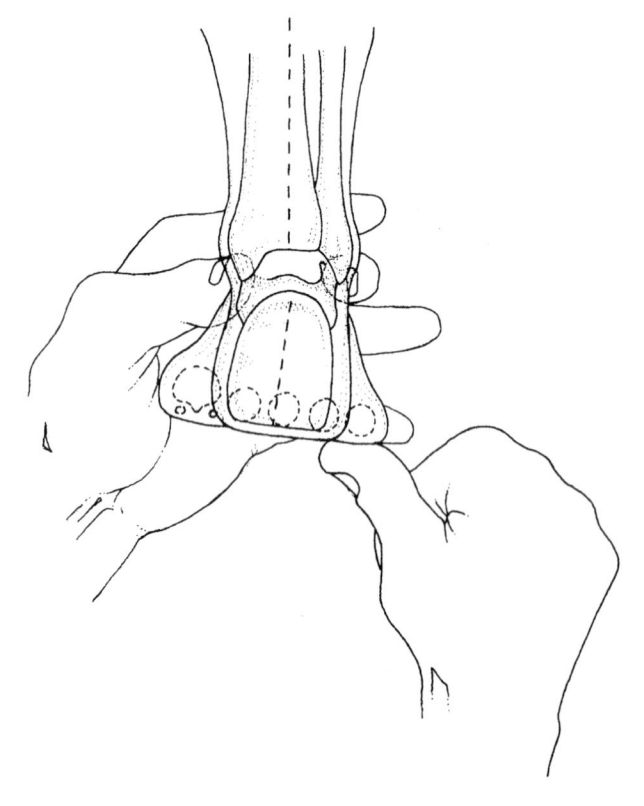

後足部内反変形は，脛腓内反と距骨下関節内反との両者によるため，理想的には4°（距骨下関節内反偏位2°と脛腓内反偏位2°を足した数値）よりも大きな変形は通常ざらにみられる．McPoilら[1]はさまざまな足タイプの疫学的調査を行った結果，4°よりも大きな後足部内反変形が対象者の実に98.3%にみられたとしている．このことから，まっすぐな下肢は正常ではなく理想的なものとみなしたほうがよい．

後足部内反変形の原因は，幼児期での肢位から脛骨および／または踵骨がまっすぐになれないことによる[2]（図3-4）．距骨下関節内反についてみると，踵骨は小児期のはじめに通常3°～4°減捻する．もしなにかの理由で踵骨が減捻しないかまたはその程度が不十分な場合には，距骨下関節内反が生ずる[2,3]．距骨下関節減捻に加えて，脛骨は幼児期の肢位からまっすぐにならねばならない．図3-5のグラフは成長年齢における典型的な前額面での角度を示したものである．

病的な内反膝はさまざまな代謝性・遺伝性疾患でみられるが，最も多い原因はブラウント病によるものである．この疾患は発生年齢により幼児期型（1～3歳）と思春期型（8～15歳）とに分かれるが，前者は後者の5倍多くみられる[5]．ブラウント病は骨端症として記載されているが，無腐性壊死ではなく脛骨内側成長板に異常な圧縮力が加わったことに起因する[6,7]．多くの研究者は思春期型本疾患は実際のところ生理的な脛骨内反が最も著明な時期での早期歩行によるものと考えている[8-10]．著明な内反膝がある場合に

図3-3 距骨下関節内反

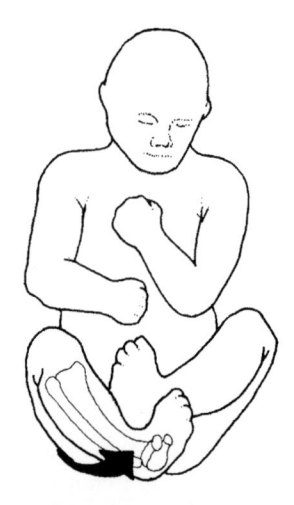

図3-4 妊娠第3半期での胎児の肢位　脛骨は弯曲しており（矢印），踵骨は内がえしの位置にある．

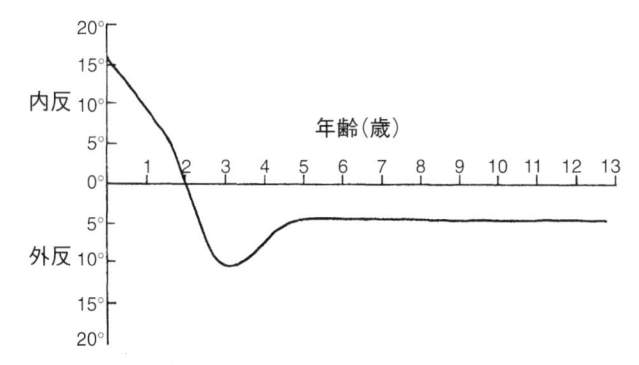

図 3-5 脛骨大腿骨角度の発達 成長早期には膝内反から膝外反へと生理的移行がおこることに注意．このグラフは 1,400 人以上の小児の臨床的および X 線的計測に基づき作成された．
(Salenius P, Vankka E より)[4]

鉛直力を作用させると，内側大腿脛骨区画が十分圧迫されて内側脛骨成長板での発育が阻害される（Heuter-Volkmann の原理* に一致する）．

その結果生ずる角度変形が圧縮力をよけいに増やすため変形は助長される．Cook ら[11] は生体力学的モデルに基づき検討した結果，2 歳の小児に 20° の脛骨内反があると生理的な成長を阻害するのに十分な力が作用するとした．この説は，幼児の早期からの歩行が珍しくない西インドやアフリカで，小児の著明な生理的内反がみられるという臨床所見[12] を支持するものである．Kling[13] によれば，ブラウント病の真の原因は不明なものの，ストレスと成長の両者が進行性内反変形をもたらすことについては諸家の意見が一致している．

1 病理機構学

後足部が極端に内がえし位置をとっているため，踵接地の初期は踵骨後外側端でおこる．この変形を代償するために，距骨下関節は踵骨内側顆部が地面に付くように極端に回内する（図 3-6）．距骨下関節回内角度は変形の角度に直接関連することに注意されたい．すなわち，8° の脛腓内

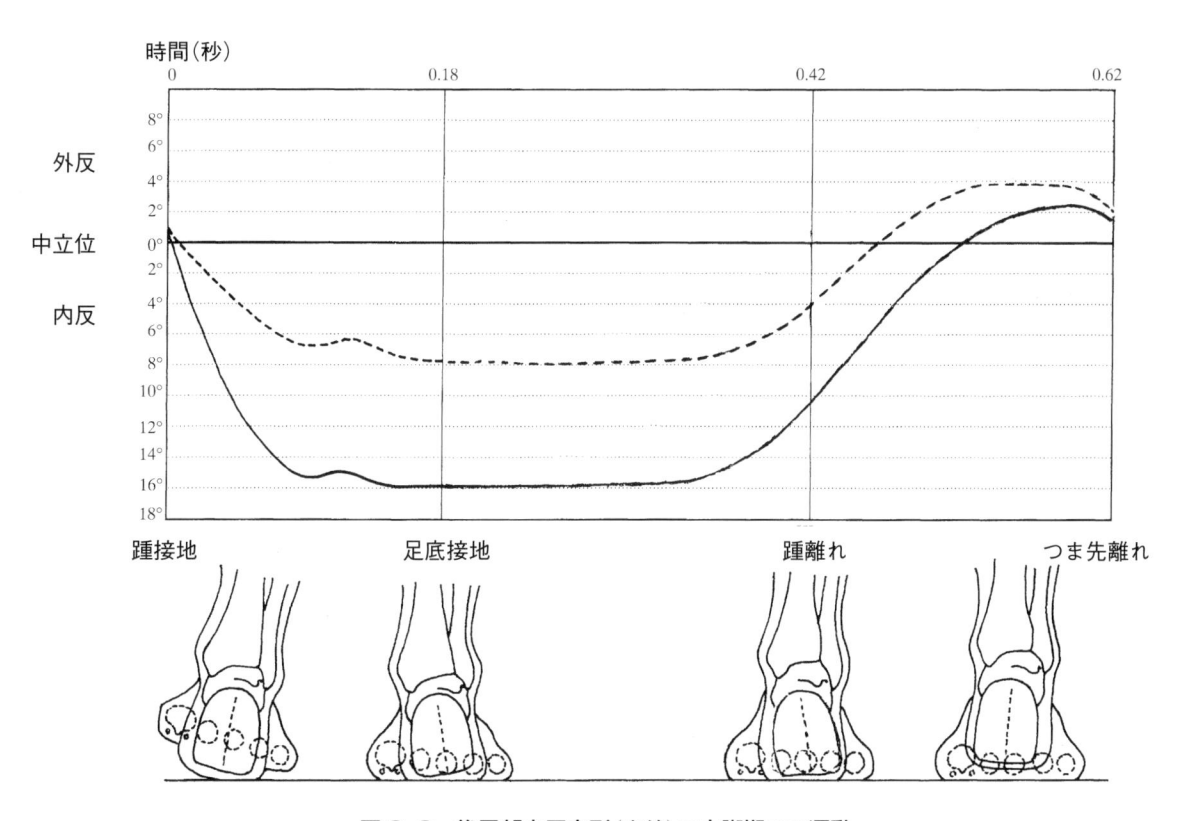

図 3-6 後足部内反変形(実線)の立脚期での運動

---

*成長板への圧が増加すると骨の成長は減少し，圧が減少すると反対に骨の成長は増加する（Volkmann, Alfred Wilhelm：1800〜1877，ドイツ生理学者）．

反と 4°の距骨下関節内反があるヒトが，内側ヒールを接地するためには 12°回内しなければならない．不運なことには，このかなり大きな距骨下関節回内角度は踵接地期の最終的な関節回内角度を示していない．踵接地期に前足部は中足根関節長軸の周りを内がえしする（この位置は前脛骨筋の遠心性収縮によって維持される）ため，内側前足部が接地するには距骨下関節はさらに 6°〜8°回内しつづけなければならない．

　図 3-6 に示したグラフは，主に踵接地期に後足部内反変形が距骨下関節の機能不全をもたらすことを示している．この関節は推進中期にしばしば安定位置にもどるからである．後足部内反変形をともなう踵接地期の回内は，可動域が大きいことと距骨下関節がこの極端な可動域をとるのは 0.15 秒以内であるために，損傷をもたらす可能性がある[14]．極端な距骨下関節回内は骨・筋・靱帯にストレスを加え，さまざまな損傷をおこすことについて多くの報告がある[15-17]（極端な距骨下関節回内とは，踵骨外がえしが 13°，もしくはそれ以上の場合である[18]）．

　最近の研究によれば，距骨下関節の回内角速度は，それまで考えられていたよりもさまざまな損傷の発生により重要な役割を演じていることが明らかになったことは，臨床的に興味深い[19]．距骨下関節は，踵接地の最初の 50%にしばしば角偏位のピークに達することから，このことはとりわけ重要な事項である[20]．この情報を図 3-6 で説明した後足部内反変形にあてはめることにより，踵接地の最初の 0.08 秒に距骨下関節はおおよそ 16°回内することに気づくであろう．距骨下関節は，踵骨の前額面の運動をシャンクと下肢の軸周りの回転に変換する直接的トルク伝達機構をするため[21]，脛骨はこの際 0.08 秒に 16°内旋する（距骨下関節軸が高い場合には脛骨はもっと内旋する）．後足部内反変形を代償しようとする距骨下関節の，急速でときには非常に大きな可動域の動作は，非常に大きなトルクをもたらす．これらの力はもし損傷がなくても 1 日に何千回もわずかな時間内に効果的な衝撃吸収を行う必要がある．後足部内反変形にともなう潜在的な損傷について図 3-7 に説明した．

　極端な距骨下関節回内は足のさまざまな損傷をおこすだけでなく，運動学的チェーンに沿ったさまざまな損傷をもたらす．たとえばシンスプリント（脛骨内側 2/3 の疼痛）は，極端な距骨下関節回内によるものである[15,19]．また Matheson ら[22] は「極端な距骨下関節回内が脛骨下部の疲労骨折をおこしやすい」ことを証明した．脛骨下部は慣性力

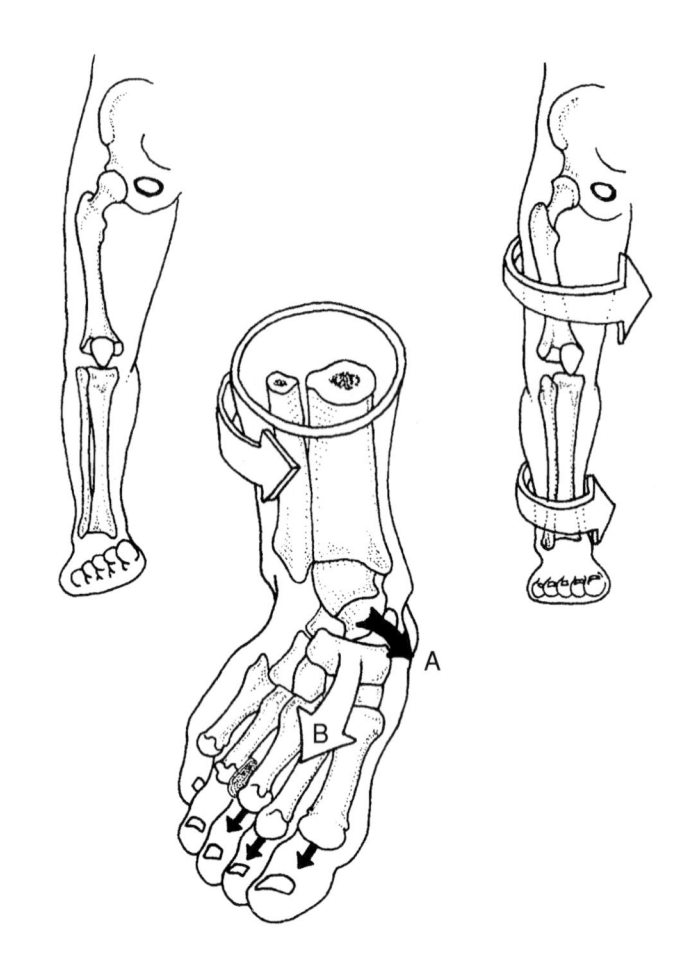

図 3-7　過度の距骨下関節回内にともなう潜在的な損傷　後足部内反変形を代償するために距骨下関節が回内すると距骨はかなりの内転・底屈を強制され（**A**），同時に踵骨は外がえしする．これらの運動は踵舟靱帯（弾機靱帯）と足底距舟靱帯包を著明に緊張させる．やがてこれらの誇張された動作はこれら組織の病的弛緩をもたらす．さらに踵骨外がえし 10°ごとに距骨が前方に約 1.5 mm 転移するため，過度の距骨下関節回内は足底筋膜と前足部軟部組織を損傷する可能性[30]がある．Manter はこの現象を距骨下関節軸に沿って置かれた右回りのネジクギの前進運動に対比させている．踵骨が外がえしするとネジクギは締まり距骨を前方に押し出す．通常の足ではこの前進運動はほとんど意味がないが，過度の距骨下関節回内にともなう病態機構学では，距骨の前方転移が舟状骨と第 1〜3 趾列を第 4・5 趾列に対して前方移動ならびに外転させるので重要な役割を演ずる（**B**）．足底筋膜が伸びる機能的限界（すなわち，相対的な非弾性になる）を超えた弾性荷重をもたらすため，内側列の前方移動は内側足底筋膜を刺激する．これは足底筋膜の骨膜付着部に大きな牽引力をもたらし踵骨棘の発達を生ずる可能性がある．内側列の外転運動は内外列の接合部に圧縮力をもたらすため，趾間神経炎をともなう慢性中足趾節関節滑液包炎をおこす原因になる[31]．

による反対側モーメントが比較的少ないため[23]，極端な距骨内転にともなう軸周りに増強するストレスに耐えられないためであろう．

また，極端に内旋した脛骨は内側脛骨高原プラトーが内側大腿骨顆部に沿って急速な後方滑りを強いられるため，内側膝関節損傷にも関与するであろう．この運動は内側半月板と内側関節包にストレスを与え，慢性的な鷲足滑液包炎の原因になりうる（Lutter[24]は213例の膝関節損傷の77％が足部の機構異常によるものであることを証明した）．

極端な距骨下関節回内は内側膝関節損傷をもたらすと考えられているが[25]，Noble[26]は，腸脛靱帯摩擦症候群と診断された100例について調査した結果「極端な距骨下関節回内が本症の著明な原因である」と結論づけた．極端な距骨下関節回内は末端腸脛靱帯を外側大腿骨顆部に押しつけてこの摩擦症候群をひきおこすためであろう．

極端な距骨下関節回内はまた後部膝蓋痛をひきおこすことも興味深い．過度の回内はしばしばQ角を増強させ後部膝蓋痛をもたらすが[27]，これは静的立脚相に十字靱帯が伸展した膝を固定位に保つためである．膝が（踵接地時に）屈曲すると脛骨は大腿骨よりさらに内旋してQ角が減少する[28]．このことは内側膝蓋腱損傷をもたらすであろう．HubertiとHayes[29]は，Q角減少が外側膝蓋骨関節面への圧力を約50％減少させてこの圧が別のところに再配分されることを証明した（このため，これらの点における軟骨軟化症が潜在的におこる可能性がある）．Kegerreisら[28]は「Q角増加が伸展機構の機能不全をもたらすため，過度の距骨下関節回内が膝蓋下滑膜ひだ症候群（plical band syndrome）をひきおこす」と述べている．

過度の距骨下関節回内にともなう最終的位置の問題は，大腿骨内旋角度の増加に直接結びつくことである（図3-8）．

図3-8で過度の大腿骨内旋（A）は，大殿筋付着部（B）の緊張力を増加させ，この腱の慢性的緊張の原因になりうる．また，近位大腿骨が大きな内旋をするため大転子関節包が損傷されやすくなる．このため，大転子と近位腸脛靱帯の間にあるこの関節包の歪み力が増加する．より重要な臨床的意義は大腿骨内旋が骨盤に及ぼす影響である．大腿骨内旋は大腿骨頭（C）を後方に転移させ，その結果，骨盤全体を前方に傾斜させる（D）．腰椎後弯（E）が増加するため仙椎基底角が増加し，椎間板が後方に楔状になり棘突起が均一化する．骨盤前傾はまたハムストリングス腱起始部（F）を引っ張る．大腿二頭筋腱片が仙椎結節靱帯に連結している

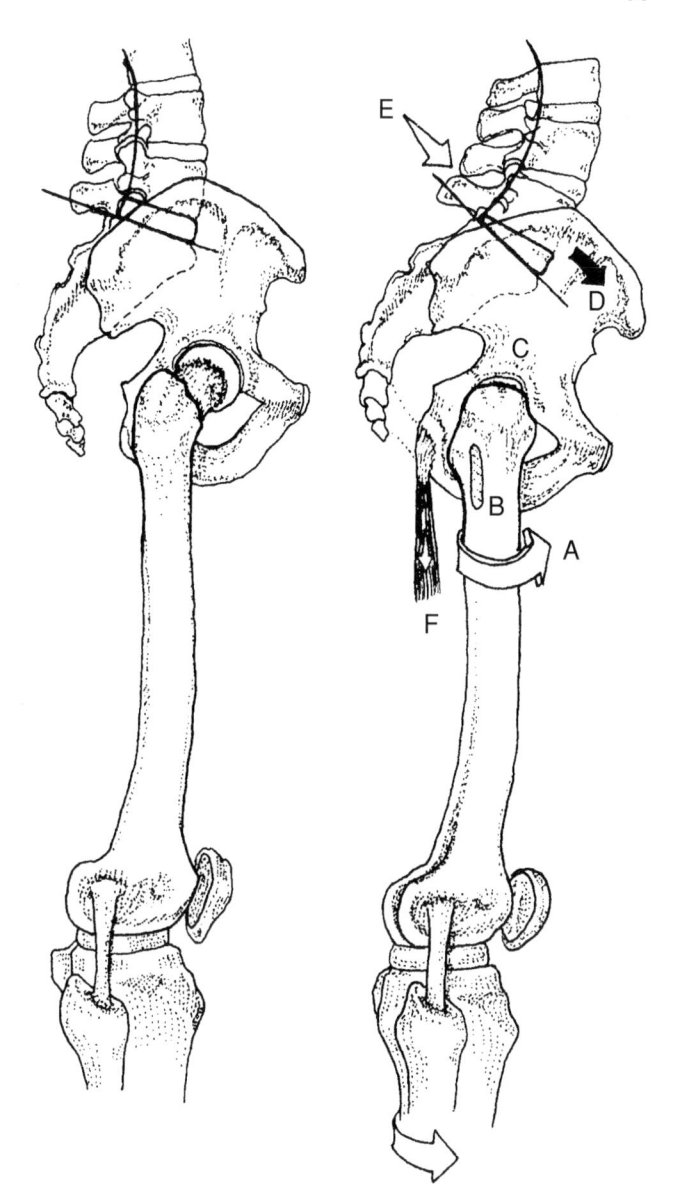

図3-8 過度の距骨下関節回内にともなう姿勢への影響（A～F：本文参照）

ため，仙椎尾骨機能不全をもたらす可能性がある．

2 後足部内反変形にともなう古典的徴候と症状

すでに説明したさまざまな正常からの構造的・運動学的逸脱は，非常に特殊な代償パターンをもたらすことから，LangerとWernick[32]はさまざまな変形に基づく古典的徴候と症状のリストを作成した．このリストは最もよくみられる徴候と症状のみを記載しており，すべての症例にはあてはまらない（特にさまざまな変形が結びついている場合）ことに注意されたい．

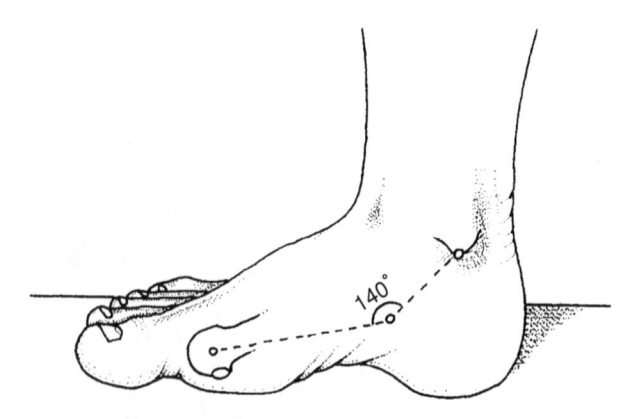

図 3-9　後足部内反変形での内側縦アーチの外観　内側アーチを高・中・低に分けるのはきわめて主観的なため，Dahle ら[33] は内果末端，舟状骨結節と中足骨頭がなす角度測定を提唱した．もしこの角度が 180°に近ければアーチ高，130°〜150°であればアーチ中，90°に近ければアーチ低とみなされる．しかしこの方法は理想からほど遠いものであり，経験を積めば主観的な解釈のほうがより信頼性が高いことに注意すべきである．

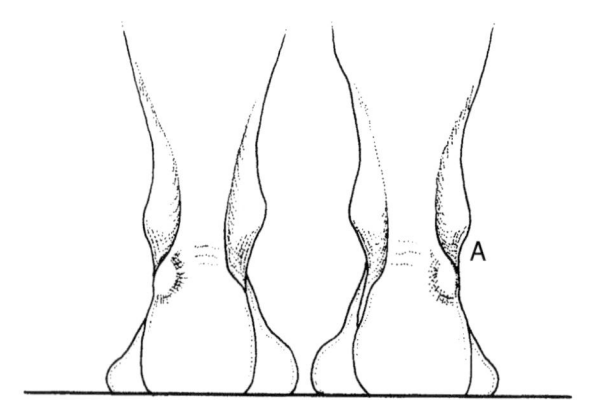

図 3-10　アキレス腱関節包炎（pump-bump, A）

1）非荷重時の内側縦アーチの高さが中等度で，荷重時にアーチがわずかに低下する（図 3-9）

2）第 2・3 中足骨頭に軽度・中等度の胼胝形成がある　推進初期に距骨下関節が回内するので足部の関節はロックされず，第 1 中足骨は効果的な荷重が行えない．その結果，第 2・3 中足骨頭に不均衡な荷重が加わり，疼痛とびまん性異常角質性損傷をおこしやすい．

3）靴の外側ヒールが極端に磨耗する

4）踵骨腱関節包炎または pump-bump（図 3-10）　この部位は皮膚（外側月形しんにより固定される）と過度に可動する踵骨によって慢性的に関節包が刺激される．

5）朝のヒール痛　後足部内反変形は踵骨足底に付着するさまざまな組織（とりわけ足底腱膜と母趾外転筋）に微細損傷をもたらすことが報告されている[34,35]．
長期安静の間に限られた結合組織隔膜に炎症性浮腫がたまる．この炎症性反応は隣接する神経線維を圧迫して疼痛をもたらす腫脹をひきおこす[36]．この疼痛は少し歩くと改善するが，これは運動により静脈とリンパ管の流れがよくなり区画内圧力が減少するためである．

6）第 5 趾の槌趾変形　推進期に距骨下関節が回内位に保たれると（著明な後足部内反変形），長趾筋の牽引が内側に作用して第 5 趾の槌趾変形をおこしやすい．

7）距骨下関節回内の減速に関与する筋の慢性的筋炎・腱鞘炎　前脛骨筋，後脛骨筋，長趾屈筋，長母趾屈筋，下腿三頭筋は，いずれも速足での距骨下関節回内の減速を強いられるので緊張しやすい[19,37]．

8）下肢の誇張された捻転にともなう症状（すなわち，脛骨末端の疲労骨折，内側後部膝蓋痛，鵞足滑液包炎，大転子滑液包炎など）（図 3-7, 8）

3　後足部内反変形に対する装具療法

後足部内反は弯曲した構造を外科的にまっすぐにしないかぎり矯正できないことを理解したうえで，治療目標は，変形を正確に調整できる装具をデザインすることにより距骨下関節内反を代償的に減少させることである．このことは内側足部の下に内反ウェッジまたはポスト（post）*を挿入することで部分的に達成される．ポストは患者の内側足部が靴底（地面）に接するように回内させることではなく，基本的に靴底（地面）を患者の内側足部にもってくるように作用させることである（図 3-11）．

変形の表面に後足部内反ポストを使用することは，装具デザインの基本的手技である．よくできた装具は，必ずしも骨性構造を一見適合不良な位置から良好な位置に変えるのではなく，すべての関節が中立位（中立位とは踵立方関節が密接な位置に置かれたとき，距舟関節での適合性が最もよいことと定義される）で機能できるように既製品の輪郭に対して表面に可能なかぎり非代償性運動パターンを許すことである．

---

*訳注：本来的には（木・金属製の）柱，くい，支柱の意味．足装具では足部内反・外反などのアライメントを変更する目的で靴底に張り付けて使用する部品で，前足部ポストと後足部ポストに大別される．特に後足部ポストはかかとの下に設置されたヒールと区別される．

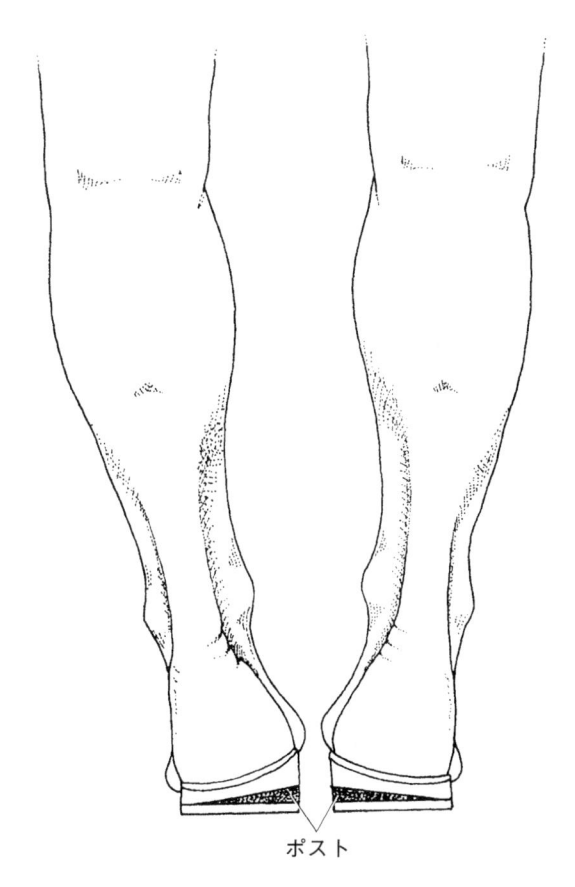

図3-11　後足部内反ポスト

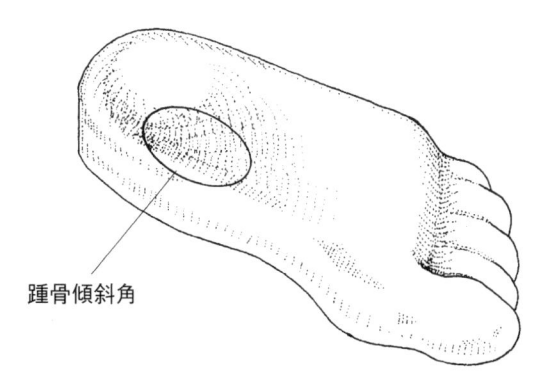

図3-12　陽性モデルの足底内側面　蔭の部分はギプス盛りの部位を示す.

Cavanaghら[20]は，内反ポストが距骨下関節の運動をコントロールすることを証明した．彼らは高速映写機と床反力による分析により，内反ポストの付加が距骨下関節回内の可動域を減少させるだけでなく，回内時の角速度を著明に減少させることを示した．さらに床反力による分析で踵接地初期に内側歪力が著明に減少することが明らかになった．Mann[38]は，内側サポートが踵骨外がえしと脛骨内旋を減少させることを証明し，脛骨横断面の回転を変えることで膝関節と股関節の臨床症状が改善することを強調した．

内反ポストが距骨下関節回内の可動域を減少させることは，他の研究者も観察している[39,40]．Smartら[41]は，内反ウェッジが距骨下関節運動の可動域と速度をコントロールすることに感銘して，すべてのカジュアル靴およびスポーツ靴に12～15 mmのウェッジを用いることを推奨した（平均的な装具は4°以上の内反ポスト，すなわち，7 mm以上は無理なためこの角度はやや誇張されている）．SchoenhausとJay[42]は「後足部内反ポストに7°以上の角度（13 mm）をつけると外側不安定性を生じ，患者に足関節の内がえし捻挫をおこしやすいので注意すべきである」と述べている．

内反ポストがもたらすコントロールに加えて，装具シェルの形状を変化させる（中足骨頭の近くで終わるようにする）ことで距骨下関節の運動が修正できる．（さまざまな材料を用いて）このシェルを正確にモールドするためには，距骨下関節を中立位に保ったまま足の採型を行わねばならない．この採型による陽性モデルの内側縦アーチに石膏の盛り修正，踵骨傾斜角および，もし非荷重採型手技を用いている場合はヒールの足底周径が変更できる（図3-12）．

石膏の盛り修正により踵接地時の足底軟部組織の正常な転移と，さらに重要なことは，衝撃吸収に必要な距骨下関節と中足根関節（斜軸）の可動域のみをコントロールすることである．装具の内側シェル（とりわけ踵骨傾斜角）は，極端な回内を阻止できる物理的なブロックをもたらす．臨床家は陽性モデルに石膏の盛り修正を行うことで距骨下関節に必要な運動を調整できる．

変形角度がポストの角度を越えている場合には，距骨下関節がシェルに接する前にかなり回内することから，陽性モデルの盛り修正を多くしなければならない．たとえば15°の後足部内反がある場合には，装具のシェルを内反4°にすれば距骨下関節がシェルに接する前に11°回内する．その結果，シェルに接する前に内側アーチの輪郭は中立位に比べてかなり低下する．陽性モデルの盛り修正が考慮されないと，内側アーチに接する軟部組織（とりわけ踵骨傾斜角の周辺）は，低下が不十分な装具のシェルにぶつかって慢性的に疲労するであろう．装具のシェル製作法とさまざまなポスト製作の手技は第6章で説明する．

距骨下関節を中立位にもたらす装具の臨床的効果については，章末の文献[17,39,43-45]に記載されている．Donatelliら[46]は，中立位の装具を処方された53人のうち96％に疼痛が

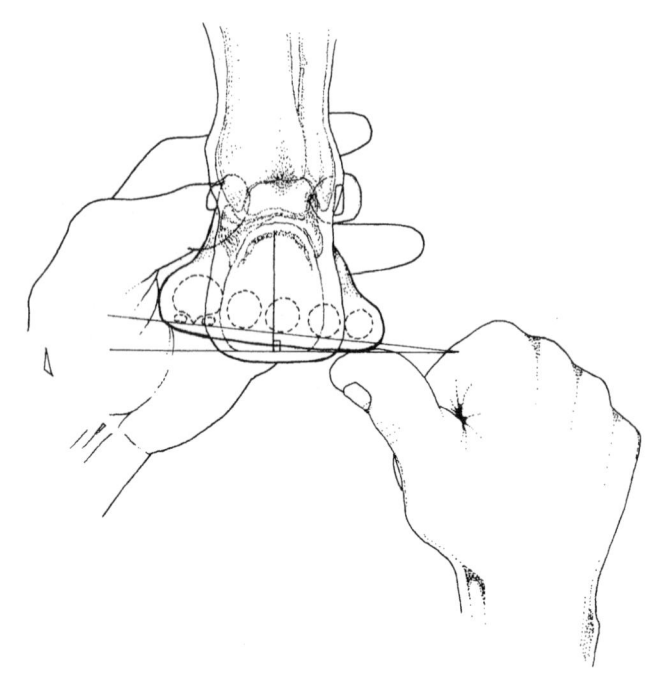

図3-13 前足部内反変形

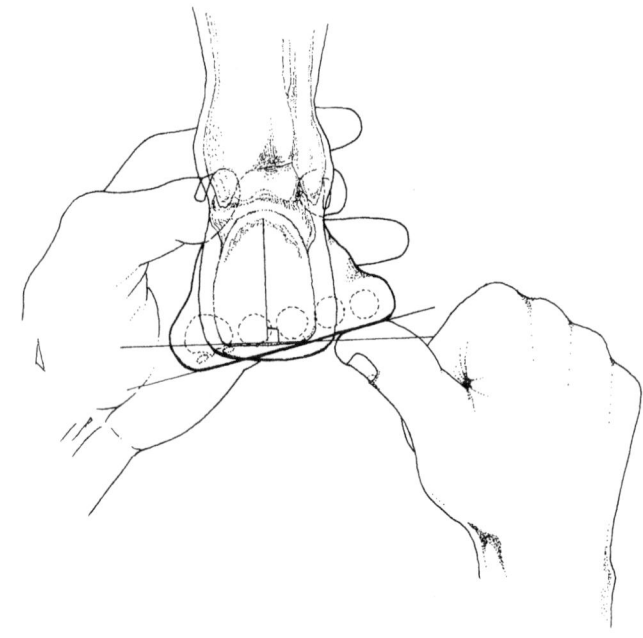

図3-14 前足部外反変形

寛解し，70％は以前の活動レベルにもどったとしている．代償的な距骨下関節回内を減少できるポスト角度がついた正確な輪郭をもつ装具は，距骨下関節の機能的アライメントを改善させ，あらゆる運動学的チェーンに沿った潜在的な歪みを軽減させる．

2．後足部と前足部のアライメント

すでに述べたように，踵立方関節は，前足部の足底面に垂直な後足部の垂直断面に密接にパックされた位置で固定されねばならない．しかしながら足根部の三次元的な個体発生に差があるために，不幸にして踵立方関節のロック機構が作用するとき，前足部足底が内がえし肢位または外がえしになる場合がみられる．もし前足部足底が後足部足底に対して内がえし肢位に固定されると前足部内反変形と定義される（図3-13）．反対に前足部足底が外がえしに固定されると前足部外反変形と定義される（図3-14）．

前足部内反変形と外反変形は非常に異なる代償パターンをとることが理解されよう．通常，前足部内反変形はより破壊的な症状をもたらすため，まず最初に検討する．

3．前足部内反変形

前足部内反変形は人口の9％以下にみられるが[1]，この変形をもつ患者は多くの膝・股関節・骨盤の障害を有するため，しばしば臨床場面で遭遇する．Straus[47]は1927年に最初にこの変形を記載して，原因は距骨頸部が幼児期の内がえし肢位（図3-15）から減捻できないためとした．多く

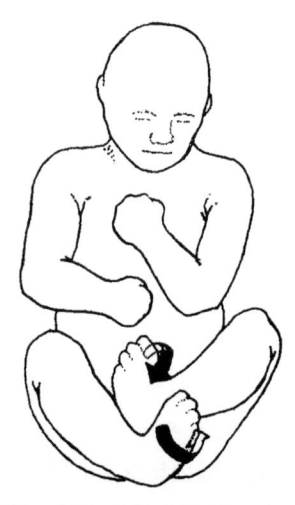

図3-15 妊娠第3半期に胎児の前足部は内がえし肢位に維持される（矢印）

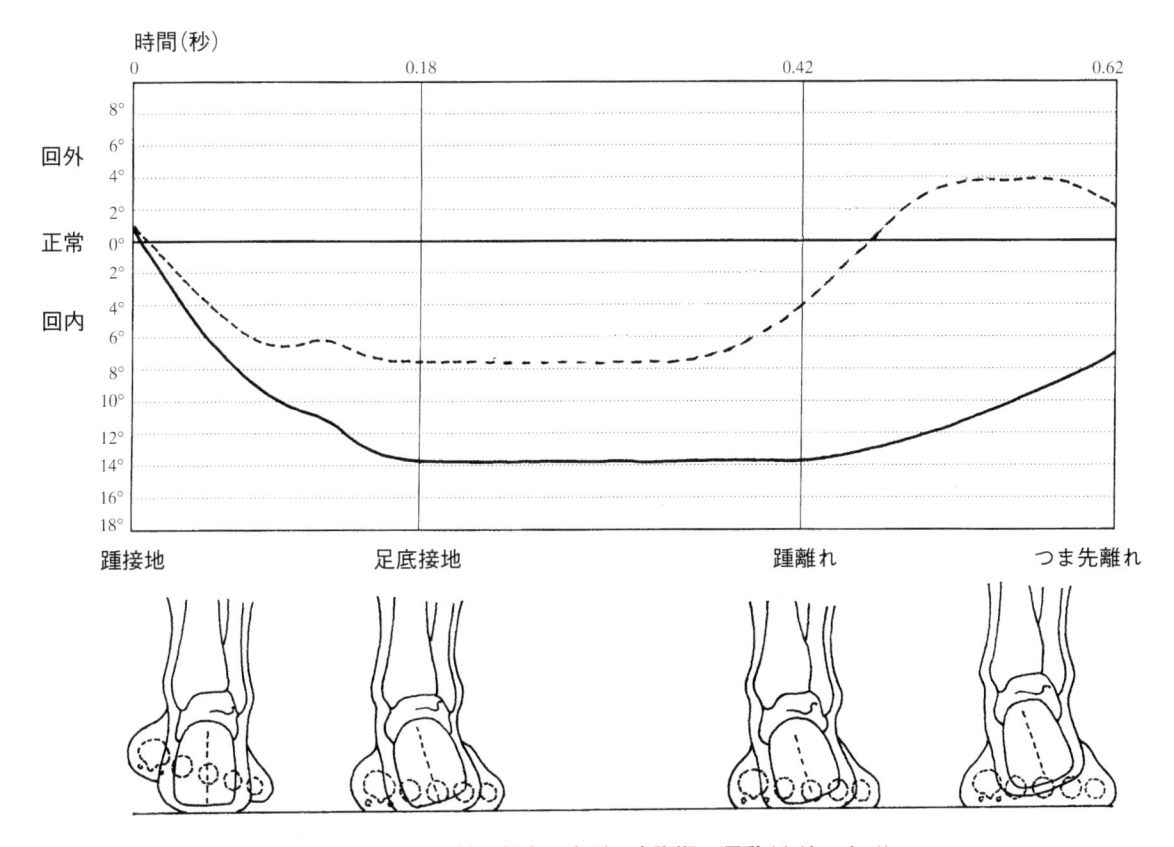

図3-16 前足部内反変形の立脚期の運動(実線で表示)

の権威者は本症が距骨頸部変形によるとしているが,最近,McPointら[48]はこの考えを否定して,この変形は距骨頭または頸部の変位によるものではなく,距舟関節および/または踵立方関節の骨性異常によることを示唆している.その原因がなんであれ,内がえしの前足部は理想的には5歳までに中立位に減捻すべきである[49].

1 病理機構学

前足部が常に内がえしの状態にあることを代償するため,距骨下関節は内側前足部が地面につくような極端な可動域での回内を強いられる(図3-16).距骨下関節のこの極端な回内運動が距骨を踵骨に対して内側に移動させる.一方,踵骨は距骨下関節を回内位に維持するためのより効果的なテコの腕をもって体重を支持する.このことは踵接地時に前足部変形を代償するのに必要な距骨下関節回内可動域は,立脚中期から推進早期にかけて体重が回内位にかかるという悪循環をもたらす.

踵接地時にみられる距骨下関節の回内運動増加は,後足部内反変形にみられるのと同じ損傷を生じやすい.しかしながら立脚中期から推進早期にかけて距骨下関節の極端な回内は,踵立方関節のロックを阻止して膝関節と距骨との間に一連の阻害運動をもたらすため,とりわけ破壊的な症状をもたらす.距骨は回内した距骨下関節により内転位に保たれるため(この位置は体重がかかることで維持される),遊脚期の下肢がもたらす外旋モーメントは,距骨を外転させるのに必要な力を生じない.その結果,この外旋モーメントにともなう捻転力は一時的に立脚期の下肢に蓄えられる(図3-17).この蓄積された捻転力の放出はしばしば離踵期にみられる急速な後足部の外転性ひねり(abductory twist)で証明される.床反力はもはやヒール足底を支えられず,荷重されたバネがはずれるように後足部全体が内側にスナップするためである.このような捻転力の発生が多くの障害をもたらす可能性は明白であろう.チェーンは最も弱い連結部をもっているため,これらの力が長期間作用すると内がえしの関節包,特に膝の関節包にしばしば病的な緩みをもたらす.Coplan[50]は距骨下関節の極端な回内可動域をもつ者は特に膝が完全伸展位のときに(正常な機能肢位では立脚中期後半に捻転力がピークに達する)脛

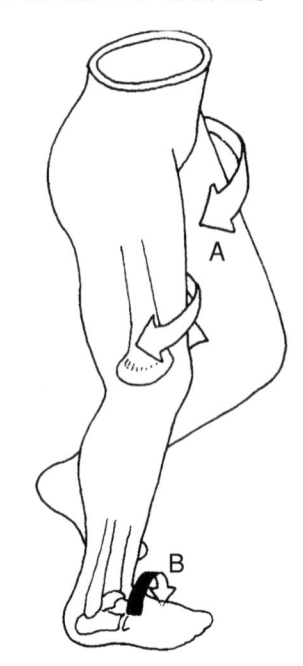

図3-17　前足部内反変形が存在すると，遊脚期の下肢により生ずる外旋モーメント（A）は距骨下関節を完全回内肢位（B）にもたらすのに十分な力を発揮できない

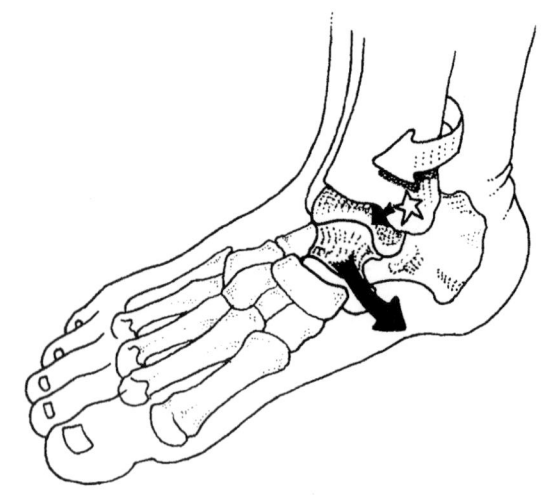

図3-18　立脚中期後半での距骨と脛骨の矛盾した運動　星印は前内側距骨ドームと内果に沿った関節面の間の圧縮点を示す．

骨大腿骨が著明に回旋することから，この説を確証した．彼女の研究では，非荷重時に膝を5°屈曲したときの平均脛骨回旋角度は，健常群の11.4°に対して距骨下関節回内群は18.5°であった．彼女は，立脚中期後半に生ずる対立する回転トルクが正常ならば，膝の回転を阻止する組織の緩みを生ずるのではないかと推定している．

これら衝撃運動がもたらす他の潜在的な損傷は，距骨ドームが内果の近くで関節面に衝突するときに生ずる（図3-18）．これら2つの関節面の繰り返す圧縮は，いずれ慢性滑膜炎および／または距骨ドーム（図3-18の星印）の軟骨軟化症になるであろう．

立脚中期後半にみられる過度の距骨下関節回内がもたらす最も有害なことは，膝伸展に必要な一連の正常運動を阻止することである．膝は純粋な蝶番関節ではないため，膝が滑らかに伸展するには脛骨が外旋しなければならない（膝は脛骨の外旋なしでも伸展できるが，これは滑らかな運動ではなく亜脱臼をもたらす）．立脚中期後半にみられる過度の距骨下関節回内は，膝伸展時に脛骨が内旋位を維持するという生体工学的なジレンマを示している．

Tiberio[51]は「大腿骨の代償性内旋（compensatory internal femoral rotation：CIFR）と定義する過程により体重がこのジレンマを解消する」と述べている．もし大腿骨が立脚中期に通常の方向とは反対に脛骨を固定する範囲よりも余分に内旋すれば，膝の正常な協調運動が回復される．大腿骨の大きな内旋可動域は，大腿骨に対して脛骨の内旋位をもたらし協調運動を生ずる．不幸なことには，CIFRは生体工学的な問題の1つを解消するが，大腿骨が内旋すると外側顆部が膝蓋骨小関節面に接するという別の問題をひきおこす．Tiberio[51]は，もしCIFRが存在するならば，外側後部膝蓋痛をもたらす重要な病因になる可能性を示唆している．

立脚中期にみられる過度の距骨下関節回内は，下腿と距骨間の衝突運動をもたらす傾向にあるが，推進期にみられる継続した距骨下関節回内は，2つの中足根関節軸の平行性が維持されるためにさらに破壊的に作用する．最も安定性が要求される時期にこれら2つの中足根関節軸の平行性は必然的に関節のアンロックをもたらす．推進期早期の床反力ピーク時に，足部は鉛直力の抵抗に必要な堅い梁ではなく可撓性をもったテコの腕の作用を強いられるため，距骨の病的な移動をもたらす．

これら中足根関節軸の平行性がもたらす不安定性に加えて，距骨下関節回内時に距舟関節は機械的にそれほど安定していない．Mann[38]が指摘するように，距舟関節の凹凸配列のために距骨下関節がほぼ中立位にあるときにのみ力が伝達されて安定性が増強する（図3-19）．前足部内反変形にともなう距骨の慢性的な内転位はこの鞍関節関係を損なうため，床反力ピーク時に距骨は足底，内側および前方

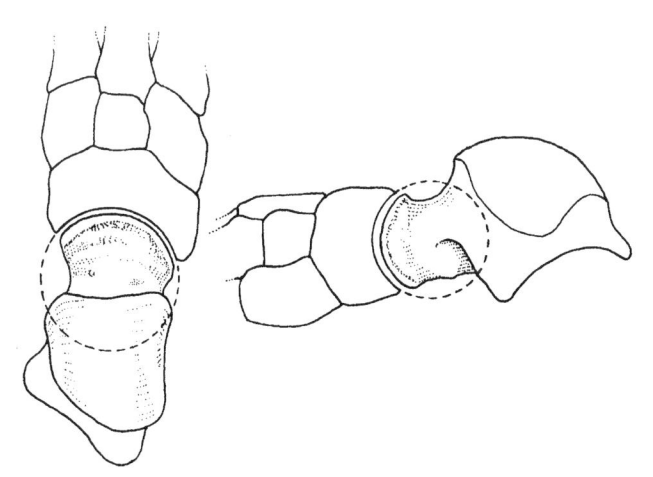

図3-19 右距舟関節を上からと側方から見た図　距骨の凸側頭が凹んだ舟状骨にしっかりはまりこむため，中立位での距骨下関節の荷重は距舟関節の安定性を増加させる．
(Mann RA より)[38]

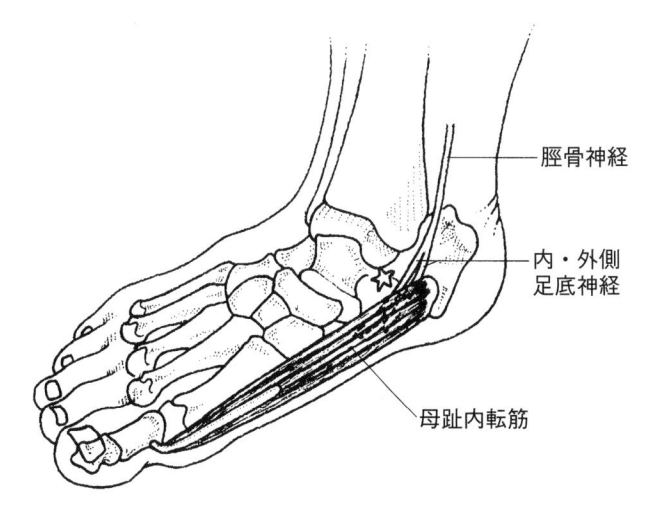

図3-20 踵骨外がえしは内・外足底神経の圧縮をもたらす

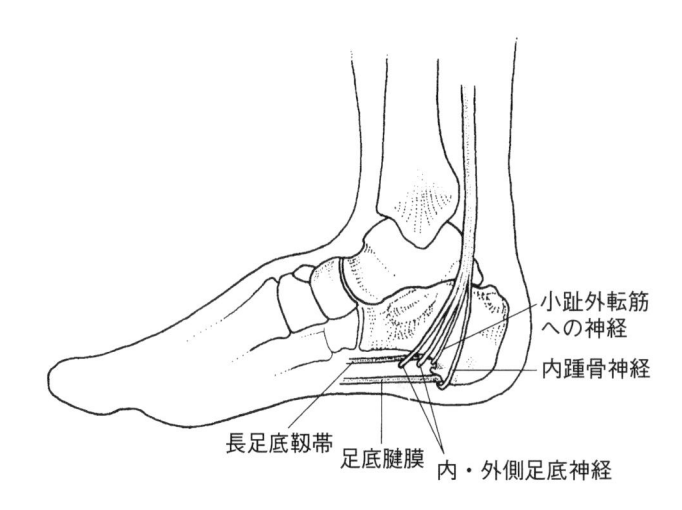

図3-21 外側足底神経枝と小趾外転筋への神経枝は母趾外転筋と足底方形筋(この図には示されていない)の間で圧迫される可能性がある　これらの神経が踵骨内側結節の近くを通るので，踵骨棘や足底腱膜炎にともなう局所的炎症などにより圧迫される可能性がある．

に移動する．

　Manter[30]は，距骨の前方変位が舟状骨と載距突起との隙間を広げ，この隙間にかかる靱帯(主に距舟靱帯と分岐靱帯深枝)の弛緩をもたらすとしている．これらの靱帯は中足根関節の重要な固定作用をもっているので，その弛緩は中足根関節の可動域——とりわけ斜軸周りの可動域を増強させる．前足部は外転・背屈可動域が増加し，ついには内側縦アーチの低下をもたらすことからこの作用は永続し，最終的に前足部の不安定性はさらに増す．その結果，踵骨を完全な外がえし肢位に維持するように，体重による効果的なテコの腕が絶えず働くため，距骨下関節回内可動域はさらに増加する．

　Glancy[52]は「長期間の踵骨外がえしが永久的な距骨下関節回外筋の延長をもたらし，ついには立脚早期でのこれらの筋の弾性エネルギー蓄積を阻止するのではないか」とする理論を立てた．Cavagnaら[53,54]が繰り返し証明しているように，筋肉があらかじめ伸展されていないときの求心性収縮力(回内した距骨下関節を中立位にもどすために必要である)は重大な危険にさらされる．もし距骨下関節回外筋の休息長が長期間の踵骨外がえしにより十分過伸展されると，その可塑的エネルギー蓄積ならびに放出能力が失われるため，回内した距骨下関節を中立位にもどすことができなくなる．その結果，過度の距骨下関節回内サイクル，軟部組織の延長，筋の機能不全および継続した距骨下関節回内が永続する．このサイクルは不安定な関節の亜脱臼により最終的に幕を降ろすことになる．

　前足部内反変形をともなう慢性外がえしになったヒールは，脛骨神経や踵骨神経をさまざまな部位で牽引するために別の損傷をひきおこす可能性がある．内・外足底神経は母趾外転筋の鋭い足底腱膜の端で圧迫される可能性がある[55](図3-20)．一方，外足底神経枝，小趾外転筋への神経は，足底腱膜・内在筋と踵骨の間で圧迫される可能性がある[56](図3-21)．

　内転した距骨は，正常な推進期におこる斜中足根関節軸

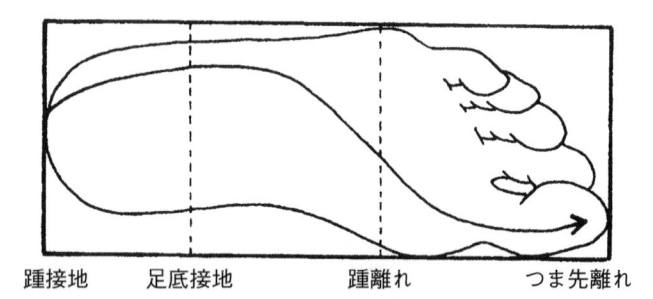

図3-22 立脚期での正常な力の推移 立脚期前半に質量中心は足の外側を移動するので，力曲線は外側列に沿って維持される．立脚期後半には中殿筋と腓骨筋による質量中心の内側転移により力曲線は第1中足骨に沿って移動する．第1中足骨は長腓骨筋によりしっかり固定される．
(Root MC, Orion WP, et al より部分的に引用)[3]

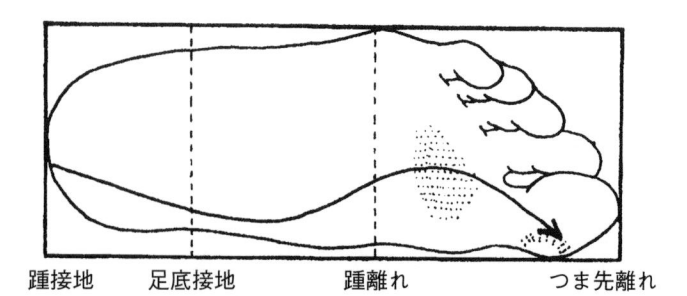

図3-23 前足部内反変形での力の推移 誇張された距骨下関節回内はただちに力曲線を内側ヒールとアーチに移動させる．長腓骨筋は第1趾列を固定できないので，力曲線は中央中足骨頭に向かって転移する．このタイプの足をもつ者はしばしば母趾内側面で推進期を終わらせるので，推進期の曲線は母趾にもどる．
(Root MC, Orion WP, et al より部分的に引用)[3]

周りの回外運動を阻止するため，外反したヒールは足底腱膜に損傷をもたらす可能性がある．このため巻き上げ機構にともなう前後柱（訳注：後足部と前足部）の均一化を無効にし（図2-16参照），足底腱膜に生ずる緊張歪みが内側踵骨結節の骨膜付着部に直接伝わるからである．時間が経つにつれてこの牽引延長は新生骨の増殖（すなわち踵骨棘）をともなう炎症性びらん変化をもたらす可能性がある[57]．

Smith[58]は「内側踵骨結節への足底腱膜の牽引による大きな歪み力が，内側踵骨結節と踵骨体の連結部に繰り返し負荷をもたらし，皮質下微小骨折を生ずる」と述べている．Smithは歪みによりもたらされる微小骨折は不安定な割れ目の増殖を潜在的にもたらし，最終的には粉砕骨折になる可能性があるとしている．このことは，Williamsら[59]のデータ（ヒール痛を有する52名の患者の60%の踵骨でテクネチウム99mの取り込み増加がみられた）と一致するものである．

前足部内反変形にみられる推進期安定性を阻害する最大の要素は，距骨下関節回内時に長腓骨筋が第1趾列を固定できないことであろう．すでに述べたように，距骨下関節回内は長腓骨筋の第1趾列への付着角度を変化させ，第1趾列が底屈したときの作用を無効にする．推進期の床反力は正常では内側前足部に伝わるため（図3-22），もし機構的に有効な長腓骨筋がこれらの力伝達に抵抗できるならば，第1趾列は効果的に固定される．

長腓骨筋による第1趾列の固定ができない場合には，床反力がかかると第1中足骨が背側に移動する（第1趾列は実際には背屈・内がえしになる）．その結果，異常可動性のある第1趾列を生じ推進期にもはや力の伝達補助ができなくなる（図3-23）．さらに，第2・3中足骨頭に過度の圧力が加わり，中足骨疲労骨折や中央中足骨頭部の角質増殖をおこしやすい．Hughes[60]によれば，前足部内反変形の患者は正常群よりも8.3倍疲労骨折がみられた．

Rootら[3]は「中足骨のアライメントにもよるが推進期にみられる距骨下関節の回内が（異常可動性のある第1趾列の背側移動をともなって）第1中足趾節関節のさまざまな変形をもたらすことが多い」としている（図3-24）．もし直立中足骨が存在すると第1中足趾節関節は制限母趾・強剛母趾に，また内転中足骨が存在すると外転外反母趾になりやすい．

これらの変形にともなう病理機構学についてまず制限母趾・強剛母趾から考察しよう．

推進期にみられる距骨下関節の回内が持続すると，床反力は第1中足骨を挙上位に保つ（図3-25）．このことは，第1中足趾節関節横軸の背側後方への移動に必要な第1趾列の正常にみられる底屈可動域を制限するため，この関節に悪影響をもたらす（図3-26）．その結果，母趾は本来の軸周りの背屈可動域しか動くことができない．この背屈可動域は通常35°以下なので，母趾の背側軟骨はすみやかに第1中足骨頭の背側軟骨に衝突する（図3-27）．Rootら[3]は「若年者の反復性軟骨圧迫は背側第1中足骨頭の関節面に特徴的な増殖性変化をもたらす」と述べている．さらに年齢が増すと（30歳以上），反復性外傷は第1中足趾節関節の退行性変化をもたらす．時間が経つにつれてこ

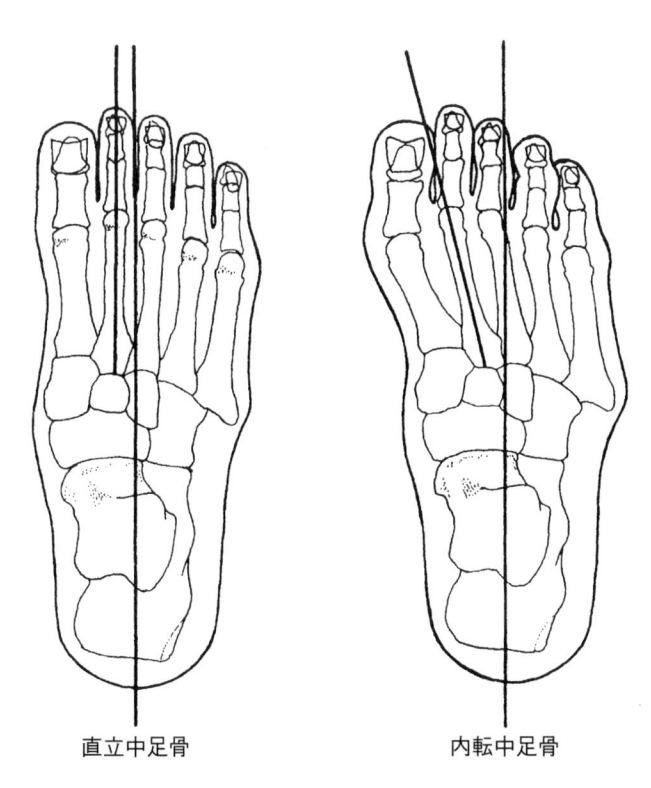

図 3-24　足が中立位にあるとき，第 2 中足骨幹の長軸は後足部の長軸に対してまっすぐか（直立中足骨）または内転している（内転中足骨）　中足骨の位置にかかわらず，趾は常に後足部の長軸二等分線に平行していることに注意する．

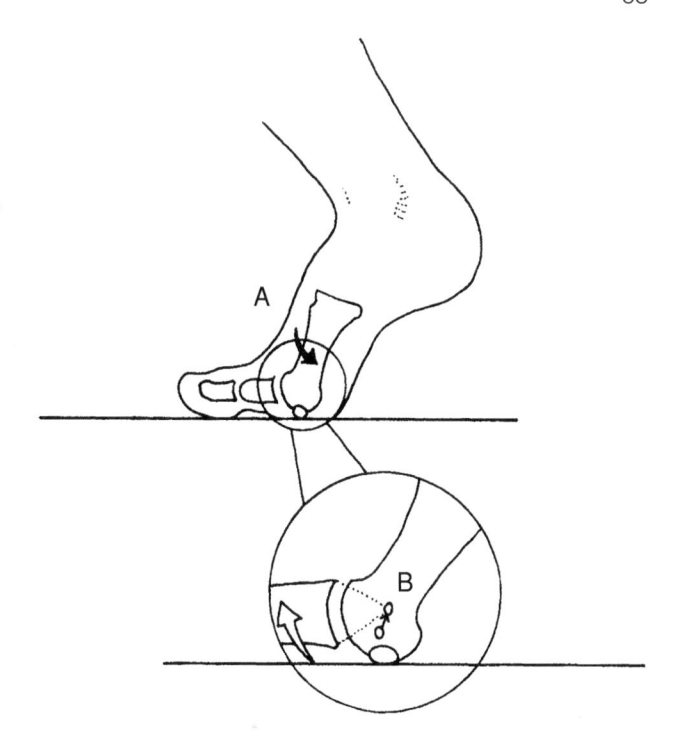

図 3-26　第 1 趾列の底屈(A)は第 1 中足趾節関節横軸の背側後方転移をもたらす(B)　この移動は正常な推進期に必要な母趾の完全な背屈（具体的には 65°）を行うのに必要である．

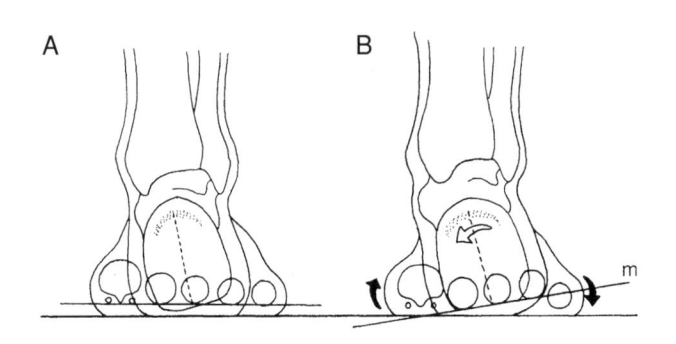

図 3-25　A での後足部外がえし位置は，前足部を中足根関節長軸周りに完全に内がえしの位置に維持する　前足部内反にともなう後足部外がえしの可動域は，しばしば中足根関節長軸周りの内がえしの可動域（およそ 8°である）より大きくなるので，第 1 中足骨が背屈かつ内がえしをして，第 5 中足骨が底屈かつ外がえしをするときにのみ足底前足部が接地する(B)．第 2〜4 中足骨は前額面での運動軸がないので中足根関節長軸(m)周りに完全な内がえし位置を維持する．

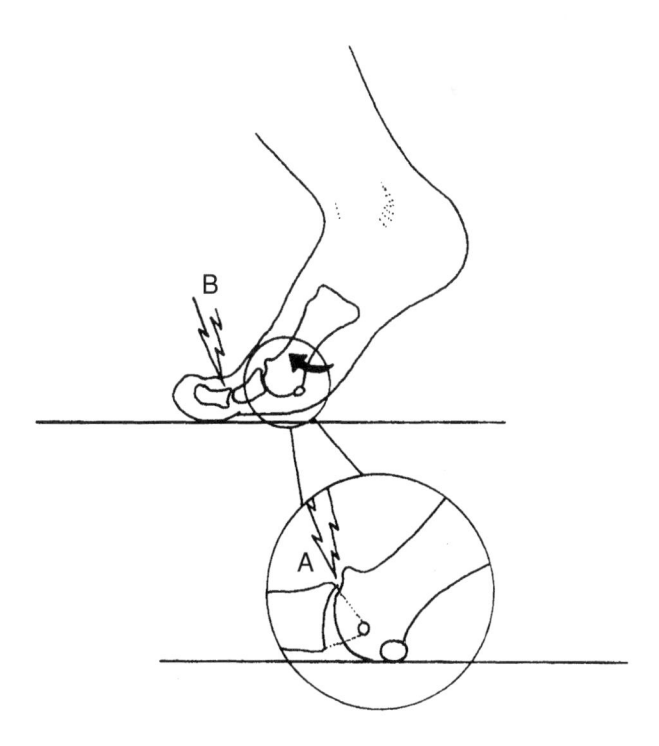

図 3-27　母趾が本来の軸周りの可動域を完全に到達すると，背側趾は中足骨頭に衝突する(A)　もし推進期が持続すると，第 1 趾節間関節は代償的に過伸展する(B)．

の関節の可動域は次第に減少し（制限母趾と呼ばれる），徐々に強直（強剛母趾）になる可能性もある．

制限母趾・強剛母趾をもたらす生体工学的要素として，直立中足骨が存在するかまたは内転中足骨の角度が10°以下の場合にしかおこらない[3]．内転中足骨の角度が11°以上の場合には中足骨横断面は外転外反母趾をもたらす．Rootら[3]はこの変形が生ずる4段階の時期について以下のように述べている．

すでに述べたように，推進早期の床反力ピーク時に非固定第1中足骨は背屈・内がえしになる．母趾を地面に固定するために母趾底屈筋は推進早期に強く収縮する．このため母趾は固定位に置かれ第1中足骨とともに動けなくなる．第1中足趾節関節は前額面での動きがないので（図1-30参照），固定された母趾に対する第1中足骨の内がえしは，この関節の亜脱臼を生ずるような捻転歪みをもたらす．外転外反母趾の第1期には，第1中足骨の背屈・内がえしによる第1中足趾節関節亜脱臼が足横筋（訳注：母趾内転筋）により基節骨を外側に移動させる（図3-28）．

母趾の移動は種子骨を足底第1中足骨溝から外側へ転移させ，徐々に関節稜の機械的びらんをもたらすため破壊的である（図3-29）．この関節稜は種子骨（母趾外転筋と母趾内転筋が同じ回転モーメントを発生させるのに役立つ）のガイドフランジとして作用するため，その破壊は母趾内転筋の第1中足趾節関節垂直軸により長いテコの腕になり，そのため拮抗筋である母趾外転筋の力を圧倒する．

これらの作用は外転外反母趾の第2期にみられる（第1期のすぐ後に生じ，もし大きな内転中足骨が存在する場合には，ほぼ同時に発生する）．移動した母趾は同様に第1中足趾節関節垂直軸に対して長趾屈筋腱と伸筋腱を外側に転移させるからである．これらの腱は（母趾内転筋とともに）母趾の横断面での亜脱臼をもたらす（図3-30）．も

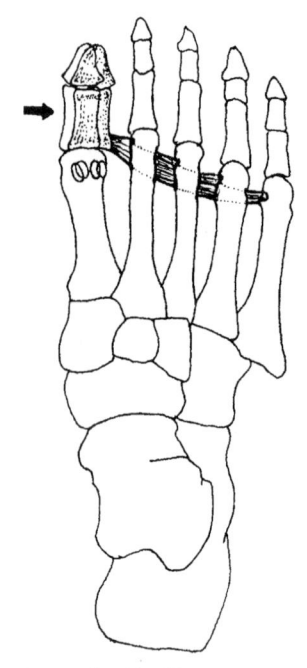

図3-28　外転外反母趾の第1期　推進期に第4・5中足骨の外広がりを阻止しようと収縮する横断面の趾筋に対し，基節骨は正常では安定した起始部として作用する．推進期に距骨下関節が回内すると第1中足趾節関節が不安定になるため母趾はもはや固定したアンカーの役割ができなくなり，横断面の趾筋が収縮すると側方に移動する．(Root MC, Orion WP, et al より)[3]

し直立中足骨が存在する場合には，第1中足骨幹と母趾の長軸アライメントが良好なため，種子骨と長趾筋腱の側方転移は少ないのでこの代償パターンはおこらない．

外転外反母趾の第2期を通じて，母趾の外転は第1中足趾節関節の内側を広げ外側を圧迫する．このため第1中足骨頭の内側末端部に骨が付加され，末端背側第1中足骨頭の外側関節面で骨が吸収されるという骨性適応が生ずる．これらの骨性変化はたいてい若年者の足に生じ，Heuter-

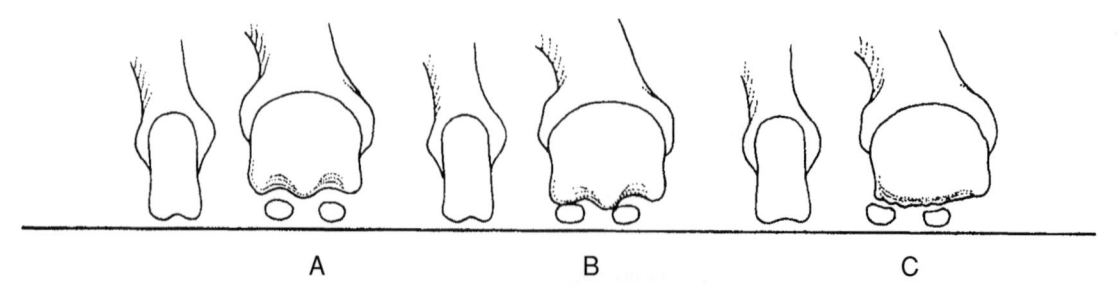

図3-29　種子骨は第1中足骨頭の足底骨性稜により典型的に分離されている（A）　推進期の距骨下関節回内は第1中足骨を背屈かつ内がえしさせる（B）．このことは骨性稜の磨耗を徐々にひきおこす（C）．

(Root MC, Orion WP, et al より)[3]

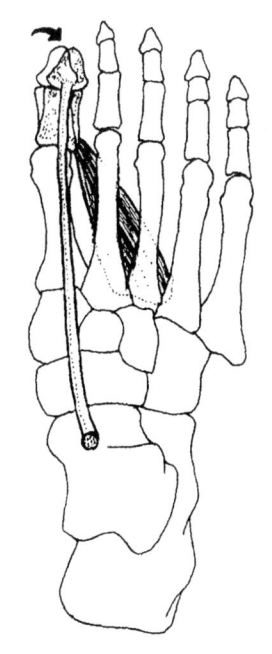

図3-30 外転外反母趾の第2期 第1期での母趾側方転移は母趾外転のために母趾内転筋と長母趾屈筋および長母趾伸筋腱の著明なテコの腕をもたらす．成長期にこのことが生ずるとすみやかに骨の機能的適応がみられる．
(Root MC, Orion WP, et al より)[3]

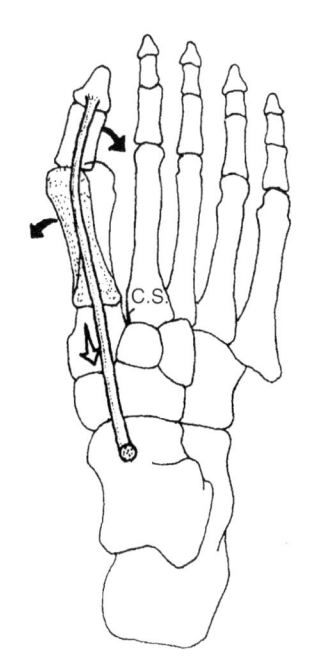

図3-31 外転外反母趾の第3期 第2期での筋および腱の側方転移は母趾を外転させつづけ，末節骨が隣接趾を圧迫するようになる．この時期になると逆行性回転モーメントが第1中足骨に作用して内転位を強制する（第1中足骨内転と呼ばれる）．
(Root MC, Orion WP, et al より)[3]

VolkmannとDelpechesの原理*にあてはまる．

外転外反母趾の第3期になると，筋収縮による圧縮力が外転した母趾に加わって第1足列に退行性内転力をもたらす（図3-31）．このことは第1中足趾節関節にさらに大きな変形をもたらし，典型的な楔状スプリットをともなう第1中足骨内転（primus metatarsus adductus）を生ずる（図3-31）．Rootら[3]によれば「この第3期の著明な母趾の転移がおこるためには外転した母趾に適応するために第1中足骨頭に新しい関節面が必要になるとし，骨の機能的適応は母趾背屈の可動域をもたらす第1中足趾節関節の三次元軸を作る」と述べている．

外転外反母趾の第3期になると変形の進行は通常止まる．これは患者が疼痛または不安定性のために母趾に体重をかけないような，そっとした歩行パターン（踵と前足を同時に挙上する）を学習するためである．もしさらに母趾に体重をかけつづけると，母趾が第1中足骨から完全脱臼する病型の第4期および最終期に到達する（図3-32）．

---
*成長板の圧が増加すると骨の成長は減少し，反対に圧が減少すると骨の成長は増加する．

この脱臼は，第2中足骨が背側に亜脱臼した第2中足趾節関節のために母趾を進ませるような支持効果を失ったときにのみおこる．脱臼をおこすには極度の関節不安定性が必要になるため，リウマチ性炎症疾患や神経筋疾患が事前にないかぎり病型の第4期はめったにおこらない[3]．

これまで説明してきた外転外反母趾発生の生体工学的モデルは，おこりうる病因の1つを説明したにすぎず，この変形のさまざまな形態を説明できる仮説は存在しないことを強調すべきであろう．しかし多くの研究者[61-63]は，距骨下関節の異常な回内がたいていの外転外反母趾の原因であると信じている．Rootら[3]はこの変形が先天性であるという説に反ばくしており「破壊的な距骨下関節の代償性回内をもたらすのは（前足部内反のような）先天性構造的変形であって，実際の中足趾節関節の変形ではない」ことを強く力説している．「もし推進期の距骨下関節回内が存在しなければこの変形はおこらないだろう」と彼らは主張している（世界的にみて裸足の人々には外転外反母趾がほとんど存在しないこと[64]，円形第1中足骨頭[65]，斜めの第1中足楔関節[64]のような先天奇形に合併することからすると，Rootらの説は極端すぎるかもしれない）．

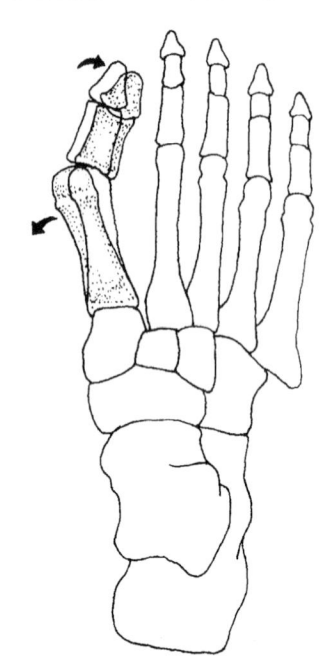

図3-32 外転外反母趾の第4期 推進期に母趾を使いつづけると最終的に第1中足趾節関節の脱臼をもたらす．
(Root MC, Orion WP, et al より)[3]

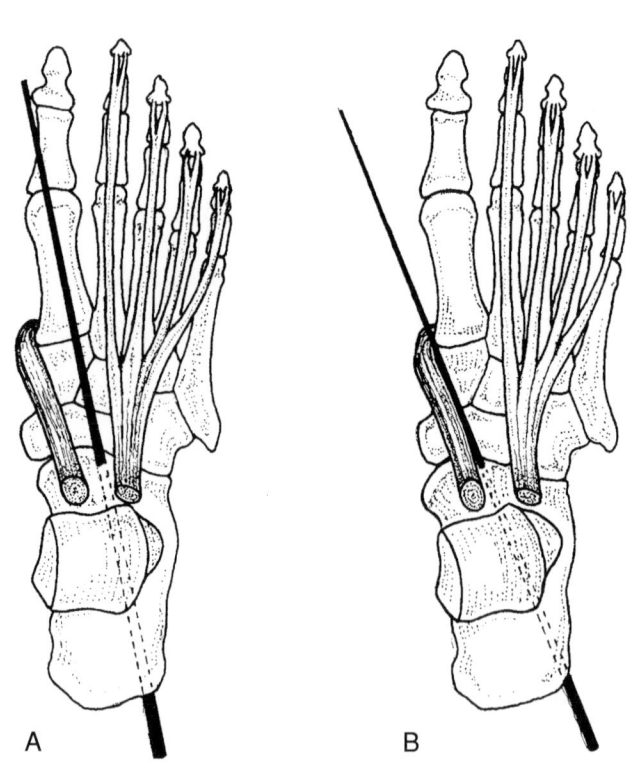

図3-33 距骨下関節が中立位にあるとき(A)，前脛骨筋腱は距骨下関節を回外させるのに十分なテコの腕をもつ しかし距骨下関節が回内する(B)と前脛骨筋腱は距骨下関節運動をコントロールできなくなり，長趾伸筋がもたらす改善されたテコの腕は遊脚期の間距骨下関節の回内位置を維持する．

　前足部内反変形がもたらすさまざまな病態機構の最後に，遊脚後期に過度に回内した距骨下関節を再度回外させる前脛骨筋の機能不全について考察しよう．距骨下関節回内は前脛骨筋付着部の近くにある距骨下関節軸を移動させるため（図3-33），前脛骨筋はしばしば次の踵接地に間に合うように距骨下関節を回外できなくなる．その結果，踵骨がより外がえしの位置で踵接地する．Subotnick[66]は「遊脚後期にみられる位相的に本来の距骨下関節再回外ができなくなると，運動学的な衝撃吸収が失われて距骨下関節の回内亜脱臼をもたらす」と述べている．前足部内反変形のある患者は，ストライド長の短縮（最初の衝撃力を減少させる）によって衝撃吸収を代償させるか，足関節を極端に背屈して接地する．この位置は，前区画筋が足関節底屈時の大部分を減速させて衝撃吸収を助けるのに適している．

2 前足部内反変形にともなう古典的徴候と症状

　1）静的立脚期での踵外がえしにともなう荷重および非荷重での低い内側縦アーチ

　2）第2・3，ときには第4中足骨頭の軽度もしくは中等度の胼胝形成と，基節骨の末端内側でのピンチ胼胝(tyloma) この胼胝形成パターンは，推進期回内にともなう典型的な力の進行に沿って生ずる（図3-23参照）．中央中足骨頭の下にある組織はより荷重がかかるため，びまん性角質増殖で反応する．母趾基節骨の内側をころがして推進期を終わる際に大きな外転力が母趾に加わるため，歪み胼胝またはピンチ胼胝がすみやかに生ずる．小児の場合，この場所にみられる軽度の皮膚増殖は外転外反母趾の最初の徴候である[3]．

　3）第5趾槌趾　第5趾拘縮のために手術をうけた患者の無作為調査を行ったところ，前足部内反と第5趾槌趾の間に著明な相関がみられた[67]．これは，前足部内反変形が距骨下関節と中足根関節（斜軸）を完全回内位に維持しているため，長趾屈筋がもたらす運動線が変更して小趾の足底面を内側に引っ張るためである（図3-34）．踵骨が鉛直位から外がえしすると，載距突起（図3-34 Bの黒い矢印）の移動により長趾屈筋腱が引っ張られるためこの内側への牽引（外側の趾を内がえしする）は増強する．

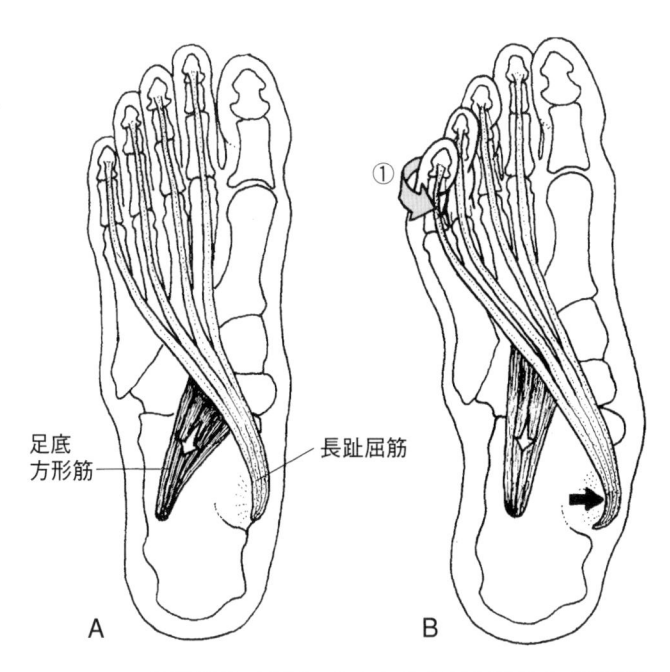

図3-34 前足部内反変形にともなう立脚中期および推進期の回内は踵骨の外がえしを同時にともなう前足部の外転をもたらす これらの運動は趾の接近角に対して長趾屈筋をまっすぐにするのに必要な足底方形筋の正常な側方牽引を無効にする（A）．足底方形筋はかわりに後方に（および後内側に）まっすぐ力を作用させ，長趾屈筋を内側に緊張させ，外側趾を内反位置に引っ張る（Bの左上の矢印①）．

第5趾が内反位に維持されると，第5趾槌趾になりやすい一連の出来事がみられる．まず最初に，基節骨の内がえしは虫様筋と背側および足底骨間筋の腱を第5中足趾節関節横軸の上に移動させる（図3-35）（正常ではこれらの腱は第5中足趾節関節横軸の下にあって基節骨を底屈させる）．この新しい位置では，これらの筋は基節骨の背屈作用をもたらし，第5趾槌趾がみられるようになる．次に基節骨の内がえしは小趾外転筋腱を中足骨頭の下に移動させ，小趾外転ではなく小趾底屈作用を行わせる．その結果，

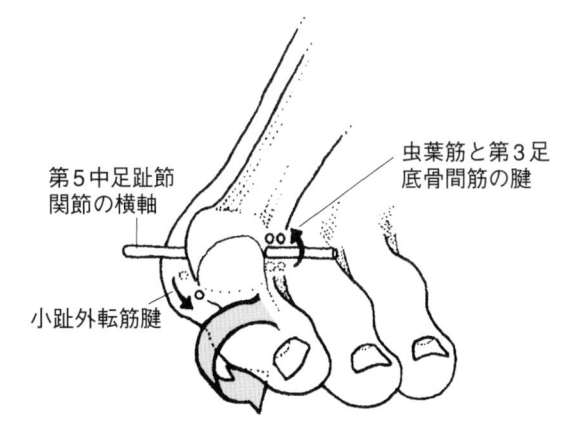

図3-35 趾の内がえし（灰色の矢印）にともなう腱の転移（黒い矢印）

第3足底骨間筋は小趾内側偏位に対して抵抗しなくなる．これらの腱の中足趾節関節横軸での新しい関係は，小趾外転筋が近位趾節関節を底屈位に保ったまま基節骨を背屈および内がえし位に維持するようになる．時間が経つにつれて関節包に拘縮が生じ変形が増強する．さまざまな変形のタイプを図3-36に示した．

4）前足部内転角に依存した外転外反母趾 皮肉なことには，前足部内反変形は通常はバニオン性疼痛をおこさない[3]．前足部内反足は推進期に背側中足骨頭と皮膚の間にはほとんど運動を生じないため（たとえば，第1趾列は推進早期に背屈・内がえしの位置をとるが，推進後期には比較的停止している），偶発的な滑液包（外転外反母趾の第2期に第1中足骨頭の背側内側に生ずる）に加わる歪み力はごくわずかである．もし推進期に第1中足骨が背屈・内がえしをつづけると，滑液包は回転する中足骨頭と皮膚（靴により位置が固定される）の間にはさまれて疼痛をともなうバニオン（腱膜瘤）を生ずる（図3-37）．

5）おそらく絞扼[性]神経障害による踵の痛み 慢性的

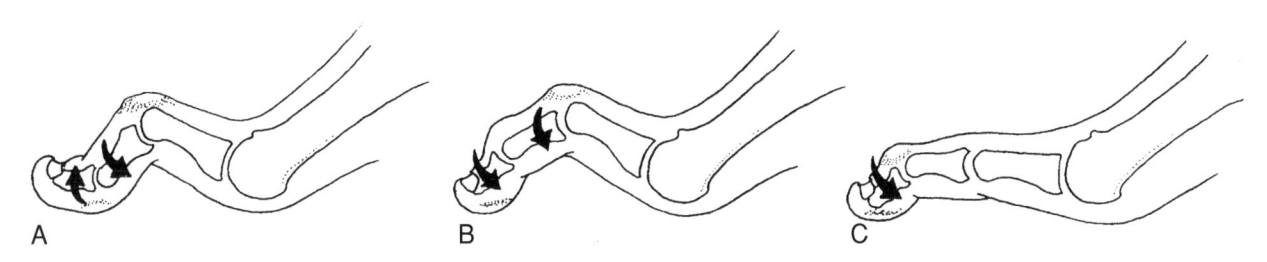

図3-36 A：ハンマー[状]足趾変形，B：鉤爪趾，C：槌趾　圧と摩擦の局所点が疼痛性胼胝をもたらす．

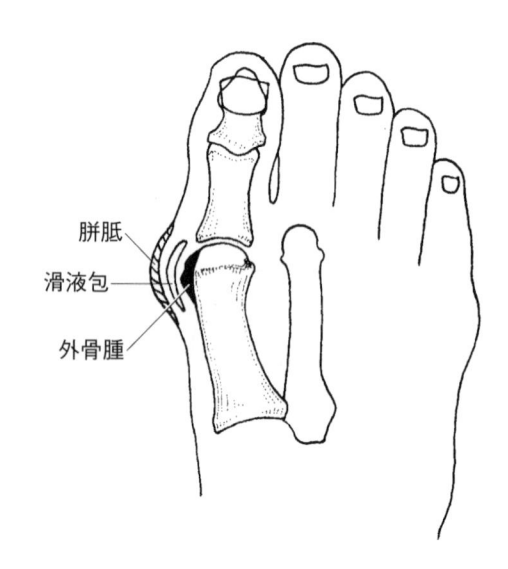

図3-37 外反母趾にともなう腱膜瘤（バニオン）

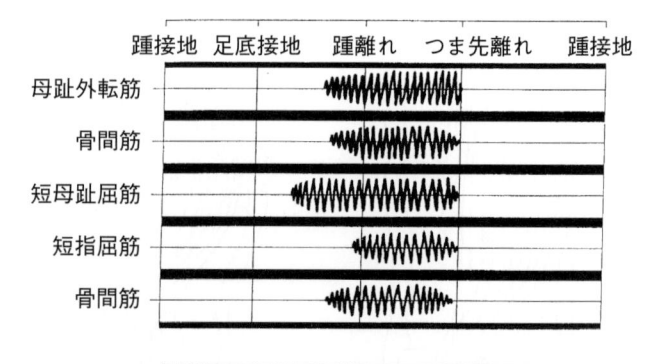

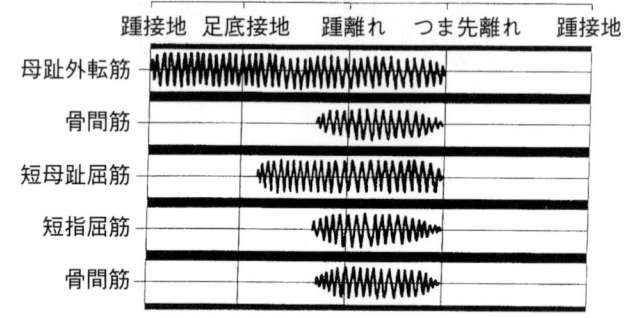

図3-38 正常足（上側）と扁平足（下側）の筋電活動
（Mann R, Inman VT より）[68]

な外がえし肢位の踵骨は，内・外足底神経と小趾外転筋支配神経の絞扼[性]神経障害をおこしやすい（これらの神経は外がえしの踵骨と隣接した軟部組織の間でハサミのように絞扼される）．外がえしの踵骨はまた足底腱鞘炎，踵骨体の微小皮質骨折，および／または母趾外転筋の筋炎をおこしやすい．MannとInman[68]は，健常人と扁平足の患者のさまざまな内在筋の電気的活動を記録して，母趾外転筋に著明なストレスがかかることを証明した（図3-38）．扁平足の母趾外転筋は，立脚後期と推進期だけではなく立脚期を通じて活動しているが，この活発な活動は潜在的に危険であり，母趾外転筋はおそらく過度の距骨下関節と中足根関節回内にともなう靱帯への歪みを減少させようとするものであろう．

6）内側アキレス腱周囲炎　Smartら[41]は，高速映画撮影を用いて回内が延長するとアキレス腱に"鞭打ち作用"または"弓のつる効果"をもたらすことを証明し，前足部内反変形はしばしば回内延長の原因になること，およびその結果生ずるアキレス腱のパチンと鳴る現象が腱の内側の微小断裂をもたらす可能性があることを強調した．推進期にはアキレス腱に極端な力（体重の5.3～10倍）がかかるため[69]，この微小断裂はアキレス腱周囲炎および／または腱の退行性変性をおこし，腱の完全断裂をもたらす可能性がある[41]．

前足部内反変形をもつ患者のアキレス腱内側面は，外がえしの踵骨がこの部分に緊張歪みをかけるため立脚期に損傷をうけやすい．緊張が長引くと血行障害をもたらしアキレス腱の退行性変性をおこしやすい．腱の付着部からおおよそ2～6 cmの部位は血行障害がおこりやすいので，特に損傷をうけやすい．

7）足関節および／または膝関節の慢性異常可動性　推進期にみられる距骨と骨盤の間の衝撃運動は，足関節と膝関節のさまざまな拘束靱帯に可塑性変形をもたらす捻転歪みを生ずる．この異常可動性の最初の徴候は，当該関節のときどきの空洞化にともなう軽度の疼痛である．これら衝撃運動によるその他の損傷には脛骨疲労骨折，後部膝蓋痛，鵞足粘液包炎および／または距骨上内側ドームの軟骨軟化症があげられる（表7-1の22参照）．

8）坐骨神経痛　Curchod[70]は「Annals of the Swiss Chiropractors Association」（1971）の論文で，「坐骨神経痛患者の4～5％は足部の形態障害による――とりわけ（前足部内反変形のような）足の外がえしによるものである」と発表した．おそらくこのメカニズムの1つに，人口の約10％で坐骨神経が骨盤の梨状筋の2つの腱性起始部から出ていることがあげられよう[71]．回内した距骨下関節は，下肢を内旋した位置にもたらすために梨状筋は絶えず引っ張られる．坐骨神経は緊張した梨状筋の2つの腱性起始部ではさまれ，絞扼[性]神経障害をおこしやすい．このことは坐骨神経痛の1つの病因になりうるが，Curchod[70]は「外反踵に

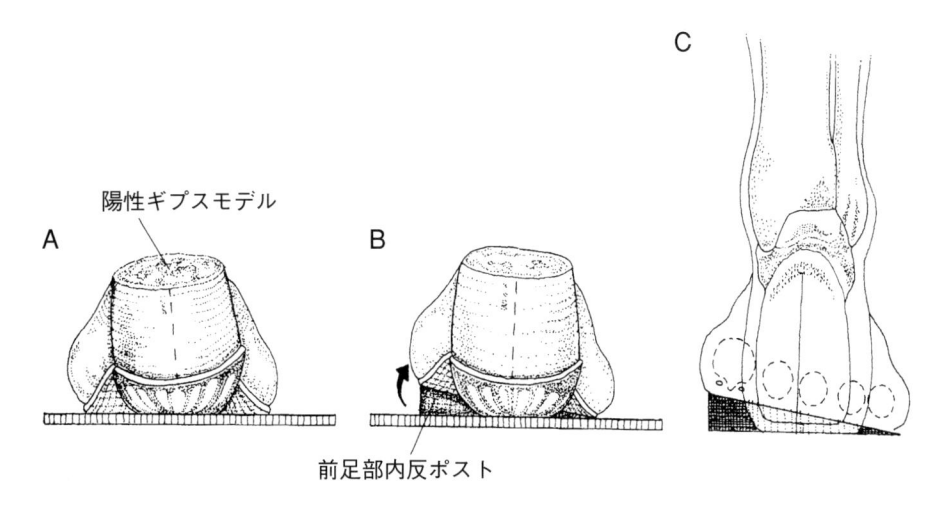

図 3-39　A〜C：前足部内反ポスト

ともなう疼痛パターンは真の坐骨神経痛ではなく，足部・両側果部・大腿外側・殿筋・腰部の痛みをともなう"ストレス症候群"によるもので，骨盤前傾と腸腰筋の拘縮をともなう」としている．彼はこの症候群を"偽 L5 坐骨神経痛"と呼び，疼痛パターンは脊椎全体に広がるとしている．

3　前足部内反変形に対する装具療法

前足部内反変形を適切に治療するために，足部を中立位に保った前足部・後足部の関係を正確に把握する陰性モデルを採型する必要がある．この陰性モデルから軟部組織の転移に適切に対応し，足底の輪郭に沿ったシェルをもつ陽性モデルを作成する．装具シェルの末端内側面（中足骨頭の前）に角度のついたウェッジまたはポストを設置する．このポストは，後足部矢状面での二等分線を垂直に保てるような高さにする（図 3-39）．

ポストは内がえしになった前足部を支持することにより距骨下関節の回内代償を阻止し，推進期に足のすべての関節がロックされ安定するようにする．後足部内反変形と同じように装具は骨性アライメント異常を矯正するのではなく，個別にモールドした装具の表面により足を中立位にもたらし，変形に適応させるだけである．

立脚終期の運動コントロールについて，装具のシェルの大きな欠陥として，末端中足骨幹で終わっているために踵接地期と立脚中期（すなわち体重が装具のシェルにちょうどかかったとき）しか運動コントロールができないという問題がある．Glancy[69] は，この理由により「足と足関節複合体は踵離れとつま先離れの間に最も損傷をうけやすく，しかもコントロールが最も困難である」と述べている．

正常な力の進行は推進期に末端中足骨幹で終わっているため（力は中足骨頭と母趾を通る），コントロールが最も必要なときに装具のシェルとポストは機能をはたしていない（装具は立脚中期に距骨下関節をより好ましい位置に保ち，筋が安定した位置に置かれるためにより効果的であるという意味で，間接的に機能的である．すなわち，距骨下関節を完全に回内させる踵接地期と立脚中期のテコの腕を阻止して，立脚後期に支持筋をより効果的に機能させる）．

もし軽度の前足部内反変形が存在していると，内側前足部を地面にもっていくのに必要な推進期の回内は，機械的に効率的な筋によりコントロールされているので，通常は損傷をおこさない．しかし高度の前足部内反変形（4°以上）が存在すると，推進期の回内可動域の増加は関節の著明な移動をもたらすため，中足骨間滑膜包炎，趾間神経腫，バニオン性疼痛（実際には少ない）などの損傷を生ずる可能性がある．

前足部内反変形をともなう推進期の回内は，溝まで延長した圧迫ポストにより阻止できる．これは前足部ポストを中足骨頭に沿って溝（趾の基部）まで延ばしたもので，中足趾節関節の背屈を制限しないように可撓性材質（通常はゴムまたはコルク）で作製する．溝に対する圧迫ポストは，装具が長期間機能的であるように推進期の代償性回内を阻止できるため，4°以上の前足部内反変形に対して勧められる．

採型手法と実際の製作法は後で詳しく説明する（訳注：図6-6参照）．

4．前足部外反変形

前足部外反変形は，前足部の前額面における変形として最もしばしばみられる．McPoilら[1]は，116足を評価して「44.8％にこの変形がみられた」と述べている．Burns[72]は552足を調べ，「前額面での変形の70％は外反変形で，前足部内反変形よりはるかに多かった」としている（これは症状をもつ患者の頻度であることに注意する）．

この変形の正確な病因は不明であり，おそらく複数の原因によるものと思われる．正常なパックが密接な位置を阻止する踵立方関節の単なる先天性奇形によるものかもしれない．たとえば，踵立方関節を調べたBojsen-Moller[73]によると，25足のうち2足（8％）は踵骨突起が欠損しており，該当する踵骨関節面は平らであった．この場合の踵立方関節は，立方骨が踵骨の平らな関節面に沿って滑るために前足部外がえし（すなわち，前足部外反）の可動域が大きくなる（正常では踵骨突起は，立方骨の端が突き出した踵骨に接触するまで立方骨の背屈・外がえしをさせる回転軸の役割を演ずる）．踵骨突起が欠損した踵立方関節は面の変位によるものと分類され，通常の凹凸配列に比べて滑走可動域がはるかに大きい．

Sgarlato[74]は，前足部外反変形の発生について最もよくうけ入れられている理論——すなわち，距骨頸部の発達的過回転による——を提唱した．前足部外反変形は小児にはみられないため，距骨頸部が生下時の内反位から成人の外反位に移行するにはかなりの期間を要すると考えられている．この説は単純なために一見うけ入れられがちであるが，距骨の解剖学的異常を研究したMcPoilら[1]は，この説を否定して「前足部外反変形と距骨頸部の位置の間には相関がない」ことを証明した．もし彼らの評価に誤りがあるとするならば足の死後の変化があげられるのかもしれないが，しかしこの研究は非常によく計画されているため，そのようなことはありえない．

前足部外反変形の最終的病因として凹足形成があげられる．Dorlandの医学辞典によれば「凹足とは生下時または後日みられる足の長軸アーチ高が極端になった状態で，筋の拘縮かバランス障害によるもの」と定義している．前足部外反変形はしばしば凹足にみられるため，この形成には凹足をもたらすさまざまな病因——すなわち，先天奇形，

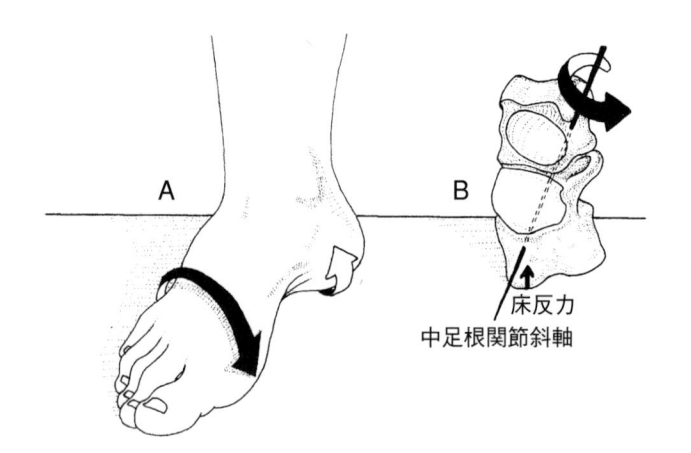

図3-40 凹足 もし足底内側前足部が踵接地をしつづけると（Aの黒い矢印），内がえししたヒールは前足部外反による代償（中足根関節長軸周りの第1趾列の底屈と外がえしによる）が必要になる．前足部が外がえしすると後足部は内がえしする（Aの白い矢印）という自己永続的なサイクルをもたらす．このことは長腓骨筋の第1趾列底屈作用を指数的に増加させる．第1趾列の底屈という閉鎖カイネティックチェーンは距骨下関節の退行性回外力をもたらすので，長腓骨筋による機械的利点の増加は，第1趾列の底屈が絶えず後足部の内がえし位置を傾けるために変形を増加させる．距骨下関節の内がえし位置はまた中足根関節斜軸をより垂直にさせる（B）．その結果，床反力はもはや内在筋（とりわけ母趾外転筋）による回外力に抵抗するのに必要な回内力を生ずることができなくなる．このため前足部は内転しつづけ（Bの黒い矢印），変形は増強する．

神経筋疾患，さまざまな特発性状態（骨・筋の成長を阻害する可能性のある猩紅熱・ジフテリアなど）および外傷——などを含むべきであろう．凹足では典型的に距骨下関節の可動域が減少しており[75]，しかもその踵はしばしば内反位にあるため（凹内反足と称される），前足部外反変形は単に内がえしで，強剛な後足部の代償に必要な発達奇形を示している可能性が十分ある（図3-40）．

Dwyer[76]は「凹足変形の大多数は神経筋疾患によるものであり，もし神経学的評価法が改善されればこの変形の合併率は95％まで高くなるだろう」と述べている．彼はウイルスまたは他の要因が，支配筋に著明な痙縮から臨床的には検出不能な筋緊張増加にいたるさまざまな程度の過活動をもたらす脊髄前角細胞運動路に興奮性刺激を与える可能性を示唆している．Dwyerはこの変形が先天性でないこと，局所的な中枢神経系の放出がしばしば足底腱膜の拘縮とあいまって踵の内がえしをもたらすこと，前足部外反変形は本質的に代償可能であると主張している．しかし

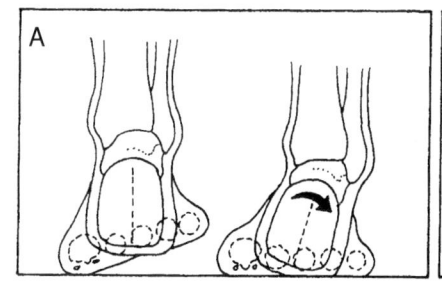

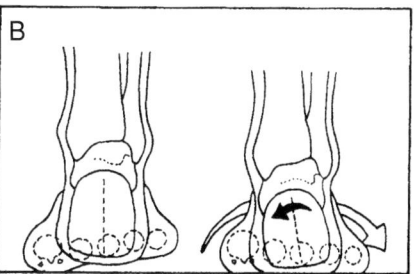

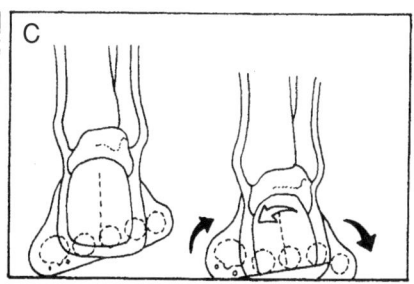

図 3-41　**前足部外反変形の代償パターン**　もし前足部変形が強固な場合（**A**），外側足底前足部が接地するために距骨下関節は回外しなければならない．可撓性前足部外反変形（**B**）が存在すると，外反変形を代償するのに十分なだけ大きな前足部内がえし可動域があるかぎり，足底前足部は距骨下関節運動を制約することなく接地できる．しかし変形が大きすぎて中足根関節長軸周りの内がえし可動域を越える場合（**C**），前足部は接地しようとして中足根関節長軸周り（中央中足骨に注意）の内がえしを完全に行い，第1趾列軸周りの回内（背屈と内がえし）と第5趾列軸周りの回外（底屈と内がえし）による代償をつづける（**C**の矢印）．

Lariviere ら[77] は，Dwyer の説を真っ向から否定していることに注意されたい．彼らは「前足部外反変形が一次的変形であり，内がえしになった踵骨の矯正術は70％が失敗している」こと，「もし後足部の変形が一次的ならば手術は成功するだろう」と述べている．

Glancy[69] は，凹足の病因について全く異なる意見——すなわち，凹足をもつ患者のかなりのパーセントに疾患や不全状態がみられないことから，この状態は人種的なものであり正常からの逸脱とみなすべき——としている．Bruckner[78] は Glancy の説を支持しており，凹足が3関節面をもつ距骨下関節に関連している可能性を示唆している．

1　病理機構学

前足部外反変形に基づく機械的機能異常は，変形のサイズと中足部の強剛性に依存する．このため，この変形にともなう代償的病理機構学をより正確に記載するためには強剛性・可撓性の2つのサブグループに分けねばならない．強剛性前足部外反変形では中足根部と第1趾列の運動が制限されており，底屈した前足部を接地させるには距骨下関節の回外によってのみ可能になる（図3-41 A）．一方，可撓性前足部外反では長中足根関節軸周りの内がえしと，もし必要ならば第1趾列の背屈と内がえしにより底屈した前足部を接地させる（図3-41 B，C）．Burns[72]はさまざまな足タイプについて調査を行い，前足部外反変形の70％が可撓性であることを発見した．

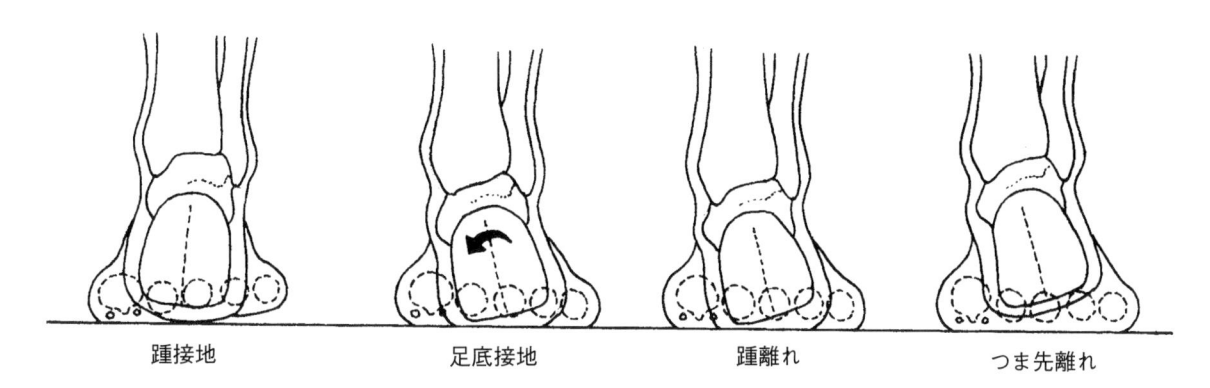

|踵接地|足底接地|踵離れ|つま先離れ|

図 3-42　中足根関節長軸周りに大きな内がえし可動域をもつ可撓性前足部外反変形は，立脚期すべてに回内する

図 3-41 B, C に示したように，可撓性前足部外反変形の代償パターンは中足根関節の可動域に依存している．ある症例ではこの変形は長中足根関節軸周りの内がえし可動域がきわめて大きいため，立脚期の間を通して距骨下関節が極度に回内している（図 3-42）．

図 3-42 は可撓性前足部外反変形にみられる 1 つの可能性のある運動パターンを示したものであるが，長中足根関節軸周りの内がえし可動域が正常もしくは減少し，長中足根関節軸周りの外がえし可動域が増加した患者にはより普通の運動パターンがみられる（図 3-43）．踵接地期にこのような中足根関節運動をする場合は，前足部が完全に内がえし位置になったときのみに距骨下関節を回内することができる（長中足根関節軸と第 1 趾列軸の両方で運動がおこる．図 3-44 の前足部完全荷重を参照）．これらの軸を固定する軟部組織拘束機構がこのときに作用して距骨下関節の動きを阻止する．

通常，推進早期に足は距骨下関節の位相に適した再回外を行う．しかし長中足根関節軸周りの外がえし可動域が増加しているため，踵離れ後に後足部が垂直位になったときに踵立方関節はロックしない．もし前足部外がえしの可動域が小さい（たとえば 6°以下）場合には，推進期に後足部を内がえしさせて外側列を固定しようと試みる（図 3-44 の推進早期を参照）．

距骨下関節の回外可動域増強が踵立方関節を密接にパックされた位置にもたらし関節固定を助ける際に，距腿関節窩の慢性的な内がえし歪みをもたらす側方不安定性が生ずる危険がおこる．この側方不安定性を保護するために患者はしばしば長中足根関節軸周りに，もし必要ならば第 1 趾

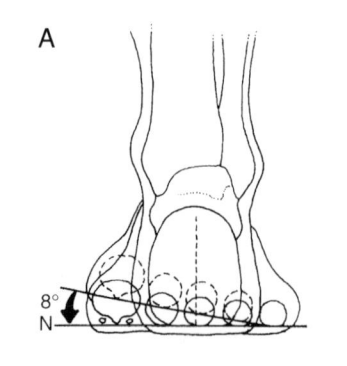

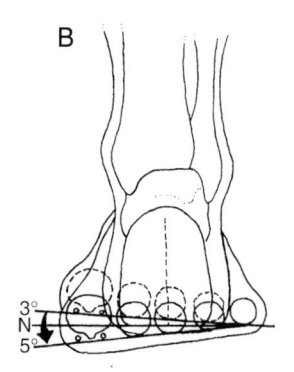

図 3-43 正常では前足部は完全内がえし位置から足底前足部が水平に達するまで外がえしする（A，N） しかし可撓性前足部外反変形が存在すると足底前足部は水平を越えて外がえしする．一方，内がえしの可動域は制約されたままである（B）（可動域の範囲は同じであることに注意する）．

列軸周りに前足部を内がえしさせる（図 3-44 の推進中期を参照）．これらの運動は足関節の前額面での再度安定性をもたらすが，垂直力ピーク時に中足部と前足部の関節面を動かすため破壊的に作用する．隣接する滑膜包が皮膚（靴により位置が固定される）と回転する中足骨頭の間で引き裂かれるため，第 1 中足骨頭の背側内側および第 5 中足骨頭の背側外側に慢性的なバニオン痛をもたらす．

推進期の前足部内がえしは，第 1 中足趾節関節の横軸への背後側移動に必要な第 1 趾列の正常な底屈運動を阻止し（制限母趾または外転外反母趾の発生に寄与する可能性あり），第 1 中足骨頭の床反力への抵抗を少なくする（第 2 および第 3 中足骨頭近くのびまん性胼胝形成により証明される）．

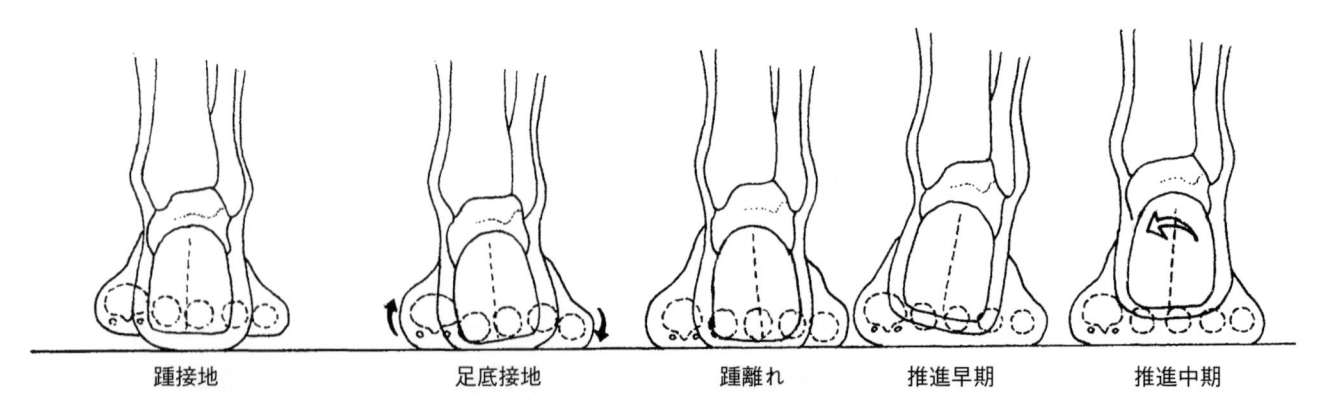

図 3-44 中足根関節長軸周りの可動域が制限された可撓性前足部外反変形の運動　第 1 趾列は足底接地時に距骨下関節回内の完全可動域をもたらすように背屈かつ内がえしする（第 1 趾列は踵接地時に動かないことに注意）

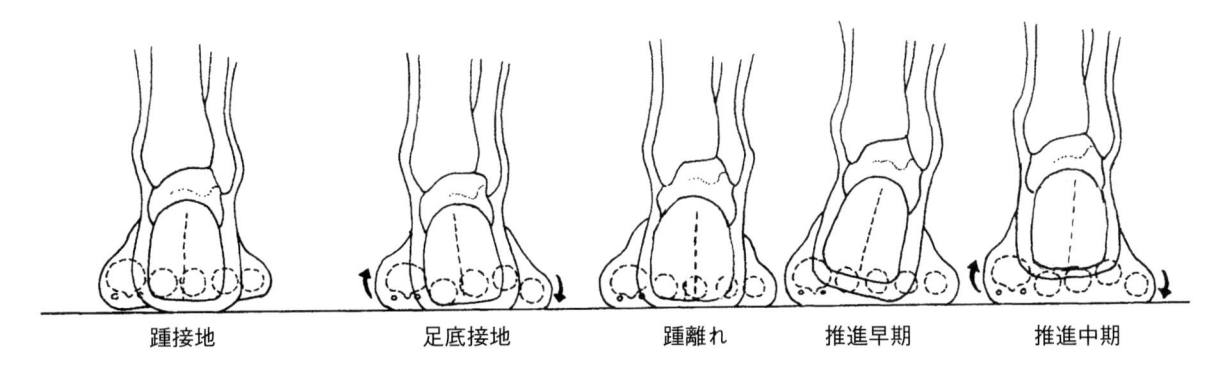

図3-45　6°以上の可撓性前足部外反変形がある足の運動（右足を後ろから見たところ）

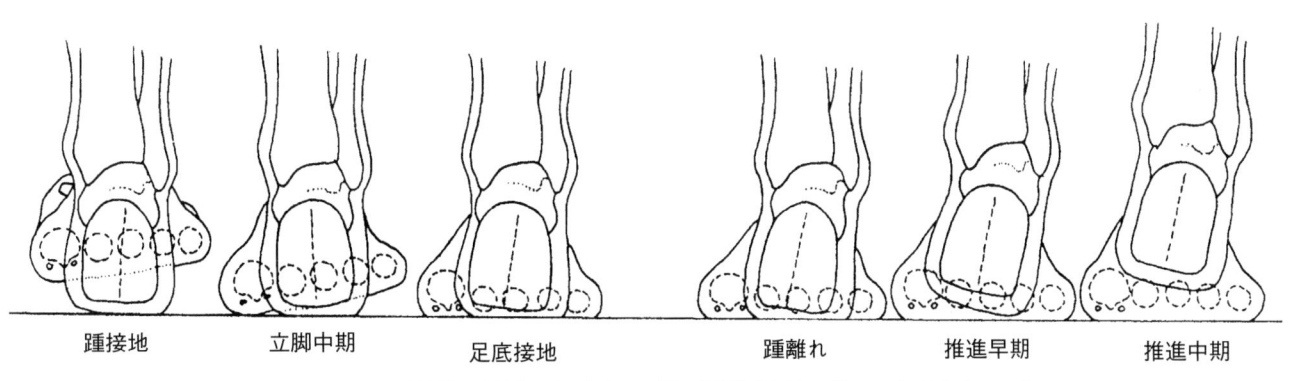

図3-46　強剛性前足部外反変形がある足の運動（右足を後ろから見たところ）

　もし可撓性前足部外反変形が6°よりも大きい場合には，踵立方関節をロックするのに必要な距骨下関節の過度の回外はすでに立脚後期にみられる（図3-45）．この未熟な距骨下関節回外は踵骨内がえしと脛骨外旋の可動域を増強する．腓骨筋は誇張された運動を減速させるので，これらの筋にストレスがかかる．推進期になると，前足部を中足根関節と第1趾列の軸周りに内がえしさせることにより側方不安定性を保護しはじめる．

　しかし大きな前足部外反変形が存在すると，後足部を垂直にするのに必要な前足部内がえし量はしばしばこれらの軸周りの可動域を越えてしまう．すなわち，後足部を垂直にするのに必要な継続した踵骨外がえしは，距骨下関節の急速な回内によってのみ可能になる（図3-45の推進中期の矢印参照）．最大安定性が望まれる時期に足のすべての関節面がロック解除されるので，もちろんこの動作は損傷をおこしやすい．

　可撓性前足部外反変形は，主に立脚後期に（合併する機能不全とともに）側方不安定性をもたらすのに対して，強剛性前足部外反変形では大きさの程度にかかわらず，立脚期すべてに位置の機能不全がみられる（図3-46）．

　踵接地期の間に強剛性前足部外反変形の患者は底屈した前足部が接地するときにのみ距骨下関節の回内ができる．前足部を接地させるために後足部が側方にはねることから，距骨下関節は急速な回外による代償（回外ロックと呼ばれる）を余儀なくされる（図3-46の立脚中期を参照）．もし足が可撓性ならば，第1趾列と中足根関節は前足部全体を内がえしすることで前足部外反変形を代償する．しかし，足部の中足根関節と第1趾列の可動域が制限されているので，距骨下関節回外により前足部足底外側面のみが接地する．

　図3-46に示した代償パターンは，強剛性前足部外反変形の古典としてしばしば記述されるが[79]，臨床的には滅多にみられない．この前足部変形をもつ患者は，後足部を極端に内がえしして接地することにより回外ロックをできるだけ避けようとする（図3-47）．このことは，距骨下関節が回外ロックを懸念してわざと内がえしする学習的反応によるものか，または後足部内反・前足部外反の結合（後足部内反の程度は前足部外反に等しいか，あるいは超えて

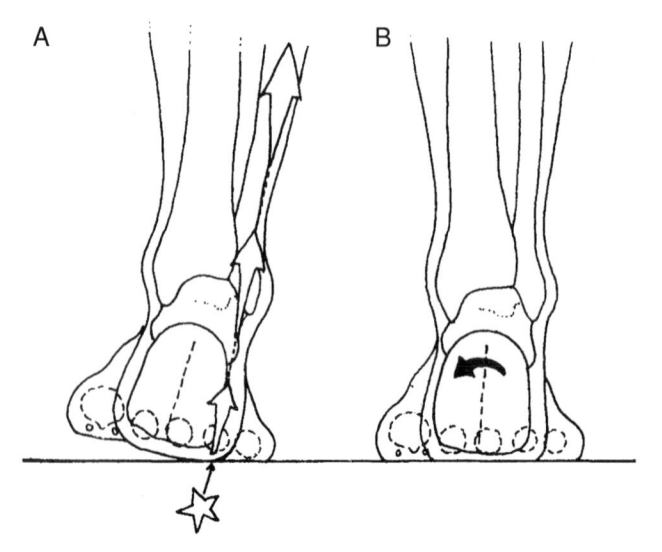

図3-47 強剛性前足部外反変形がある患者が，踵接地直前に後足部を過度に内がえしさせる(A)と，回外ロックを避けるために距骨下関節回内可動域を大きくとろうとする(B)　残念なことには，遊脚後期での後足部内がえしは最初の踵接地点を外側に移動させる（白い矢印）．接床期の衝撃力を吸収する時間が短いので，外側下肢に高衝撃損傷をもたらしやすい．この踵接地パターンは凹足患者が大腿骨疲労骨折[22]，大転子滑液包炎[25]，および腸脛靱帯摩擦症候群[24]になりやすい理由を説明している．また多くの研究者は，強剛性前足部外反変形が腰痛症をおこしやすいこと[80]，凹足がしばしば高衝撃足と呼ばれていることを信じている．

いる）によるものである．

　外側踵接地での破壊的な力の衝撃を減らすために，多くの強剛性前足部外反変形患者は足関節を極端に背屈させて接地する[16]．底屈した前足部の最初の接地を遅らせる（距骨下関節の回内を長時間許す）ほかに，足関節の過度の背屈は前区画筋が足関節の底屈可動域を増やすことで減速させ，衝撃吸収を助ける時間を与える．この代償パターンは足の衝撃吸収能を高めるが，残念なことには前区画筋の慢性筋炎・骨膜周囲炎をおこしやすい．

　強剛性前足部外反変形は踵接地期に高衝撃症候群をもたらすが，立脚中期には後足部が極端な内がえし位置をとる以外は比較的正常な運動をする．残念なことには，後足部の内がえしは，長腓骨筋（外果の後で引っ張られる）の慢性腱滑膜炎や前区画と側方区画の間の筋膜を貫く浅腓骨神経の絞扼性神経症をもたらす可能性がある[81]（図3-48）．

　CangialosiとSchall[81]は，強剛性前足部外反変形にともなう過度の距骨下関節回外が浅腓骨神経症の最初の刺激になる「筋膜窓に対する神経の緊張をもたらす」こと，この単神経症の臨床症状は「下腿末端外側から足背にかけての知覚過敏症から，知覚鈍麻（ときには知覚脱出）などである」こと，筋膜窓から神経が出てくる部位を触診すると「神経の走行に沿った結節性線維化があり，この部位を圧迫する

図3-48 立脚中期での距骨下関節回外可動域の増加は外側区画筋（A）を緊張させ，表在腓骨神経が筋膜を貫く部位（B）で絞扼性神経症をおこしやすい　表在腓骨神経の知覚分布をCに記載した．

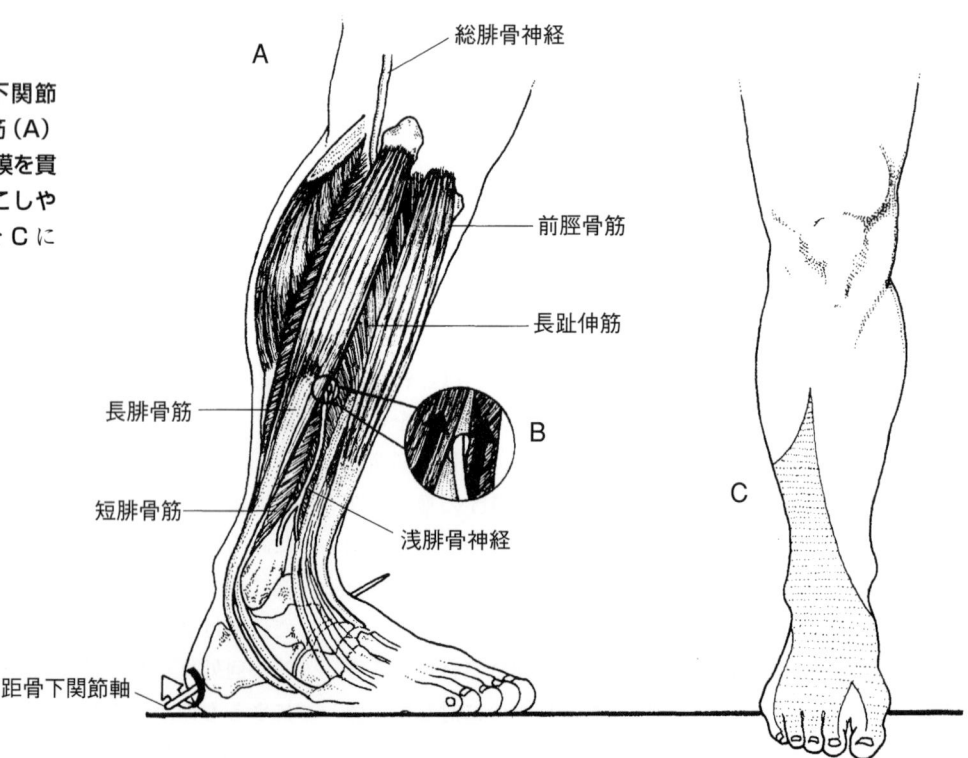

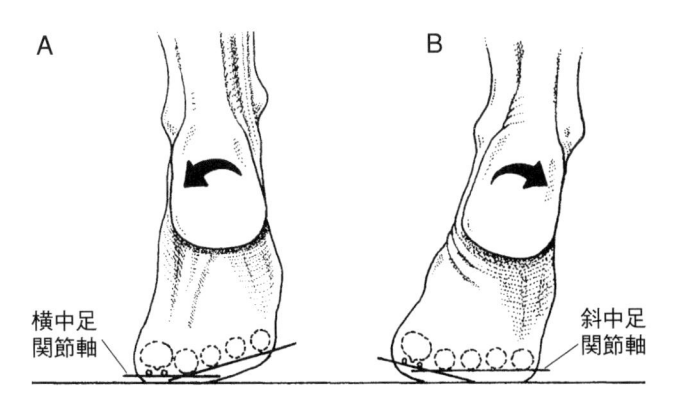

図3-49 正常では距骨下関節は推進後期に回内(A)し，横中足軸(第1・2中足骨頭の間を通る)の周りに最終的なつま先離れが生ずる この際足底筋膜が著明に緊張することに注意する．強剛性前足部外反変形が存在する(B)と，強剛でしかも内がえしの後足部は横中足関節軸ではなく斜中足関節軸周りの回転を強いられる． (Bojsen-Moller F の写真より)[73]

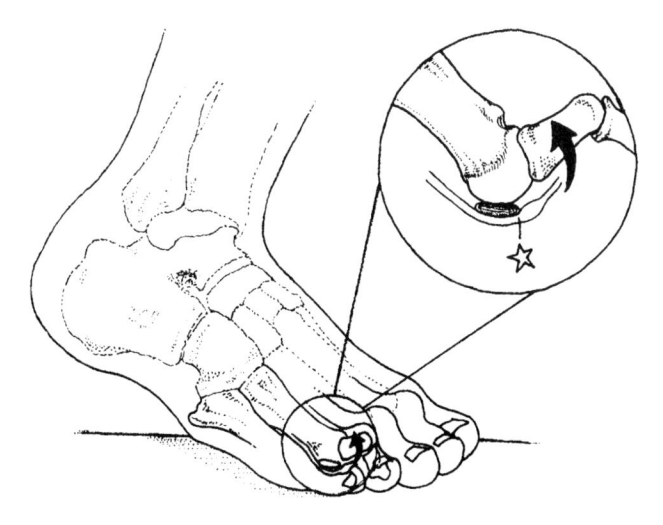

図3-50 推進期の斜中足関節軸の使用は第4・5趾を長時間背屈位に保つ(矢印) この動作は趾間神経を横中足靱帯の末端でつなぎとめる(星印)．この神経の中枢端は短趾屈筋(推進期に活発に発火する)に固定されているので，横中足靱帯の線維端に向かって曲がるときに両端で牽引される．

と浅腓骨神経の知覚領域に沿った疼痛をもたらす」ことを彼らは述べている．

強剛性前足部外反変形はまた後脛骨神経の絞扼性神経症をもたらす可能性がある．Radin[82]は「踵の内がえしが内側踵骨と屈筋支帯（足根管）の隙間を著明に狭くして支帯下で後脛骨神経に加わる圧縮力が著しく増加する」と述べている．この部位での神経刺激は前足部外がえしによる外側足底神経の牽引でさらに悪化し，足根管症候群の発生をうながす環境を形成する．

強剛性前足部外反変形をもつ足が推進期に入ると，距骨下関節外がえしの可動域制約（凹足の外がえしは5°，またはそれ以下になることが多い[75]）によりしばしば外側不安定性を阻止できなくなる．その結果，距骨下関節外がえしの状態がつづくため床反力は踵外側から前足部外側へと移動する．力の最終的な移動は横中足関節軸ではなく，斜中足関節軸に沿っておこる（図3-49）．

すでに述べたように〔訳注：第2章の「3 推進期」(p.31)参照〕，Bojsen-Moller[73]は，斜中足関節軸がもたらすテコの腕が非常に短くなるため，この軸の使用を"ロウギアプッシュオフ"と呼んでいる．彼は歩行路に大きなガラス板をのせ，歩行サイクルのさまざまなパターンを高速カメラで撮影する手法により"ロウギアプッシュオフ"にともなう構造的な相互作用について研究した．その結果，"ロウギアプッシュオフ"の推進期には下腿が外旋した状態で小趾球の回転作用がおこり，後足部が内がえし，前足部が内転することがわかった．推進終末期になると前足部外側に加わる床反力により第4・5趾は著明な背屈位になる．この動作は趾間神経を横靱帯に対して引っ張るため，モートン(Morton)神経腫[84,85]をおこしやすい（図3-50）．さらに第2〜5中足骨頭は足底腱膜に対する半径が小さいため（図2-16参照），第4・5趾の背屈は足底筋膜の無意味な緊張をもたらすのみで，巻き上げ機構による固定性は失われてしまう．

Bojsen-Mollerの記録により，"ロウギアプッシュオフ"では内側アーチは高いものの皮下の足底筋膜・長腓骨筋の緊張はおこらないこと，後足部が内がえししているため軸後部の腓側縁に大きな鉛直力が加わることを証明した．彼はこの推進力側方移動を比較して，両生類や爬虫類だけでなく木登りする霊長類の後肢にみられることを明らかにした（図3-51）．この推進力の側方転移は腓骨損傷や他の外側膝損傷をもたらす可能性がある．

2 前足部外反変形にともなう古典的徴候と症状

前足部外反変形にともなう徴候と症状は，中足根関節と距骨下関節の可撓性ならびに患者が変形を代償する特殊パターンに依存する．たとえば，推進期に距骨下関節の回内継続をもたらす長中足根関節軸周りの大きな可動域をともなう前足部外反（図3-42参照）では，前足部内反変形と同様の徴候と症状（外転外反母趾，内側アキレス腱周囲炎，足底腱膜炎など）がみられる．しかし推進期に側方不安定

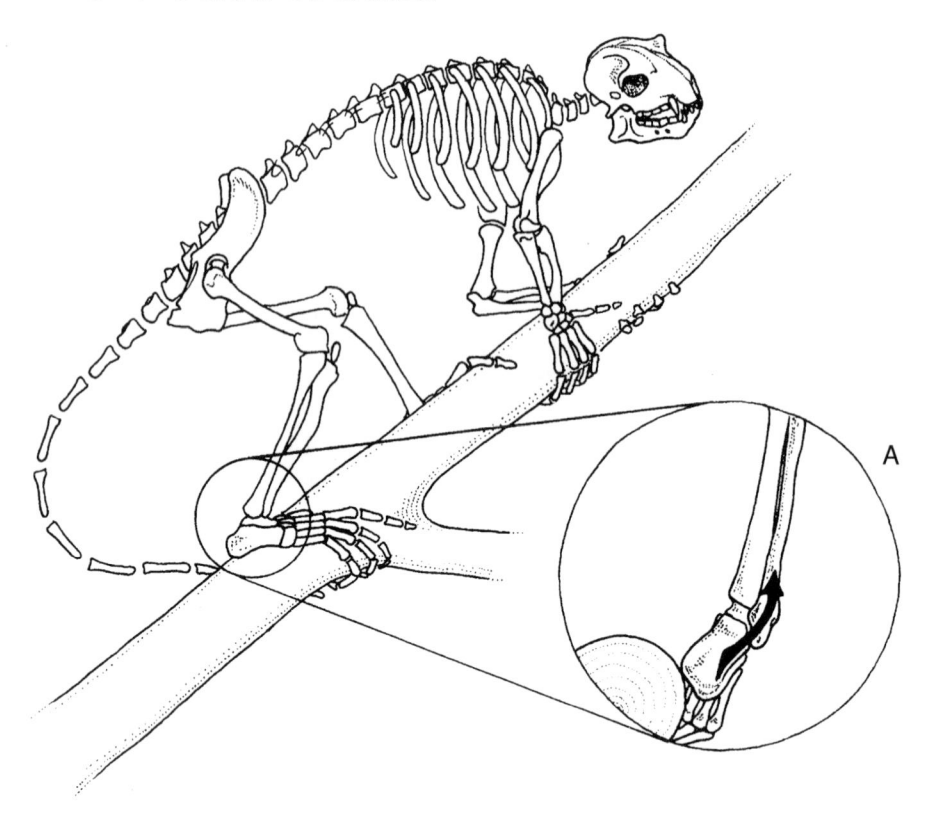

76──第3章　歩行周期における異常運動

図3-51 軸後性腓側縁（fibular border, Aの黒い矢印）はさまざまな両生類，爬虫類および木登りする霊長類での推進力を示している

（Carroll RL より部分的に引用）[86]

性をもたらす可撓性前足部外反変形（図3-44, 45参照）では，次のような徴候と症状がみられるであろう．

1．可撓性前足部外反変形の徴候と症状

1）非荷重時の内側縦アーチ高が中等度〜高度で，荷重時のアーチ高がやや低下する

2）第1・2中足骨頭（時には第3中足骨頭）下の中等度〜高度の胼胝形成　長中足根関節軸周りの可動域が制限されている可撓性前足部外反変形では，踵接地期に距骨下関節を回内させるためにしばしば第1趾列を背屈せざるをえない（図3-44参照）．その結果，足底第1中足骨頭の荷重が増加してびまん性胼胝形成がおこる．

可撓性前足部外反変形はまた第2・3中足骨頭にびまん性胼胝形成がみられることがある．これは推進期に後足部を鉛直位にもどすのに必要な距骨下関節と中足根関節の運動が第1趾列の正常な底屈運動を阻止するためであり，第1中足骨頭の荷重がかけられない（長腓骨筋への接近角が変化する）ために第2・3中足骨頭は床反力のかなりの部分を支えざるをえないからである（びまん性角質増殖をもたらしやすい）．

3）制限母趾，外転外反母趾　もし推進期の側方不安定性の代償として第1趾列が回内すると（図3-45参照），

母趾が最大背屈時に第1中足趾節関節横軸の背後方への移動が急に阻止されて制限母趾変形を生ずる．もし著明な内転中足骨（たとえば11°以上）が存在すると，推進期の急速な第1趾列の回内が第1中足趾節関節の亜脱臼を生じ，次第に外転外反母趾になる．推進早期に第1趾列は底屈するため，可撓性前足部外反変形にともなう第1中足趾節関節の変形は通常は軽度であり，外転外反母趾の第2病型期以上になることはほとんどなく，母趾は最低45°の背屈を保つ．

4）背内側および背外側バニオン性疼痛（背外側バニオンはしばしばtaylor's bunionまたは小腱膜瘤と呼ばれる）　推進期にみられる距骨下関節，中足根関節，第1趾列の側方不安定代償にともなう関節面の急速な移動は，中足骨頭の前額面の運動を増加させる（第1中足骨頭は急に内がえしをし，第5中足骨頭は急に外がえしをする．図3-45参照）．この運動増加は背内側および背外側の近隣滑液包に著明な歪みをもたらし，滑液包は回転する中足骨頭と皮膚（靴により固定される）の間にはさまれる．その結果，疼痛性炎症性バニオンがしばしば生ずる．

5）おそらく趾間神経腫をともなう中足趾節関節滑液包炎　可撓性前足部外反変形の代償にともなう推進期の中足

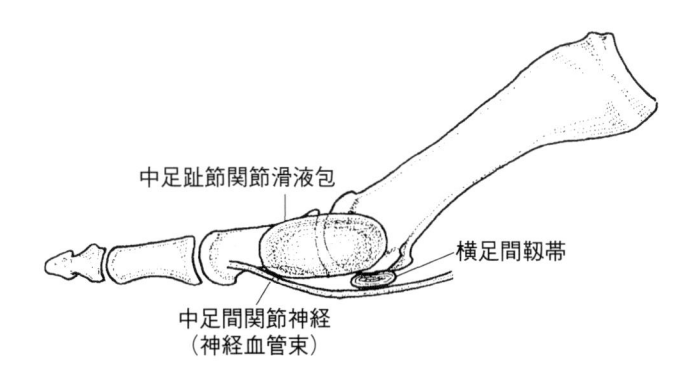

図3-52 中足趾節関節滑液包は最長3cmで中足骨頭の間に広がり，末端は基節骨の中央近くで終わっている　例外は第4・5隙間で，滑液包は横中足靭帯を越えることはない．このことはこの部位に症状がほとんどおこらないことを説明している．

骨頭の急速な回転は，バニオンや小腱膜瘤の発生に加えて中足骨間の滑液包に慢性の歪みがかかり滑液包炎をひきおこす可能性がある（図3-52）．中足骨頭の動きが趾間神経を直接はさむ（この説は1876年にMorton[87]が提唱した）ということを多くの人々が示唆しているが，横中足靭帯の下にこの神経があることは直接的な絞扼をおこしにくい．むしろ，炎症をおこし腫脹した滑液包が隙間を移動させ神経血管束を圧迫して趾間神経腫を生ずることをBossleyとCairney[88]が示唆している．彼らは手術的に疼痛がある隙間を露出して，前足部の側方からの圧縮が趾間神経を圧迫する中足骨頭から炎症のある滑液包を押し出すことを観察した．

この神経は組織学的に神経線維外鞘・神経鞘および神経線維内鞘の線維化がみられることから[89]，明らかに圧縮力から保護されていない．第3隙間には内側および外側足底神経枝が入っており最も厚くなっているために，特に損傷をうけやすい（図3-53）．

臨床的に神経腫を確認するためには，中足骨頭を横から強く握り（趾間滑液包を圧迫する）罹患場所の足底面に沿って圧を加えてやればよい．もし神経腫が存在すると，腫脹した滑液包の末端下部が足底からの圧迫によってただちに疼痛がおこる．窮屈な靴は中足趾節関節滑液包炎にともなう症状を明らかに増悪させる．

6）外区画筋の筋炎　6°以上の可撓性前足部外反変形では，立脚中期後半に距骨下関節の代償性回外と下腿の外旋が始まる（図3-45参照）．これらの運動は長・短腓骨筋の強力な遠心性収縮により抵抗をうけるため，これらの筋

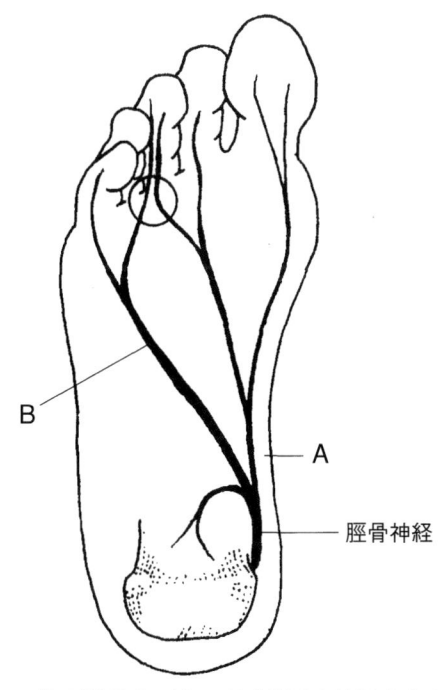

図3-53　第3隙間（円内）では内側足底神経（A）と外側足底神経（B）の枝が分岐している

の慢性的ストレスを生じやすい．短腓骨筋はまた推進期に遠心性収縮により距骨下関節を回内させて側方不安定を解消しようとするためにストレスをうける．外区画筋の慢性疼痛はこの誇張された筋固定化にともなう唯一の症状になりうる．

2．強剛性前足部外反変形の徴候と症状

これまで可撓性前足部外反変形にともなう徴候と症状を述べてきたが，強剛性前足部外反変形では以下に述べる別の損傷がみられる．

1）非荷重時および荷重時の内側縦アーチが高く，立脚期の踵が内がえしの状態（図3-54）　潜在的損傷の程度は内側縦アーチの高さに依存する．高いアーチをもつ人々は損傷されやすい[90]．

2）第1・5中足骨頭での中等度～高度の胼胝形成　強剛性前足部外反をともなう前足部外がえしのために，前足部足底の最初の接地点はしばしば第1中足骨頭の近くでみられる（図3-46参照）．第1趾列軸周りの可動域が極端に制限されており第1中足骨は底屈位にあるため，第1中足骨頭直下の皮膚（とりわけ脛側種子骨直下）にはかなり大きな衝撃力が加わり，すみやかに局所的な角質増殖損傷が発生する．距骨下関節が後足部を内がえしして前足部

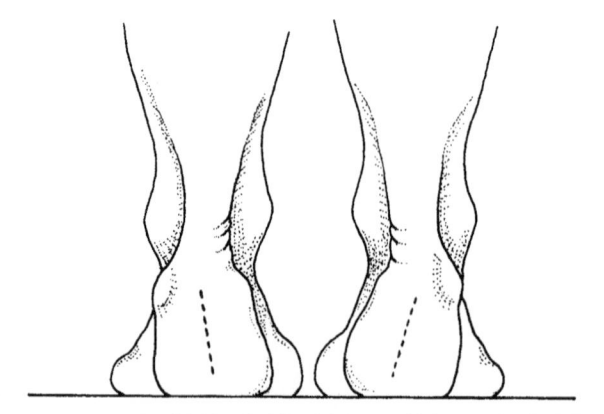

図3-54 強剛性前足部外反変形での弛緩した踵骨立脚期

の変形を代償する際に、床反力は第1中足骨頭から第5中足骨頭に移動する。この足が推進期になると、特徴的なロウギアプッシュオフにより床反力のピークは第5中足骨頭にみられ、この部位に著明な胼胝形成をもたらす。

3）趾の鉤爪またはハンマー［状］足趾変形（特に第4・5趾）　凹足にともなう大きな中足骨にみられる傾斜角は、基節骨を背屈位に強制させる（図3-55）。基節骨のわずかな背屈が虫様筋と骨間筋腱の上方移動を生ずるために、このことは不幸にも趾拘縮をおこしやすい生体工学的環境をもたらす（図3-56）。内在筋は中足趾節関節に圧縮力しかもたらさないため、腱の上方移動がたとえわずかであっても中足趾節関節の底屈作用が阻止される。もし腱の上方移動がかなりの量になると、骨間筋腱は中足趾節関節横軸上に作用して基節骨の背屈筋になる。

長趾伸筋は基節骨に直接連結していないが、基節骨周囲をとりまく腱性スリングにより中足趾節関節の変形を助長する（図3-56 Bの黒い矢印）。

Sarrafianら[91]は「屍体の趾伸筋機構を評価した結果、基節骨がわずかな背屈位にあるときに長趾伸筋を手で引っ張ると（スリングにより）基節骨の著明な背屈をもたらすが、趾節間関節にはなんの運動もおこさず、基節骨が底屈位に

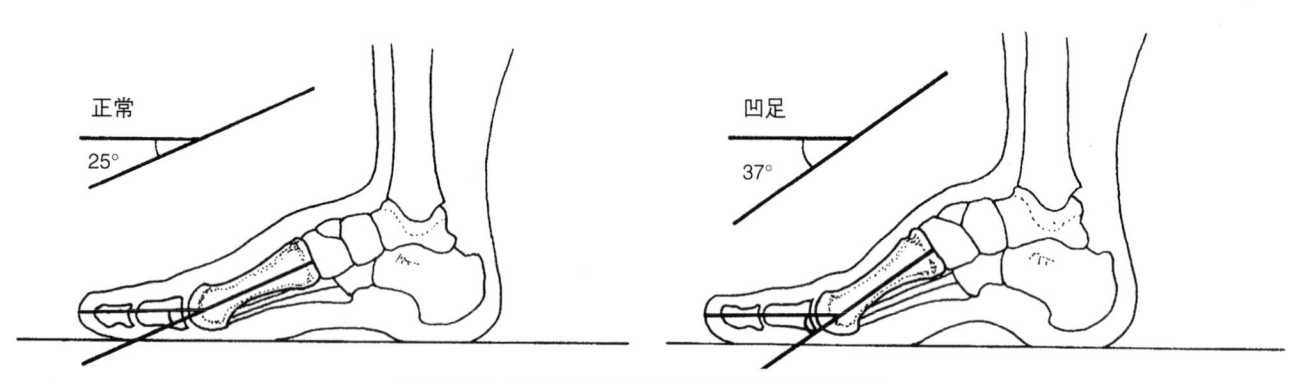

図3-55 凹足の基節骨は背屈位に保たれている

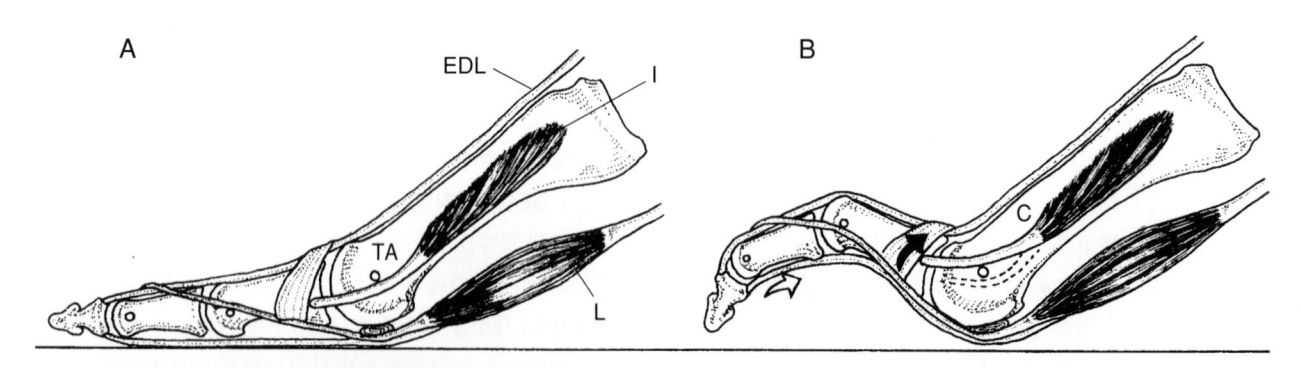

図3-56 虫様筋と骨間筋腱の通路　A：理想的には虫様筋(L)と骨間筋(I)腱は中足趾節関節横軸(TA)の下を通り、これらの筋が基節骨の底屈筋として作用する。虫様筋と長趾伸筋（EDL）は趾節間関節の背側を通り、趾が完全に伸展するのに必要な圧縮力をもたらす。B：基節骨の背屈は虫様筋と骨間筋(C)腱を転位させ、長趾伸筋と結合して趾節間関節の鉤爪化（白い矢印）をおこす。

あるときにのみ長趾伸筋は趾節間関節の伸筋として作用する」と述べている．強剛性前足部外反変形では虫様筋と長趾伸筋が趾節間関節を伸展できないので，長趾伸筋は趾節間関節の屈曲変形に対してなんの作用もできない．第4・5趾は典型的なロウギアプッシュオフによりこれらの趾を背屈位にもたらし，推進期に骨間筋腱の拘縮により助長されるために特に鉤爪になりやすい．これは長趾伸筋が推進期に趾の接地を維持しようとして短い発火活動をおこすため，趾節間関節が急速な鉤爪になりやすい．

Bordelon[92] は「長趾伸筋が遊脚中期に前足部のトウクリアランスを助けるために発火活動をすることから，遊脚早期に基趾骨が極端な背屈をもたらす」としている．時間が経つにつれて中足趾節関節背側と趾節間関節底側に拘縮が生じ，この変形を維持する．この拘縮は正常ならば中足骨頭前にある脂肪パッドを移動させ，クッション性減少による二次的な中足部痛をおこしやすいことは臨床的に意義深い[93]．

不幸なことには，Calliet[94] は「趾拘縮が徒手的ストレッチングにしばしば抵抗する」こと，また，Schoenhaus と Jay[79] は「よくできた機能的装具でさえ趾拘縮を減少できない」と述べている．このため保存的療法による予後が不良であり，靴による修正（とりわけ変形した趾に接するトウボックスを広げる）を行うべきことを患者に告げねばならない．

4）**趾間神経腫**　可撓性前足部外反変形では，腫脹した滑液包の圧迫による二次的な趾間神経腫をおこしやすいが，強剛性前足部外反変形では横靱帯による直接的な機械的刺激により神経損傷をおこす可能性がある．趾間神経はエラスチンを含まないため[84]，伸びたり引っ張られたりできないからである．ロウギアプッシュオフにおける第4・5趾の過度の背屈位は，横靱帯の末端で神経を引っ張る（図3-50参照）．横靱帯による繰り返す束縛は，やがて趾間神経の瘢痕をともなう増殖性反応をもたらす．

Betts[95] は「圧縮ではなく伸展が趾間神経の疼痛をもたらすことを示唆するとともに，第3隙間では内側および外側足底神経の近位端が反対側の短趾屈筋から始まっており，推進期でのこの筋の収縮により固定される可能性があるために趾間神経が特に損傷されやすい」と述べている．趾間神経の近位端が固定され，遠位端は趾の背屈により引っ張られるため，このことは横靱帯のもとでの歪み力を著明に増加させる．

5）**踵骨後部滑液包炎をともなうハグルンド変形**　強剛

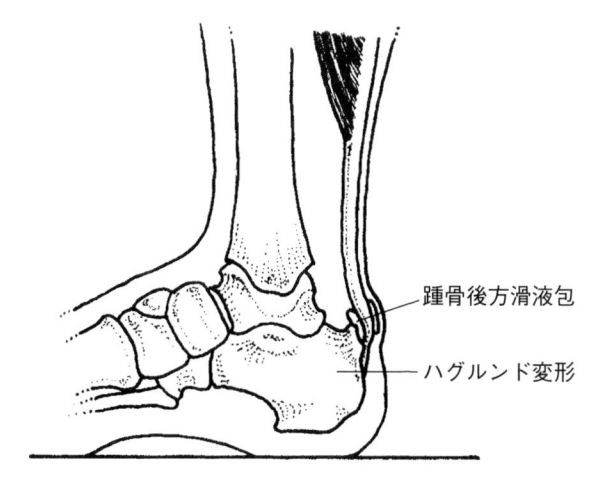

図 3-57　ハグルンド変形　踵骨後上部に沿った骨突出

性前足部外反のある者の踵は静的立脚期に内反位にあるため，踵骨上外側部分はしばしば靴の月形しんで圧迫される．踵骨上部が拡大していると（しばしばハグルンド変形またはアキレス腱の "pump-bump" と呼ばれる．図3-10および図3-57参照）．変形した踵骨と外側月形しんの間で繰り返し接触するため，局所的な骨膜炎や外側アキレス腱炎をおこすので特にやっかいである．

Bordelon[92] が述べているように，踵骨上外側の拡大は，骨変形とアキレス腱の間で歪みを生ずる踵骨後滑液包の石灰化の有無にかかわらず慢性炎症をもたらす可能性がある．

6）**外側アキレス腱周囲炎**　ハグルンド変形が存在しなくてもアキレス腱は慢性的に損傷されやすい．これは，強剛性前足部外反変形を代償するのに必要な過度の踵骨内がえし可動域がアキレス腱外側に引っ張り歪みをもたらすためである．緊張増加はすでに存在している腱の血流障害（とりわけ踵骨付着部から2～6cm近位の部位）をさらに悪化させる．

Rathbum と MacNab[96] は，腱性血流に対する引っ張り歪みの影響を記載して，棘上筋と肩甲下筋への緊張が増加すると腱の血管床の充満が減少することを証明した．この情報を下腿にあてはめると，極度に内がえしになった踵骨がアキレス腱をひどく締めつけて（とりわけ推進早期に腱にかかる引っ張り歪みは1,200ポンドを超える[97]），ほとんど無腐性の組織に病的退行（tendinosis）をもたらす可能性がきわめて高いことがわかる．

7）**長腓骨筋の慢性腱滑膜炎および／または足関節窩の内がえしによる捻挫**　後足部の内がえし位置は内側縦アーチの極端な増加とあいまって長腓骨筋に強い牽引力を作用

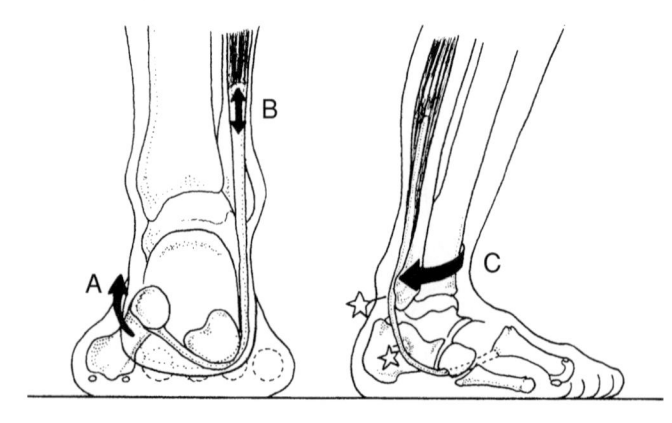

図 3-58　凹足にともなう挙上した内側縦アーチは長腓骨筋付着部を上方へ転移させ(A)，残った筋への緊張性歪みを増加させる(B)　ロウギアプッシュオフ(C)にともなう下腿外旋可動域が継続すると，長腓骨筋腱が腓骨後方および腓骨結節(星印)の近くでの通過点で緊張されるという問題によりさらに悪化する．

させる（図 3-58 A, B）．このため，長腓骨筋の慢性腱滑膜炎と浅腓骨神経の絞扼性神経障害すらおこる可能性がある．さらに，凹足の足関節では質量中心が高い位置にあるため，前足部外反変形をともなう後足部の代償性内がえしは，著明な不安定性をもたらすことから慢性足関節捻挫をおこしやすい（図 3-59）．

8) 外側足関節および膝関節のびまん性疼痛　踵接地期に鉛直力が踵後外側に突然加わることは，推進期に力が軸後に作用することとあいまって外側足関節および膝関節に損傷をおこしやすい．腓骨は通常，下腿に加わる軸性体重のわずか 1/6 しか支えられないことから[98]，鉛直力の増加は腓骨に極端な仕事量に対応すべく皮質の肥大をともなうびまん性ストレス反応をもたらす．骨へのストレスに加えて，床反力の増加は，遠位脛腓関節面の阻止靱帯の相対的弛緩と，近位脛腓関節面の機能不全をもたらす可能性がある．

Lutter[24] は，凹足患者の外側膝関節痛の性質について検討した．さまざまな膝損傷がある 213 人のランナーのうち凹足患者は外側膝関節痛や腸脛靱帯摩擦症候群になりやすいこと，膝損傷の約 80％が足の機構障害によるもので回内足は内側膝関節痛に，凹足は外側膝関節痛になりやすいという Lutter の評価は特に興味深い．McKenzie ら[25]も同様の所見を報告している．

9) おそらく変形性股関節症をともなう中殿筋の慢性歪み　理想的には，身体の質量中心は立脚後期と推進早期に外側転移のピークに達し，その後反対側の踵接地ができるように内側にずれるべきである．質量中心の中心線への回復は踵立方関節の適切なロッキング，長・短腓骨筋，外側列および中殿筋（および上部大殿筋）の外がえし，股関節の外転に依存する．強剛性前足部外反変形のある患者は距骨下関節の可動域が通常制限されているので，外側列の外がえしはしばしば不可能である．股外転筋は推進期に質量中心の継続した外側転移を阻止するため，強力な発火活動をしなければならない．このような患者は股外転筋の緊張を防ぐために，質量中心の外側偏位を減少させるように歩幅を狭くした歩行を学ぶ．不運なことには，狭い歩幅歩行は中殿筋の歪みは減少させるが足関節内がえしの捻挫の危険性を高め大転子滑膜包炎をおこす可能性がある．

また強剛性前足部外反変形患者は，踵接地を行うための前足部足底に必要な代償性距骨下関節の回外可動域が大きすぎるので，歩行期間中下肢全体を外旋位に維持するため股関節を損傷しやすい．この肢位は大腿骨頭と臼蓋の表面接触を極端に減少させるように大腿骨頭が絶えず後部位置にある．その結果，鉛直力が狭い表面部位に加わるため，圧の相対的増加と接触している関節に非緩和性ショック（unmitigated shock）を与える[99]．このような軸性荷重の増

図 3-59　ブロック A は 45°傾いても端に倒れない　一方，ブロック B では質量中心(黒い点)が高い位置にあるので支持基盤に対してすみやかに転移して転倒する．この動作は先の重いジープが急速な回転を行うときにフリップする（びくっと動きやすい）ことに類似している．

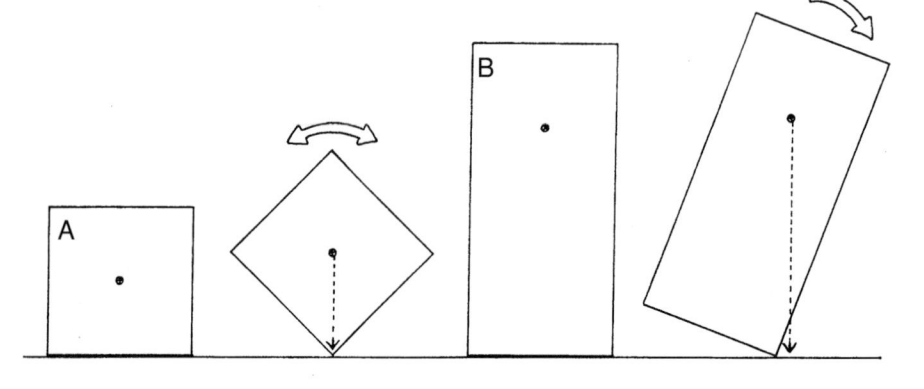

加は必然的に関節裂隙狭小をともなう関節面退行の加速化をもたらす[99]. このような損傷の初期徴候には股関節外転可動域の減少と,上部臼蓋縁に沿った軟骨下硬化症を示すX線像があげられる.

10) 腰痛症　強剛性前足部外反変形は腰痛症をもたらす,との多くの報告がある[3,32,80,100]. 踵接地の床反力の急速なピークによるショック波が足と下腿から直接腰部に伝達されると考えられている[3]. 凹足にともなう一過性骨格増加が外側膝関節痛[24]または足・大腿骨の疲労骨折[22]をおこしやすいことが証明されているが,しかし,このショック波と腰痛との関連については証明されていない. RoncaratiとMcMullen[101]は,潜在的に腰痛症の可能性がある105例を評価した結果,凹足のある者は実際のところあまり腰痛症に悩まされていなかった(この研究のサンプル群は無作為に選ばれた674例であった). 彼らは凹足を確認するためにフェイス線による測定(図3-60)を用いた. もし彼らが前足部外反変形角度,中足根関節ならびに距骨下関節の可動域(とりわけ距骨下関節外がえし),さらに踵接地期の距骨下関節回内速度を評価したならば,腰痛症にさらに意義深い相関を見出したであろう.

凹足をもつ者が腰痛症になる可能性は,どのようにしてこの変形を代償するかに依存する. もし彼らが歩幅の短い歩行をして比較的活動性が低く,しかも趾と踵を同時に接地するならば,近位下肢構造が損傷される可能性は著明に減少するであろう.

言い換えると,もし長い歩幅の長距離ランナーで激しい踵接地をする場合は,高衝撃損傷の可能性は劇的に増加するであろう.

BuilderとMarr[80]は「凹足が腰仙椎椎間関節症候群になった症例報告で凹足は,特に促通脊柱セグメントが存在する場合にしばしば腰痛症の原因になりうる」と主張した. 促通脊柱セグメントとは「その該当する脊髄レベルで運動ニューロンの閾値が低下した結果生ずる運動反射性閾値の低下」であると述べている. 促通もしくは「障害された」セグメントに支配されている傍脊椎筋の筋電図を調べ,これらの筋では身体のどの部位で与えられた刺激にも反応して最初に発火し最後まで継続することを見出したDenslowとKorr[102]の仕事を彼らは引用している.

たとえば,損傷されない脊柱セグメントの棘突起を機械的に刺激しても,そのセグメントに支配される傍脊椎筋は刺激されないが,促通セグメントに支配される傍脊椎筋では発火活動をする. BuilderとMarr[80]は,広範囲な保存療法(マニピュレーション,仙椎尾骨治療に加えて,超音波,マッサージ,鍼灸などさまざまな治療を含む)をうけたにもかかわらず慢性腰痛に悩む患者の症例報告を行い,この患者の機能的な評価で腰椎に目に見える障害をもたらす激しい踵接地をすることを見出した. 踵に高密度ゴム製パッドの付いた装具療法を行ったところ,最初の2週間で疼痛は著明に減少し12週間で症状がほぼ寛解した.

腰痛症をもつ者の一過性骨減少の効率について,WoskとVoloshin[103]は粘弾性の衝撃吸収足底板による治療をうけた382人の患者の5年間の追跡調査を行った. 驚くべきことには,80%の患者で症状改善をともなう疼痛レベルの著明な減少がみられたことを報告した. 彼らはこの驚くべき調査結果について,「腰痛症患者が歩行にともなう繰り返す椎間板への衝撃を弱めることができず,このためS1-L5-L4領域での反復性微細損傷をうけやすい」と結論づけた.

WoskとVoloshin[103]の結果と,RoncaratiとMcMullen[101]との腰痛評価結果を結びつけることにより,凹足自体は健康なグループ(皮肉なことには過度の下肢内旋にともなう骨盤の伸展角度を減少させて腰痛を防御する)に腰痛をおこさないが,わずかな腰部損傷の永続に際して重要な役割を演ずる可能性があることが理解されよう.

3　前足部外反変形に対する装具療法

前足部外反変形が可撓性・強剛性のいずれであっても,装具療法の目的は距骨下関節の中立位の機能を許すことにある. 前足部内反変形の場合と同様に,踵立方関節がロックされ距骨頭が舟状骨の後ろに維持されているときの前足

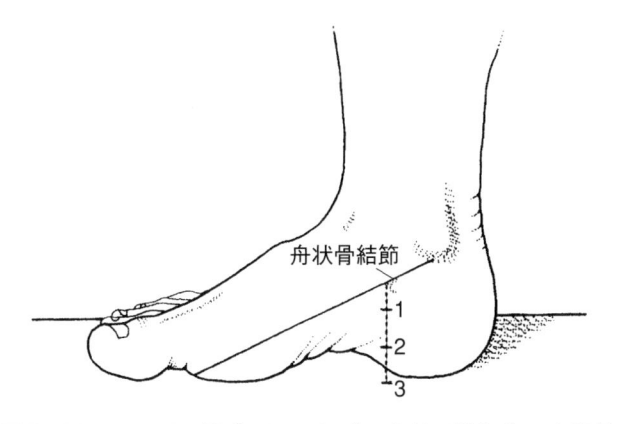

図3-60　フェイス線(Feiss' line)　内果下端と第1中足骨末端の間に線を引き,舟状骨結節から下ろした垂直線(点線)を3等分する. もし舟状骨結節が最初の1/3にあるならば凹足である. 舟状骨結節が中1/3にあれば回内足である.

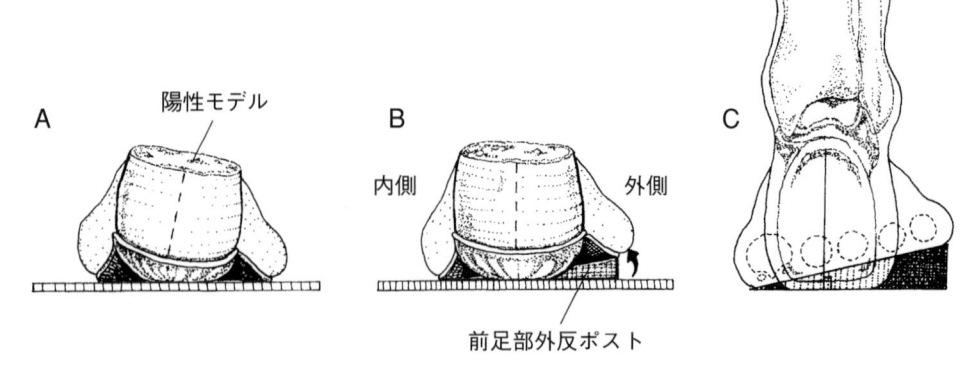

図3-61　A〜C：前足部外反ポスト

部・後足部の関係を正確に把握する足部採型法により達成できる．この採型から陽性モデルを作製し，荷重部位の軟部組織の転移と衝撃吸収に必要な内側縦アーチの低下ができるような適切な調整を行う．この調整（第6章で詳細に説明する）後に足底面に沿って中足骨頭の近位まで装具シェルをモールドする．足底前外側シェルに角度のついたウェッジまたはポストを加え，後足部の二等分線が垂直になるようにする（図3-61）．

このポストは靴の適合が困難になるため15°を超えてはならず，遠位外側シェルが第5中足骨幹の下にくるようにする．大きなポスト角度が必要な場合には中足骨頭まで延長する．本章の〔本章の「3 前足部内反変形に対する装具療法」(p.69)ですでに述べたように，この追加は溝への圧縮可能なポストと呼ばれる〕．延長ポストは靴の適合が困難になるが，体重の大部分が中足骨頭で支えるため，外側中足骨幹にかかる歪みを減少させる．また，溝まで延長した圧縮ポストは力の進行が中心に維持されているため推進期に絶えず装具のコントロールを行う．もしこの延長ポストがないと，大きな前足部外反変形をもつ足（たとえば4°以上）は，体重が装具シェルより遠位にかかった瞬間に外側に沈み回外代償をおこす．すなわち，推進期の力が軸後の腓側縁にかかると推進早期に同じ症状が継続する．

可撓性前足部外反変形が存在すると，装具のシェル（とりわけ踵骨傾斜角）は過度の距骨下回内を阻止し，前足部ポストは側方不安定性を阻止する．SchoenhausとJay[79]は「もし早期に機能的装具療法を開始するならば重度の外転母趾とバニオン形成を阻止できる」と述べている．

前足部外反変形が強剛性の場合，前足部ポストは中足骨頭の横軸に沿って力の進行を内側にずらすことによりハイギアプッシュオフをもたらすため推進期にきわめて価値が高い．ハイギアプッシュオフの使用は足底筋膜の巻き上げ機構効果を改善し，推進期の力を軸後の腓側縁から移動させ，第4・5趾がわずかに背屈するときの外側趾間神経の伸展を減少させる．前足部ポストはまた踵接地期に距骨下関節の代償性回外を阻止して外側前足部が支持されるために効果的である（このことは中足骨頭への床反力の分散を均等化し，中足部痛の可能性を減少させる）．

前足部外反ポストは踵接地期の過度の後足部内がえしを阻止するが，適切な衝撃吸収に必要な距骨下関節の回内可動域を維持できない．これは前足部ポストが距骨下関節を中立位にもってくるだけの大きさしかないためである．踵接地期に外側前足部ポストを延長して衝撃吸収に必要な距骨下関節の回内可動域をもたらすことは理想的ではあるが（距骨下関節がこの回内可動域を維持できるとの仮定に立って），鉛直力がピークに達するときに距骨下関節を強制的に回内位置に維持することから推進早期には好ましくない（図3-62）．この状態は必然的に弾機靱帯（訳注：lig. calcaneonaviculare plantare）の永続的な延長（可塑性変形），慢性内側アキレス腱炎，および／またはヒラメ筋の慢性捻挫をもたらす．ヒラメ筋は大きなポストに対して足全体を内がえしさせて距骨下関節の中立性を再度維持しようとして激しく発火することから，この筋の捻挫はおそらく外側前足部ポストの延長にともなう最もよくみられる医原性損傷である．

強剛性前足部外反変形の患者が適切な衝撃吸収を行う唯一の方法は，距骨下関節が回内を行える十分な可動域をもつことである．このような患者の距骨下関節回内運動はしばしば制限されているので，前足部ポストの適切な使用に

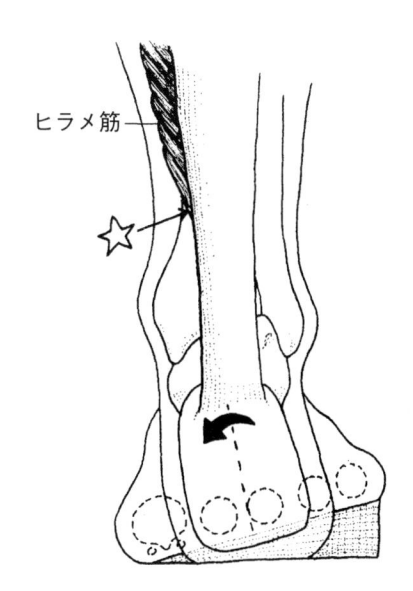

図3-62 前足部ポストの付けすぎは距骨下関節回内可動域を増加させる．このことは踵接地期の衝撃吸収を増加させるので好ましい　残念なことには立脚中期・推進初期にこのポストが踵骨を外がえしに維持するのでさまざまな損傷〔主にヒラメ筋の慢性疲労（星印）〕をもたらす可能性がある．

もかかわらず高衝撃による多くの症候はずっと継続する．多くの臨床家は「強剛性足に対する装具療法がうまく反応しない」と述べている[79,104]．しかしながら強剛性前足部外反変形が必ずしも予後が悪いことにはならない．屈曲できない関節面を積極的にマニピュレートすることにより，患者はしばしば無症状の生活スタイルを獲得できる（距骨下関節の回内可動域が両側とも減少してしかも関節の最終遊びが硬く，急な場合には減少可動域は3関節面のある距骨下関節の可能性があり，マニピュレーションは禁忌であるということを誇張して述べてはならない）．

距骨下関節の回内可動域増加が不可能であっても，ヒールに衝撃吸収材を用いるだけで（または装具に仕上げる）患者に短い歩幅の歩行をさせ，できるだけ頻繁にランニングシューズをはかせることにより症状は軽減するであろう．McKenzie[25]らは「凹足患者に柔らかなエチレンビニールアセテート（EVA）製中敷きの付いたスリップ式でカーブラストの付いた靴を装着すべきである」としている．患者の治療プログラムへのいらだちを減少させるためには，凹足の治療は時間がかかることを説明すべきである．足のタイプがランナーの膝損傷に及ぼす影響を調査した報告[105]によると，凹足がある患者が完全復帰するまで86日かかったのに対して，回内足の患者はわずか46日しかかからなかった．

本項を終わるにあたって，強剛性前足部外反変形にともなう機械的機能異常はしばしば進行性であり，たいていの機械的なコントロールの形が一時的で絶えず変化することを強調したい．その結果，通常の効果的な治療プログラムが行われるように，足の形を定期的に評価すべきである．もし前足部・後足部のアライメントが著明に変化した場合は，足の採型を再び行ってポストの角度を変化させるべきである．

保存的療法がこの変形の進行をくい止められない場合には手術が必要になる．幸いなことには手術が行われるのはまれであり，大多数の患者は保存的療法に反応する．SchoenhausとJay[79]は「うまく適合した装具がアキレス腱後部の刺激を減少させ（すべての中足骨頭にかかる体重の分散により），足底胼胝形成に基づく症状を緩和し，趾間神経腫，外側下腿および膝の疼痛，坐骨神経痛などの症状を減少させる」としており，非常に楽観的である．しかし彼らは，趾拘縮が著明に改善されず，特に第5趾で進行することを認めている．

5. 中足骨頭の横断面におけるアライメント

前足部内・外反変形の場合に中足骨頭のアライメントは足を中立位にしてチェックする．

中足骨頭レベルでの横アーチ存在の有無について諸家の報告は一致していないが，Bojsen-Moller[106]は「中足骨幹が縦に弯曲しており中央の中足骨幹が末端に最も長くなっている」と述べている．彼は横の中足骨アーチが一見存在す

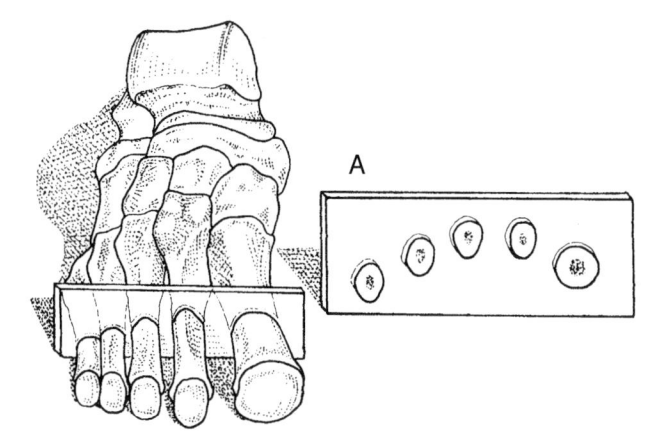

図3-63 中足骨幹が横断面でアーチを形成している様子に注意する．一方，中足骨頭は地面に均等に接地している

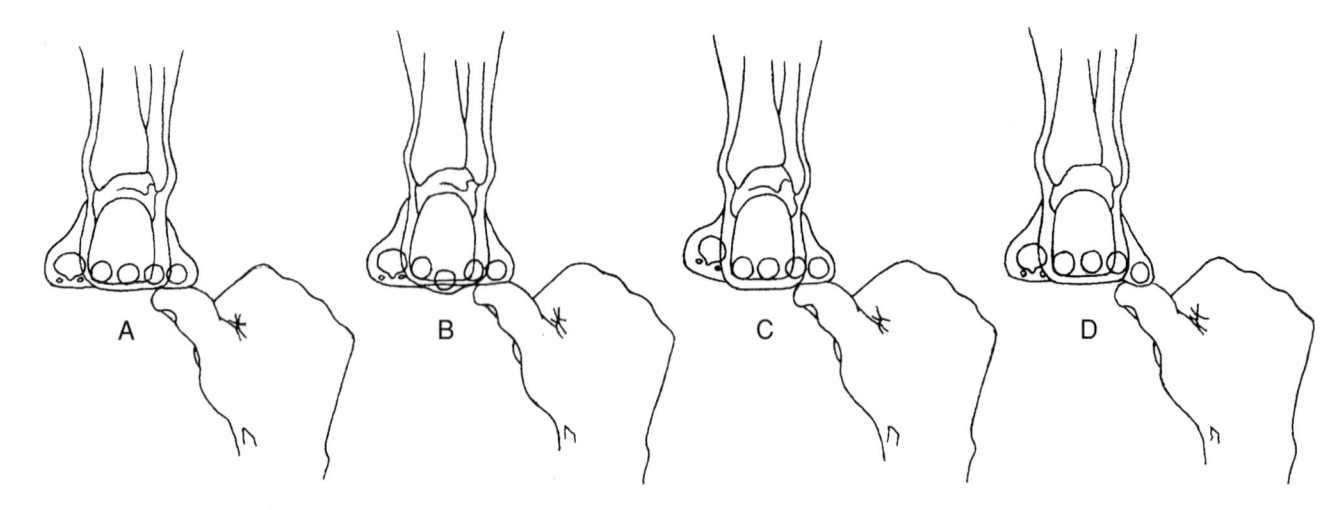

図3-64 A：理想的な中足骨頭のアライメント，B：底屈した第3中足骨，C：背屈した第1中足骨，D：底屈した第5中足骨　正常では距舟関節の適合性を維持している左足は，説明しやすいように除去されていることに注意する．

るように見えるが，実際にはすべての中足骨頭は同じ横断面にあることを記載した（図3-63）．Cavaneghら[107]は「無症状な人々の中足骨頭近くの足底圧パターンを測定した結果，横アーチは存在しない」と結論づけた．彼らは「ピーク圧が中央中足骨頭で最大であることから，このレベルでの横アーチは存在せずこのような考えは完全に放棄すべきである」と結論づけた．

すべての中足骨頭は理想的には同じ横断面にあるべきであるが，先天性または後天性奇形のために，1つまたはそれ以上の中足骨頭が共通な横断面の上下に偏位している状

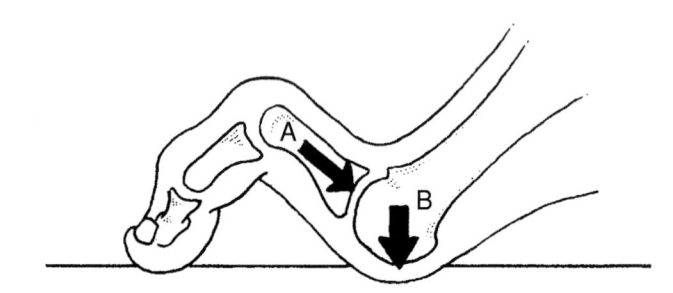

図3-65　槌趾の基節骨は逆行性底屈力をもたらす（A）．この力は中足骨頭を低い位置に維持する（B）　足根中足関節の動きを制約する靱帯が背屈動作よりも底屈動作であまり抵抗されないためであろう[106]．

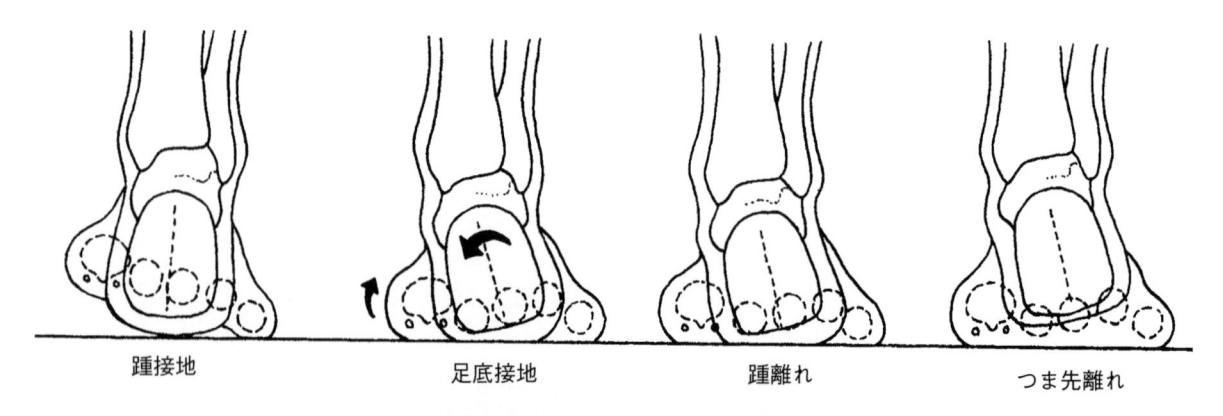

踵接地　　　　足底接地　　　　踵離れ　　　　つま先離れ

図3-66　強剛性第5中足骨は，内側前足部を接地させるために代償的な距骨下関節回内を要する．立脚期の間距骨下関節は回内位置を維持する　もし第5趾列が可撓性ならば，踵接地期に背屈かつ外がえしになり距骨下関節の機能は損なわれない（第5趾背外側滑液包が回旋する中足骨頭と皮膚・靴の間でしばしば引っ張られるので，第5趾列の動作は胼胝形成をもたらしやすい）．

況がしばしばみられる（図3-64）．Bojsen-Moller[106]は，第2・3趾槌趾が各中足骨頭を底屈位にさせている興味深い現象を記載している（図3-65）．このような事態は疼痛性足底胼胝または圧分散不均衡のため潰瘍を生ずる可能性がある．

位置が不良な中足骨頭が足の機能に及ぼす影響は，どの中足骨が該当しているのか，さらにもっと重要なことは中足骨の可動域がどうなっているのかに依存する．たとえば，もし第3中足骨が底屈位になっており中足骨頭が他の中足骨の共通横断面から容易に転移している場合には，足の機能は重篤に損なわれず損傷の危険性はわずかである――しかし，第3中足骨頭足底および近接する中足趾節関節の滑液包は，大きな圧縮力および歪み力がかかるので損傷されやすい．

一方，もし第5中足骨頭が底屈して第5趾が硬く，しかも他の中足骨の共通横断面にもどれない場合には，距骨下関節が内側前足部を接地させようとして代償的回内をするために損傷の危険性が大きい（図3-66）．この足は前足部内反変形と同じであり，潜在的に損傷されやすい．第4・5中足骨アライメント不良は，潜在的に損傷をおこしやすい代償的な後足部運動をもたらすが，幸いなことにはこのような事態はきわめてまれにしかおこらない．

1　第1趾列底屈変形

第1趾列底屈変形（図3-67）は第4・5中足骨底屈よりもよくみられ，臨床的意義がはるかに大きい．この変形は人口の約15％にみられ[1]，先天性もしくは後天性に生ず

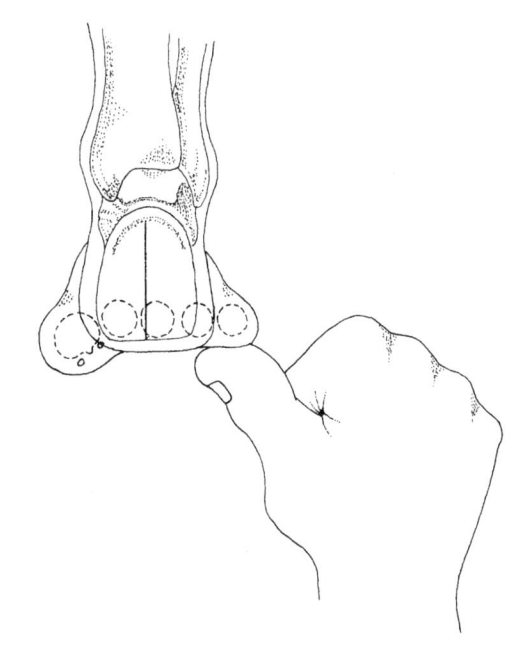

図3-67　第1趾列底屈変形

る．先天性変形では変形がきわめて大きく，第1趾列は通常同じ可動域の背屈と底屈運動がみられるため（図3-68），両者の鑑別は容易である．

これに対して後天性第1趾列底屈変形は骨性または軟部組織により第1趾列の運動を阻止するほか，両足でしばしば著明に変化する非対称的な背屈と底屈運動をもたらす．加齢とともに第1趾の運動が減少し，先天性にみられる非対称的な運動パターンを許すために両者の鑑別が困難

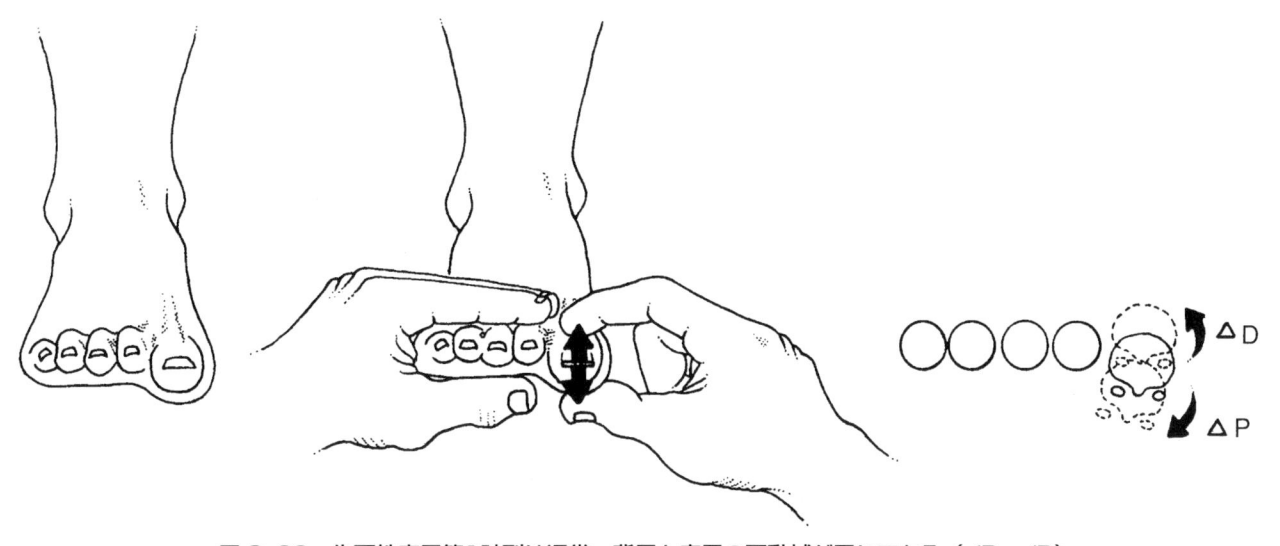

図3-68　先天性底屈第1趾列は通常，背屈と底屈の可動域が同じである（$\varDelta P = \varDelta D$）

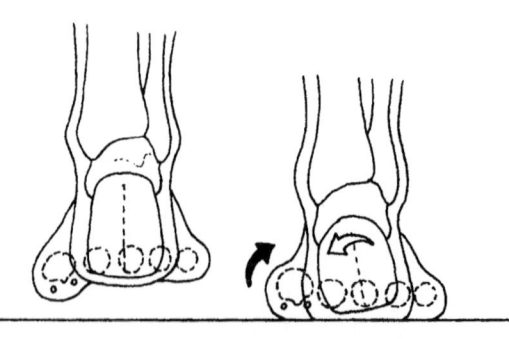

図3-69 第1趾列と中足根関節が十分な可動域をもっていれば、第1趾列底屈変形を完全に代償できる

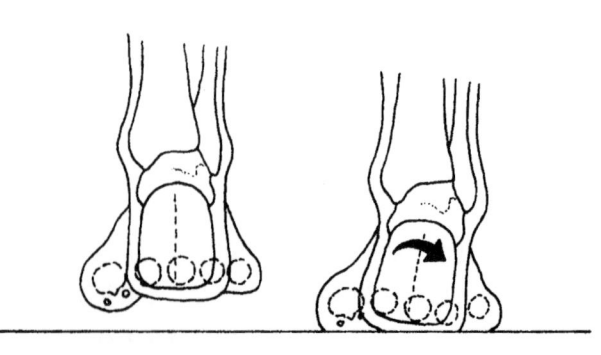

図3-70 第1趾列と中足根関節運動の年齢に応じた減少は、距骨下関節の代償的回外をもたらす

になる．

　先天性変形がきわめて大きいため潜在的に損傷をおこしやすい．Rootら[3]は「先天性第1趾列底屈は距骨下関節の代償性回外の最も多い原因であり，凹足タイプの発生に関連している」と述べている．先天性第1趾列底屈が小児にみられると，この変形を代償しようとする第1趾と長中足根関節軸の可動域が増加する（図3-69）．しかし，小児が7～15歳になるとこれら関節軸の可動域が減少して底屈した第1趾列を代償するため，距骨下関節回外が必要になる（図3-70）．

　後足部の内がえしは長腓骨筋がもたらす機械的利点を増加させ，長腓骨筋は第1趾列底屈変形を拡大させるという悪循環が始まる．第1趾列底屈の増加は，後足部をさらに内がえしさせる逆もどりの回外力をもたらし，斜中足根関節軸はより垂直な位置に移動する．この新しい関節軸位置では前足部の内転，内側縦アーチ高の著明な増加，趾の鉤爪変形が生じ，最終的に凹足変形になる（図3-71）．

　後天性第1趾列底屈変形は少ないが，しばしば距骨下関節の代償性回外にともない近位構造の損傷をもたらす可能性がある．後天性第1趾列底屈変形にともなう潜在的な病因要素を以下に述べる．

1）腓腹筋の弛緩性麻痺または著明な筋力低下　ポリオ

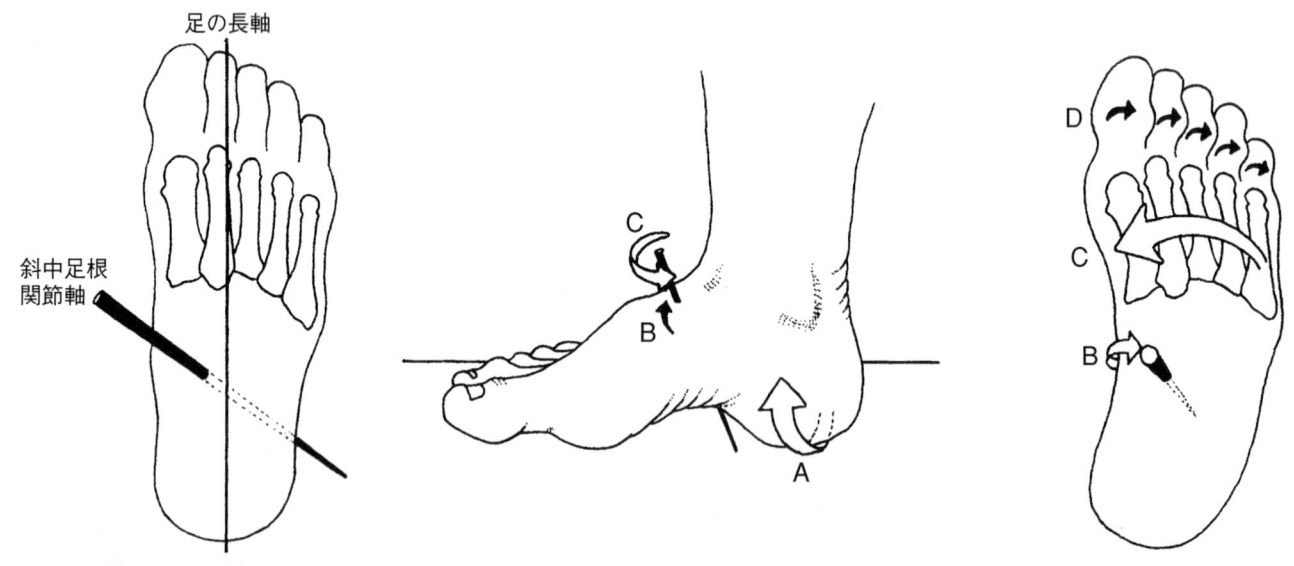

図3-71 後足部の内がえし（A）は斜中足根関節軸をより垂直位置にもたらし（B），前足部を内転させる（C）

趾は足の長軸に常に平行しているので，前足部内転は相対的な外転をもたらす〔その結果趾の鉤爪化になる（D）〕．後天性第1趾列底屈は通常もっと多くみられるが，斜中足根関節軸周りに前足部を内転させる距骨下関節の回外をおこさず趾の鉤爪を生じない[3]．

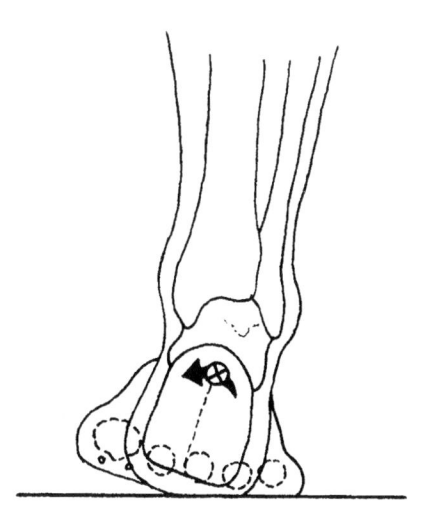

図3-72　**後足部非代償性内反**　距骨下関節は完全に回内し，踵骨の内果は接地しない．

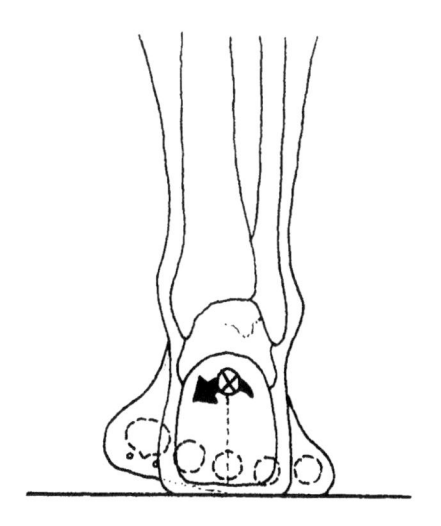

図3-73　**前足部非代償性内反**　距骨下関節は完全に回内し，足底内側前足部は接地しない．

やアキレス腱の外科的延長術の状態は，しばしば腓腹筋の著明な筋力低下をもたらす――アキレス腱の外科的延長術による筋力低下は一時的なものである．立脚後期になんらかの理由で腓腹筋がうまく機能しないと，踵挙上の際に長趾屈筋と長腓骨筋が強力に発火する．これらの筋は足関節の弱い底屈筋であり，趾の鉤爪変形と第1趾列底屈のみをおこす．もしこの状態が長くつづくと後天性第1趾列底屈変形が生ずる．

　2）**長腓骨筋の緊張亢進**　第1趾列背屈時または中足根関節長軸周りの内がえし時に疼痛をもたらす状態（第1足根中足関節の炎症性反応や亜脱臼した立方骨）は，長腓骨筋の保護的な痙性緊張をもたらす．この筋は第1中足骨の基部と内側楔状骨に付着しているので，後天性第1趾列底屈がすみやかに生ずる．遊脚時に足を回内させるので，長腓骨筋の緊張亢進はすぐに確認できる．

　3）**前脛骨筋の弛緩性麻痺または著明な筋力低下**　この筋の筋力低下は拮抗筋である長腓骨筋に第1趾列底屈をさせる．

　4）**後足部または前足部の非代償性内反変形の存在**　後足部が内反した足の距骨下関節が内側踵骨を接地させるのに必要な外がえしの可動域をもたないとき，後足部非代償性内反と呼ばれる（図3-72）．

　前足部内反がある者の距骨下関節が内側前足部を接地できない場合は，同様に前足部非代償性内反と呼ばれる（図

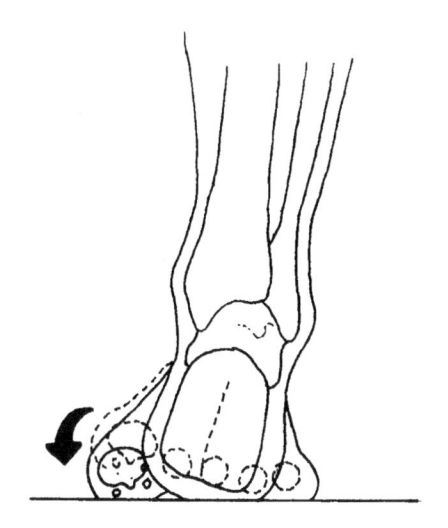

図3-74　後足部非代償性内反による二次的後天性第1趾列底屈

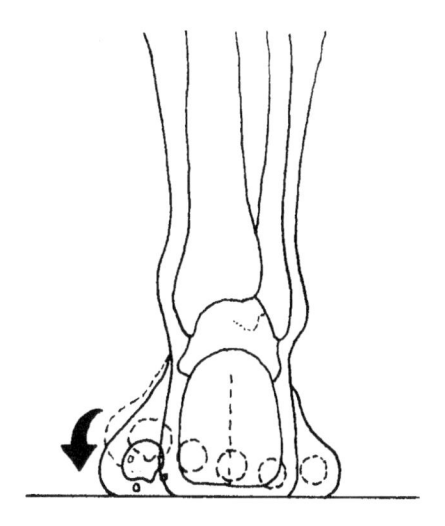

図3-75　前足部非代償性内反による二次的後天性第1趾列底屈

3-73).これらの足はほぼ確実に後天性第1趾列底屈変形をもたらすので簡単に触れておこう.いずれの場合にも内側後足部底屈は過度の第1趾列底屈のみで接地するため(図3-74, 75),後天性第1趾列底屈変形がすみやかに生ずる.内がえしの後足部は第1趾列底屈作用をもたらす長腓骨筋の機械的効率を著しく増加させるため,後足部非代償性内反はこの変形を増悪させる.

5) 足底母趾基節骨の固定(特に母趾外転筋)に関与する内在筋の筋力低下と長母趾伸筋の拘縮

これらの状態は母趾を過度に背屈させ,第1中足骨頭に退行性底屈力をもたらす.長母趾伸筋はしばしば遊脚早期に第1趾列を著明に底屈させる.

6) 凹足にともなうあまりよく解明されていない神経筋障害もまた後天性第1趾列底屈変形の原因になる可能性がある

すでに述べたように,凹足はしばしば後足部内反,前足部外反,第1趾列底屈をもたらす.前足部外反変形と同様に,第1趾列底屈にともなう機械的機能不全の程度は変形のサイズと中足部の強剛性(とりわけ第1趾列背屈の程度)に依存する.このことから,第1趾列底屈変形は第1趾列背屈可動域の程度に応じて可撓性,半可撓性および強剛性に分類される(図3-76).

▶ 2 病理機構学

第1趾列の可動域にかかわらず,第1中足骨幹の下方突

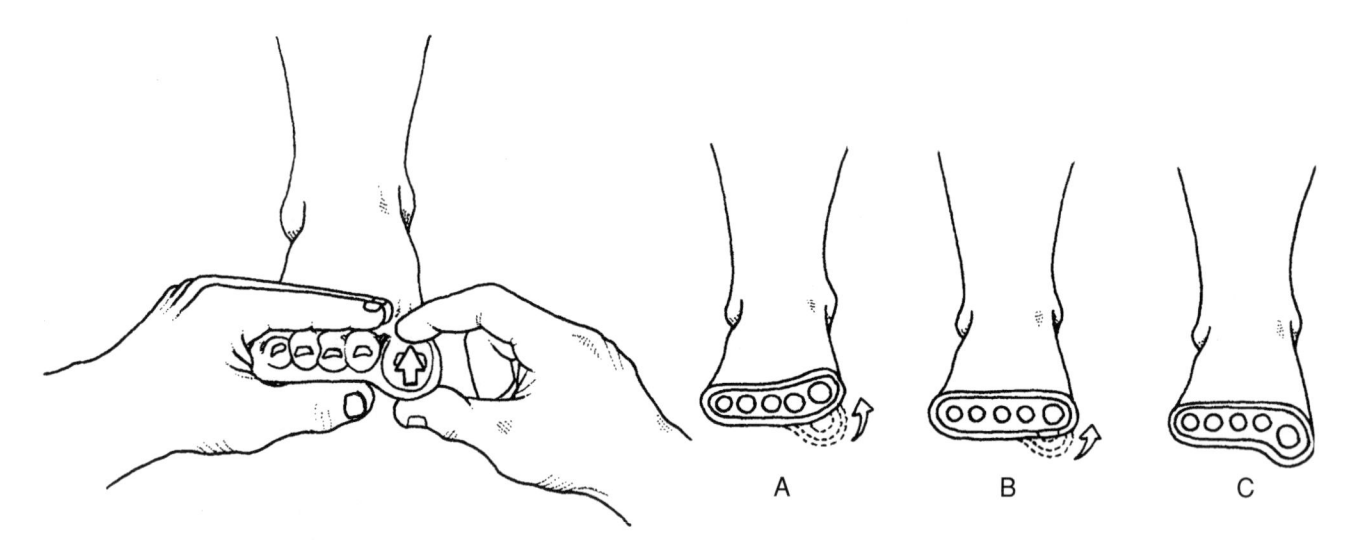

図3-76 第1趾列底屈の分類 第4・5中足骨が静的に保たれていると第1趾列は最大背屈をする.第1趾列が第4・5中足骨の共通横断面の上で背屈するときには可撓性変形と呼ばれる(**A**).第4・5中足骨の共通横断面と同じレベルで背屈するときには半可撓性変形と呼ばれる(**B**).また第4・5中足骨の共通横断面に届かないときは強剛性変形と呼ばれる(**C**).

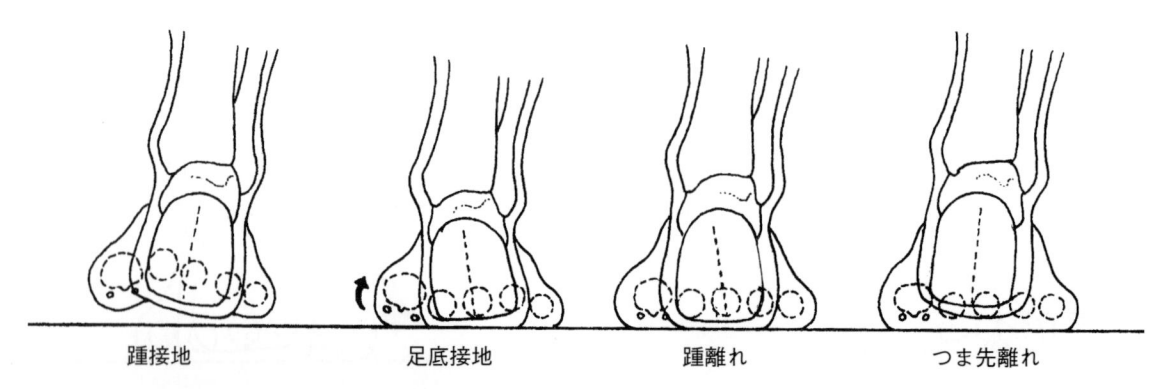

踵接地　　足底接地　　踵離れ　　つま先離れ

図3-77 可撓性第1趾列底屈の足の運動 踵接地期に第1中足骨頭が急に背屈かつ内がえしすることに注意する.正常では立脚早期に第1中足骨は動かない.

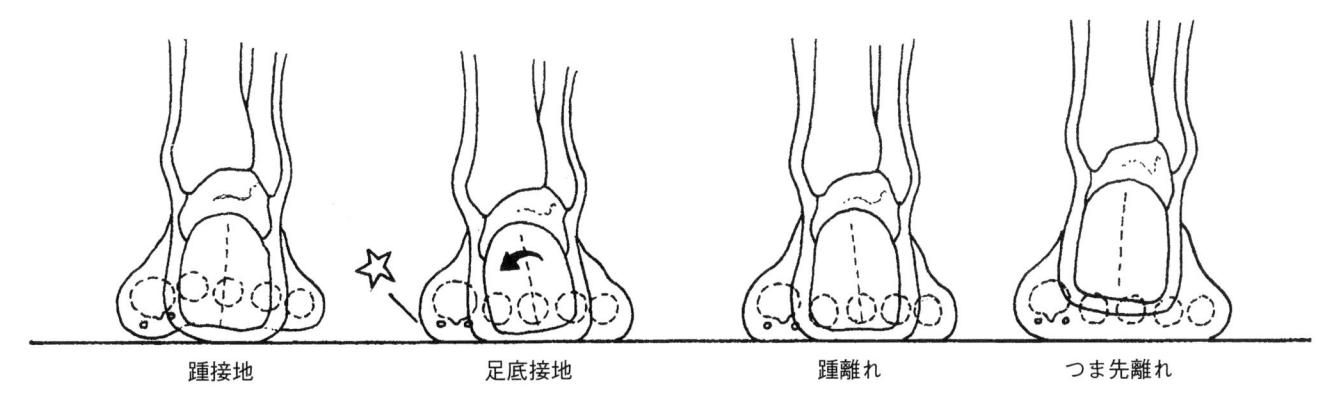

図3-78　半可撓性第1趾列底屈の足の運動

（踵接地／足底接地／踵離れ／つま先離れ）

出は第1中足骨頭の不十分な接地をもたらす．第1趾列底屈変形が可撓性であると，床反力のために第1中足骨はすみやかに背屈・内がえし位置に移動する（図3-77）．

　可撓性第1趾列底屈変形は，踵接地期に距骨下関節回内の可動域に比例して背屈・内がえしをする．すなわち，後足部の外がえしの程度に応じて第1趾列は背屈・内がえしをする．不運なことには可撓性第1趾列底屈変形はほぼ確実に後足部の代償性内反変形をともなっており，すでに述べたようにこの内反変形は距骨下関節の代償性回内のための大きな可動域が必要になる．第1趾列底屈変形と後足部内反変形が一緒におこると（図3-77），第1趾列はしばしば第4・5中足骨に共通な横断面より上への背屈を強制され，第2中足骨頭に床反力のかなりのパーセンテージがかかるため，この部位は特に損傷をうけやすい．

　この床反力分散の変更は，第1中足骨頭（接地期に第1中足骨頭への不十分な荷重をともなう）の直下に軽度びまん性胼胝形成と第2中足骨頭（推進期にこの部位に過度の荷重がかかる）直下に限局性の厚い胼胝形成をもたらす．

　可撓性第1趾列底屈はまた，背内側の疼痛性バニオンと中足趾節関節の滑液包炎をもたらす．これは急速に背屈・内がえしした第1趾列が，第1・2中足骨頭（滑液包炎をおこしやすい）と第1中足骨頭背内側と皮膚（靴により固定される）との間に歪み力を生じ，滑液包外膜を歪ませるためである．

　内背側皮神経の内側枝（第1中足骨頭の背内側を通過する）はしばしば回転する中足骨頭と皮膚・靴との間にはさまれる．この知覚神経への反復性圧迫は，母趾の背内側に沿った疼痛と知覚異常をもたらす単神経炎をしばしば生ずる．時にはこの疼痛が足関節前面に及ぶことがあるが[3]，放散痛と混同してはならない．この急性神経炎にともなう疼痛は，距骨下関節回内可動域のコントロールや大きな円弧に沿った第1趾列の背屈・内がえしがこれ以上できなくするなどの機械的刺激の除去によりただちに寛解する．

　第1中足骨が半可撓性の場合，第1中足骨頭は第4・5中足骨頭に共通な横断面の上を移動できないため，過度の第1趾列運動に基づく歪み力は小さくなり（潜在的な滑液包炎や神経炎の可能性を減少させる），第2中足骨頭は外傷から保護される．しかし今度は種子骨（特に脛側種子骨）が後足部外がえしを行う力により地面に押しつけられるために（図3-78の星印）損傷されやすくなる．やがて第1中足趾節関節の足底内側縁の皮膚に反応性肥厚が生じる．この硬い胼胝は床反力にあまり耐えられないため，この関節は脛側種子骨にかかる圧を増強させる．

　図3-78で立脚中期と推進期の距骨下関節運動は，半可撓性第1趾列底屈変形の影響をうけないが，強剛性第1趾列底屈変形ではそうはいかない．第1中足骨頭は第4・5中足骨頭に共通な横断面の上を移動できないため，底屈した第1中足骨頭の接地時に距骨下関節回内が急に停止するので（図3-79）下肢は損傷しやすくなる．足全体が外側に滑るため，床反力は第1中足骨頭から第5中足骨頭に移動する．第5趾列は独立した運動軸をもっているので，第5中足骨頭は背屈・外がえしをして安全な位置に移行する（図3-79）．この動作は第5中足骨頭の潜在的な損傷を減らすが，中足骨間の歪み（中足趾節関節の滑液包炎を起こしやすい）を増強させて，しばしば第5中足骨頭背外側に滑液包外膜を形成する（たとえば，テーラー・バニオン）．

　もっと臨床的に興味のあることは，強剛性第1趾列底屈変形を代償するのに必要な踵接地期にみられる距骨下関節の急な回外が距骨と下腿との間に非協調性運動を生じ（距

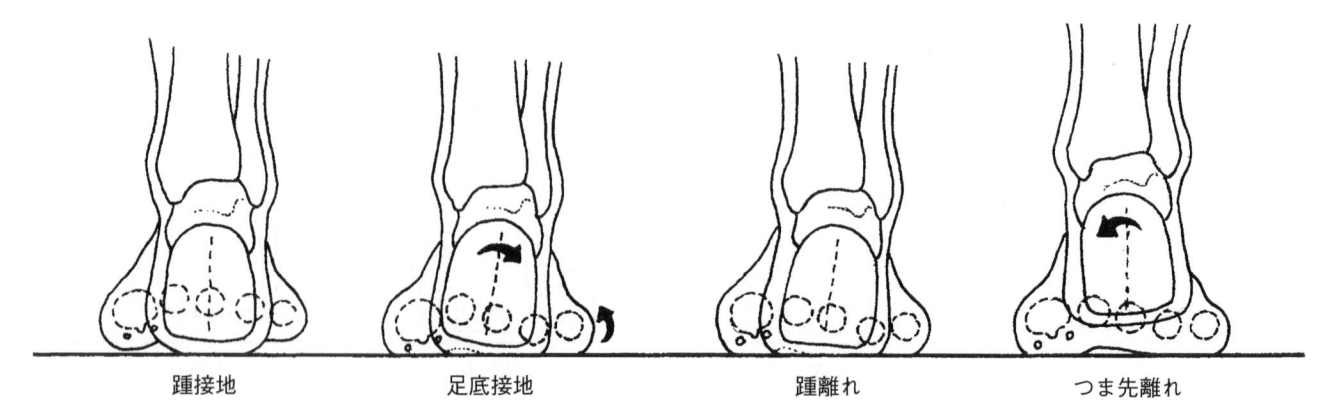

第3章 歩行周期における異常運動

| 踵接地 | 足底接地 | 踵離れ | つま先離れ |

図3-79 強剛性第1趾列底屈の立脚期の運動

骨は外転を強いられるが，下腿は内旋をつづける），その結果，腓側軸後縁に沿って力が急速に伝達されることである．この足は本質的に強剛性前足部外反と同じパターンをとるため，足部の疲労骨折，外側足関節捻挫，外側膝関節痛，外側アキレス腱周囲炎などの損傷をうけやすい．

図3-79に示したように，距骨下関節は可能な場合に推進期に外側不安定性を減ずるために回内をする．このことは力の軸後伝達を弱め，内がえし捻挫の危険を減少させるが，鉛直力のピーク時に中足根関節のロックをはずすので他の損傷をおこしやすい．距骨には推進期の床反力がかかり移動するので，やがて支持靱帯と関節包の病的な弛緩をもたらすであろう．

3 第1趾列底屈変形にともなう古典的徴候と症状

1. 可撓性がある第1趾列変形

この変形にともなう古典的徴候と症状はまず第1趾列の可動域に依存する．もし第1趾列に可撓性があるならば，次のような徴候と症状がみられるであろう．

1）非荷重時に中等度から高度の内側縦アーチをみるが，荷重時には軽度・中等度のアーチの低下のみ

2）第1中足骨頭直下の軽度かつびまん性胼胝形成，第2中足骨頭直下の厚い限局性胼胝形成　第1中足骨頭直下の軽度の胼胝形成は踵接地時の中足骨頭荷重が十分かからないためである．この胼胝はまた"fullness"と呼ばれ，この軽度な増殖の唯一の徴候は第1中足骨頭直下の皮膚線の肥厚のみである．第1中足骨頭はしばしば第4・5中足骨に共通な横断面よりも高く背屈するため，立脚期後半に荷重が十分かからずかなりの床反力が第2中足骨頭に移行する．推進期に歩幅を短くした歩行を学ばないと，第2中足骨頭直下に厚い限局性胼胝形成がすみやかに発生する．

3）中足趾節関節の滑液包炎をともなう背側内側バニオン痛　第1趾列の軸位置は前額面と矢状面でほぼ同じ可動域の運動を許すため，踵接地時に第1中足骨頭の上に非常に大きな歪み力が加わる．この歪み力は近接組織，とりわけ背側内側にある偶発滑液包と第1中足趾節関節の滑液包（回転する第1中足骨頭と静止した第2中足骨頭との間で引っ張られる）を損傷する．背屈・内がえしした中足骨頭はまた中足趾節関節背・内側面での皮神経の絞扼性神経炎（感覚異常をともなう）をおこす可能性がある．

4）背側基部の外骨腫　踵接地時の第1趾列の過度の運動は近接組織の歪みだけでなく，第1中足骨・内側楔状骨関節の骨関節症をもたらすことがある．これは関節裂隙の狭小化，関節縁の硬化，さらに重度の場合は関節背側縁の外骨腫（とりわけ第1中足骨基部）をもたらす．このような骨のこぶの自然な結果は前脛骨動脈神経血管束と深腓骨神経の絞扼をもたらす．この束は第1中足骨基部にあるので，回転する外骨腫と皮膚・靴の間でしばしばはさまってしまう．神経血管束の正確な位置は図3-174を参照されたい．

5）内側足底腱膜挫傷と母趾外転筋の筋炎　踵接地時の第1趾列の背屈と内がえしにより第1中足骨頭は前上方向に円弧を描き，内側足底腱膜と母趾外転筋が強く引っ張られる（図3-80）．この引っ張り歪みはこれらの筋の慢性的損傷をもたらす．

6）後足部内反にともなう徴候と症状　可撓性第1趾列底屈はほとんどすべてに後足部内反変形をともなっているので[32]，多くの徴候と症状が入り交じっている．

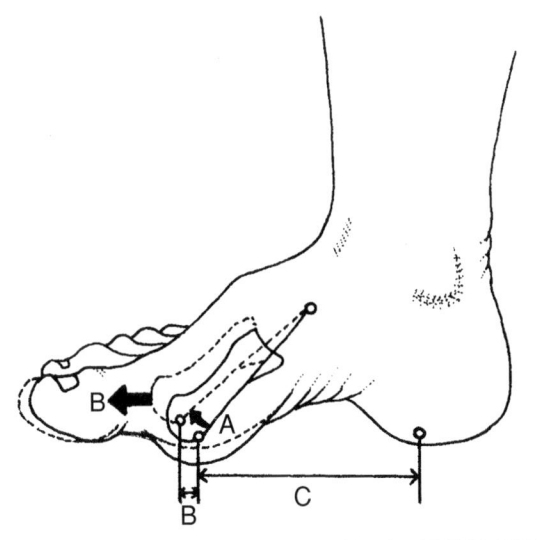

図3-80 前足部が完全荷重されると第1中足骨頭は底屈位置(A)から前上方に転移する　前方移動(B)は足底筋膜と母趾外転筋(C)を牽引する．

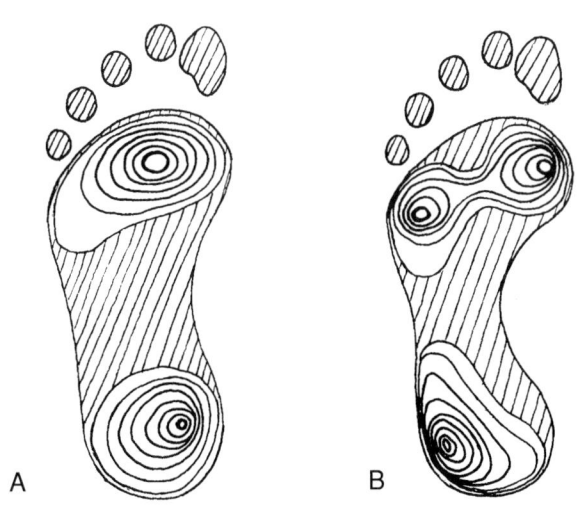

図3-81 静的立脚期の足底圧の分布　A：正常足の荷重点．B：強剛性第1趾列底屈の荷重点．踵の圧は前足部の圧の2～6倍高いことに注意する．

2．半可撓性がある第1趾列変形

1）非荷重時に中等度から高度の内側縦アーチをみるが，荷重時にはわずかなアーチの低下のみ

2）第1中足骨頭足底内側の中等度から高度の胼胝形成，しばしば基節骨末端内側の胼胝　第1中足骨は第4・5中足骨と共通な横断面に対してのみ背屈するので，後足部の過度の外がえしをさせる状態は第1中足骨頭と母趾の足底内側を大きく荷重させる．硬い皮膚は床反力の吸収を損なうため，中足趾節関節直下の厚い胼胝は潜在的に脛側種子骨炎をおこしやすい．

後足部外がえしの可動域が中足根関節内がえしの可動域を越えないかぎり中足根関節長軸は距骨下関節回内を完全に代償するので，第1中足骨頭の第4・5中足骨の上の背屈はあまり問題にならないということを銘記すべきである．このため距骨下関節と中足根関節の機能が適切であれば，半可撓性がある第1趾列変形は底屈した中足骨頭以外にほとんど損傷をもたらさない．

3．強剛性第1趾列変形

1）静的立脚期に踵の内がえしをともなう荷重時および非荷重時の高い内側縦アーチ　踵の内がえしはしばしば外側アキレス腱周囲炎(外側アキレス腱への引っ張り歪み増加による二次的なもの)，踵骨後部滑液包炎(ハグルンド変形が存在すると特におこりやすい)，踵骨背外側の骨膜炎(外側月形しんで繰り返し圧迫される)をもたらす．

2）第1・5，時には第4中足骨頭直下の中等度から高度の胼胝形成　Cavanaghら[107]が証明したように，静止立脚期における前足部のピーク圧は正常では第2，または第3中足骨頭で最大になる．しかし強剛性第1趾列変形が存在すると，足は床反力を3脚杖のように吸収し，荷重点は第1・5中足骨頭と踵骨後側方足底に集まる(図3-81 B)．

この劇的な床反力分散の変化は第1・5中足骨頭を重篤に損傷させる．第1趾列は通常外がえし，底屈して内側前足部の接地が脛側種子骨の真下でおこるためにこの種子骨は特に損傷されやすい．第1・5中足骨頭の皮膚は床反力の著明な増加に反応して肥厚し，最終的には特徴的に厚く，しばしば核がある胼胝を形成する．もし第5中足骨に可撓性があれば床反力は第4中足骨頭にも分散されるが，限局性角質増殖損傷はあまりみられない．

3）テーラー胼胝　第5趾列の背屈と外がえしは第5中足骨頭の潜在的損傷を減らすが，背外側の滑液包が回転する中足骨頭と皮膚の間にはさまれるので，潜在的にテーラー胼胝形成をおこしやすい．

4）趾間神経腫と中足趾節関節の滑液包炎　床反力の3相分散は，第1・5中足骨頭への刺激に加えて第4・5中足骨の第2・3中足骨に対する上方移動をもたらす(図3-82)．このため第3・4中足骨頭の中足趾節関節の滑液包が慢性的に引っ張られる．さらに強剛性第1趾列変形は推進期間にロウギアプッシュオフを維持するので，趾間神経(腫脹した滑液包によりすでに刺激されている)は第4・5

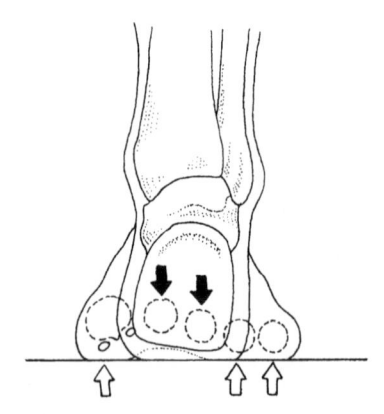

図3-82 床反力（白い矢印）は第4・5中足骨頭の上方転移をもたらす。一方，支持されない第2・3中足骨頭は低下する（黒い矢印）．

趾の背屈によりしばしば横靱帯にはさまれる．

5) **趾拘縮をともなう内転母趾** 大きな強剛性第1趾列変形が存在すると，代償性後足部内がえしの可動域増大はしばしば斜中足根関節軸をより垂直な位置に導く．この軸の垂直偏位は前足部を内転させ（将来中足骨内転変形になりやすい）趾の槌趾変形をおこす（図3-71参照）．

さらに内側縦アーチ高は前足部の斜中足根関節軸周りの回外を増加させ，中足骨幹はより底屈位になり床反力が基節骨を背屈させる．骨間筋と虫様筋の腱が上にずれ，長趾屈筋が趾節間関節を抵抗なしに鉤爪にさせるので，趾拘縮はいっそう増悪する．

第1中足骨幹の重度底屈位は基節骨を極端に背屈させるので，母趾は鉤爪になりやすい（図3-83）．大きな背側滑液包がしばしば第1趾節間関節にみられる．

6) **強剛性前足部外反変形にともなう徴候と症状** これら2つの変形はほぼ同一にふるまうので，外側膝および足関節痛，内がえし挫傷，外区画症候群，腰痛症など多くの徴候と症状をもたらす．

4 第1趾列底屈変形に対する装具療法

第1趾列底屈変形の原因が先天性・後天性のいずれであっても，またその状態が可撓性・強剛性のいずれであっても，装具療法の当面の目標は中足骨頭の足底位置を調整することにある．この過程の第一ステップは足を中立位にして第1趾列の底屈角度を正確にとらえる採型を行うことである〔可撓性変形では中立位での採型を行うが，強剛性変形は部分荷重ステップイン手技で行う（訳注：第5章の「2．ポリスチレンフォームによる中立位での部分荷重

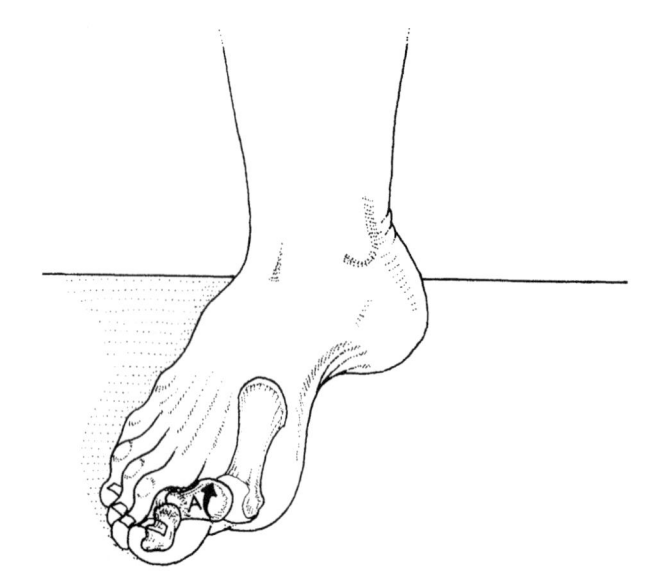

図3-83 強剛性第1趾列底屈は基節骨を背屈位に導く（A）．このため第1趾の極端な鉤爪が生ずる

採型手技」（p.186）参照）〕．軟部組織の移動に対してわずかに修正した陽性モデルにシェルをモールドし，第4・5中足骨幹末端まで2～5バーポストを設置する（図3-84 A, B）．

2～5バーポストは前足部が外側中足骨頭から内側中足骨頭まで体重を滑らかにかけられるようにする．これは足底第1中足骨頭が十分力をかけて接地できないためである．2～5バーポストは適切な衝撃吸収に必要な距骨下関節の回内を踵接地時に継続して行わせるため，強剛性第1趾列底屈変形の治療にきわめて有用である．Langer[108]は「強剛性変形の治療に際して踵を固定するために0°の後足部ポストを追加し（図3-85），装具に衝撃吸収材を組み入れる」ことを提唱している．

2～5バーポストはまた母趾外転筋の筋炎，中足趾節関節の滑液包炎，疼痛性バニオンなどの損傷をしばしばもたらす第1趾列の過度の背屈と内がえしを阻止するところから，半可撓性および可撓性第1趾列底屈変形の治療に重要な機能をもっている．もし底屈変形の程度が重ければ，第1中足骨頭の損傷に対してサブ1バランスがついた圧縮性2～5バーポストを溝まで延長して推進期にも装具のコントロールが行えるようにするとよい（図3-86）．

このバランスは第4・5中足骨を支持するオーダーメイドのくぼみで，第1中足骨頭をクッションのついたくぼみに固定する（この手法は種子骨痛の治療に特に有用である）．半可撓性および可撓性第1趾列底屈変形の治療にこ

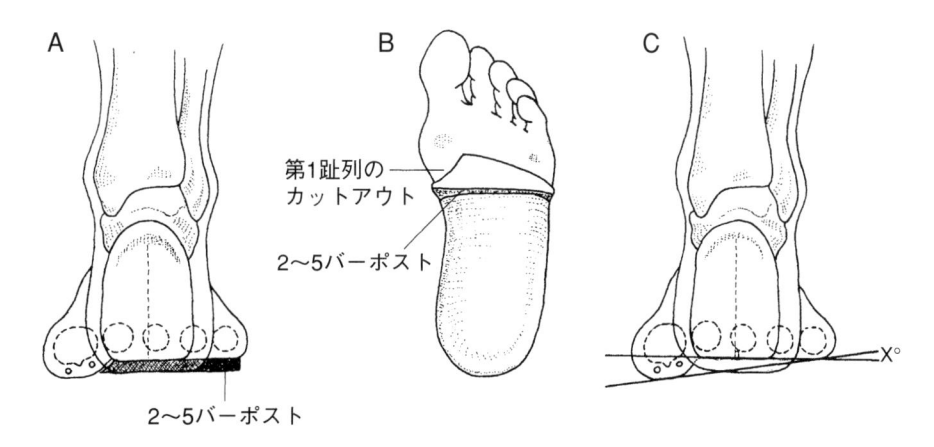

図3-84 2〜5バーポスト 前足部バーポスト（バーポストは角度がつかない前足部ポストである）は第2〜5中足骨の末端におく．第1中足骨頭が底屈位置にくるように（このため2〜5バーポストの名前が付いている）正常なら末端第1中足骨幹まで伸びたバーポストの一部分を切除する．バーポストの厚さは第1中足骨頭と第4・5中足骨の共通横断面までの距離とする．第1中足骨頭が接地して後足部の矢状横断面が垂直になるようにポストは十分な高さにする．前足部ポストと同様に靴の適合が阻害要因になる．10 mm以上のバーポストの装着はしばしば患者にとって我慢できない状態をもたらす．製作所によっては2〜5バーポストにさまざまな名前で呼んでいることを記憶すべきである．第1趾列底屈変形は前足部外反変形（とりわけ第1趾列底屈が強剛の場合）とほぼ同じようにふるまうので，多くの製作所は好んで第1趾列をカットアウトした前足部外反ポストと命名する．第1中足骨頭を調整するのに必要なポストの角度は，第1・5中足骨頭の間の前足部外反角と足底踵骨（Cの角度X°）を測定して決める（この測定時には足は中立位に維持すべきである）．この追加を2〜5バーポストとするのがより正確であるが（第2〜5中足骨が外反も内反もしていないかぎり），いずれの方法も良好で，実際のところ意味論の問題である．

図3-85 A：2〜5バーポストが付いたシェルの足底面を示す．B：2〜5バーポストと0°後足部支柱が付いたシェルの足底面を示す．C：シェルはヒールを垂直位に固定する

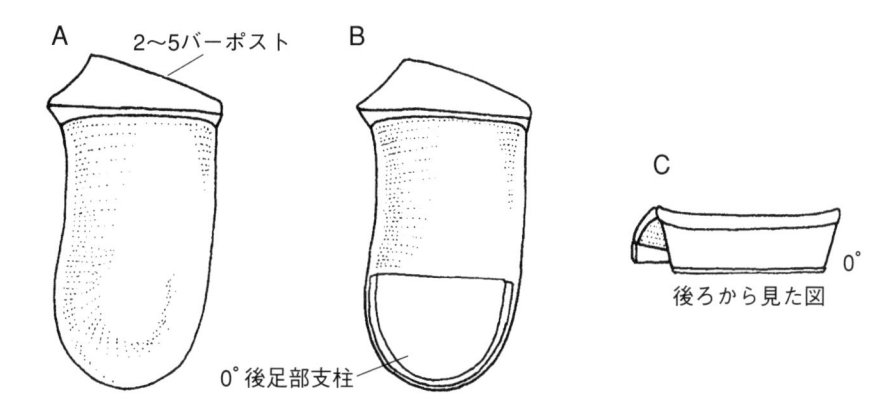

れらの付加物を用いると，推進早期にみられる第1趾列の急速な背屈と内がえしを阻止できる．さらにまた第2中足骨頭を外傷から保護して第1中足骨に近接した組織の歪みを減少させる．強剛性第1趾列底屈変形の治療にこれらの付加物を用いると，通常は足をロウギアプッシュオフにさせる推進期の距骨下関節の代償性回外を阻止する．これにより踵がより垂直位に維持され趾はもはや過度の背屈をしなくなるので，足関節内がえし挫傷，外側膝および足関節痛，外側アキレス腱周囲炎，趾間神経炎などの危険を劇的に減らす．

不運なことには，変形の程度が重すぎて装具の調整能力が及ばないことがある．Sgarlato[74]は「強剛性第1趾列底屈が10°を越えている場合（前足部外反角度で測定する）には機械的機能不全の矯正をするために背側基底部閉鎖式楔

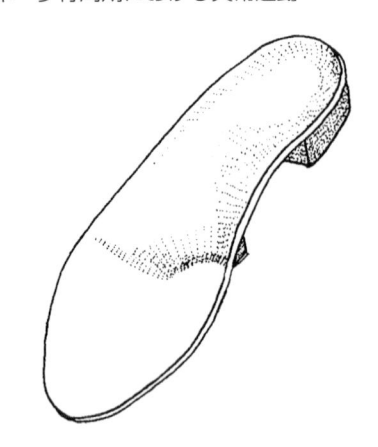

図 3-86　損傷に対するサブ 1 バランス

状骨切術が必要である」と述べている．Root ら[3] は「この手術を思春期または小児期に行うとしばしば凹足変形の自然整復をもたらす」としている（図 3-87）．

装具療法とともに，関節運動を阻害する軟部組織の癒着に対してさまざまなマニピュレーション手技を用いるべきである．とりわけ外傷または長期固定による非代償性前足部および後足部内反変形において，しばしば後天性第 1 趾列底屈が減少するような距骨下関節・中足根関節の動きを回復させることができる．このような場合には 2〜5 バーポストとサブ 1 バランスを除去すべきである．しかし非代償性足部変形はしばしば固定した骨性変形をともなっているため（特に年長者の場合）これらの整復は滅多におこらない．このためマニピュレーションの目的は底屈した第 1 中足骨頭を第 4・5 中足骨の共通横断面まで無理にもどすのではなく，潜在的に痛みのある軟部組織の癒着を解消して可撓性の改善をはかるべきである（可撓性のわずかな改善であっても症状を劇的に減少させる場合がある）．先天性第 1 趾列底屈を第 4・5 中足骨のレベルまでもどそうとして強烈なマニピュレーションを行うと，足底足根中足関節・中足根関節の拘束靱帯の病的な弛緩を生ずることがある．

先天性第 1 趾列底屈は底屈したときに（すなわち背側と底側の可動域が等しい）機能的に最も安定した位置にあり，保存的療法の目的はこの変形を調整することで変化させることではないことを忘れてはならない．

5　第 4・5 中足骨底屈変形の治療

これまで述べてきた装具療法は第 1 趾列底屈の治療にしか役立たない．しかし第 1 趾列底屈に用いる同じ生体工学的原理は底屈した第 4・5 趾列にも応用される．たとえば第 5 中足骨底屈には末端第 1〜4 中足骨柄の近くまでバーポストを延長させる（別の言い方をするならば，第 5 趾列をカットアウトした前足部内反ポストを用いる）べきである．もし必要があれば，推進期運動をコントロールするためにサブ 5 バランスを追加する．屈曲可能な第 5 趾列底屈にこのポストを用いると，踵接地期に第 5 中足骨頭はもはや背屈できないので鶏眼にともなう疼痛は減少する．

第 5 趾列強剛底屈の治療時に，バーポストは内側前足部を支持して第 5 中足骨頭の底屈位置を調整しながら代償性の距骨下関節回内（およびこの動作にともなう可能性がある潜在的な損傷）を阻止する．もし第 5 中足骨頭ではな

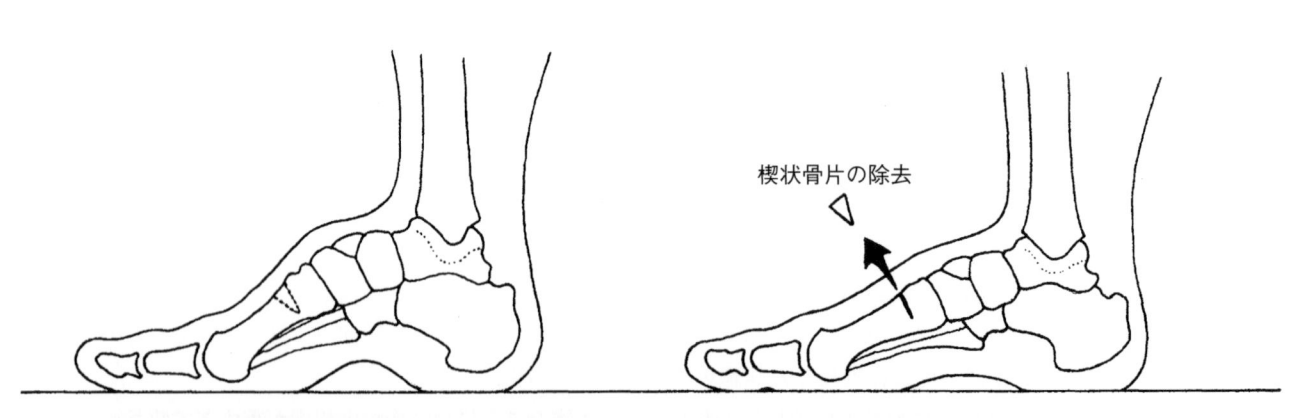

図 3-87　強剛性第 1 趾列底屈に対する背側基節骨閉鎖式骨切術　第 1 中足骨の傾斜角を変更することにより凹足変形が減少する．内がえし踵のアライメントを変更するために踵骨骨切術を追加しても，この変形の原因である強剛性第 1 趾列底屈が矯正されないので変形再発の可能性が高い．手術の前提に徹底的な生体工学的評価が重要であることを強調したい．

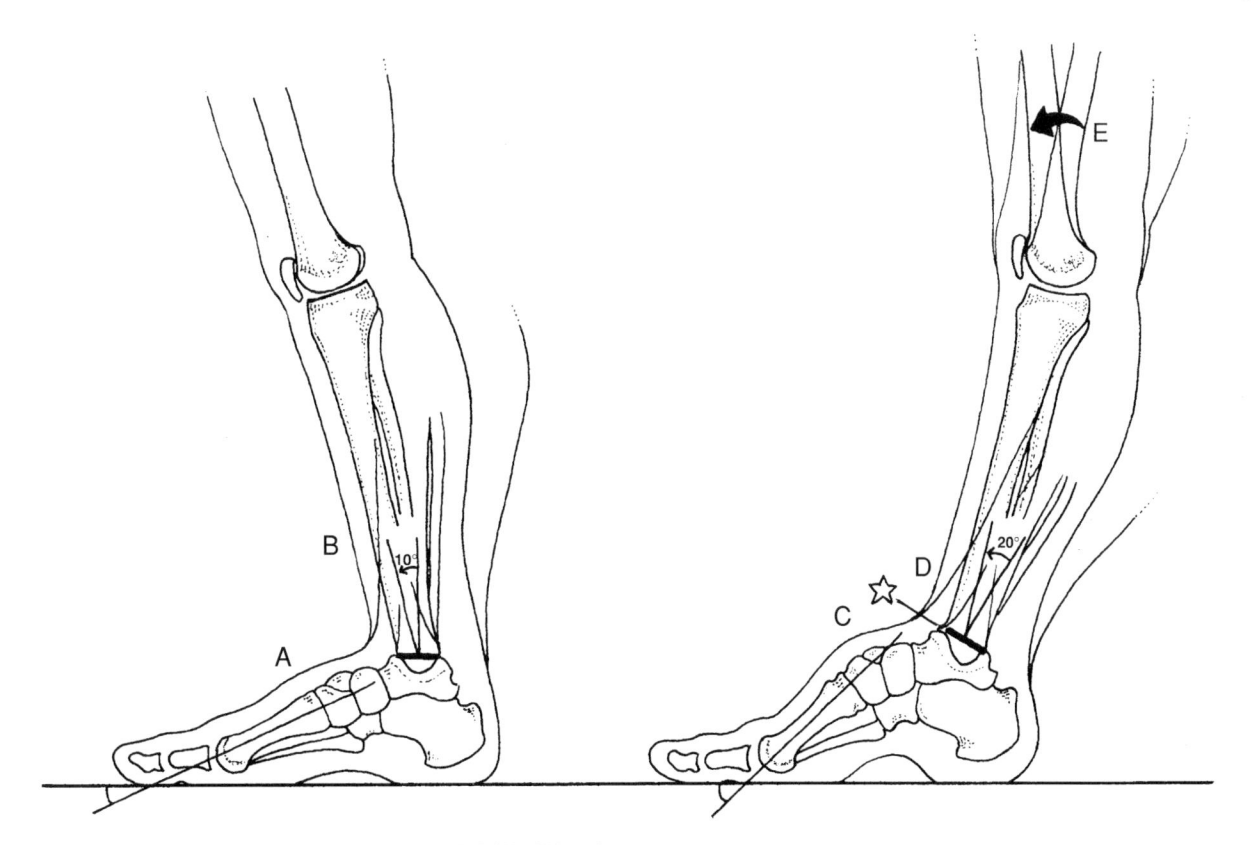

図 3-88　底屈した前足部にともなう機械的機能不全　正常な中足骨の傾斜角が存在すると(**A**),足関節は立脚後期に非代償性機能に必要な背屈可動域をただちに提供する(**B**).しかし底屈した前足部が存在すると(**C**),後足部全体が後方に傾き,通常なら最大20°の背屈ができる足関節はしばしば下腿を垂直にもってこられなくなる(**D**).このため脛骨の下部関節面前端が距骨頸部(矢印)に繰り返し衝突して膝関節は過伸展し,絞扼外骨腫がしばしば生ずる.底屈した前足部変形はきわめて重症であり,膝関節の代償的な過伸展(**E**)をもってしても踵は接地できず,患者は体重を底屈した前足部にかけたままの状態で歩行ならびに起立する.

く底屈した第3中足骨頭を治療する場合には,変形部位にバランス(または柔らかな調整材)を加えるだけでよい.

　詳細に議論していないが,すべての中足骨頭が底屈した変形がある.これは前足部底屈変形と呼ばれており,Rootら[3]は足根中足関節もしくは中足根関節の先天奇形によるとしている(後天性上方運動ニューロン障害による可能性も考えられる).底屈した前足部は増加した中足骨角度にともなう二次的な著明な足趾鷲爪変形をもたらし,足関節は底屈した中足骨を代償するのに必要な背屈可動域が提供できないので,しばしば前方距腿関節損傷または後方膝損傷をひきおこす(図3-88).

　この変形に対する保存療法には脛骨を垂直から前方に10°傾けるヒールリフトを用いる.前足部底屈が強度のため手術的な中足骨アライメント変更が必要な場合がまれにある.

6　背屈した中足骨の治療

　最後にまれではあるが,共通な横軸面に対して1本または複数の中足骨が背屈している変形について検討してみよう.底屈した中足骨と同様に背屈した中足骨は先天性もしくは後天的に生じ,底背屈可動域をチェックすることにより鑑別ができる.すなわち先天性変形(通常みられ,変形が大きい)は底背屈可動域が同じであるが(図3-89 A),後天性変形は2つの足で異なる非対称性の底背屈可動域をもつ(図3-89 B).

　第1中足骨が他の中足骨より背屈している場合には第1中足骨高位という.後天性変形はしばしば前脛骨筋の緊張性痙性によるが,第1趾列の代償性回内による慢性的な外がえしヒールによるものが最も多い.そのうちに第1中足骨の背屈位を維持する骨と軟部組織の変化が生ずる(背

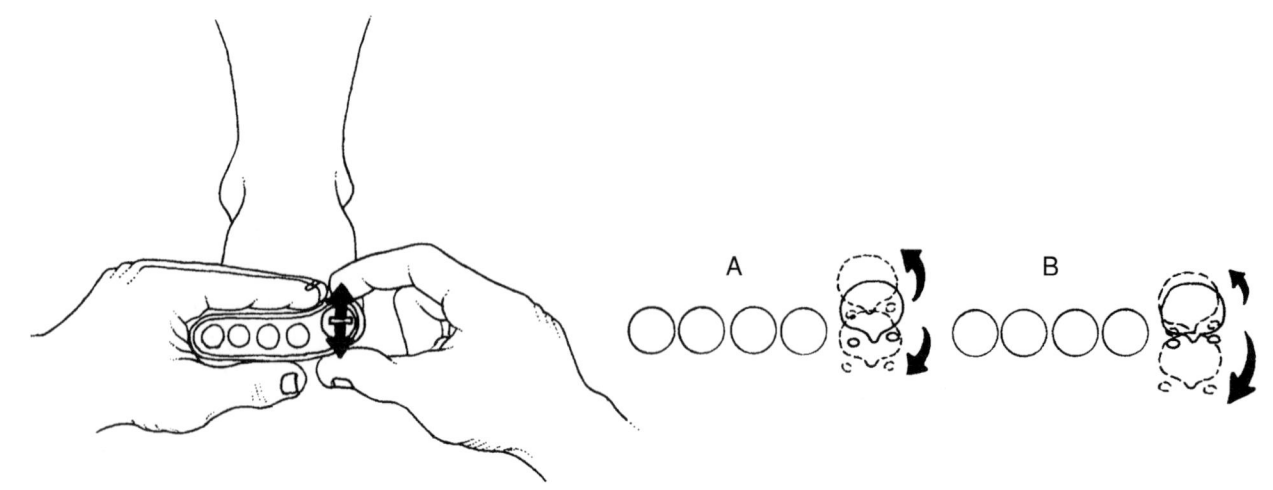

図3-89　先天性第1中足骨背屈は上下にストレスがかかると背屈と底屈運動の可動域は等しいが（A），後天性変形では非対称的運動パターンを示す（B）

側基部の外骨腫がしばしば生ずる）．背屈した第1趾列はより垂直な位置にもどろうとする外がえしヒールをともなっているので，治療は後足部外がえし角度を減少させる機能的装具を用いる——踵骨を内がえしすることで，装具は第1趾列底屈筋である長腓骨筋の機械的効率を改善し，変形を矯正する可能性がある——とともに，第1趾列の運動を妨げる軟部組織の癒着を防ぐさまざまな徒手療法を併せて行う．

もし（多くの強剛性扁平足変形のように）ヒールが外がえし位置に固定されていると，外がえしになった踵骨に適応すべく第1趾列背屈が必要なため，第1中足骨高位を減少させる装具療法は無効である．

第1中足骨はしばしば挙上されて正常な推進を行うのに必要な底屈位に達しないため，変形が大きい先天性背屈性第1趾列を扱う際には保存療法は無効である．このため第1中足趾節関節横軸の背側後方への移行ができず母趾は35°以上背屈ができないので，趾節間関節の代償性過伸展をともなう制限母趾・強剛母趾がすみやかに生ずる．

大きな先天性背屈性第1趾列の治療は，第1中足骨を他の中足骨軸に再配列する底屈した基部骨閉鎖式楔状骨切術を行う．不幸なことには，多くの外科医は背屈した第1趾列変形を無視するか認識しないまま変形した中足趾節関節の手術のみを行う．しかしこの変形の生体工学的原因が不変なため第1中足趾節関節変形は再発する[3]．もし他の中足骨が背屈している場合は外科的再配列は不要である．背屈した他の中足骨は中足趾節関節変形をおこさず，中足骨の底屈可動域を完全に保つ徒手療法と，トウボックスにゆとりがある靴をはくことにより通常は症状が寛解する．

背屈した中足骨が床反力の効果的な配分を行えず，隣接した中足骨頭に外傷をもたらす場合は例外である．この際は背屈した中足骨頭の近位部に小さな中足骨パッドを置く保存療法を行えば，隣接した中足骨頭に加わる床反力を該当する中足骨幹へ移動させることができる．

6. 後足部変形と前足部変形のさまざまな組み合わせに対する装具療法

人口の98.3%がなんらかの程度の脛腓内反をもっているので[1]，さまざまな前足部と後足部変形との組み合わせは例外ではなく普通のことである．この考えはMcPoilら[1]が行った足部の調査結果と一致している．すなわち，距骨下関節内反と脛腓内反がある者の約85%が前足部変形（前足部内反，前足部外反，または第1趾列底屈）をもっていた．後足部内反と前足部外反変形との組み合わせが最も多かったが（これら変形の相互依存の性質があることを考慮するならば，決して驚くべきことではない），前足部と後足部変形のどのような組み合わせ（たとえば，前足部内反と第1趾列底屈，後足部内反と前足部内反ならびに第1趾列底屈）も存在する可能性がある．

一般にこれらの状況における装具療法は，足を中立位に置いて足部と水平面との空間に詰め物を入れることである[108]．この原則の単純さは，変形の組み合わせに対する装

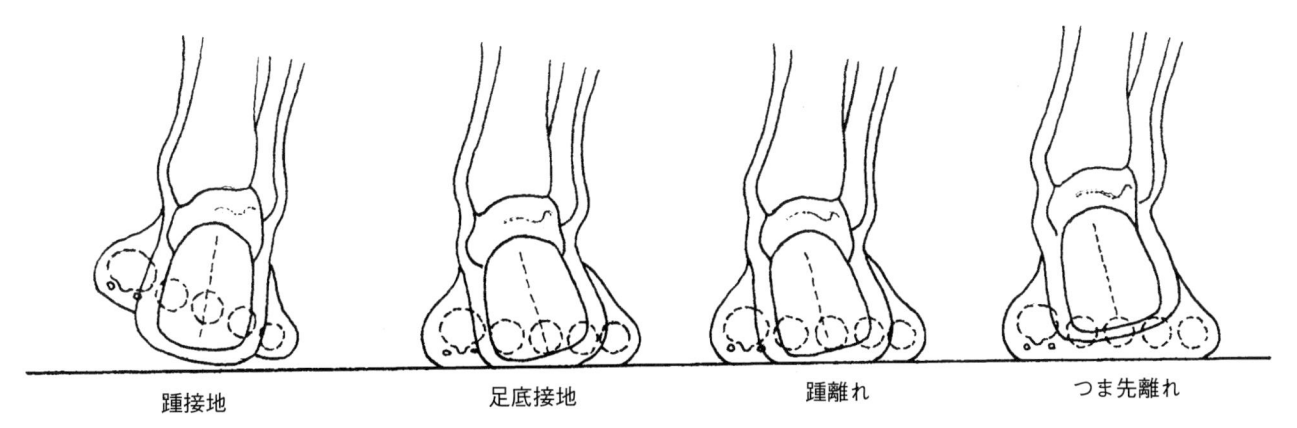

図 3-90　後足部内反・前足部内反変形合併の立脚期での運動

（踵接地／足底接地／踵離れ／つま先離れ）

具療法は比較的簡単な手法であるという印象をもたらすかもしれないが，どの変形にポスト（何度の角度をつけるか）を用いるか決定することは実際には複雑な過程である．以下に一般的な変形の組み合わせに対する病理機構学と装具療法を説明する．

1）後足部内反・前足部内反変形　この変形の組み合わせをもつ患者は立脚期に損傷をうけやすい．その理由は，後足部内反は立脚早期に急速な代償性距骨下関節回内を要するのに対して，前足部内反変形は立脚後期に代償性距骨下関節回内を要するためである（図3-90）．

この場合の装具療法は，まず正確に前足部変形をとらえる中立位での採型を行い，次に後足部と前足部変形をコントロールできる装具を製作する．このためには2つの方法がある．最初の方法は最も普通のもので，後足部が垂直になるように前足部にポストを置き（図3-91 A），次に装具全体が側方に傾くように別の後足部ポスト（外在性後足部ポストと呼ばれる）を加える（図3-91 B）．

この方法の唯一の欠点は，後足部ポストと前足部ポストが異なる面（図3-91 Bの点線）にあることで，装具が平面（もっと重要なことは靴の中）でロックラインをもつため，線の圧がどちらに加わるかにより装具全体が後足部ポストによる荷重から前足部ポストによる荷重に移ることである（図3-92）．

異なる後足部ポストと前足部ポストをもつ装具の平均的なロックラインを正常な垂直力移行と比べるならば（図3-93），装具全体が内側に傾いて（外がえしになり）前足部ポストにのるため，立脚中期の始めに後足部ポストが機能しないことが明らかである．この場合に後足部ポストは，踵接地期と立脚中期の始めしか距骨下関節の動きをコントロールしないこと，その後は後足部ポストによるコントロールがなくなり，距骨下関節は後足部変形を代償するため急速な回内をするという臨床的問題がみられる．

たとえば前足部4°内反，後足部12°内反の患者に，前足部4°内反ポストと後足部6°内反ポストの付いた装具を用いた場合（後足部6°内反ポストはシェルに接する前に距骨下関節を6°回内させる），装具は踵接地期に距骨下関節の動きをよくコントロールするが，しかし身体の質量中心がロックラインの前に移る瞬間に装具は前足部ポストの上で

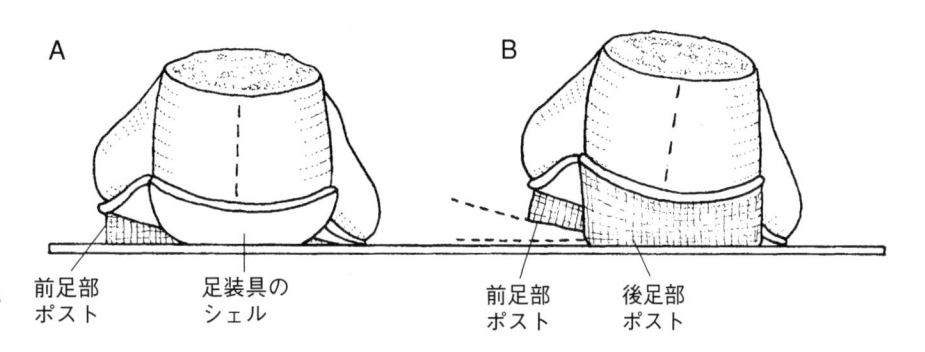

図3-91　A, B：前足部ポストと後足部ポストの別々な使用
（前足部ポスト／足装具のシェル／前足部ポスト／後足部ポスト）

図 3-92　前足部ポストと後足部ポストを別々に用いた装具のロックライン　もしロックラインの後ろに圧を加えると（**A**），装具全体が後足部ポストにのる．一方，ロックラインの前に圧を加えると（**B**），装具は前足部ポストの内側にロックされる．

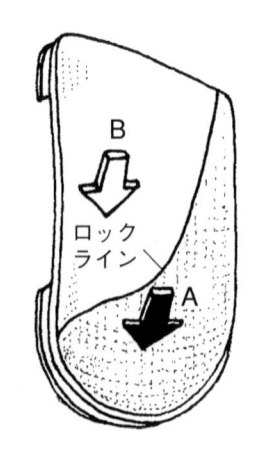

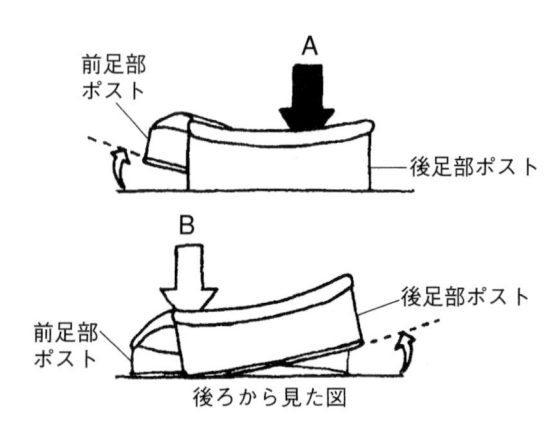

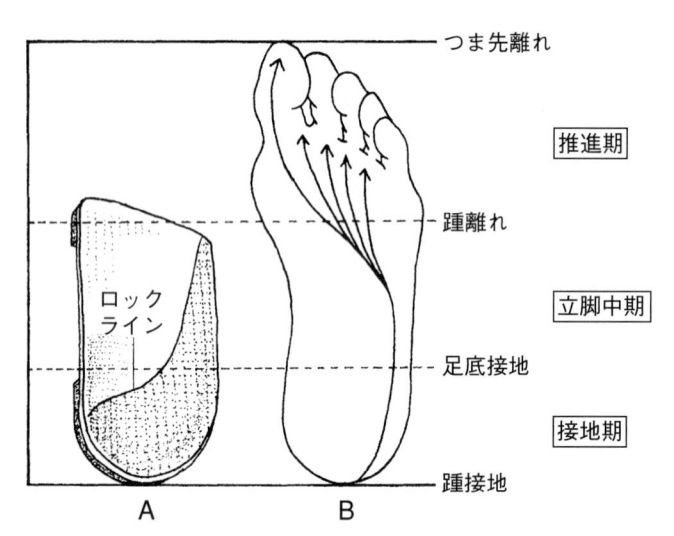

図 3-93　A：平均的なロックラインの位置，B：立脚期の正常な力の推移

外がえしするため，距骨下関節は急速にさらに 6°回内する（この量は後足部ポストの角度に等しい）．この動きは比較的ゆっくり生じてしかも支持筋によりコントロールされるため，多くの患者ではこのさらなる距骨下関節の回内運動は問題にならないが，しかし垂直力ピーク時にみられる中足根関節のロック解除（足根骨と中足部の移動をともなうため）は患者によっては潜在的に損傷をもたらす可能性がある〔訳注：詳細は第 6 章の「6．外在性後足部ポスト」（p. 200）を参照〕．

後足部内反・前足部内反変形をもつ患者を治療する場合は，後足部ポストと前足部ポストを別々にするよりも，両者を望ましい角度に設定して内側前足部にこの大きさのポストを置けばよい．このためには前足部ポストの角度をつけすぎた採型（医原性損傷をもたらす可能性がある）を行うが，前足部変形の角度は装具のシェルで対応され，ポストの位置には影響されないことを銘記すべきである．たとえば，通常なら前足部 4°内反ポストと後足部 4°内反ポストで別々に治療される患者に前足部 8°内反ポストを用いると，後足部は垂直から 4°内がえしをするが（図 3-94），前足部底部は後足部底部より 4°内がえしをするため，大きな角度がついた前足部内反ポストは，実際のところ小さな角度の後足部ポストと前足部ポストとの組み合わせと同じ作用をもたらす．

中立位で採型された装具のシェルは，前足部ポストまたは後足部ポストによる効果が変わらない特殊な前足部・後足部の関係をもつという重要な原理をこの例は示している．踵を安定させるため平らな後足部ポスト（装具シェル角度を変えないように平らにする）を追加すると，図 3-94 で大きな角度がついた前足部内反ポストは，後足部ポストと前足部ポストが別々に 4°内反の付いた装具と同じように，踵接地時に距骨下関節を同じ角度だけコントロールする．大きな前足部内反ポストと平らな後足部ポストが付いた装具の底部は完全に平らなため，装具は立脚中期に内側にロックせず距骨下関節は立脚期により軸位が安定した位置を保つことができる．

この方法はまれにしか行われないため（通常は後足部内反ポストと前足部内反ポストを別々にするやり方が行われる），大きな角度のついた前足部内反ポストの目的は，後足部を一定角度だけ内がえしさせ後足部は踵をこの内がえし位置に維持すべく平らなポストにするということを装具製作者は理解すべきである．後足部内がえしは大きな前足部内反ポストを用いて行われることを知らないと，採型または測定時に誤りが生じ，後足部だけが垂直になる前足部ポストが通常用いられるであろう．

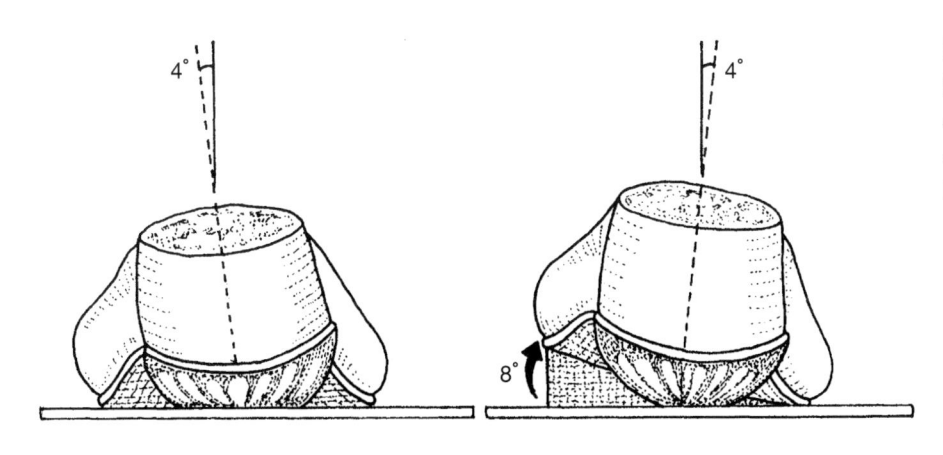

図3-94 前足部 4°内反の患者に8°の前足部内反ポストを用いるのは，4°の前足部内反ポストと4°の後足部4°内反ポストを別々に用いるのと同じ効果をもたらす

2）後足部内反・前足部外反変形 すでに述べてきたように，この変形の組み合わせは最もよくみられるもので，装具療法は各変形の相対的な大きさと特殊な代償パターンに依存する．たとえば，後足部内反変形は著明だがわずかな前足部外反変形を合併しており，歩行時の評価で距骨下関節は後足部変形のみを代償している――すなわち，踵接地期に急速な回内を生ずるが立脚中期または推進期に側方不安定性がみられない――場合，装具療法の目標は前足部変形はそのままにして後足部ポストを用いて踵接地期の距骨下関節運動をコントロールすることである．実際のところわずかな前足部外反変形は，踵挙上前に距骨下関節を中立位近くに動かすために無害であり，後足部変形の発達的適応をもたらす．もし前足部外反変形に不適切なポストを付けると，進行期に力が装具のロックラインに達する瞬間に距骨下関節を急速な回内位に強制する．これは明らかに装具療法の目的とは異なる．装具製作時にみられるよくある誤解は，製作者が前足部と後足部の変形を完全に解消するポストを付けようとすることである．

立脚後期と推進早期に距骨下関節位置は前足部ポストにより決定されるため，この両方にポストを付けることは危険であり，多くの医原性損傷をもたらす可能性がある．後足部5°内反と前足部5°外反のある患者に完全な前足部5°ポストを付けると，距骨下関節は踵挙上時に回内するためにこれはもちろん有害である（図3-95 A）．

前足部と後足部変形が等しい場合，前足部変形は距骨下関節を中立位に保つのに必要なので（図3-95 B）そのまま放置しておく．この規則に例外があること，すなわち，慢性的に内がえしの踵にともなう症状（反復性内がえしによる不安定性や頑固な足根管症候群）を解決するため距骨下関節を中立位にすべく前足部のポストを多く付けること

図3-95 後足部 5°内反と前足部 5°外反の合併 この場合前足部ポストを使用すると患者の推進力がロックライン（A）の前を通る瞬間に距骨下関節を内反位置にもたらす．もしポストをつけない場合は，踵離れ時に中立位に達する際に前足部5°外反は後足部5°内反をもたらす（B）．

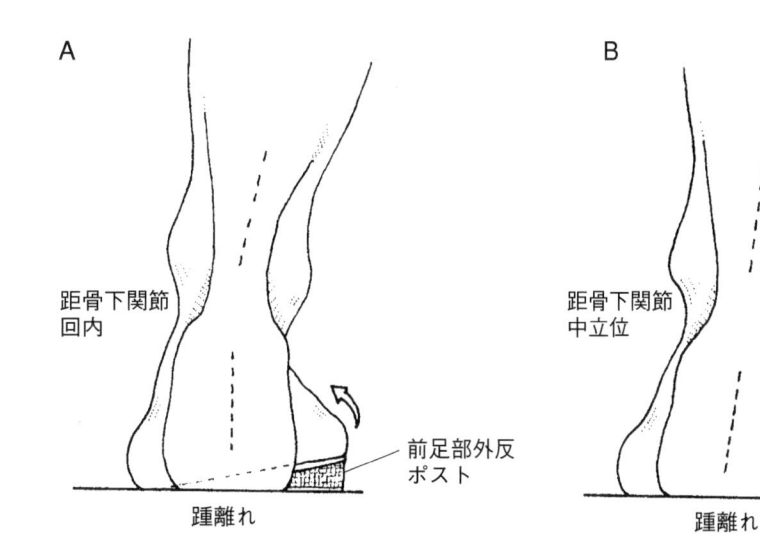

が必要な場合がある．実際，Valmassy[110]は「後足部内反・前足部外反変形に対して後足部を垂直位に導くために十分な前足部外反ポストを付ける」ことを推奨している．もし距骨下関節の可動域制限のために後足部が垂直にならない場合は，「距骨下関節を最大回内位に維持するため前足部外反ポストの高さを調整する」ことを彼は強調している．

この手技は医原性損傷（特に足底腱膜炎，弾機靱帯捻挫，ヒラメ筋捻挫，距舟関節不適合にともなう不安定性）をもたらす可能性があるため，大きな前足部外反ポストは注意して使用すべきである．

後足部内反と前足部外反変形との合併を治療する際には，前足部変形量が後足部変形量よりも大きい場合に前足部ポストを用いる．前足部ポストの正確な角度は前足部の角度から後足部の角度を引いたものにすべきである．

たとえば，後足部4°内反と前足部9°外反の患者は踵挙上時に側方不安定性を防ぎ，距骨下関節を中立位に維持するため5°の前足部外反ポストを用いるべきである．後足部ポストと前足部ポストの両者が必要な場合（すなわち，8°の後足部内反と12°の前足部外反），前足部ポストは前足部の角度から後足部の角度を引いたもの（この例では4°）にする．踵接地期に距骨下関節運動をコントロールするために別の外在性後足部ポストを用いる．すなわち，2°の後足部ポストは距骨下関節を6°回内させる．後足部ポストは踵接地期に距骨下関節運動をコントロールし，ロックラインを過ぎたときに前足部ポストは踵挙上時に側方不安定性を防ぎ距骨下関節を中立位に維持するため，別々の後足部ポストと前足部ポストはこの場合うまく機能する．

前足部ポストのサイズ決定のために前足部ポスト角度から後足部ポスト角度を引く手技の唯一の欠点は，足の採型を非中立位で行うことである．ギプスに記された前足部ポスト角度は実際の変形のサイズではなく，望ましいポストのサイズを反映すべきである．

このことを説明するために，後足部4°内反と前足部9°外反の患者について考察しよう．この場合の陰性モデルは前足部外反9°ではなく5°外反とすべきで，これは採型時に外側趾列を荷重する際にあまり圧をかけないようにすることにより達成される．もし採型時に前足部外反を9°にすると，5°の前足部外反ポストは後足部を4°内がえしに維持するので，衝撃吸収に必要な距骨下関節の回内可動域を完全に阻止する（必然的に医原性損傷を生じさせる）．

この場合採型を非中立位で行うので，立脚期に関節運動のコントロールに主な役割をするのは装具のシェルではなくポストである．前足部ポストが後足部を垂直にできない場合はすべて，製作者はその治療プランを知らせるべきである．

3）後足部内反・第1趾列可撓性底屈変形（図3-96）

後足部内反に対する距骨下関節の代償として，しばしば他の中足骨の共通横断面よりも第1趾列を高くせざるをえない場合がある．この組み合わせに対する装具療法は，底屈した第1中足骨頭を調整する2〜5バーポストと踵接地期の過度の距骨下関節回内を阻止する後足部内反ポストの併用が必要になる．

後足部内反・第1趾列可撓性底屈変形の治療には後足部内反ポストは効果がない．これは過度の距骨下関節回内の阻止に加えて，第1趾列底屈筋である長腓骨筋の機械的効率を高めるべく第1中足骨の背屈と内がえし作用をこの筋がより効果的に保護するためである．

立脚中期後半・推進初期の距骨下関節回内が問題の場合

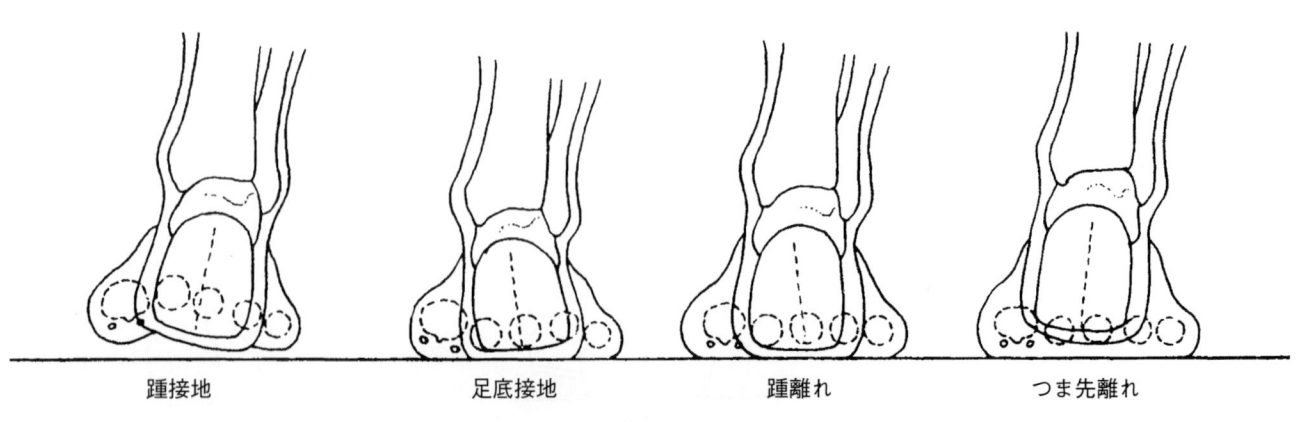

図3-96　後足部内反と可撓性第1趾列底屈変形合併での足部運動
（踵接地／足底接地／踵離れ／つま先離れ）

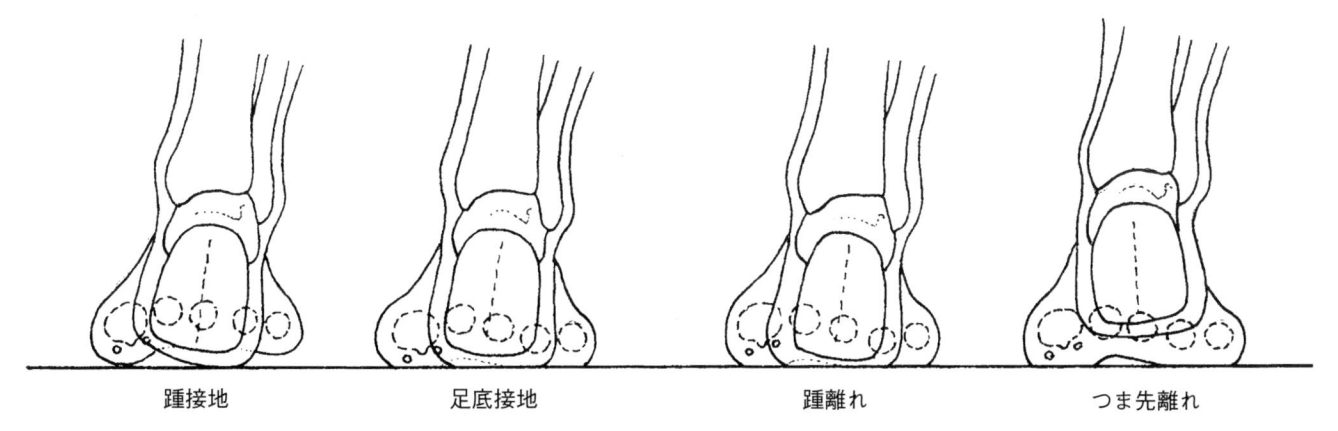

踵接地　　　　　足底接地　　　　　踵離れ　　　　　つま先離れ

図 3-97　後足部内反と強剛性第1趾列底屈変形合併での足部運動

は，望ましい後足部内反ポストを前足部の近くにおいて内がえしになった装具のシェルを安定させるように後足部ポストを平らにする別のポスト手技を用いるとよい．さらに底屈した第1中足骨に適応すべく第1趾列カットアウトとサブ1バランスを追加する．この装具は立脚期での距骨下関節と第1趾列の運動をコントロールできる．

4）後足部内反・強剛性第1趾列底屈変形（図 3-97）　強剛性第1趾列底屈変形は立脚期の大部分で後足部を内がえし位置に保ち距骨下関節の回内を妨げる．装具療法は第1中足骨頭に適応して距骨下関節回内可動域を保つようなサブ1バランスのついた2〜5バーポストの追加を要する．距骨下関節の過度の回内をコントロールすることは滅多にないため，後足部ポストは通常不要である．

5）第1趾列底屈変形をともなう前足部内反または外反変形　この変形の組み合わせには，適切な前足部ポスト（第2〜5中足骨頭を参照して測定する）と底屈した第1中足骨に適合した第1趾列カットアウトを付け加えた装具療法を行う．もし底屈した第1中足骨が半可撓性もしくは強剛性の場合は，サブ1バランスの追加を考慮する．

前足部内反と可撓性第1趾列の組み合わせには，中立位でギプス採型を行い底屈した第1趾列を中央線の位置（3〜5中足骨レベル）まで背屈させる．この手技は前足部を中足根関節長軸周りに回外させるという危険があるため，現在ではほとんど見捨てられている[42]．

7．中足骨長の変位

さまざまな中足骨の相対的長さは趾を底屈させて背側中足骨頭の位置を記載することですぐに評価できる．理想的

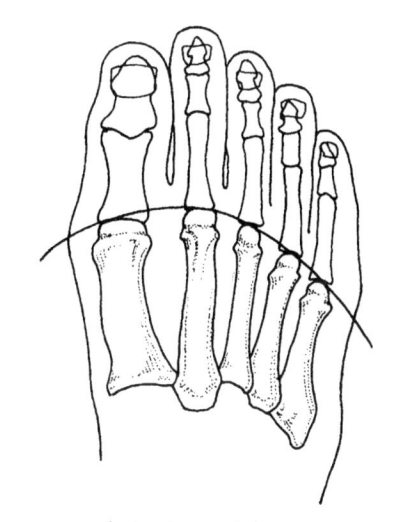

図 3-98　中足骨頭の理想的なアライメント

には，末端中足骨頭を連結する仮想曲線は滑らかな放物線になるべきである（図 3-98）．たいていの足では中足骨の相対的長さは 2>1>3>4>5 または 2>1=3>4>5 の公式で表される[111]．通常は第2中足骨が最も長いので，ハイギアプッシュオフ，ロウギアプッシュオフのいずれの場合にも床反力による圧にさらされる．ロウギアプッシュオフからハイギアプッシュオフへの移行時に大部分の圧は直接第2中足骨頭の近くに集中する．

歩行時の前足部足底に加わる圧が第2中足骨頭で最大になることを多くの研究者が証明した[112,113]．実際に Gross と Bunch[114] は，足底力を推定して個々の中足骨幹に加わる曲げ歪み，剪断力，軸力を数学的に決定した．曲げ歪み，剪断力は第2中足骨幹で最大になること（第2中足骨幹の曲げ歪みは第1中足骨幹に比べて約7倍になる）は驚くに

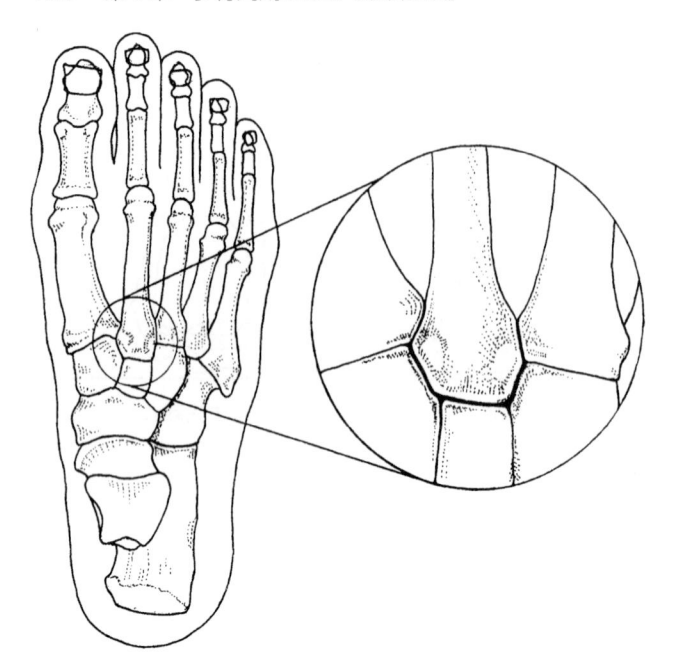

図3-99 第2足根中足関節 第2中足骨の基底部は隣接する中足骨と楔状骨によりしっかり固定されていることに注意.第2足根中足関節の足底面は強力な足底靱帯と後脛骨筋腱の延長により保護されているので[106],地面の反応力がもたらす背屈モーメントにとりわけ効果的に抵抗する.

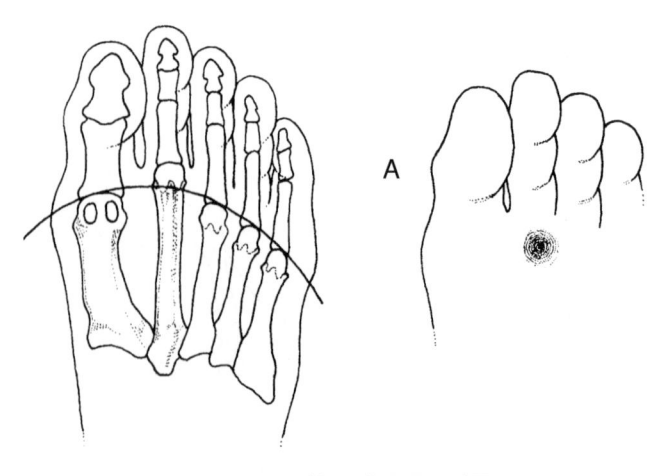

図3-100 第2中足骨の延長
(Gould JS ed. より修正)[116]

はあたらない.一方,軸力は第1中足骨幹で最大になった(これは3～5趾に比べて母趾に大きな力が加わるためであろう).第2中足骨幹はきゃしゃでもろいように見えるが,しかし全体の輪郭と厚い緻密骨の組成は幸運にも効率的な推進力に対応している.さらに第2中足骨基部は内外楔状骨の間に比較的強固に固定されており(図3-99),第2足根中足関節はこれらの大きな力に対処するのに特に適しているように見うけられる.このような解剖学的配列は足根中足関節全体のロック機構に役立っている[115].

床反力の分布は中足骨の相対的長さに依存するという事実から,極端に長いか,あるいは短い中足骨の骨頭に加わる圧が増減することは妥当性があるものといえよう.

1 長い第2中足骨

最もよくみられる中足骨長の変位は長い第2中足骨であり,第2中足骨頭は末端が理想的な放物線から突出している(図3-100).第2中足骨がさらに長くなると,足がロウギアプッシュオフからハイギアプッシュオフへ移行するときに中足骨頭にはきわめて大きな力がかかる.その結果生ずる圧と摩擦力の増加は,第2中足骨頭の足底に特有なびまん性かつ耐えられない角質増加をもたらし(図3-100 A),一次性中足部痛の原因になるか[64]または圧がウイルスの成長刺激に基づく足底疣をもたらす[117].

長い第2中足骨はさらにしばしば窮屈なトウボックスの圧迫により槌趾変形を生ずる(靴は踵からボール部まで適合されるので,長い第2中足骨は通常は考慮されないためである).

長い第2中足骨の治療は痛みのある中足骨頭の直下にクッション機能のある材料(スペンコ,ポロンまたはプラスタゾートなどは剪断力の減少に役立つ)に加えて中足骨頭の近位に中足(骨)パッドを用いる(図3-101).さらに必要ならば第2中足骨頭近辺の圧増加に関連する構造的変形(たとえば前足部内反変形)に対応する装具を用いる.さらに第2趾末端を圧迫しないよく適合された靴のほかに,第2中足骨頭に加わる圧を減少させるトーマスバーやロッカー底を症状がある場合に追加するとよい(これらについては第7章で説明する).長い第2中足骨のある者は,もちろんハイヒールを避け角質増加部を定期的にトリミングすべきである.

2 短い第1中足骨

第2中足骨頭近くの疼痛の別の原因に極端に短い第1中足骨があげられる.この変形は1935年にDudley Morton[119]が最初に記載したもので,短い第1中足骨から隣の第2中足骨に圧の再分散がはかられることによると理論づけられている.

短い第1中足骨の臨床的意義について疑問視されてい

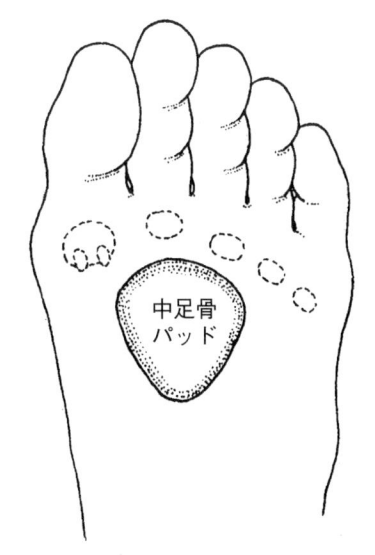

図3-101 中央中足骨頭の除圧を行う際に、小さな中足（骨）パッドでも足底中足骨頭圧を60%も減少させる[118]

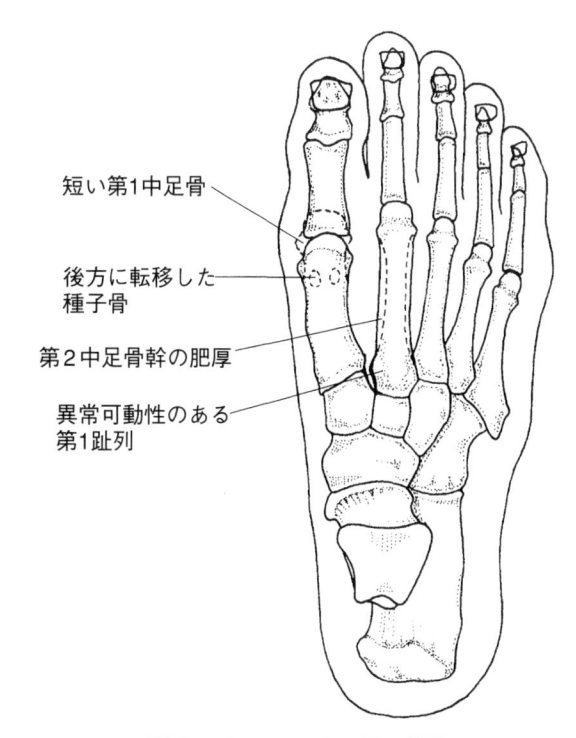

図3-102 モートン足の構造

るが[120]，最近の研究によれば[121]患者の歩行中の第2中足骨頭近くでのピーク圧測定ではモートン足構造（すなわち第1中足骨は第2中足骨より8mm短い）の患者はコントロール群に比べて著明に増加しているとするMortonの理論を裏づけている．短い第1中足骨自体はモートン足構造とは異なることを強調したい．モートン足構造の真の原因は短い第1中足骨，肥厚した第2中足骨幹および後方に転移した種子骨をともなう異常可動性の第1中足骨である（図3-102）．

このような短い第1中足骨の足は，第1趾列軸周りの極端な底屈によってのみ推進期での力の伝達を行うことがで きる（図3-103）．第1趾列のこの底屈可動域増大はモートン足構造の患者の第1・2中足骨基部連結部に退行変性をもたらしやすい[122]．

患者によっては第1中足骨が極端に短いため，第1趾列が推進中期での接地に必要な底屈可動域をもてないことがある（第1趾列底屈は通常は10°以下であることを忘れてはならない）．この場合，第1中足骨は床反力分散に関与できず，隣接する第2中足骨頭は慢性的な外傷をうけるこ

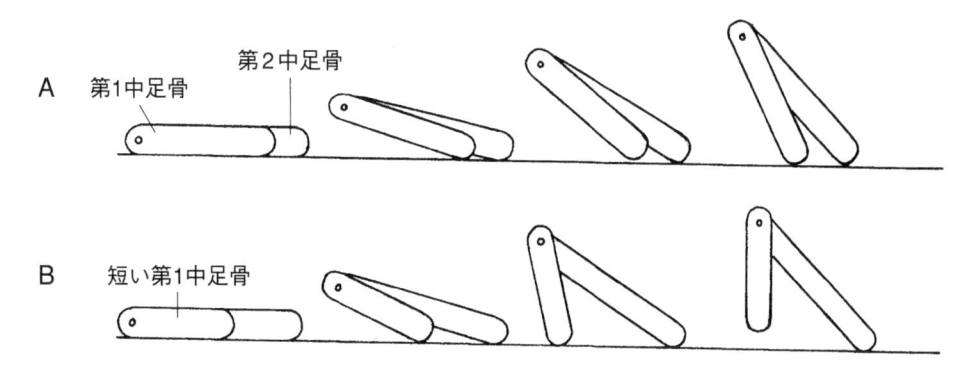

図3-103 短い第1中足骨の効果を証明するために，第1・2中足骨を示すさまざまな長さのアイスクリーム棒を使用している Aでは第1中足骨は第2中足骨よりほんの少し短いので，第1・2中足骨頭が接地するのに必要な第1趾列底屈可動域は少ない．しかし第1中足骨が第2中足骨より著明に短い場合（B），踵挙上につづいて接地するのに必要な第1趾列底屈可動域は大きくなる．

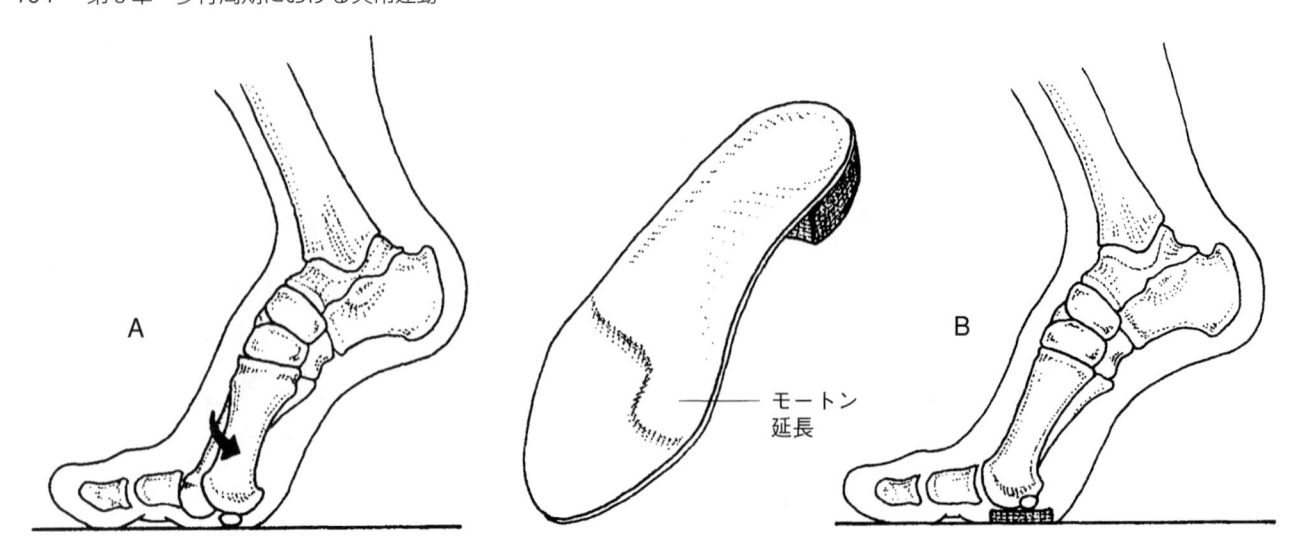

図3-104　A, B：モートン延長　この延長の有無による第1趾列の運動を比較する.

とになる．さらに内側前足部は長腓骨筋による効果的な安定化がされないため，距骨下関節は推進期に極端な回内を強いられる．

この場合の治療法は，第1中足骨頭近くにプラットフォーム（モートン延長と呼ばれる）を置くことである（図3-104）．この延長は第1中足骨頭に床反力分散を行わせ，第2中足骨頭にかかる圧ならびに推進期の距骨下関節回内可動域を減少させ，第1中足骨はより中央線の位置に移り第1足根中足関節に加わる歪みを減少させる．

TravellとSimons[123]は「モートン足構造と咬筋・側頭筋でのトリガーポイントの間に驚くべき関係がある」ことを証明した．彼らはこのような足構造にともなう誤ったアライメント矯正に対してモートン延長を用いることで，切歯と顎の開きが即座に30％増加することを見出した．

モートン延長の使用時の注意すべき警告を述べよう．このプラットフォームの適切な使用は真のモートン足構造をうまく管理できるが，誤って長い第2中足骨に用いる場合がしばしばみられる（真のモートン足構造は実際のところまれである）．モートン延長を不適切に使用すると，種子骨炎以外に最終的に第1趾列底屈障害による第1足根中足関節の二次的な退行変性をおこす可能性がある．このためモートン延長は注意深い静的ならびに動的評価に基づいて使用すべきである（モートン延長は第2中足骨頭の不応性疼痛の治療に対して効果的に用いられることがある）．

3　長い第1中足骨

第1中足骨が最も長いときに潜在的な損傷がおこる原因になる．この変形のある患者が推進移動をすると第1中足骨頭にかかる圧が増加し，床反力は第1中足趾節関節の横軸周りの背後方移動に必要な第1趾列の底屈を阻止する[3]．このことにより，しばしば第1中足趾節関節の亜脱臼がおこり最終的に制限母趾変形をもたらす．

長い第1中足骨に対する保存療法はいつも困難であり，患者が推進期にロウギアプッシュオフ維持を激励するような手技を含む．これは患者がロウギアプッシュオフをわざと維持するように歩行パターンを意識的に変えること，推進早期に距骨下関節を内がえし位置に維持する延長した後足部内反ポストを使用すること，第2～5中足骨頭の二等分線に平行な軸に沿って靴底をカットすることなどである．これらの手技はいずれも立脚後期に後足部を内がえし位置に維持するもので，推進期に第1中足骨の底屈を適度に延長させる．

別の手技として前足部に運動学的ウェッジ（kinetic wedge）を付けた大きな後足部内反ポストの付いた装具の製作がある．運動学的ウェッジは第1中足骨頭に三角形の柔らかなフォームを付け，他の中足骨頭を厚いゴムで支えるもので，第6章で詳しく説明する（訳注：p.205参照）．開発者であるDananberg[124]によると，第1中足骨頭の柔らかな材質は推進期に第1趾列の底屈と外がえしをさせ，第1中足趾節関節の潜在的な変形を減少させる．

これらの方法が無効で疼痛性の制限母趾変形が持続する場合は靴底をロッカー底に変える（図3-132参照）．Rootら[3]によれば「残念なことには長い第1中足骨が制限母趾変形をもたらした場合は，母趾を背屈させようとする

保存療法は無効であり，外科的に第1中足骨を短縮しないかぎり変形が進行する」としている．彼らは第1中足骨の先端が第3中足骨先端（第3中足骨が極端に長く，または短くないと仮定して）にくるように短縮すること，同時に第1中足骨頭が第4・5中足骨の共通横軸にくるように第1中足骨の傾斜角を変える方法を推奨している．傾斜角の変更に失敗すると第1中足骨挙上を生じる．

しかしロウギアプッシュオフの習慣，ロッカー底の付いた靴を用いればたいていの症状はおさまるので，この外科的療法はかなり極端なようにも思われる．

8．脚長差

脚長差は機能的なものと構造的なものとに分類され，損傷のよくみられる原因になる[19,125]．MessierとPittala[19]は「0.64cm（1/4インチ）」より大きな脚長差が足底腱膜炎をおこしやすい」ことを証明した．一方 Rothbart と Estabrook[126]は「非対称性回内による二次的な脚長差は坐骨神経痛をおこす可能性がある」と述べている．

構造的脚長差（固定した骨性変形による）を機能的脚長差（たいていは下肢の非対称性回内と骨盤・脊椎の軟部組織拘縮による）から鑑別することは，両者の治療法が異なるのできわめて重要である．残念なことには両者の鑑別が必ずしも容易とは限らない．多くの場合構造的脚長差と機能的脚長差は共存しており，一方が他方の実際の角度を隠している場合がある（図3-105）．

構造的脚長差と機能的脚長差を鑑別するためにいくつかの診断手技が開発された．最も正確なものは走査X線撮影法で，まず最初に中央X線が大腿骨頭，つづいて脛骨高原を，最後に足関節窩を同じ角度で通るように断続的に撮影する．これらのX線は大腿骨と脛骨長の正確な情報を与えてくれる．

別のX線評価法は，足が大腿骨顆部の直下にくるように距骨下関節を中立位にして（患者が筋を作用させて維持する）患者を起立させ，上前腸骨稜がbuckey（訳注：レントゲンフィルム固定装置）から等距離になるようにする．中央X線が大腿骨頭に平行になるようにして撮影したX線は下肢の相対的な長さ（大腿骨と脛骨長の正確な情報は提供できない）についてかなり正確な情報を提供する．どちらのX線手法を用いる場合も，距骨下関節を中立位に維持し，大腿骨頸部角度を必ず測定して両側を比較しなければならない．これは構造的脚長差と機能的脚長差がしばしばみられる原因のためである（図3-106）．

もしX線照射が心配であったり撮影費用が問題な場合

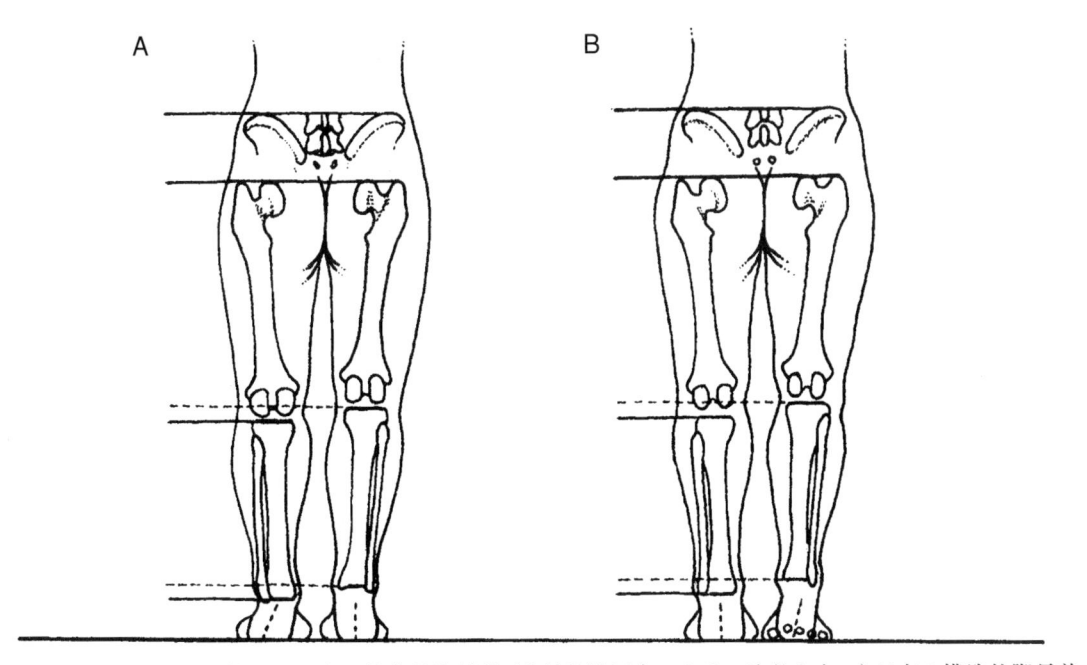

図3-105 脚長差の隠蔽　Aで左の機能的脚長差（非対称性回内による二次的なもの）は右の構造的脚長差（大腿骨短縮による）と合併している．Bで右側強剛性第1趾列底屈は同側の大腿骨短縮を隠す機能的下肢をもたらす．

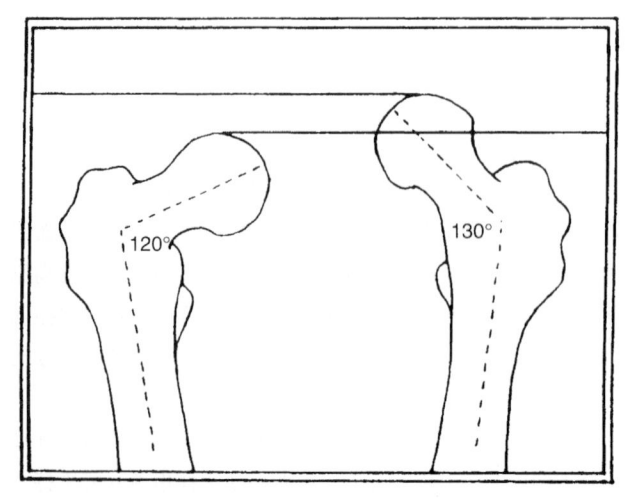

図 3-106 非対称的な大腿骨頸部角は通常みられる構造的脚長差の原因になる

には，構造的脚長差は徒手診察手法により決定される．最もよく用いられる方法は，患者を背臥位にして上前腸骨棘から内果までの距離を測定する．残念なことには非対称性筋張力による骨盤の傾きは正確な測定を困難にする．この問題に加えて，RothbartとEstabrook[126]は「診察台の圧力により仙骨が屈曲し同時に股関節屈筋の張力が寛骨を伸展するため構造的脚長差をなくしてしまうので，背臥位での測定は避けるべきである」と述べている．FordとGoodman[127]は「背臥位での測定が不正確なため1/4インチ以下の脚長差は無視してよい」と述べている．

構造的脚長差のより正確な評価を行うには，検者はいくつかの異なる徒手試験から得られる情報を結びつける．ま

ず最初に大腿骨と脛骨の相対的長さはアリス試験（図3-107）により評価される．この値を荷重時での値と比較する．体前面から背面までさまざまな骨性標識レベルが観察される（図3-108）．荷重時での値を非荷重時での値ならびにX線測定値と比較することにより，診察者は構造的脚長差と機能的脚長差を正確に鑑別することができる．

1 病理機構学

脚長差がある患者は歩行時に多くの方法を用いて代償する．遊脚後期に（床反力の垂直成分[128]と側方成分[129]が増加する）短い下肢は長い距離がかかるので，多くの患者は反対側の股関節外転筋の遠心性収縮により短い下肢をゆっくり地面におろして衝撃力を変えようと試みる．この動作は股関節外転筋の慢性疲労を生じL5-S1関節の過度運動性をもたらす可能性がある．これはL5椎体が極端に低下した股関節に向かって回転するためである（正常では骨盤は遊脚中期にわずか4°〜5°低下し，踵接地期に中立位にもどる）．さらに踵接地期の外側歪み力増加を安定化するために，ある者は短い下肢側でそとわ歩行パターンをおこす．よくみられる脚長差の別の代償パターンに，短い下肢の膝を反張させ距骨下関節を内がえしさせる方法がある．いずれの運動も遊脚後期に踵を地面に近づけるのに役立つが，膝過伸展は大腿四頭筋の垂直力緩衝動作を妨げること，および距骨下関節の内がえしは踵接地期にその可動域と速度増加をもたらす機能的な後足部内反変形を生ずるという不都合がみられる．また脚長差の代償は長い下肢にも障害をおこす可能性がある．

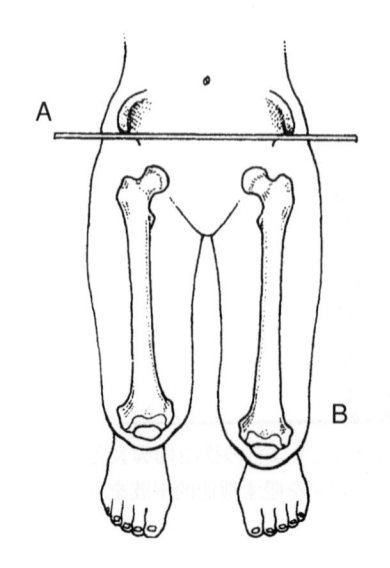

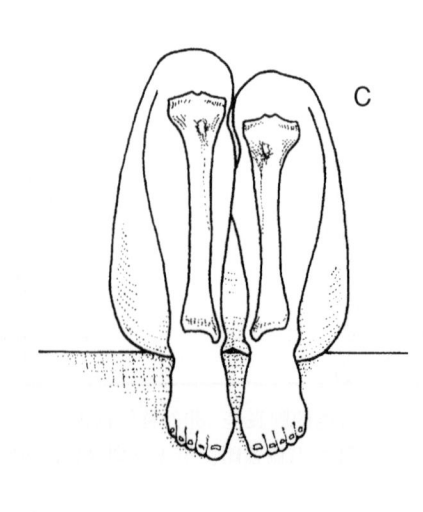

図 3-107 アリス試験 (Allis test)
検者は上前腸骨棘が同じ前額面および横断面にくるように徒手的にアライメントを整える（**A**）．内果を揃えて上から大腿骨長を評価する（**B**）．一方，脛骨長は，脛骨高原レベルの比較により決定される（**C**）．

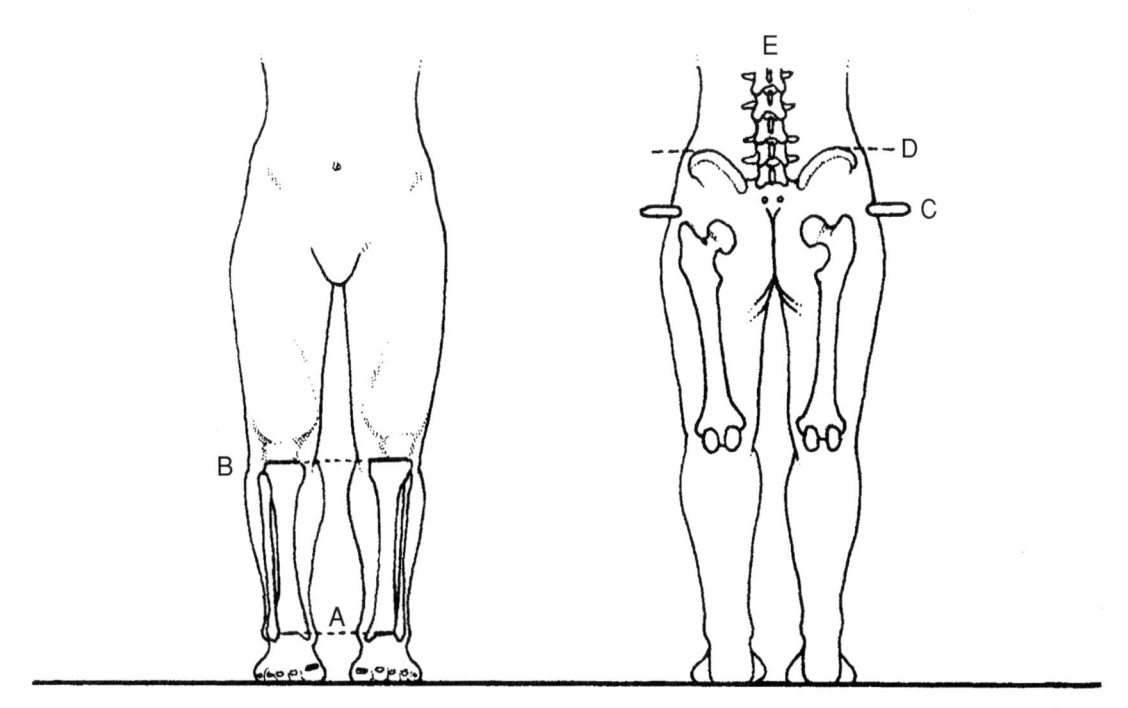

図3-108 荷重による脚長差の評価 患者の両足が大転子の直下にくるような位置をとらせる．非対称性距骨下関節の回内（または回外）が機能的脚長差の原因になるかどうかを知るために内果のレベルを比較する(**A**)．次に脛骨高原レベルを比較して脛骨の相対的長さを決定する(**B**)．大転子の頂上（患者に股関節を屈伸させて大転子を確認する）に指先を当てて大腿骨長を比較する(**C**)．患者を直立させ股関節を90°屈曲させて上後腸骨稜のレベルを評価する．最後に腸骨稜のレベルを比較して(**D**)垂直線からの腰椎のずれがあれば記載する(**E**)．

長い下肢は遊脚期に大きな弧を描いて運動するので[130]，患者はしばしば膝を屈曲して円弧の半径を減少させようと試みる．この運動は膝蓋大腿関節の圧縮力を著明に増加させる．さらに患者はしばしば距骨下関節を最大に回内させて長い下肢を地面に近づけようとする．Sannerら[131]は「距骨下関節が中立位から回内位に移る際に平均垂直偏位はわずか3mmであるが，1/2インチの構造的脚長差を完全に代償するには距骨下関節は完全に回内する必要がある」と述べている．ある場合には距骨頭が実際に接地するであろう．「距骨頭の足底接地は不安定な内側列の支持点として作用するため，このことにより皮肉にも足はより安定する」とHiss[132]は述べている．かくして距骨下関節の大きな回内可動域は構造的に短縮した下肢でみられると一般に信じられているが，もし患者が骨盤を水平に保とうと試みるならば，長い下肢側の距骨下関節の回内可動域はもっと大きくなるだろう．

この状況下での治療は短縮下肢にヒールリフトを付けてやることである．もし長い下肢の距骨下関節回内可動域が不変の場合には，誇張された運動をコントロールするために装具が必要になる．NovickとKelley[133]によれば「2mm厚の機能的装具は踵骨に対する距骨の二次的な上方再配置により足関節質量中心が4.8mm挙上する」と述べており，興味深い．このような状況のため，構造的ならびに機能的脚長差の合併の治療では，適切な矯正が達成されるように注意深い装着前ならびに装着後評価が必要になる．

1）構造的ならびに機能的脚長差の治療 もし構造的脚長差が存在する場合は，短縮下肢に適当なサイズのヒールリフトを付ける．ヒールリフトの実際の高さを決めるにはさまざまなサイズのリフトを短縮下肢に置いてアライメントを再評価する．理想的なヒールリフトは腸骨稜を平らにし，さらにより重要なことは腰椎を垂直位にもたらす[123]．この手技はわずかな脚長差に対しても驚くほど正確になる．もし非荷重計測（たとえば，上前腸骨稜から内果までの距離）に基づく情報による場合は，完全矯正を達成するヒールリフトの高さは測定した脚長差に約33%追加すべきである．すなわち，距骨は踵骨と中足骨頭の1/3の位置にあるので，踵骨に置いたヒールリフトは距骨を踵骨と中足骨頭の2/3しか挙上しない．たとえば，3/8インチ（約9.5

mm）のヒールリフトは，距骨を1/4インチ（約6.3 mm）しか挙上しない．

「構造的脚長差に用いるヒールリフトは，1/4インチ以上のものにすべきである」と多くの識者は述べている[134,135]．しかしSubotnick[136]は「ランニングで生ずる床反力が3倍に増えるので，構造的脚長差があるランナーに用いるヒールリフトは1/8インチ（約3.2 mm）以上のものにすべきである」と主張している．TravellとSimons[123]は「比較的わずかな脚長差ではあまり影響がない」としており，「1/4インチの構造的脚長差があっても筋・筋膜痛症候群になりやすい場合にのみヒールリフトを用いるべき」としている．そのほかに，「1/2インチ（約12.7 mm）以上の構造的脚長差がある場合に，予防的にヒールリフトを用いるべき」との意見がある．

15歳以下の小児の構造的脚長差を代償するためにヒールリフトを用いると，3～7カ月の装着後にしばしば脚長差が消失する（すなわち脚長が等しくなる）ことは興味深い[137]．このため小児は6カ月おきに評価してヒールリフトがまだ必要かどうかを決定すべきである．

靴との適合に問題があるため3/8インチより大きいヒールリフトはミッドソールまたはヒールに使用し，靴の中に挿入すべきではない．ミッドソール全長に沿ったヒールリフトは後部ふくらはぎ筋の拘縮を防止する．大きな構造的脚長差の補正に際して，反対側股屈筋および内転筋（ヒールリフトにより伸張される）の損傷リスクを減少させるためにヒールリフトを4週おきに約1/4インチずつ増加させるべきである．この使い慣らす時期に，大腿直筋，腸腰筋および股内転筋は潜在的な医原性損傷のリスクを減らすために徐々にストレッチすべきである．

腰椎が構造的短縮下肢に向かって側屈できないときにはヒールリフト療法は禁忌である．このような場合にヒールリフトを用いると繰り返す腰仙椎の損傷をおこす可能性がある．

機能的脚長差に対してもヒールリフトを用いてはならない．これは脚長差の原因に及んでいないだけでなく，罹患下肢の筋力低下をもたらす可能性があるためである[138]．

機能的脚長差には骨盤の回旋をもたらす軟部組織の拘縮に対して適切な徒手療法を行うとともに，必要があれば脚長差をもたらす非対称性回内を矯正する装具を用いる．非対称性回内とそれに基づく仙腸関節機能不全による二次的機能的脚長差を矯正するために機能的装具療法と徒手療法を行ったRothbartとEstabrookの研究によれば[126]，「81人中78人で腰痛が完全寛解になり，77%が最後の徒手療法から6カ月間無症状になった」としている．彼らはまた「装具（中立位での採型で製作された）がより機能的かつ効果的な姿勢をもたらし，短期間（たとえば3週間）の徒手療法がより永続的な効果をもたらした」としている．

またRothbartとEstabrook[126]は，「非対称性回内（2°以上の立脚期での並んだ回内と定義される）が下肢を内旋かつ下方に落下させ，同側の寛骨が伸展する（すなわち，後上方腸骨が前上方に移動する）」とする理論をまとめた．このことは仙腸関節機能不全をもたらし，回転する寛骨が大坐骨切痕を部分的に圧迫して坐骨神経が梨状筋と仙椎背椎靱帯の間で絞扼をおこす可能性がある．彼らは「下肢に繰り返しかかる垂直力が次第に仙腸関節の靱帯性不安定をもたらすため，延長した非対称性回内は正常な仙腸関節の半関節作用を2関節に変化させる」と述べている．

非対称性回内に基づく損傷のリストを図3-109に示した．

脚長差の討論を終わるにあたり，構造的脚長差と機能的脚長差の程度を正確に出すことは必ずしも容易ではなく，注意深い観察と検査を要することを強調したい．一側上前腸骨稜から内果までの距離情報に基づくヒールリフトを考慮する前に，臨床家はさまざまな位置での大腿骨・脛骨長を評価し，骨盤と腰椎を回旋させる軟部組織の拘縮をチェックし，非対称性距骨下関節運動が機能的脚長差に寄与しているかどうかを決定するために静的および動的な足の機能を注意深く評価すべきである．

9．非代償歩行に必要な最低限の可動域

正常な機能のための重要な前提条件として，下肢関節と骨盤は最低限の運動可動域をもっている．これらの可動域は異なる活動により変化するため複雑になる．たとえば，足関節は歩行時に10°，ランニング時に25°の背屈を要する．もしなんらかの原因により関節が必要な最小可動域を達成できない場合，身体質量中心の滑らかな移動をもたらすために筋の大きな努力が必要になり，運動学的連鎖のどこかに潜在的に損傷をもたらす代償が生じたり，運動に要する代謝量が増加する．

足部間の均一で微妙な運動の損失は代償的損傷の原因になるが，病的な代償をおこしやすいのはより可動性のある大きな関節である．以下にさまざまな下肢関節の非代償的機能にとって必要な最小可動域のリストをあげる．

図 3-109 非対称性距骨下関節回内がもたらす効果 過度の距骨下関節回内（A）は下肢を内旋（B）かつ下方に落とす（C）．このことは腸腰筋と梨状筋（D）の引っ張り力を増加させ大坐骨切痕の狭小化をもたらす（このため坐骨神経の絞扼を生じやすい）．また下肢が下方に落ちるため同側寛骨が低下して（E），フライエットの法則＊に従ってL5椎体が機能的に短縮した下肢に向かって回転する（F）．その結果，腰椎は長い下肢に向かって側屈することによりまっすぐになろうとする（G）．このため同側椎間板の外側面が圧縮され凹側の椎間関節を過伸展または密接にパックされた位置（星印）に強制する．数年後にさまざまな過用症候群が生ずる可能性がある．

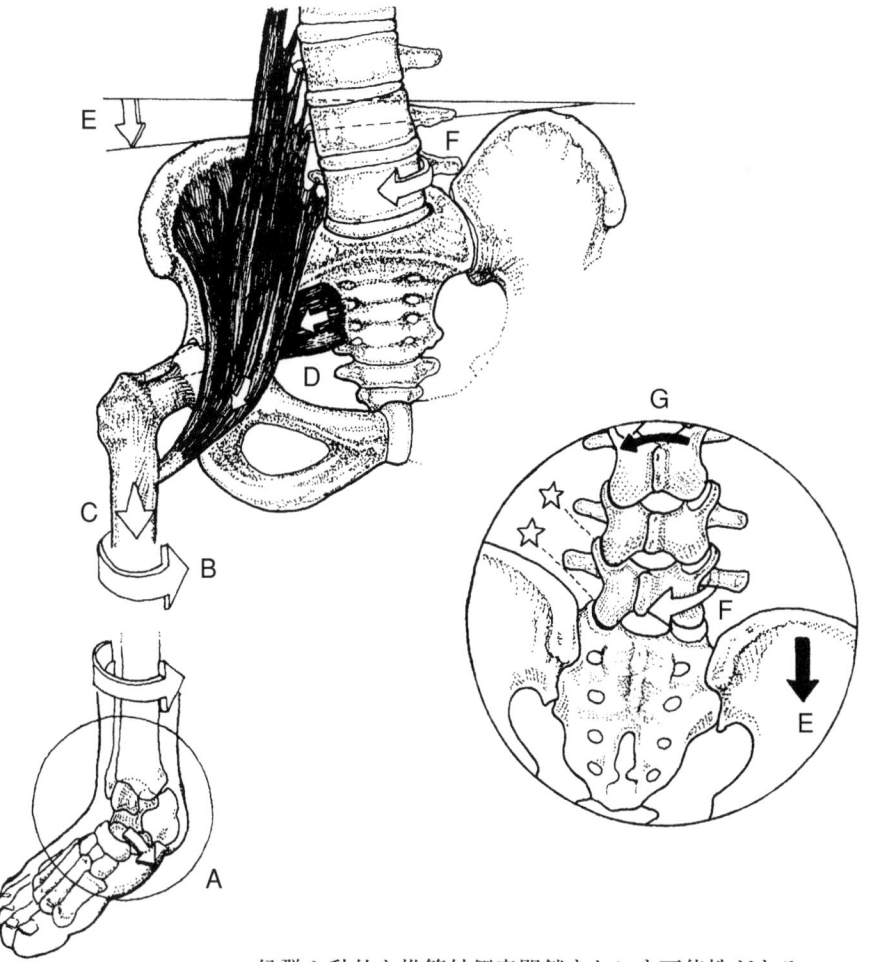

1）**股関節回旋は最小 15°〜20°，屈曲 30°，伸展 10°必要になる** 股関節の矢状面での運動喪失は，腰椎の屈伸により即座に代償しなければならないので最も破壊的である（図 3-110）．多くの研究によれば，腰椎の繰り返す屈曲は椎間板の線維輪を損ない髄核の後方移動をもたらすことが示されており，とりわけ危険である[139,140]．幸いなことには股関節屈曲のわずかな制約でもスポーツ活動や繰り返す弯曲・挙上を要する動作時に椎間板を損なうので，理想的な移動に必要な股関節屈曲 30°の可動域が失われたり，歩行サイクルでの代償的な脊椎屈曲がみられることは滅多にない．

股関節伸展では股関節の変形性関節症や股関節屈曲拘縮はしばしば伸展 5°以下になるため話が別になる．立脚後期に脊椎全体がしばしば過伸展されるので，慢性椎間関節症候群や動的な椎管外側窩閉鎖をおこす可能性がある．

横断面での運動減少は矢状面ほどひどい破壊をもたらさないが，きちんと評価すべきである．低速度での歩行で，減少した股関節回旋を代償するために肩の非対称性回旋や不揃いなアームスイングがみられることがある[141]．歩行速度が増加すると腕の非対称性運動は誇張され，固定した大腿骨と骨盤を動かそうとする努力が著明にみられる．そのほかにストライド長が全般に減少し，踵挙上時に後足部の外転ツイストがしばしばみられる．

2）**膝は 180°伸展して最低 50°屈曲しなければならない** もし膝が完全伸展できないと，立脚中期後半に足関節が極端な背屈位置を強いられ，後区画筋（特にヒラメ筋と後脛骨筋）に過度の緊張性歪みが加わる（図 3-111）．このような変形をもつ患者は，しばしば早めに踵を挙上して立脚期後半を避けようとする．

もし 50°未満の膝屈曲しかできない患者（比較的まれである）は，立脚中期に十分なトウクリアランスを確保するため移動に要する代謝費は莫大になる．これは反対側の腓腹筋と中殿筋（質量中心を挙上して遊脚期の寛骨を外転さ

＊腰椎の側屈と回旋に関する共同パターン．Harrison Fryette（米国の整骨療法家）が 1918 年に発表した．

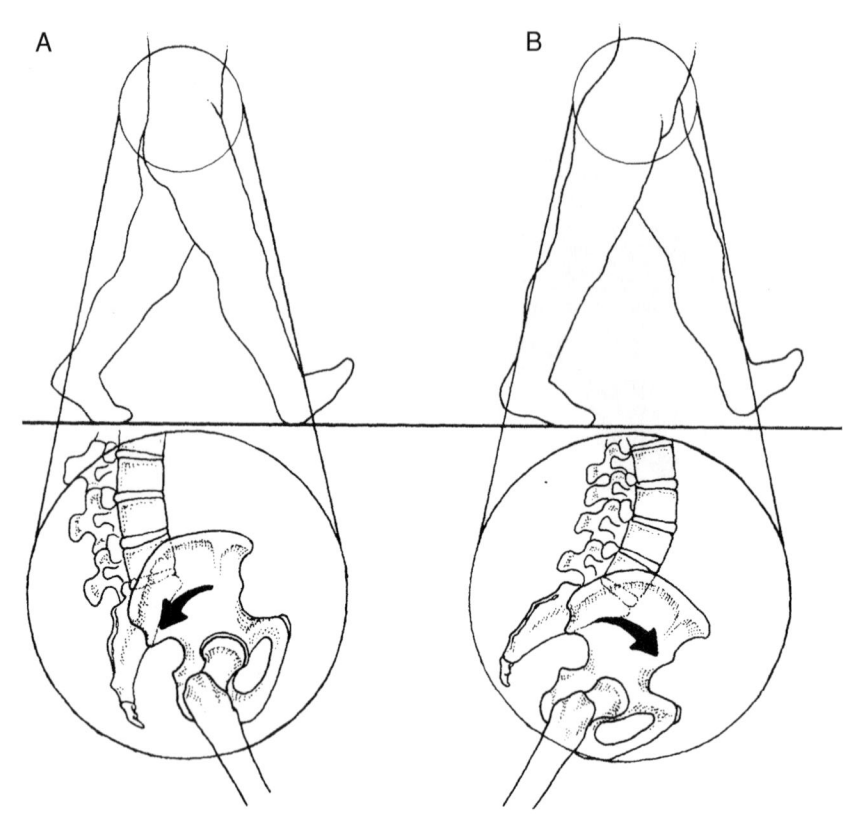

図 3-110　股関節屈曲可動域制限は遊脚期と立脚早期に代償性脊椎屈曲をもたらす (A)　一方，股関節伸展可動域制限は推進期に代償性脊椎過伸展をもたらす (B).

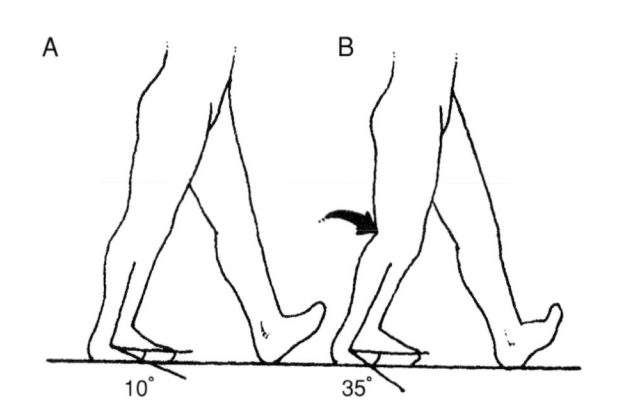

図 3-111　踵挙上直前の足関節背屈可動域は通常 10°またはそれ以下である (A)　しかし膝の伸展角度が減少すると，足関節は過度の背屈を強いられる (B).

せる機能をもつ）および，もっと重要なのは同側股関節屈筋（遊脚期の下肢を前方に引っ張る）の強力な収縮という筋の大きな努力により達成される．Inman ら[141]は「膝の適切な屈曲可動域が歩行の唯一かつ最も重要な決定因子である」としている．

3）足関節は最低 10°背屈しなければならない　足関節は踵挙上直前に最大背屈位置に達する．（ランニングや速足歩行など）立脚後期の股関節伸展可動域が大きければ，代償するのに必要な足関節背屈可動域も大きくなる．もし股関節伸展を代償するのに必要な足関節完全可動域が得られないと，足は距骨下関節を回内させて残りの可動域を確保しようとする．この動作は斜中足根関節軸をより水平な位置に傾け，前足部をこの軸周りにより効果的に背屈させる（図 3-112）．

距骨下関節と中足根関節の回内は前足部の大きな背屈をもたらすが，これらの運動は垂直力ピーク時に足根部のロックを解除し，踵立方関節のロックを阻害し，機能的な巻き上げ機構にともなう正常な前後柱の均一化を阻害するのできわめて破壊的である．

もしなんらかの理由で距骨下関節と中足根関節が足関節の背屈制限を完全に代償できない場合，身体の前方移動にともなう慣性力は中足骨頭を強制的に地面にたたきつける（図 3-113）．Hughes[143] は「足関節背屈が制限されている兵隊は，そうでない同僚に比べて 4.6 倍も中足骨疲労骨折になったことから，足関節の背屈制限が中足骨疲労骨折をおこす危険性がある」ことを証明した．

これらの問題に加えて，足関節背屈制限（尖足状態と呼ばれる）はまた前距脛関節の障害をもたらす．前方脛骨の

中立位　　回内位

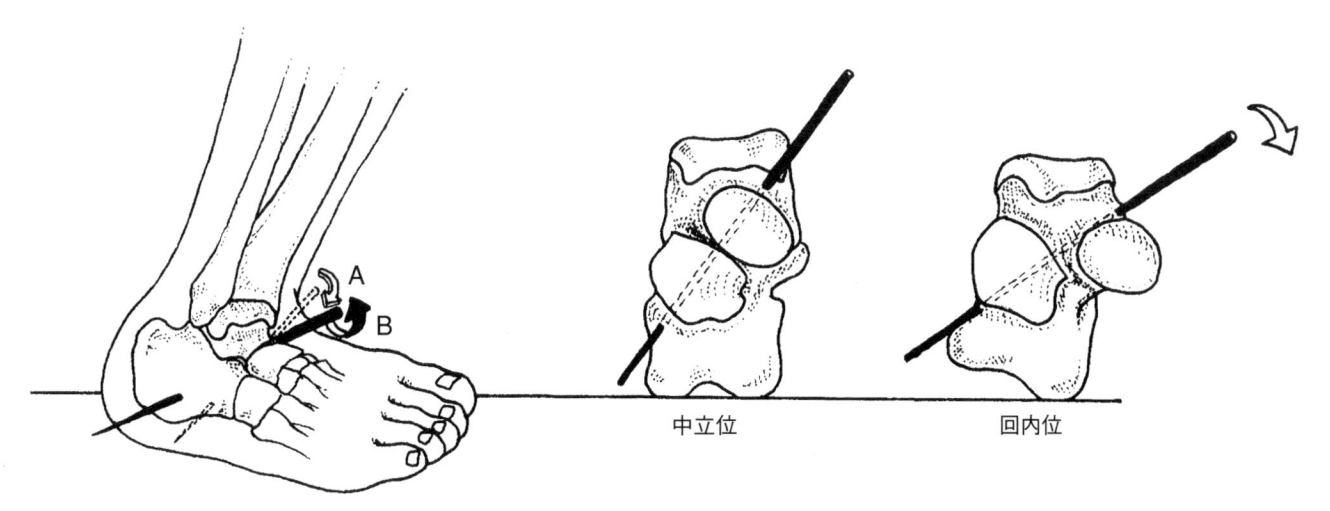

図3-112　距骨下関節が中立位にあると斜中足根関節軸は前足部の外転をおこす（Aの矢印）．しかし距骨下関節が回内すると，斜中足根関節軸はより水平位置になり大きな前足部の背屈をもたらす（Bの矢印）．

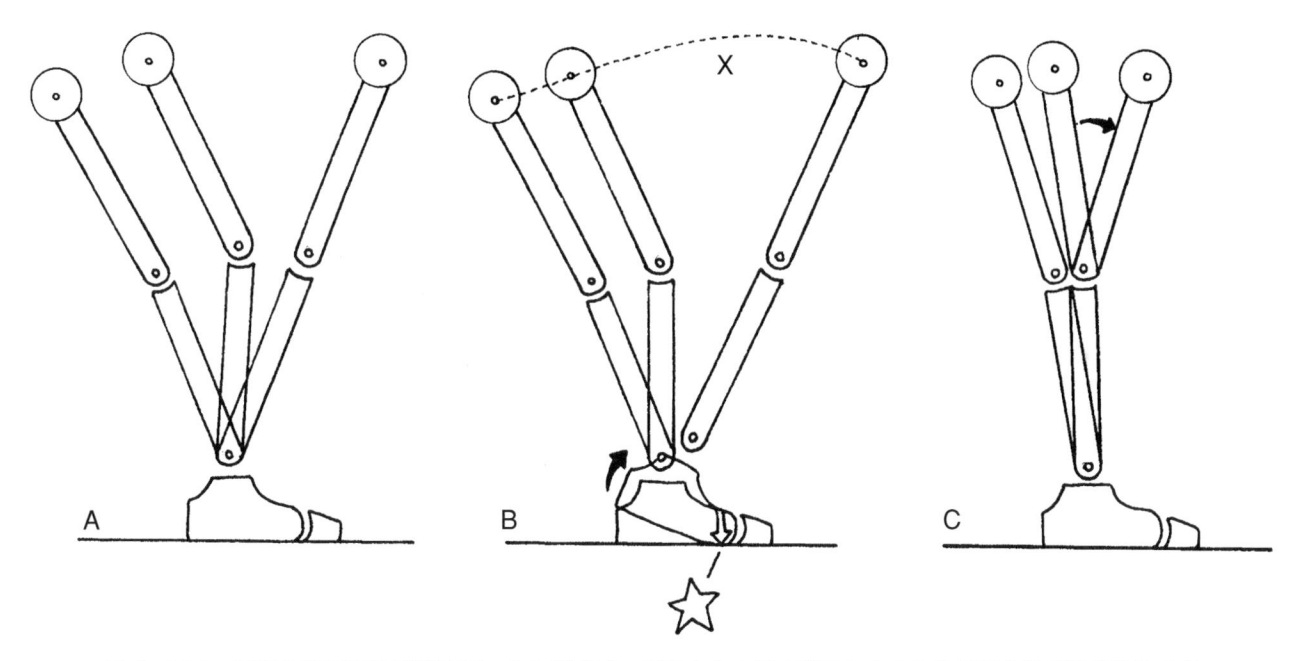

図3-113　足関節背屈可動域が適切であれば（A），質量中心の前方移動にともなう慣性力は後脛骨筋をまえもって伸展させ推進期にこのエネルギーが徐々に回復する　もし足関節と足部が必要な背屈可動域をもたらさないと（B），踵は地面から早めに挙上される（矢印）．ニュートンの第3法則に基づき質量中心（X）の挙上にともなう力は長い中足骨頭を地面に押しつける（星印）．もし踵がすぐに地面から挙上しないと（下腿三頭筋の筋力低下など），膝後部に反張ストレスが加わり（C）徐々に反張膝変形を生ずる．

先頭端はしばしば背側距骨頸部の溝に衝突する．もし足関節背屈制限がわずかな場合は，末端脛腓関節は前方にずれをもたらして距骨に適合しようと試みる（末端脛腓関節は前方に1.5 mmもずれることがある[144]）．しかし背屈した距骨に適合しようとする靱帯結合した末端脛腓関節の作用は，せいぜい制約されるだけである．

やがて距骨頸部と末端脛骨の繰り返す接触は骨性反応をおこし，衝突性外骨腫が形成される（図3-114）．O'Donoghue[145]は「骨の積み重ねが多くなるにつれて衝突の機会が多くなるため悪循環が生ずる．この反応は保護的効

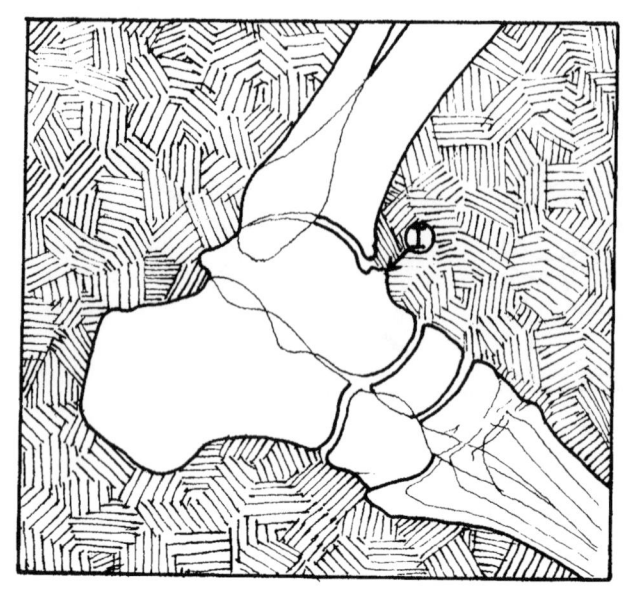

図3-114　衝突性外骨腫(①)

果ではなく反対の効果をもたらし，最終的に能力障害をもたらす」と述べている．彼はまた「衝突性外骨腫にともなう疼痛は，ランニング，丘を登る，長時間のうずくまりなど足関節背屈の増大をもたらす動作によりただちに悪化する」と述べている．

　4）距骨下関節は中立位から4°回内し，12°回外しなければならない　距骨下関節の回内は身体の一義的衝撃吸収システムであり，横断面の下腿の運動を前額面の踵の運動に変換するためには適度な距骨下関節の可動域が必要になる．もしヒトが損傷なしに過ごすためには，適度に機能する距骨下関節は最低4°の回内を要する．

　4°以下の回内しかできないと，距骨の底屈にともなうクッション効果と距骨内転にともなう脛骨内旋(膝屈曲に必要である)の両者を阻害するので，ヒトの機能を著明に傷害する．このため過度の足関節底屈(前区画筋を損なう)により垂直力を減少させるか，または踵接地の省略——すなわち，前足部の接地パターンのスイッチングは後区画筋に衝撃力減少時間を長くさせる——により減少した衝撃吸収能力を代償しようと試みる．

　もし不幸にして距骨下関節が強直している場合(3関節固定術または足根癒合)には，踵接地期の下腿内旋を後足部外がえしに変換できずさまざまな捻転歪みにさらされるため，衝撃吸収能力減少にともなう種々の高衝撃症候群に加えて足関節は慢性疼痛の原因になる．このため下腿は不動の距骨滑車の上でスピンして足関節窩に大きな捻転歪みが加わる．

　下腿の運動は足関節運動軸に平行した方向でおこるため，大きな損傷をもたらす剪断力が生ずる．もし小児の距骨下関節が強直すると，Heuter-Volkmannの原理に基づいて足関節を横断面での下腿運動を転換できるボール・ソケット関節に変換できる代償を行う[141]．実際，3関節固定術をうけた小児たちの10年後の追跡調査では，39%にボール・ソケット関節になった足関節がみられた[146]．成人では残念ながら新しい関節形成をともなう横断面での下腿運動調整ができないので，最終的には重篤な変形性足関節症を生じる．

　距骨下関節強直による損傷をうけやすいのは足関節だけではない．OutlandとMurphy[147]は，腓骨筋痙性扁平足にともなう病態機構学に関するすぐれた論文のなかで，距骨下関節強直が背側距骨頭に沿った外骨腫をもたらした症例を報告している．彼らは私信のなかで「シネ透視撮影法で正常な距骨下関節の足を背屈させると，距骨の近くで踵骨がかなり前方にころがる」と述べている(図3-115 A, B)．この前方ころがりは足関節背屈がほぼ終わるまでつづき，おそらく関節包靱帯により停止する．さらに，足関節背屈の最終可動域に達すると，舟状骨上部が距骨頭の頭部方向に移動するにつれて上部移動運動は踵立方関節と距舟関節の両方にみられる(図3-115 C)．この過程を通して距骨頭と舟状骨臼蓋の隙間は一定である．

　OutlandとMurphyが指摘するように，距骨下関節強直ではこれらの運動すなわち距骨の近くでの踵骨の正常なころがりはおこらない．舟状骨の鋭い上端が距骨頭に衝突するので，背側距舟関節縁の狭小化にともなう足関節背屈につれて中足根関節はヒンジの機能をする(図3-115 D)．距骨下関節の完全強直では距舟関節のリモデリングがおこり，距骨頭と頸部に特徴的な外骨腫がみられる(図3-115 Dの円内星印参照)．

　距骨下関節の運動が完全に制約されると，足関節と隣接する足根部の著明な骨性変化が生ずる．距骨下関節の運動がわずかに制限されても，足は完全な足裏歩きでの地面との接触ができないので損傷をうけやすい．すでに述べたように，特殊な足タイプを代償するのに十分な距骨下関節の可動域がない場合には，非代償性足部と呼ばれる．最もよくみられるのは後足部および前足部の内反変形である(図3-116)．

　距骨下関節の可動域制限は，後天性第1趾列底屈変形以外に膝の損傷をもたらす．内側足底を接地させようとして

図 3-115　本文参照

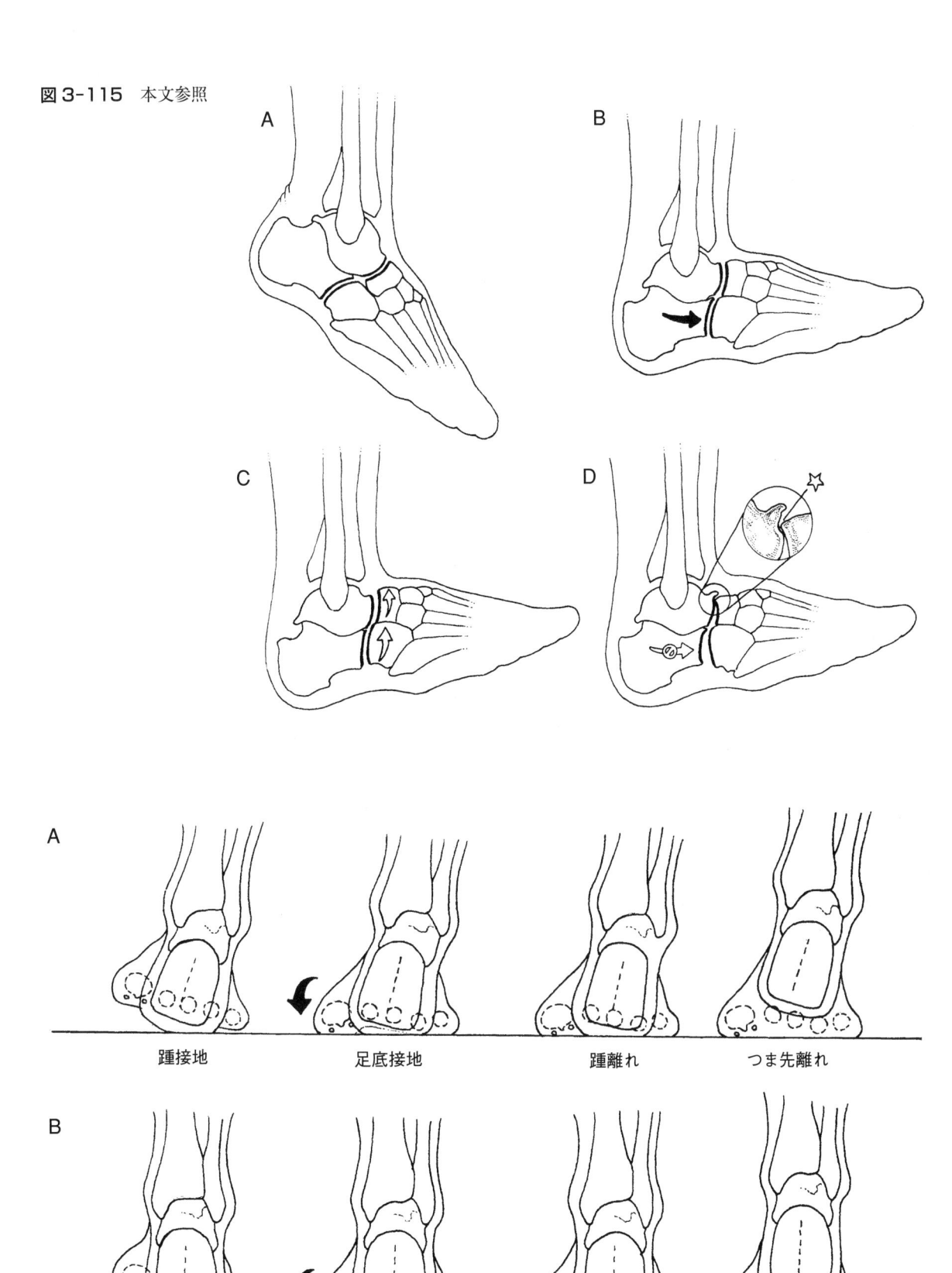

図 3-116　**非代償性後足部内反変形（A）と非代償性前足部内反変形（B）**　内側前足部を接地（矢印）するために第 1 趾列の代償性底屈が必要になることに注意する．

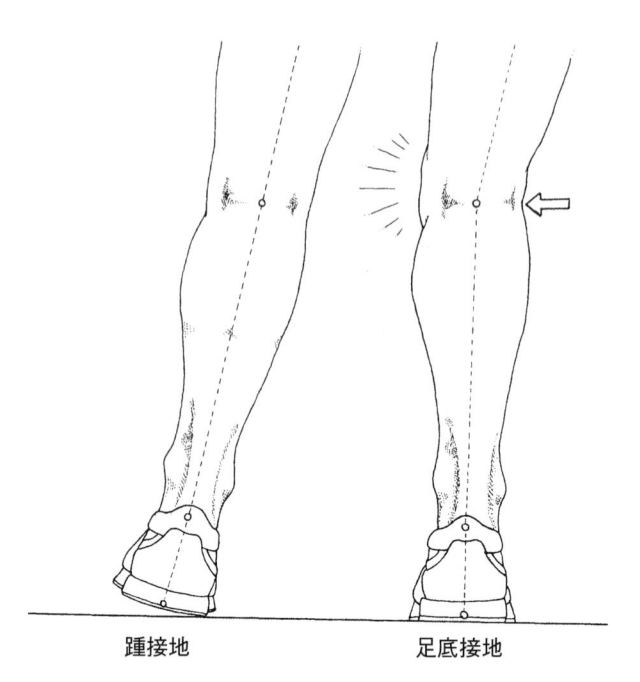

図3-117 距骨下関節の可動域制限は膝の外反ストレスをもたらす
(Engsberg JR, Allinger TL より)[148]

内側膝に外反ストレスが加わり，一方，外側膝が圧縮されるためである（図3-117）．

EngsbergとAllinger[148]は，距骨下関節の可動域制限がある者は歩行ベースを広くとった歩行でしばしば代償するとしている．この歩行は膝の損傷を軽減させるが，身体の質量中心が立脚期下肢の外側に転移し（中殿筋と腓骨筋にストレスが加わる），身体下部の角モーメントの増加を過度の腕外転で代償するため効果的な歩行パターンとはいえない．

また距骨下関節の可動域制限がある者は，趾間神経炎や第4・5中足骨の疲労骨折をおこしやすい．これはロウギアプッシュオフでの足が趾間神経を引っ張り，第4・5中足骨頭にかかる床反力が増加するためである．非代償性足部では足底圧の分散が異常なため，外側中足骨頭にびまん性角質増加がよくみられる．

外側前足部を接地させるのに必要な距骨下関節の回外ができない非代償性前足部外反変形はあまりみられない．これは距骨下関節の回外可動域がそれなりに保たれているからである．

5）中足根関節は前額面で6°の運動をしなければならない　もし中足根関節が最低6°の内がえし（主に中足根関節長軸周りにおこる）ができないと，距骨下関節は第1趾列の代償性背屈と内がえしがないまま十分な回内可動域が得られない（図3-118）．第1趾列が完全な可動域をもはや代償ができなくなると，距骨下関節の回内は突然停止する．

6）母趾は最低40°背屈しなければならない　理想的な推進期の機能を行うのに母趾は65°の背屈が必要であるが，推進初期には40°背屈できれば損傷がおこらない．可撓性に乏しい母趾が完全に背屈するとき，患者はしばしば早めに膝と股関節を屈曲させて推進期を終わらそうとする．

1 可動域制限の鑑別原因

可動域制限がある関節が機能を悪化させることがわかったら，可動域制限の原因を見極めて適切な治療を決定することが重要である．たとえば，筋や関節包の拘縮に基づく関節は徒手療法によく反応し，骨性制約による関節は適切な手技により治療されるべきである．関節可動域制限の性質は他動的可動域ならびに傍生理的可動域での質と量の評価により決定される（図3-119）．

筋の拘縮による関節可動域制限では弾性バリアは評価し

図3-118 中足根関節が最低6°の内がえしができないと，第1趾列が背屈・内がえしたときにのみ（B）距骨下関節の回内が継続する（A）

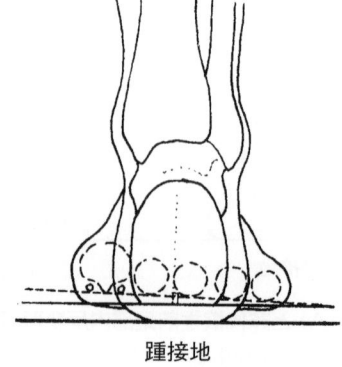

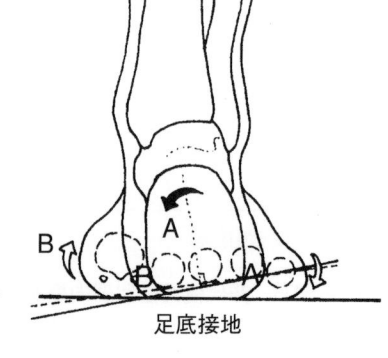

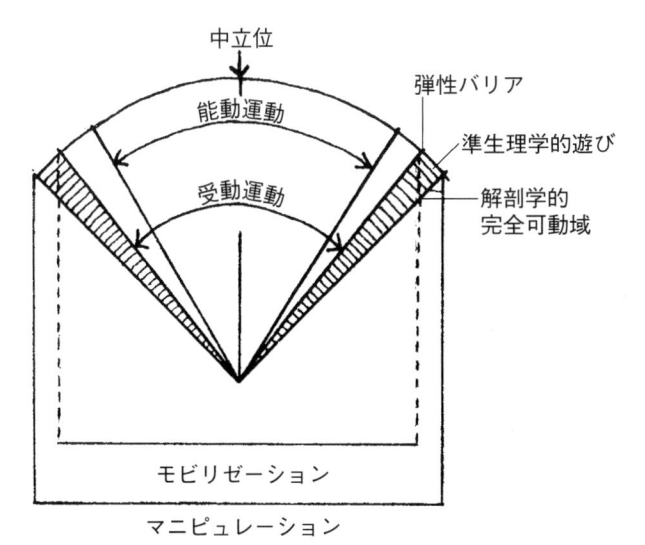

図 3-119　2 関節に可能な可動域　検者が関節を完全可動域まで動かすと，他動的可動域の終わりに弾性バリアが感じられる．このバリアは通常はスプリングのような終末域感があり，これは関節をやさしく圧迫することで評価される（この終末域感の古典的な例に中足趾節関節の長軸牽引にともなうスプリングのような抵抗があげられる）．この最終可動域は関節の解剖学的可動域制限内にみられ，注意深い操作によって達成される．

(Sandoz R より)[149]

づらく，最終可動域は柔らかで絶えず変化する．筋性制限を確認するための最も簡単な方法は，固定・弛緩ストレッチを繰り返し行うことである．ストレッチ継続により可動域が少し増加するときは筋性制限によるものである．

関節可動域制限が骨性制約による場合は，最終可動域は硬く急激であり固定・弛緩ストレッチに反応しない．骨性制約の典型例は尺骨上腕関節を静かに過伸展させようとするときにみられる．

関節可動域はまた関節機能不全により制約される．この場合，傍生理的空間に近づく方法にともなう正常な弾性終末域あそびは，硬い緊張した終末域あそびに置き換えられる．Mennell[150]が定義したように，「関節機能不全とはすべての滑膜[性]関節に可能な正常な不随意運動（関節の遊び）の損失」である．彼はまた「これらの不随意運動が疼痛がない機能的な随意運動の可動域にとって必要条件である」としている．

関節機能不全の正確な性質については議論の余地があるが，最も説得力がある理論には，関節の傍生理的空間に近づく方法を阻害する関節周辺の結合織の癒着によるものとされる[151]．関節全体の可動域は小さな補助運動に依存しているので[152]，傍生理的可動域の損失は関節が可動域全体にわたって必要な正常のころがり，回転，滑り運動を阻止する．この問題を克服するために患者は線維性癒着の緊張にともなう不快感を避けるべくしばしば機能不全の関節を使わないようにするが，これは制約をさらに悪化させるだけである．

関節機能不全の別の原因（あまりよくわかっていないが）に過剰運動性関節の亜脱臼がある．機械的な機能不全の足に床反力が異常にかかると拘束靱帯の弛緩，足根亜脱臼がしばしば生ずる．

残念なことには，わずかな亜脱臼が関節軸の機能的アライメント不良をもたらし，さらに可動域を制限する．このことは，ドアの1つのヒンジが2°〜3°傾いただけで開閉を制約することと類似している．関節面には本質的に摩擦がないので，関節を可動域全体に動かすだけで亜脱臼を最初に減少できるだろう．関節軸の平行を許すために反対側の関節面に圧を加えると亜脱臼を減少できるだろう．もしヒンジがきちんと固定されないままで傾いたドアを開けたままにしておけば，同じことがおこるであろう（訳注：図1-35参照）．

しかし身体についてみると，床反力が冷酷に働いて亜脱臼が維持され関節軸が不良なために可動域が制約される．もし未治療のまま放置すると，かつては可動性があった関節周辺の癒着により関節は動きが悪くなるであろう．

Hiss[132]によれば「この関節周辺の癒着（彼は自然のセメントと呼んでいる）は歩行時の回転，バランスおよび移動荷重の配分を同時的に行う関節緊張を阻害する．過度の可動性の回内足で足根骨が異常な位置にロックされることは決してまれではない」と述べている．このことは過度可動性の肩峰上腕関節が徐々に肩峰窩上部に固定され，固まった状態になることに類似している．

関節可動域制限の真の原因が決定されたら適切な治療プログラムを開始する．以下に足と足関節の可動域を制限するさまざまな状況を説明する．膝と股関節の機能不全にともなう徒手的治療の詳細に興味をもつ読者は他の文献[150,153-157]を参照されたい．

2　筋拘縮による可動域制限

ストレッチに対する抵抗は，能動的収縮要素および他動的抵抗（粘弾性）要素により生ずる[158]．これらの組織の可撓性は通常さまざまな能動的および他動的な筋弛緩手技により改善される．能動的筋弛緩手技（active muscular relaxation techniques：AMRTs）または固有感覚神経筋促通法

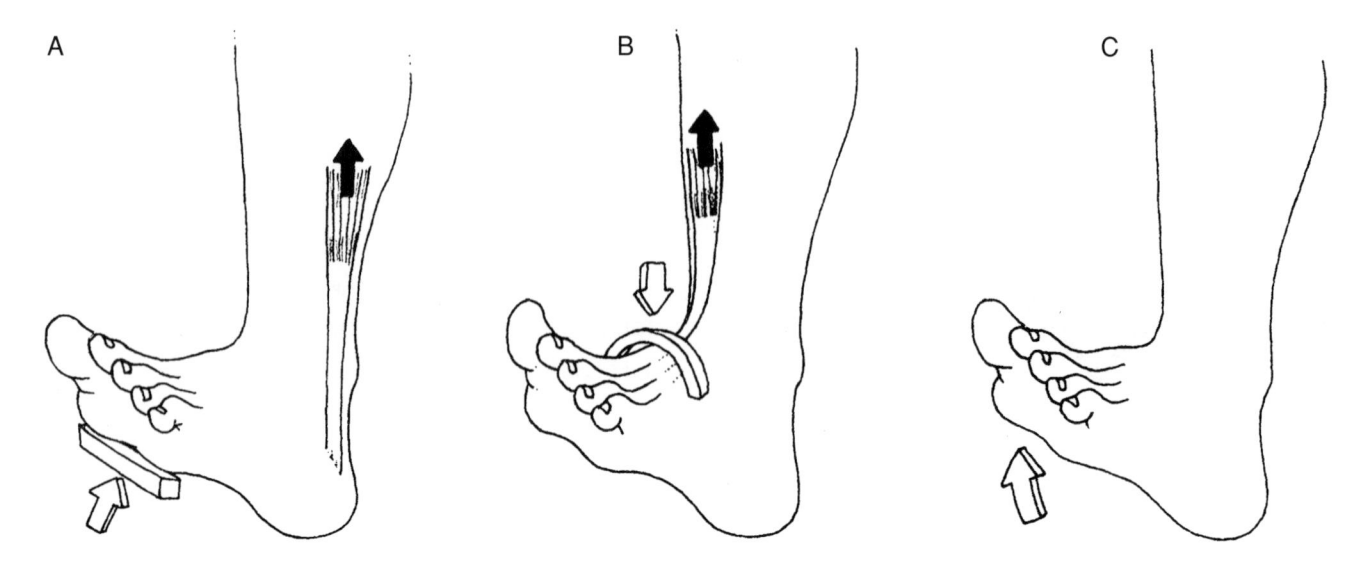

図3-120　A～C：収縮，弛緩，主動筋の収縮（CRAC）伸長

（PNFパターン），筋エネルギー手技と呼ばれる手法は，拮抗筋および主動筋の収縮を変更する組み合わせに結びついたさまざまな静的ストレッチから成り立っている．可能性のある能動的筋弛緩手技のリストを以下に述べる．

　1）最大抵抗性固定弛緩的ストレッチ　検者は該当筋を完全伸展位置まで静かに伸ばす．患者は該当筋を約10秒間できるかぎり等尺性収縮を行い，検者は抵抗を感じる．緊張を除去しながら筋を新しい最終位置まで静かにストレッチさせる．筋の延長がおこらなくなるまでこの動作を繰り返す．

　2）Lewit 手技　このストレッチ手技は等尺性収縮を静かに加えることを除くと，最大抵抗性固定弛緩的ストレッチと同じである．

　3）リズム固定法　このストレッチ手技は検者が最大可動域の限界まで等尺性収縮を維持しながら主動筋と拮抗筋を交互に収縮させる．

　4）収縮，弛緩，主動筋の収縮（contract, relax, agonist contraction：CRAC）手技　名前が由来するように，患者に該当筋を完全伸展位置で等尺性収縮させる（図3-120 A）．拮抗筋は検者がもたらす抵抗に逆らって最大収縮する（図3-120 B）（ここでいう主動筋とは動作を行う筋であり，ストレッチされた筋の動筋ではないことに注意する）．該当筋は新しい最終位置でストレッチされる（図3-120 C）．この動作を筋が伸びなくなるまで繰り返す．

　能動的筋弛緩手技は可動域を急速に増加させ[159-162]，緊張性過労に抵抗する筋腱帯接合部の能力を高める[163]ことから広く用いられている．しかし最近の研究によれば，強制的な収縮は筋緊張を損傷させる後放電をもたらすので，これらストレッチにおける最大抵抗の使用は避けるべきとしている[164,165]．

　多くの著者は主動筋の反射性弛緩をもたらすゴルジ腱器官を刺激するために最大収縮が必要であるとしているが[166,167]，この説は決定的に証明されていない．実際にHolt[168]は「等尺性収縮にともなう主動筋の弛緩はゴルジ腱器官からの情報増加によるものではなく，筋紡錘からの情報低下によるものではないか」と感じている．等尺性収縮は筋紡錘複合体からのインパルスの流れを減少させているようにみえる．この放電減少の正確な機構については今後さらに証明されるべきであろう．

　MooreとHutton[159]の研究では，CRAC手技のストレッチが最も高い筋電活動をともなうこと，ストレッチ時に疼痛をもたらすことを示した．このことはStanishとHubley-Kozey[169]に，「ストレッチされた筋の拮抗筋は，ストレッチされた筋を徐々に緊張させる後放電の産出を恐れてストレッチ過程で決して収縮しない」という説を思いつかせた．

　最大抵抗性固定弛緩によるストレッチとCRAC手技のストレッチ後にみられる筋緊張が遅れる潜在性のために，Lewittが記載した抵抗ストレッチはより強力なPNFストレッチよりも好まれている．TravellとSimons[123]は「ストレッチされる線維が誘発点の活動により緊張または短縮しているかぎり，Lewit手技が疼痛誘発点を減少させるのに

最も効果的である」と述べている．このことは，誘発点の領域に緊張が感じられるまで（たとえば，腓腹筋内側の誘発点はゆっくりとした固定弛緩によるストレッチを行いながら距骨下関節を外がえしすることで確認される）ストレッチを繰り返しながら関節角度を変えることにより容易に達成される．

最近のハムストリングス可撓性に対する PNF と静的ストレッチの比較によれば，静的ストレッチは酸素消費量を著明に減少させて歩行エネルギー消費を改善させることから[170]，能動的筋弛緩手技の使用に加えて他動的筋弛緩手技（passive muscular relaxation techniques：PMRTs）の使用を常に考慮すべきである．酸素消費量の減少は拮抗筋の反応改善によるものであった．Godges ら[170]は「静的ストレッチ手技は筋が使われるのと同じ平面で最終可動域を与えるため，より経済的な歩行をもたらす」と述べている．彼らの研究結果は，下肢筋の静的ストレッチが歩行時の耐久性を改善するのに効果的であることを示唆している．

他の能動的筋弛緩手技賛同者は，結合織の可塑的変形を効果的にもたらし永久的な筋延長をおこすとしている．Sapega ら[171]は「結合織構造の永久的な延長のための最善の方法は高い組織温（104°F 以上）で緊張を与える前に筋を冷却させて低緊張のストレッチをゆっくり加えることであり，筋をストレッチしながら熱すると分子間の結合の脱固定をもたらすこと，放出前に冷却するとコラーゲン微細構造を新たなストレッチ長に再固定化する」と述べている．

オフィスと家庭で通常用いられているストレッチ法と長

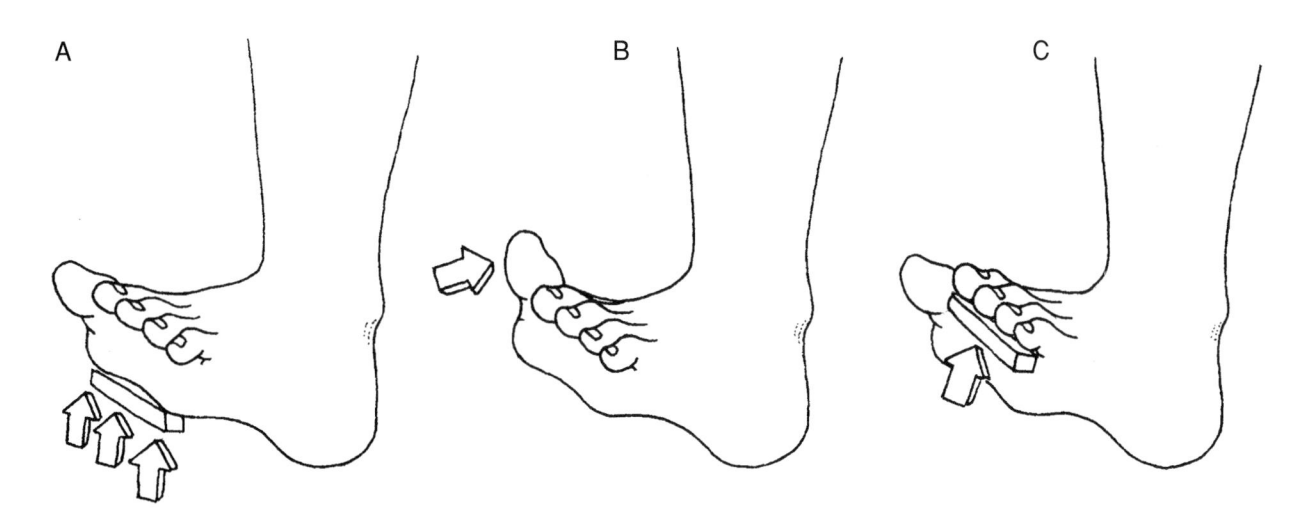

図 3-121　後区画筋のストレッチ　膝を完全伸展させて足関節の背屈により腓腹筋がストレッチされる．この筋の内側・中央・外側線維は前足部の外側・中央および内側に各々背屈力を加えることで確かめられる〔たとえば，足関節を背屈させて内側前足部に圧を加えると，後足部が内がえしになり外側腓腹筋がストレッチされる（**A**）〕．同じ過程をヒラメ筋にも加えるが，ただし膝を屈曲させて行う．後脛骨筋も膝を屈曲させ足関節の背屈によりストレッチされる．この際，踵を最大限外がえしさせるように外側前足部を荷重させる．長母趾屈筋と長趾屈筋も膝を屈曲させ足関節を背屈させ，各々の趾を最大背屈させることによりストレッチされる（**B, C**）．

拘縮の効果：後脛骨筋とヒラメ筋の拘縮は，機能的な後足部内反変形によくみられる原因であり，ジャンプ（とりわけバスケットボール，バレーボール）を行うスポーツ選手に生ずる．後区画筋の訓練による過緊張が拮抗筋である腓骨筋よりも強力になるためである．その結果，慢性的に緊張した後脛骨筋とヒラメ筋は遊脚期に後足部を内がえし位置に維持し，後足部内反変形と同じようになる．骨性後足部内反変形とは異なり，機能的後足部内反変形は拘縮筋のストレッチと拮抗筋である腓骨筋の筋力増強により減少する．距骨下関節と中足根関節は，立脚後期に回内することで足関節背屈可動域制限を代償しようとするため，下腿三頭筋の拘縮も足の機能を損なう．これらの筋のストレッチの際に，中足根関節をロックするために距骨下関節は中立位または回外位置に置かねばならない．また母趾屈筋と長趾屈筋の拘縮は比較的まれであるが，これらは該当する末節趾の屈曲拘縮をもたらす[172]．

永続要素：推進期での距骨下関節の過度の回内は，後区画筋の負担のかけすぎが大きな要因である．さらに，後足部内反変形のある患者は後脛骨筋が慢性的に緊張する．これらの筋の増悪誘発点にはハイヒールの装着，足関節を底屈した位置での背臥位就寝，足関節を強力に底屈させるスポーツ活動などがある（水泳もこれらの筋を増悪させる）．

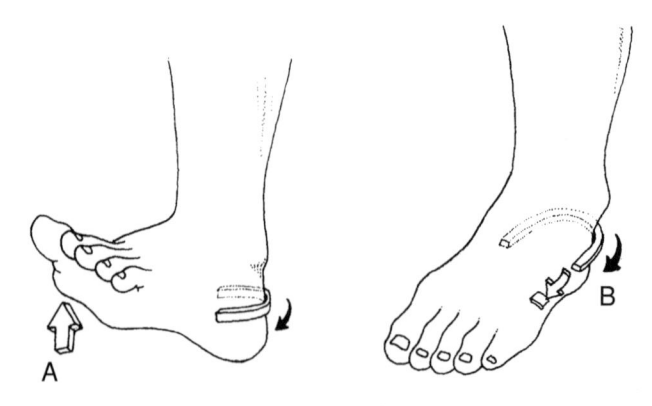

図3-122 外側区画筋のストレッチ 長腓骨筋は踵の内がえし，足関節の背屈および第1中足骨頭に背屈力を加えることでストレッチされる（**A**）．短腓骨筋は踵の内がえし，前足部の底屈と内転によりストレッチされる（**B**）．

拘縮の影響：緊張した長腓骨筋はほとんどいつも第1趾列の機能的底屈をもたらす．これは第1中足骨頭に力が長時間かかる中距離ランナー，クラシックバレーダンサーにしばしばみられ，長腓骨筋に長引く後放電活動をもたらしやがて拘縮をまねく．それほど多くはないが短腓骨筋も拘縮をもたらすことがある．遊脚期に距骨下関節は回内位に維持され，通常，踵接地は内側踵骨でおこる．

永続的要素：長腓骨筋拘縮にとって凹内反足は最もよくみられる永続的要素である．内がえしの距骨下関節が長腓骨筋にもたらす機械的利点の改善は，この筋に慢性的なストレスを与える．この場合の治療は，足の機能を改善する徒手矯正，もし必要ならば後足部内がえしの程度を減らす前足部外反ポストを用いる．外側区画筋の拘縮はまた，後区画筋の永続する過度の発達，さまざまな足根部の癒合，距骨下関節または踵立方関節の機能不全をもたらす外傷歴によりおこる．

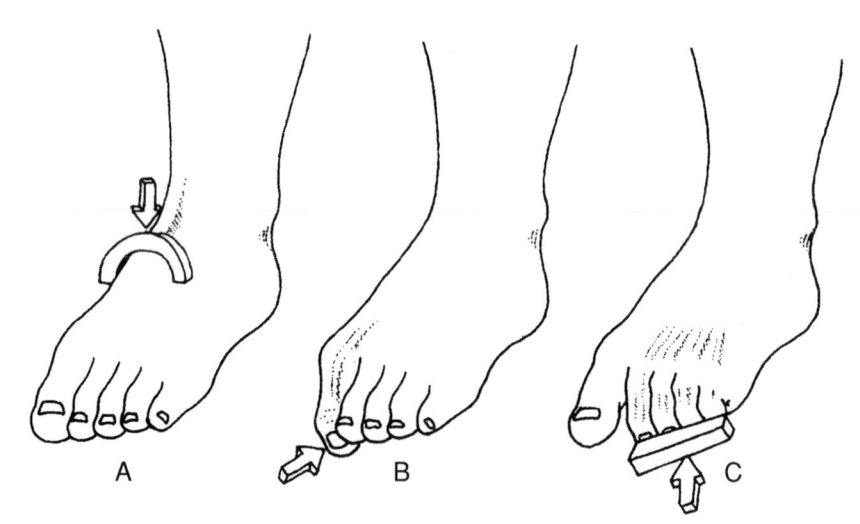

図3-123 前区画筋のストレッチ 足関節を底屈して第1中足骨基部を収縮させると前脛骨筋が伸展される（**A**）．足関節を底屈して末節骨の圧迫により母趾を最大に底屈すると長母趾伸筋がストレッチされる（**B**）．長趾伸筋と第3腓骨筋は足関節を底屈して末節趾に圧を加えるとストレッチされる（**C**）．長趾伸筋（第3腓骨筋も含む）の外側線維は後足部を内がえししながら同時に前足部を底屈かつ内転することにより触れることができる．

拘縮の影響 もし前脛骨筋の拘縮がひどければ，第1趾列の機能的背屈または前足部の機能的内反をおこす．推進期に第1趾列の底屈が阻止されるので，徐々に限局性母趾または外転外反母趾になる．母趾に生ずる圧縮力が第1中足骨頭に逆行性の底屈力を生ずるので，長母趾伸筋の拘縮は第1趾列の底屈変形をもたらす．長趾伸筋の拘縮は第4・5中足趾節関節の過伸展をともなう趾の拘縮をおこすことがあるが，それほどひどい障害はみられない．

永続的要素 内側縦アーチが荷重時に極端に低下する患者では，前脛骨筋が慢性的に疲労・緊張する．一方，前足部が底屈した患者では，長趾伸筋の慢性的な拘縮がおこる．

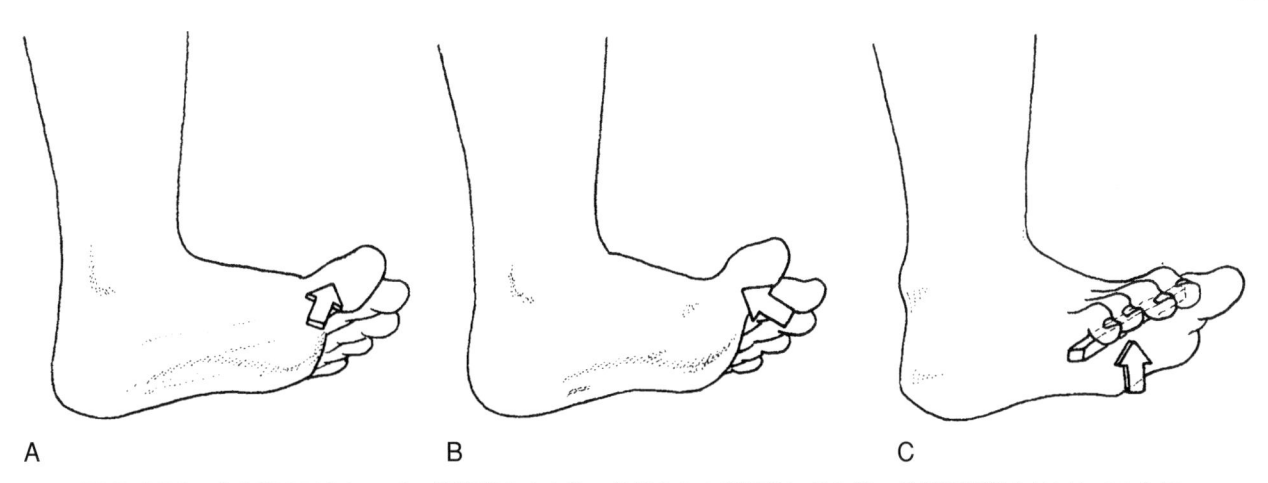

図 3-124 内在筋のストレッチ 足関節を中立位，母趾をやや背屈位に保ち第1趾節間関節を外転させると母趾外転筋がストレッチする（**A**）．母趾基節骨の背屈（**B**）および第4・5趾中節骨の背屈（**C**）により短母趾屈筋と短趾屈筋がストレッチする．短趾屈筋が伸びるようにこれらストレッチ動作時に足関節は中立位に維持されねばならない．

拘縮の影響：Kendall と McCreary[172] によれば，母趾外転筋の拘縮は母趾が内転位に維持されるので「足を前足部内反に引っ張る」．母趾外転筋の重度拘縮は内外足底神経の絞扼性神経症をもたらす可能性がある（図 3-20 参照）．短趾屈筋はその拮抗筋とは異なり趾背屈可動域を制限するが，ほとんど趾の変形をもたらさない．

永続的要素：外区画筋と同様に，凹内反足が存在すると母趾外転筋と短趾屈筋の拘縮が必発する．また足関節を底屈して睡眠する患者では，母趾外転筋の慢性的拘縮がおこる可能性がある．このことは，拘縮された組織が荷重時にストレッチされるため特に朝方に頑固な踵痛をもたらす．Wapner と Sharkey[83] は，この管理が困難な持続要素の治療として足関節を5°背屈位に保つ夜間装具の装着を推奨している．この治療法は母趾外転筋の筋炎だけでなく，睡眠時の姿勢不良による繰り返すアキレス腱炎や足底腱膜炎にとってきわめて効果的である．

期拘縮に対するさまざまな永続的要素と生体工学的な効果については図 3-121〜125 を参照．

3　骨性ブロックによる可動域制限

骨性ブロックによる可動域制限は足関節，距骨下関節および第1中足趾節関節によくみられる．これら骨性ブロックの正確な性質と治療法を以下に述べる．

1）足関節　すでに説明した衝突性外骨腫（図 3-114 参照）にともなう比較的まれな骨性ブロックに加えて，さまざまな先天奇形・発達障害により足関節背屈が制約される．最も多いものは平坦な距骨滑車（図 3-126）である．前末端脛骨と背側距骨の骨性接触が阻害されて足関節背屈が制約される．

その他の足関節背屈を制限する骨性奇形として前距骨ドームの拡大がある．正常では前距骨の拡大部分は末端脛骨および腓骨により形成された関節窩にぴったり適合している．もし距骨が非常に広い前ドームをもっている場合や，末端脛骨および腓骨の骨折により果間距離が二次的に狭くなった場合には，骨性ブロックが生じ足関節背屈が制約される（図 3-127）．

骨性ブロックにより足関節背屈が制約されると，患者は距骨下関節または必要があれば中足根関節を回内させて可動域減少を代償しようとする．骨性ブロックによる可動域制限は回復できないので，変形に適合させるような治療を行うべきである．

足関節背屈が制約されたときにはヒールリフトを加えればよい（図 3-128）．1/4 インチ（約 0.6 mm）のリフトは，足関節背屈を3°行うことができる．靴内部のヒールリフト（通常は1/4インチ以下の高さ）では足関節背屈が十分行えないので，靴に大きなリフトを加えるか，あるいは十分高いヒール靴（ランニングシューズは通常1/2インチのヒールが付いている）をはけばよい．

一側足関節背屈が制約された患者は，医原性腰痛または膝痛を防ぐために両側ヒールリフトを用いなければならない．

足関節背屈の制約により過度の距骨下関節または中足根関節の回内を行う患者には，足装具を用いるべきでないことを強調したい．代償的な距骨下関節または中足根関節の

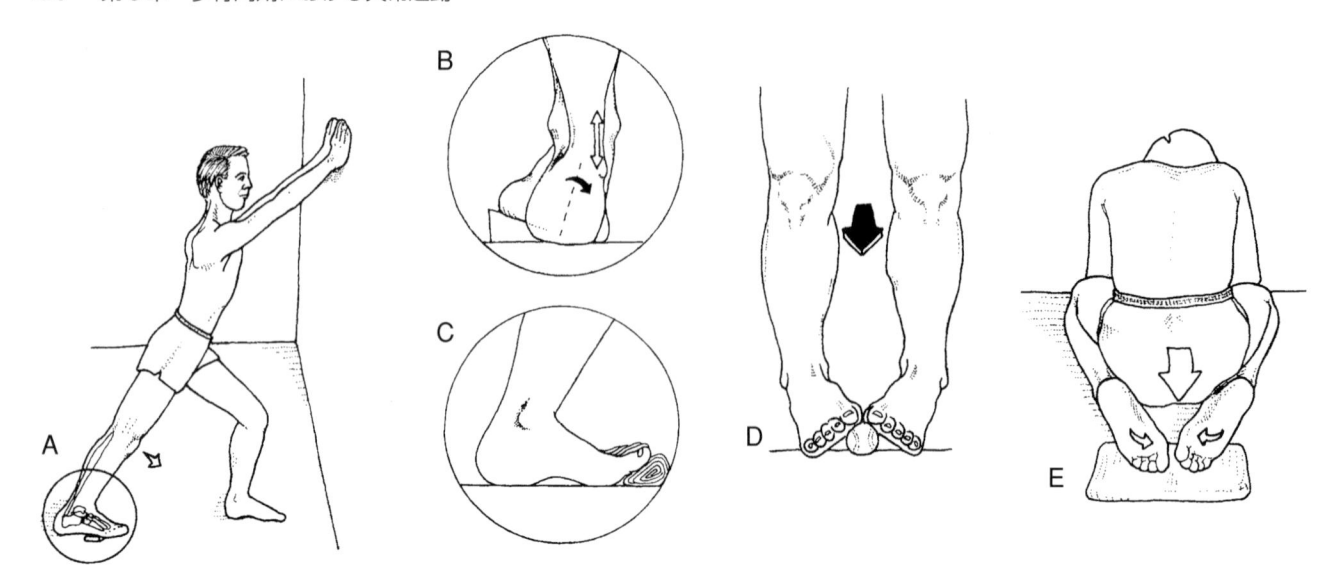

図3-125 家庭でのストレッチ訓練 標準的なヒラメ筋ストレッチによりすべての後区画筋が伸展される（**A**）．内側前足部の下に斜めのコルクか折りたたんだ手ぬぐいを入れると腓腹筋の外側線維がストレッチされる（**B**）．腓腹筋の内側線維をストレッチさせるには外側前足部の下に楔を置く．ヒラメ筋と後脛骨筋の内側線維をストレッチさせるには，膝をやや屈曲位に保ちながら同様に外側前足部の下に楔を置く（膝を屈曲させた**姿勢 B**で外側線維がストレッチされる）．趾屈筋のストレッチには趾間にタオルを入れて膝を曲げて後区画筋のストレッチを同時に行えばよい（**C**）．長腓骨筋の伸展には第1中足骨頭の間にテニスボールを置いて膝を屈曲させるか（**D**），または股関節を45°外転したまま下肢を内旋させ，膝をやや屈曲位に保ったまま外側下腿に沿って穏やかなストレッチを加える．前区画筋と内在筋のストレッチには，患者を椅子に座らせ足関節を反対側の膝の上に重ねさせる．すでに図3-123，124で述べてきたように異なる筋がストレッチされる．別の前区画筋ストレッチ法を **E** に示す．体重を背屈した足関節の上に部分的にかけると前区画筋は徐々に延長する．長趾伸筋と第3腓骨筋の外側線維のストレッチには前足部を内転させる（**E** の矢印）．趾の下にタオルを入れるとすべての趾伸筋がストレッチされる．これらは家庭でのストレッチ訓練のほんの一部にすぎず，臨床家が各筋の起始部と付着部を知っていればさまざまなストレッチ訓練法を処方することができる．

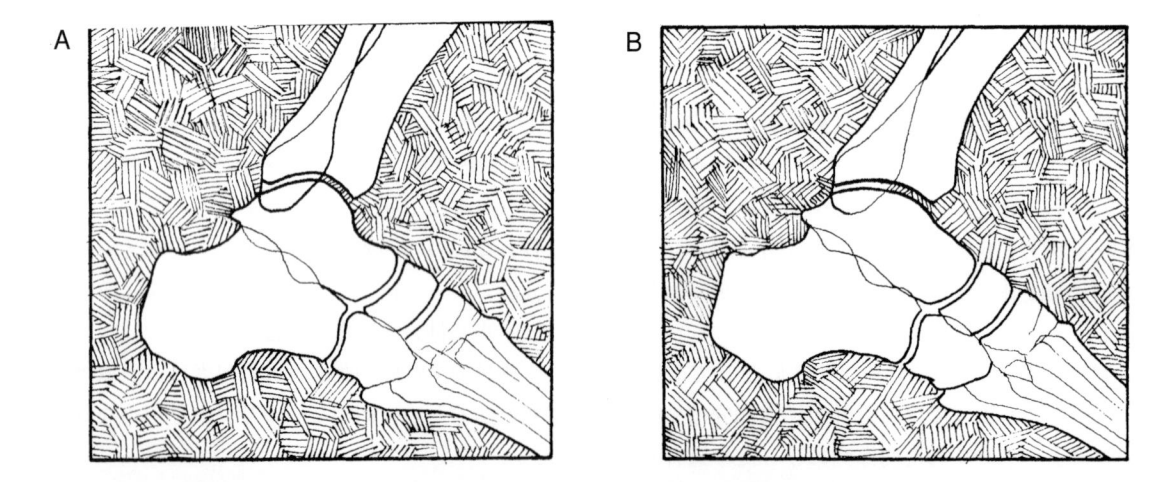

図3-126　正常足（A）と平坦な距骨滑車の足（B）での背側距骨の比較 平坦な距骨ドームがあまり弯曲せず，正常な距骨頸部の凹面がないことに注意する．この変形では肥厚した距骨頸部が末端脛骨と衝突するため足関節背屈を制限する骨性ブロックになる．

（Root MC, Orion WP 1977 の写真より）[3]

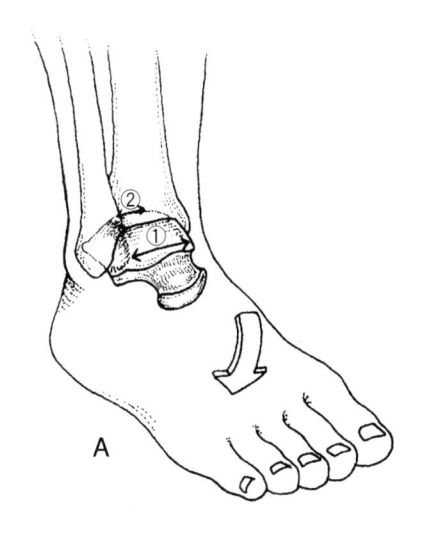

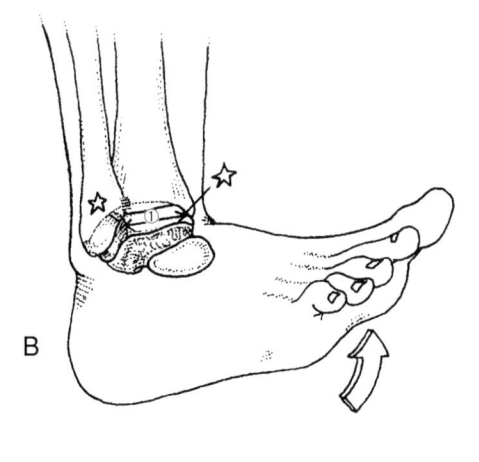

図 3-127 広い前方距骨は足関節底屈には影響しないが（A），前方距骨ドームが末端距腓関節の前面に接するまでしか背屈できない（B の矢印）
①：前方距骨ドーム幅，②：後方距骨ドーム幅

図 3-128 A の足では足関節は 90°マーク以上の背屈ができない．また距骨下関節と中足根関節は立脚後期に回内することでこの変形を代償する．このような足にヒールリフトを付加すると推進期に安全に移動できる（B）．

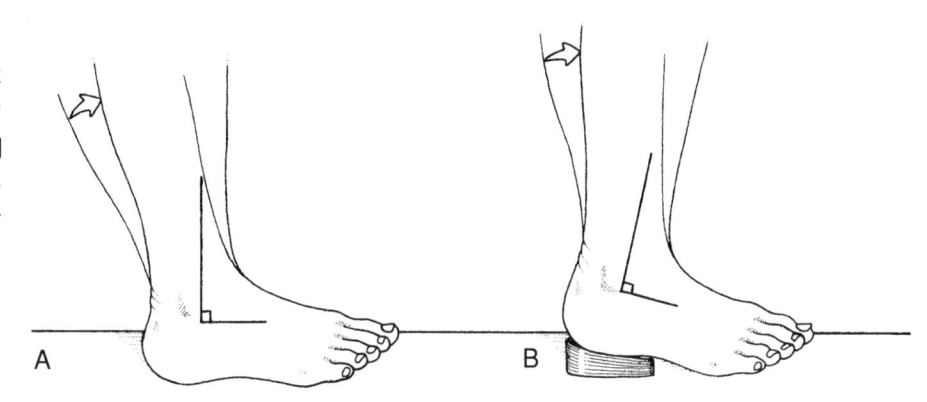

回内に対して不注意に足装具を処方し，しかも足関節背屈制限にヒールリフトを用いないと，足関節背屈制限を代償するため内側縦アーチの組織が装具のシェルに当たって医原性損傷が必発する．このため内側足底神経のニューラプラキシア（一過性神経不動化）または母趾外転筋の挫傷がしばしばおこる．

たいていの場合，ヒールリフトの追加は適切な距骨下関節および中足根関節運動の回復をもたらす．しかし時には，ヒールリフトを用いても過度の距骨下関節および中足根関節回内運動が持続する場合がある．これは足関節背屈制限と他の構造的欠陥（たとえば前足部内反変形）が合併したか，あるいは長期間の回内が中足根関節の拘束靱帯に可塑性変形をもたらした場合である．この際は距骨下関節および中足根関節運動を完全にコントロールするためにヒールリフト以外の装具が必要になる．

2）距骨下関節 距骨下関節運動は回内または回外を阻止する骨性ブロックにより障害される．回外阻止の最も多い原因は 3 関節面の距骨下関節である（訳注：図 1-22 参照）．この変形は人口の 36％にみられ[173] 踵骨の前外側小関節面が距骨の前外側小関節面に接する際に回外を阻止する．

他の回外を阻止する例は発育不全の距踵骨橋である．Harris[174] が記載しているように，この変形は載距突起から突き出た病的な骨の塊で，この塊の先端が距骨体内側にぶつかって回外を制限する（図 3-129）．通常の X 線では証明が非常に困難なこの骨性奇形は，踵を外がえしに維持する．

距骨下関節回外を制約する奇形に加えて，さまざまな骨性ブロックが回内運動を阻止する．3 関節固定術はさまざまな場合に行われるが，最も多い回内運動の阻止原因である．

その他にさまざまな距骨癒合（本章の後で詳しく説明する），距骨外側突起の先頭端が足根洞に隣接する先天奇形[175] がある．後者はしばしば距骨下関節の癒着性関節包炎をお

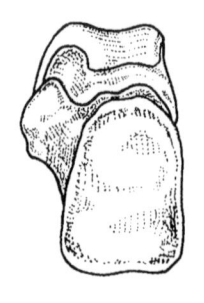

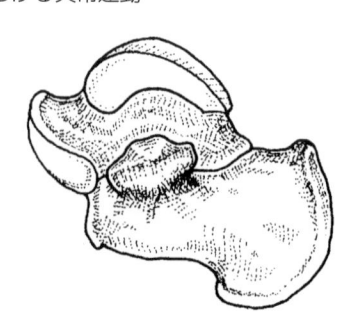

図 3-129 発育不全の距踵骨橋 載距突起から突出している骨塊は距骨下関節回外を制約する骨性ブロックとして作用する.
(Harris RI より)[174]

こす[175].

さまざまな骨性ブロックがしばしば足裏を地面につけて接地するのを妨げるので，装具のシェルが足の高い部分にくるような角度やポストを用いた治療で骨性ブロックを調整する（図 3-130）．ポストの付いた装具は足の不良肢位を変えることはできないが，床反力を大きな領域に配分することで内側膝損傷と足底外側表面の損傷のリスクを減少できる.

3）第1中足趾節関節 制限母趾にともなう特徴的な退行変性は，しばしば母趾背屈を阻止する骨性ブロックになる（図 3-131）．骨性変化が少なければ母趾の背屈を回復させる徒手矯正の適応があるが，著明な骨性ブロックがある場合はかえって関節損傷を促進させるだけである．Hiss[132] は，制限母趾が存在するときの第1中足趾節関節徒手矯正について次のように警告している．「患者が歩くたびに第1中足趾節関節は（実際のところかなりきつく）徒手矯正される．過度の骨形成のためにこの関節の活発な運動が過程を進行させる」．この場合の治療は第1中足趾節関節に加わる背屈モーメントを減少させるためにスチールシャンクの使用か舟底ヒールを用いる（図 3-132）.

もし機械的な機能不全の足の結果（たとえば，距骨下関節回内による二次的な第1趾列底屈損傷）が限局母趾変形であるならば，横断面での第1中足趾節関節軸を推進期に背後側への移動を再確立するために適切な装具を処方すべ

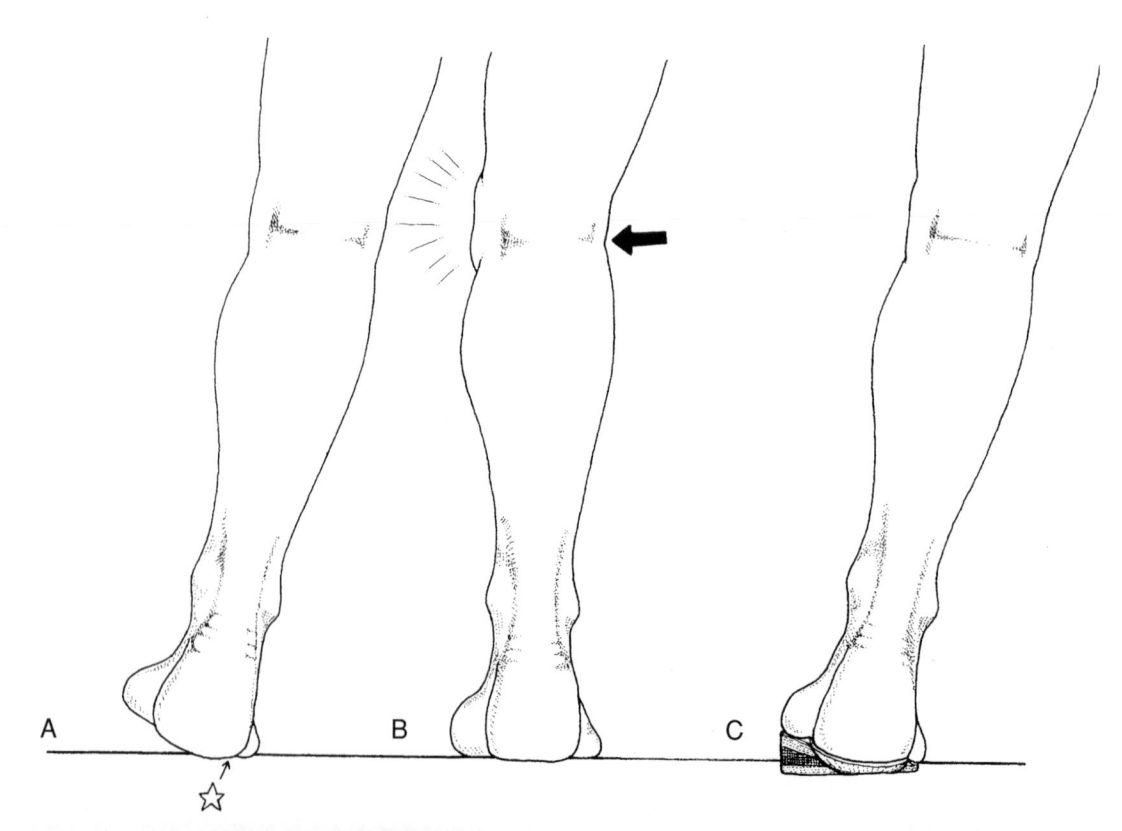

図 3-130 距骨下関節回内可動域が制限された下肢の運動 患者はたいていの場合，立脚期の間に体重を外側足部（**A** の星印）で荷重するかまたは外反ストレスに対して内側膝に隙間をもたらす（**B**）．内反ポスト（**C**）は代償的な膝の運動を阻止して足底圧を大きな領域で分散させる.

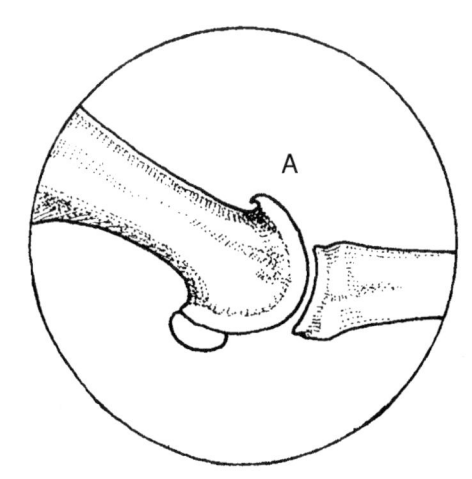

図3-131 第1中足骨頭の外骨腫（A）は，母趾の背屈を制限する

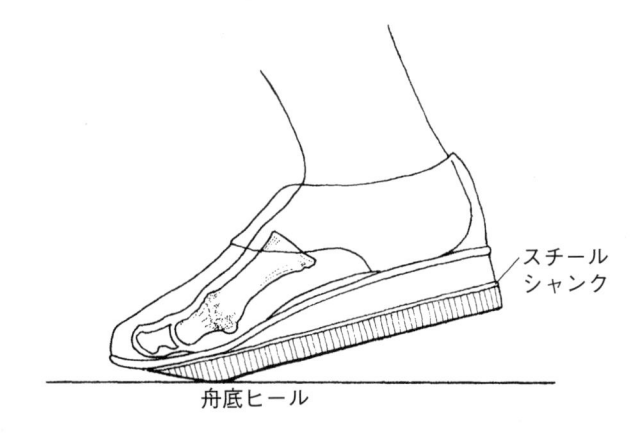

図3-132 スチールシャンクまたは舟底ヒールの付加は，使用によりたとえ関節強直があっても痛みのない推進が可能になる

きである．保存療法が失敗したときにのみ第1中足骨頭の外骨腫の外科的切除を考慮すべきである．

4 関節機能不全による可動域制限

　足関節の機能を改善するための徒手療法は長くて興味深い歴史をもっている．400年以上前に英国のボーンセッターたちは「足根部と手根部の亜脱臼を徒手的に整復することで手足の痛みをとりわけ効率的に減少できる」と述べている[176]．実際これらのボーンセッターは手足の小さな骨に対する徒手療法を彼らの治療法が特に有効な6つの範疇の1つにあげている．

　足の徒手療法の重要性はD. D. Palmer[177]が1910年に刊行した『The Science, Art and Philosophy of Chiropractic』（足治療学の科学，芸術および哲学）のなかで次のように述べている．「すべての疾病の5%は，脊柱以外の転移した骨（とりわけ足根骨，中足骨および趾骨）より生ずる」．これはいささか誇張しているようにもみえるが，機能を改善する調整手技の臨床的効果はこれらに携わる人間にとって容易に理解されよう．

　長期の廃用・不動にともなう結合織線維の架橋結合を破るため，また，関節可動域全体にわたって必要な正常付加運動を回復させるためにさまざまな授動術と徒手矯正が用いられる．Wooら[178]は，授動術にともなう組織学的変化を叙述する詳細な研究のなかで，授動術が実際に不動にともなう結合織線維の架橋結合を破ることを定量的に証明した．

　運動可動域が制限されないための必要性に加えて，自然の跳躍運動または健常な結合織へのストレスにともなう弾性によってもたらされる滑らかな終末遊びの回復が足の関節により効果的な床反力の吸収作用を行わせる．何十万もの足の調整を経験したHiss[132]は「古い線維化した足を回復させるには数カ月かかるが（堅い木に釘をつづけざまに打ち込む），ほんのわずかな可動域増加がしばしば痛みと完全な回復の間の差をまねく」と述べている．図3-134〜157に足と足関節に対するさまざまな徒手矯正手技を示している．

　これらの手技は徒手矯正の料理書のレシピではないことに注意されたい．関節構造の十分な理解と何千もの足の動作バリアの触診から得られた経験を結びつけることにより，臨床家は個々の患者のニーズに対応した歩行線，接触点および力を修正することを激励される．Maitland[179]は，これらの手技を行う際の5段階オシレーションを記載している（図3-133）．

　授動術と徒手矯正のどちらを行うかの決定は，臨床家のこれまでの経験に依存する．不適切な徒手矯正は関節を損傷する可能性があるので，高速度スラスト（high-velocity thrust）は十分経験を積んだ者だけが行うべきである．Good[180]は「機能不全の関節の治療が完全に成功するために空洞化やクラッキングが必要である」と述べているが，この説は根拠に欠けている．

　授動術と徒手矯正の差について，後者は急速に行われるので滑液膜からガスを取り出せる陰圧を生ずることである〔空洞化とは空洞（この場合には真空）を作る過程である〕．授動術はもっとゆっくり行われるので滑液膜からガスを取

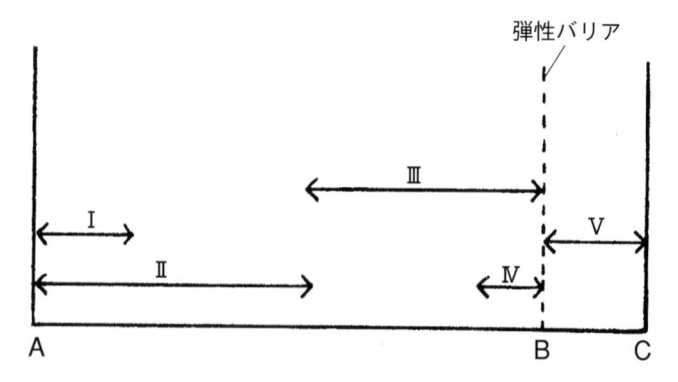

図3-133 A〜C：徒手療法に用いられる5段階オシレーション Ⅰ：出発点近くでの小さな筋伸縮幅，Ⅱ：出発点近くでの大きな筋伸縮幅，Ⅲ：弾性バリア終末での大きな筋伸縮幅，Ⅳ：弾性バリア近くでの小さな筋伸縮幅，Ⅴ：徒手療法．小さな筋伸縮幅での高速度スラストは傍生理的空間に到達できるが，運動の解剖学的限界を超えてはならない．

り出すほど強くはならない．しかし良好な結果をもたらすのは空洞化ではなく関節面の分離にともなうコラーゲン線維の架橋結合を破壊することである．

授動術がこれらの架橋結合を効果的に破壊することはWooら[178]の研究により証明されている．5秒ごとに1回の屈伸により（3回のサイクルが行われるが，大部分の変化は最初の1回のときにみられる）線維性関節に対する授動が効果的に行われた．

徒手矯正はより早く運動を回復すると臨床経験は示唆しているが，このことは決定的に証明されていない．実際多くの場合，足の関節は非常に硬いので高速度スラストによる徒手矯正ですら関節を空洞化するために関節面の分離を行うことができない．これは特に楔状骨間関節および舟楔状関節であてはまる．これらの場合，非常に硬い関節には授動術を，やや硬い関節には徒手矯正を行うことを勧めているParis[181]の忠告に従うのが最善であろう．この手法を極端に線維化した関節に用いれば可撓性になり，やがて最小限の力で関節が効果的に矯正されることは決してまれではない．

最も多い徒手矯正にともなう損傷の原因は，臨床家が運動バリアを適切に評価できないこと，とりわけ過度の可動関節の確認が事前に行えないことを記憶すべきである．このことはとりわけ距腿関節で重要である．なぜなら多くの臨床家は，内がえし捻挫の治療プランの一環として長軸に沿った徒手矯正を日常行うからである（この操作を行うときに生ずるポンという音が臨床家と患者の両方に「はずれた所が元どおりになった」という印象を与えがちである）．

反復矯正はすでに弱化した拘束靱帯を痛めるので，慢性疼痛や繰り返す損傷の原因になりやすい．この場合は過度可動性の距腿関節を矯正するのではなく，筋力強化訓練，固有感覚訓練および隣接する過度可動性関節の矯正を行うべきである．過度可動性関節の矯正にともなう危険性に加えて，急性期の炎症，炎症性疾患の活動期および骨性ブロックによる可動域障害がある場合には徒手矯正は禁忌である．

これらの禁忌事項を十分ふまえたうえで，以下に足と足関節に対するさまざまな徒手矯正・授動術を説明する．

5 マニピュレーション手技

1）中足趾節関節と趾節間関節 これらの関節はいずれも長軸伸展でストレスをうけた際に目に見える弾性スプリングをもつべきである．中足趾節関節にこの手技を行うときに，検者は近位趾節骨をしっかり握ってゆっくりと長軸伸展を行う（図3-134）．もし機能不全が存在すると，終末域に到達したときに短く速い押しが感じられる．

これらの関節は中足骨を固定した状態で近位趾節骨を回旋することにより評価される．この際硬い終末域感がある場合には，長軸伸展で動的スラストを加えながら同時に趾節骨を回旋させる．慢性的に回内した足の近位趾節骨の内反位を減らすために趾に回旋手技を要することはまれではない．またこのテスト位置は内外側傾きを評価する際に用いられる．

図3-135に示したように，第2中足趾節関節の外側傾きは検者の右手で近位趾節骨を引っ張りながら同時に固定された中足骨頭（検者の左手の母指と示指で背側・足底側を押さえる）を外転させる．もし機能不全が存在する場合は，左手で中足骨頭を押さえながら検者の右手で趾節骨を牽引かつ外転させる．これらの関節の内側傾きを評価する際には手を変えて手技を繰り返す．

中足趾節関節と趾節間関節の上下滑りについてもまた評価すべきである．これらの関節を最大底屈位にしたとき，近位関節に対して遠位関節はかなりの下方滑りをもつべきである．反対に，背屈の終末域は近位関節に対する遠位関節のわずかな上方滑りをもつべきである．残念なことには趾の変形はしばしば下方滑りの可動域を制約する背側中足趾節関節包の拘縮をもたらす．これは特に槌趾変形でみられる．

もしこの滑り運動が制限されているときには図3-136

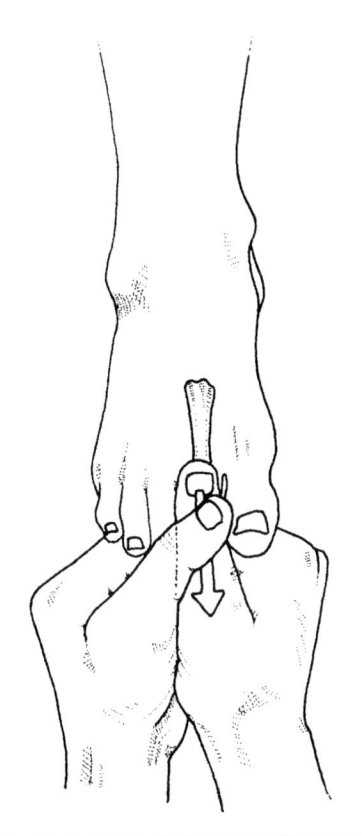

図3-134 第2中足趾節関節での長軸方向の伸展手技

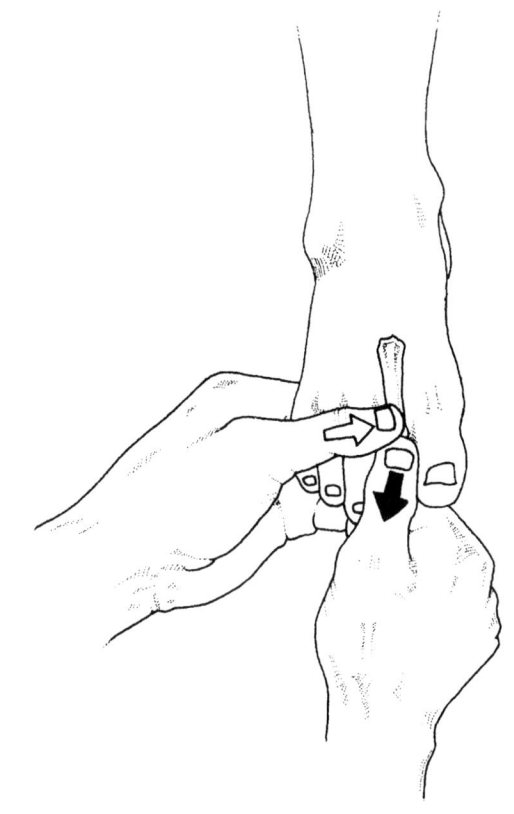

図3-135 第2中足趾節関節での外側傾き手技

に示す手技（母指で近位趾節骨を底屈させ示指で中足骨頭を上に押す）を行う．そっと強く握る動作をともなうこの手技は，あらかじめ近位趾節骨を長軸伸展させ趾伸筋を弛緩させるために数回保持弛緩ストレッチを加える．中足趾節関節の上方滑りが失われることは滅多にないこと，趾節間関節にこの運動制限がある場合は近位趾節骨を固定しながら簡単な長軸伸展手技で回復することを記憶しておくとよい．

中足趾節関節の疼痛に対する有用な治療として，これら関節評価時に圧迫要素を加えることも記憶すべきである．Maitland[182]は趾を可動域中立位にして同時にわずかな外転・内転および回旋動作を加えながら圧迫力を加える手技を記載している（これらの動作は10°以下の範囲で振り子のように行う）．この手技は趾を可動域中立位で行うので関節包も固定靭帯もストレッチされず，非圧迫テストでは得られない情報を臨床家に与えてくれる．

この手技を行うべき古典例としてつま先をぶつけた場合があげられる．正常ではこのような患者は他動的試験を行っても痛みを訴えないが，しかし圧迫力を加えるとしばしばひどい痛みをひきおこす．このような場合の治療法は，

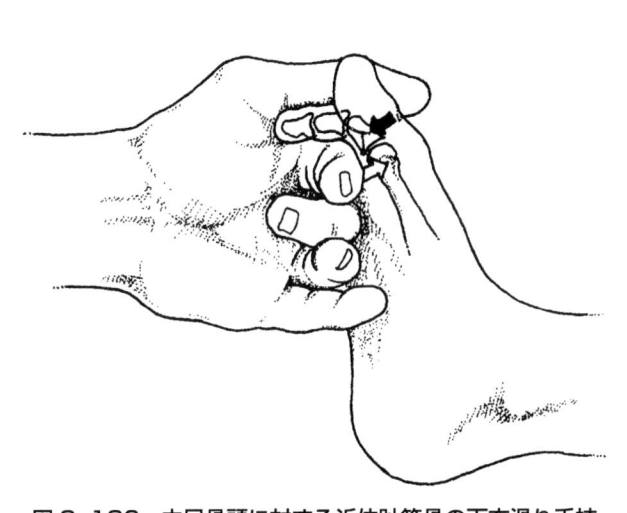

図3-136 中足骨頭に対する近位趾節骨の下方滑り手技

関節をゆっくり圧迫しながらわずかな可動域を振り子のように行うとよい．患者の耐久性が向上するにつれて症状が寛解するまで圧迫力を徐々に増やしていく．繰り返す治療を患者が家で行えば，このタイプの損傷にともなう痛みの減少に非常に効果的である．

図3-137　遠位中足骨間の上下滑りの評価

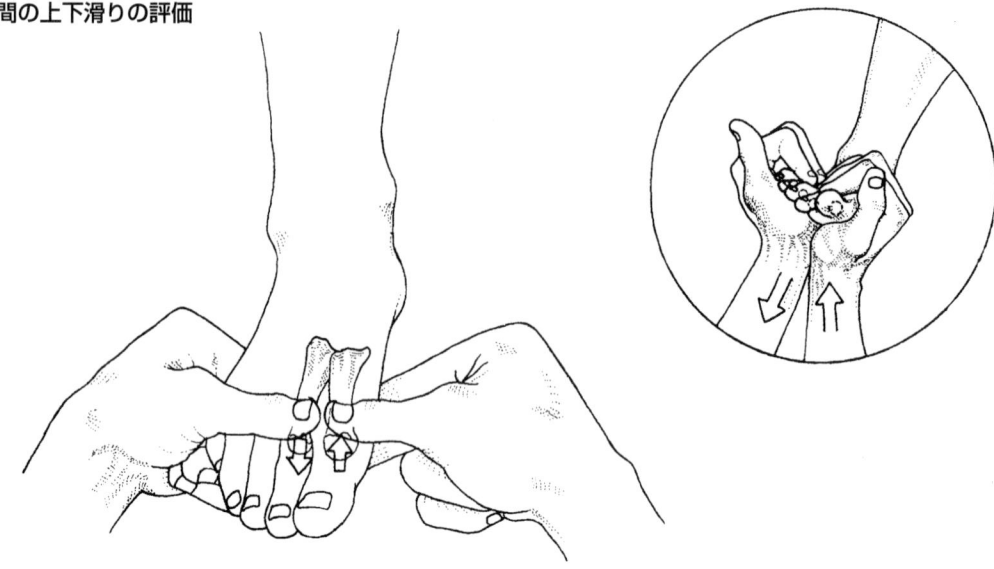

　この治療の驚くべき治癒率の正確なメカニズムは不明であるが，隣接する骨の機械的受容器への刺激が反射性交感神経障害にともなう疼痛サイクルをブロックすることが考えられる．Maitland[182]はこの関節圧迫法の適応として第1中足趾節関節，股関節，肩甲上腕関節，膝蓋大腿関節および母指の手根中手関節をあげている．

　2）末端中足間関節　正常ではすべての中足骨頭に上下滑り運動が存在する．中央部の中足骨頭は最強の靱帯により安定化されているので第2・3中足骨間が最も少なく，第1・2および第3・4中足骨間はやや大きく，第4・5中足骨間が最も大きい．可動域は検者の母指と示指で隣接する中足骨頭を押さえ，交互に上下に圧迫することにより評価する（図3-137）．

　中足骨に触れる別の方法として図3-137の円内のやり方がある．もし中足骨の運動制限があるときは，患者が我慢できる範囲でグレード4の授動術を行う．第2・3中足骨間の上下滑り運動制限が第3・4中足骨間の中足間関節滑液包炎によくみられる原因であることは臨床的に興味深い．

　3）足根中足関節　足根中足関節はいくつかの異なる手技で評価する．最初に各中足骨の近位足根部を固定して検査する．中足骨を交互に背屈・底屈させて上下の滑りをチェックする．

　たとえば，図3-138にみるように立方骨・第4中足関節は左手で固定して第4中足骨幹に背屈・底屈のストレスを加える．第4・5足根中足関節間の上方滑りの終末域制限は背側立方骨を固定しながら該当する中足骨の足底

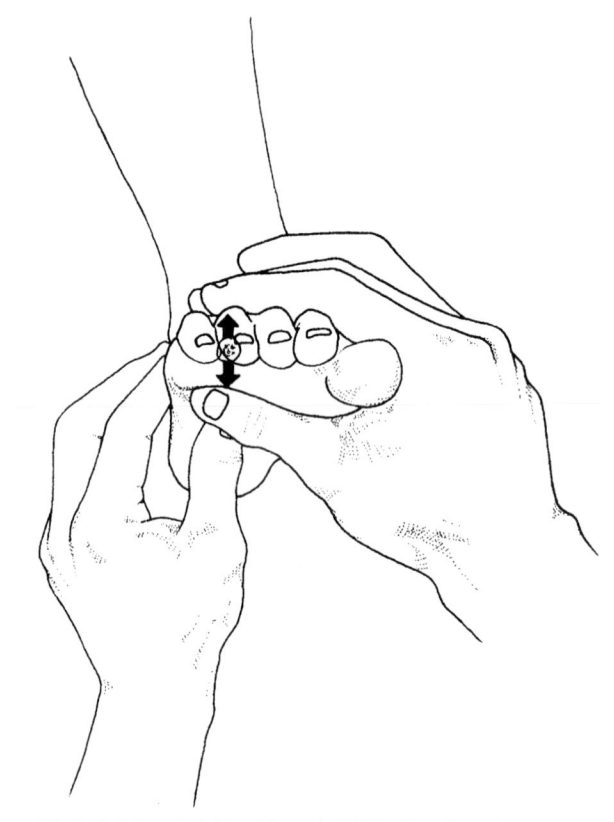

図3-138　立方骨・第4中足骨関節の上下滑りの評価

基部に動的スラストを加える（足底中足骨の豆状骨への接触も用いられる．図3-139）．反対に，第4・5足根中足関節間の下方滑りは足底立方骨を中指で固定しながら背側中足骨基部を下方に押してやることにより回復する（図3-140）．

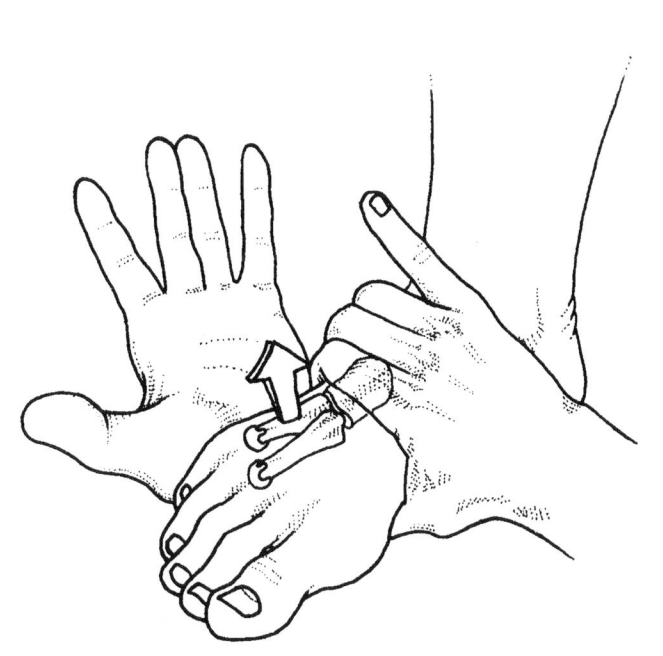

図3-139 第5足根中足関節の上方滑りの回復手技

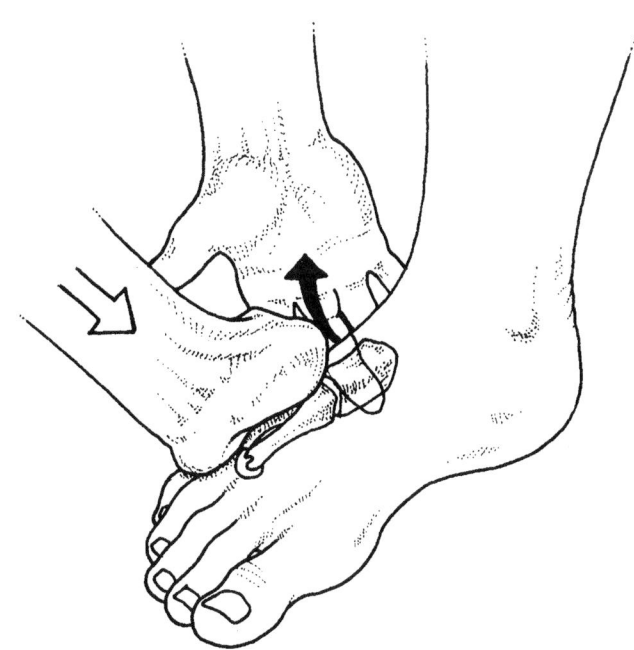

図3-140 第5足根中足関節の下方滑りの回復手技

　中央部の中足骨は楔状骨にしっかり固定されているので，これら足根中足関節の上下滑り運動は図3-137の円内に示したグリップで近位中足骨に強力な授動術を加えることにより回復する．これらの関節は図3-138に示したのと同じグリップで授動術を行うことが可能である．すなわち，左手で近位楔状骨をしっかり固定しながら右手で前足部を強く内がえし・外がえしして該当する足根中足関節を底背屈させる．

　第1足根中足関節の下方滑りをきわめて効率的に行う方法は，図3-141に示した授動術である．患者を背臥位にして検者の右手の中指・示指・母指球で第1中足骨を固定する．左手の中指で内側楔状骨を押さえながら右手で第1中足骨が底屈しはじめるときに上方に引っ張る（黒い矢印）．この関節が終末域に達したときに左の手掌で背側中足部をしっかりくるませる．

　左手関節を伸展して（中指で内側楔状骨を上方に牽引する）右手関節を橈側に屈曲させる（母指球突起が第1中足骨を底屈させる）．授動術を行う間長軸牽引が加わるように検者は胸で患者の足を支える．Hiss[132]が述べているように，慢性的に回内した足にほぼ必ずみられる第1足根中足関節の機能不全は，固有感覚減少によるものである．

　第1足根中足関節の下方滑りを回復させる別の方法として，中指で第1中足骨背側を押さえ，反対側の手掌で第

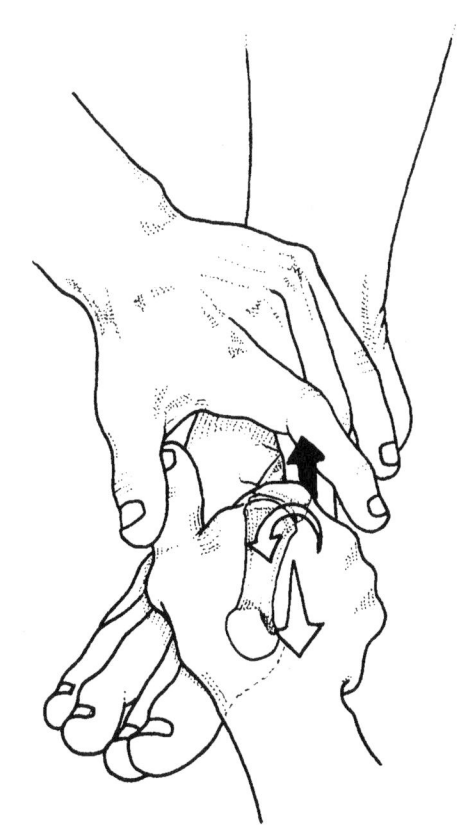

図3-141 第1足根中足関節の下方滑りの回復手技

2中足骨足底面を押さえるものがある（図3-142）．臨床家は，第1・2中足骨間の歪み力を徐々に増やしながら左手掌で第2中足骨を固定したまま第1中足骨を底屈・外がえしさせて動的スラストを加える．すべての足根中足関節の下方滑りを繰り返し回復させるこの過程は，単に接触点を外側にずらす（第3中足骨足底面を押さえながら第2中足骨を下方に歪み力を加える）だけでよい．この手技は機能的な前足部内反変形の矯正を試みる際にきわめて役立つ．

足根中足関節の上方滑りは図3-143 A に示した方法で評価・治療される．第1中足骨幹の足底に対して右手を豆状骨に置き左手の手掌面で第2中足骨背側を固定し，大胸筋（検者の胸で患者の足を直接保持する）を収縮させて第1中足骨を上方へ第2中足骨を下方へもたらす歪み力を発生させる（図3-143 B）．

この手技をすべての足根中足関節に繰り返し行う．第1趾列底屈変形と前足部外反変形を整復するときにはきわめて有用である．この手技を用いて前足部内がえしの可動域制限を回復させることが可能である．すなわち中足部の近

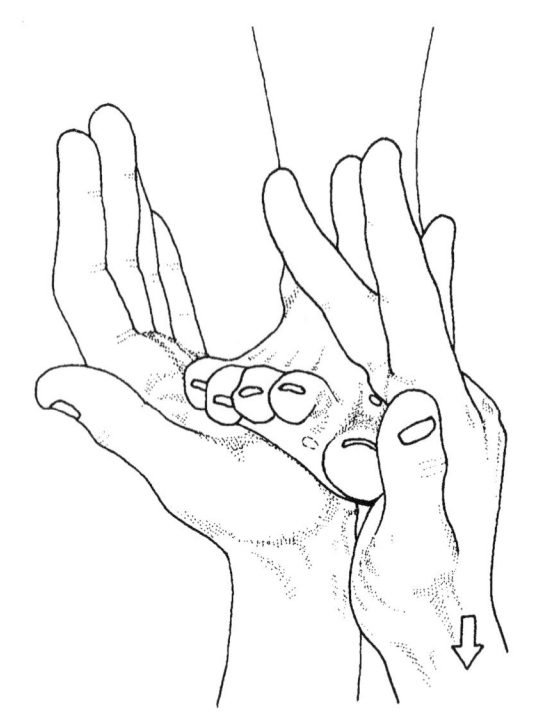

図3-142　足根中足関節の下方滑りに対する別の回復手技

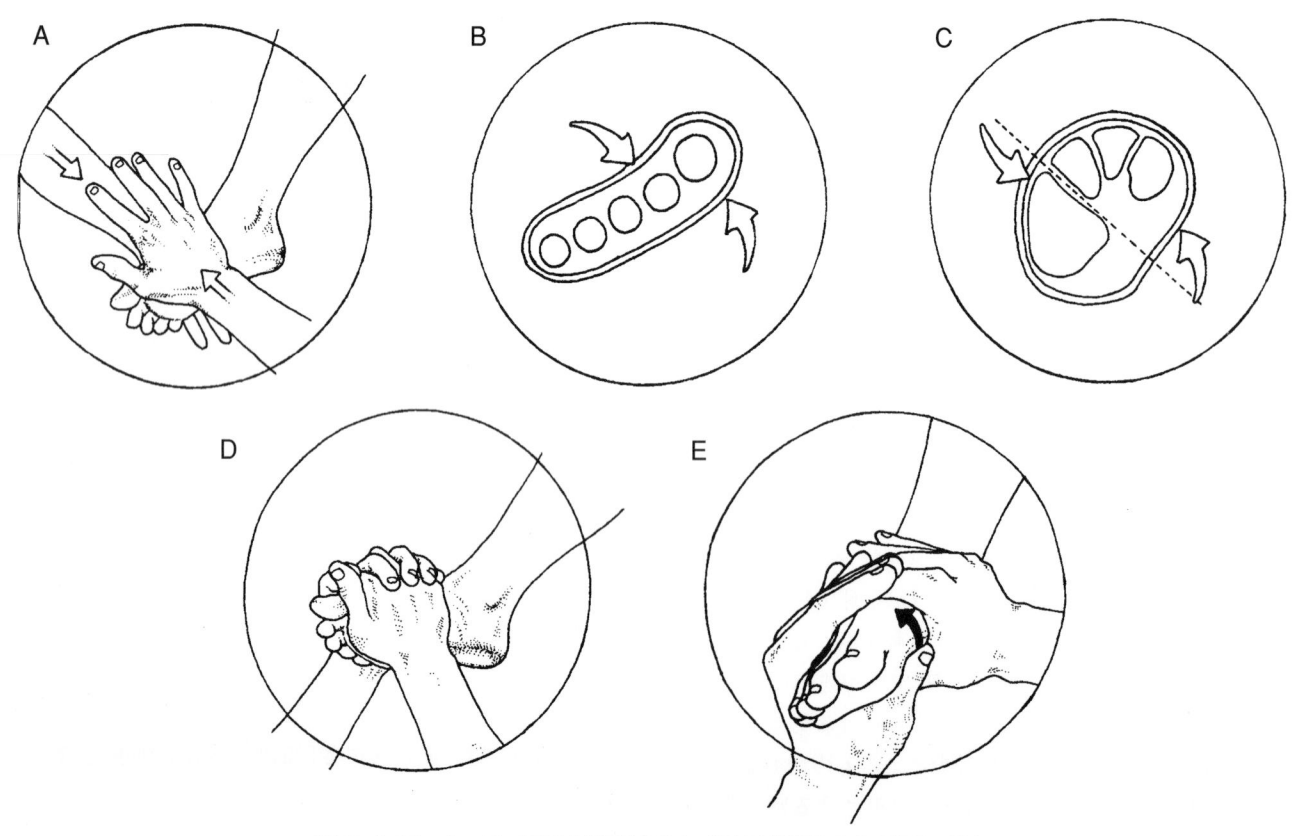

図3-143　A～E：足根中足関節および足根間関節の上方滑り手技

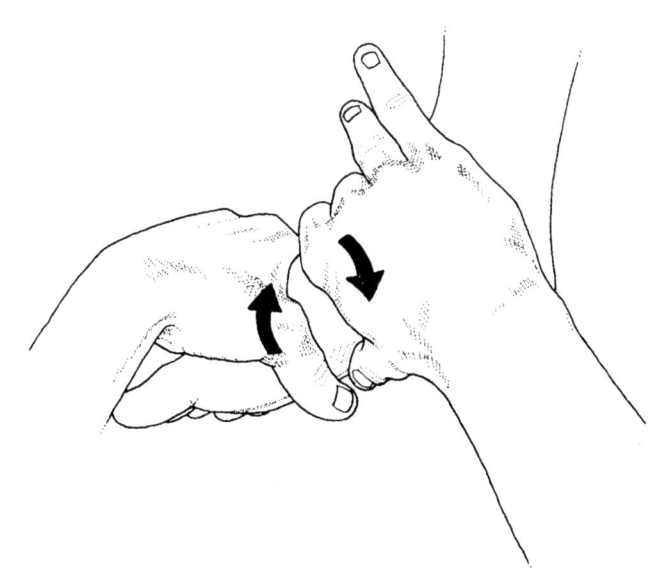

図3-144　足根中足関節の上下滑り手技

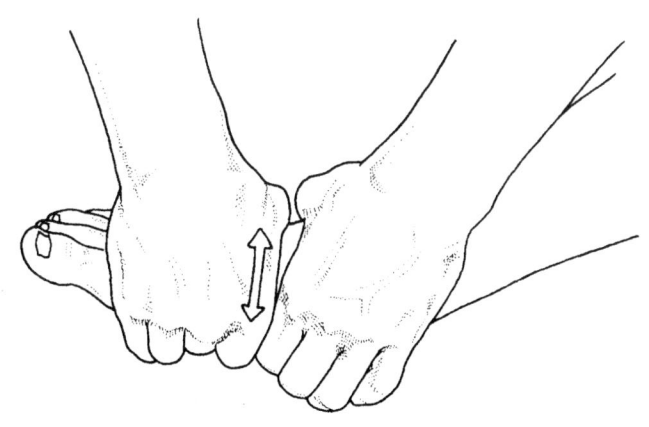

図3-145　中足根関節の上下滑り手技

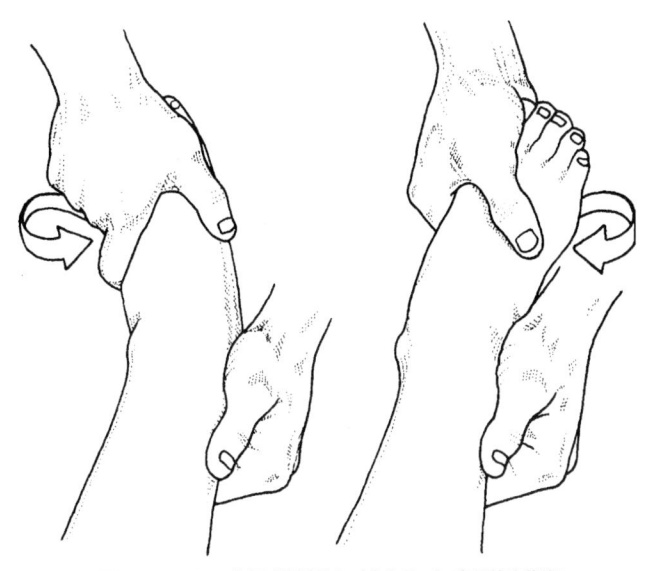

図3-146　中足根関節に対する8字型授動術

位に両手を置き楔状骨を上方に立方骨を下方に動かす力を与えてやる（図3-143 C）．多くの臨床家は図3-143 D，Eに示した把持法を好んで行う．

　足根中足関節および足根間関節の上方滑りを回復する最も効果的な治療法は，図3-144に示した手技である．左手で第1中足骨を背屈・内がえしさせ，右手で内側楔状骨を下方に押し出す．足根間関節と中足根関節の操作には両手を近位に動かして楔状舟状関節と距舟状関節をそれぞれ押さえる．これらの関節の下方滑りの回復を行うには手の位置と動作を反対にすればよい．

　4）中足根関節　足根中足関節および足根間関節と同様に，中足根関節も上下の滑り運動をもつべきである．図3-144に示した歪み手技のほかに，上下の滑り運動は図3-145に示す手技により回復される．

　すなわち左手は中足根関節近位をしっかり握って踵を固定し，右手で固定された後足部に強力な上下の歪み力を加える．Mennell[150]は「適切な関節に歪み運動が加わるように左手の母指と示指を舟状骨と立方骨に注意深く置く」ことを強調している．彼はさらに言葉をつづけて，「足が機能のストレスと歪みを取り込む弾性は，大部分が楔状骨の舟状骨に対する上下滑り運動および舟状骨の距骨に対する上下滑り運動に依存する」としている．

　中足根関節の上下滑りをきわめて効率よく回復させる一般的な手技を図3-146に示した．すなわち，左手で踵骨をしっかり固定したまま，右手で前足部をつかみ8字パターンで動かす．この手技は，ギプス固定後にしばしば生ずる中足根関節の可動域制限の回復にきわめて効果的である．

　中足根関節の下方滑りを回復させるためのより特殊な調整法を図3-147に示した．右手の母指で踵骨末端を固定し，左手の母指球で前足部を内がえしさせながら（白い矢印）前足部背外側（黒い矢印）を動かす．この調整法は接触点を変えることによりあらゆる足根部に用いることができ，特に中央部足根中足関節の下方滑りの回復に効果的である．

　上下方の滑りのほかに，他の滑り運動の損失をもたらす異なる足のタイプが存在する．たとえば，強剛性凹内反足の患者の舟状骨はしばしば内転位に維持され，舟状骨の距

骨頭に対する側方滑りがなくなる．この動きは母指先端で距骨頭を固定し他の手で前足部を外転させる（この際，舟状骨を距骨に沿って外側に滑らせる．図3-148）ことにより回復する．この手技は立方骨を固定した踵骨の側方に滑らせるときにも用いられる（図3-149）．

極端に回内した足をもつ患者が立方骨を踵骨に対して回

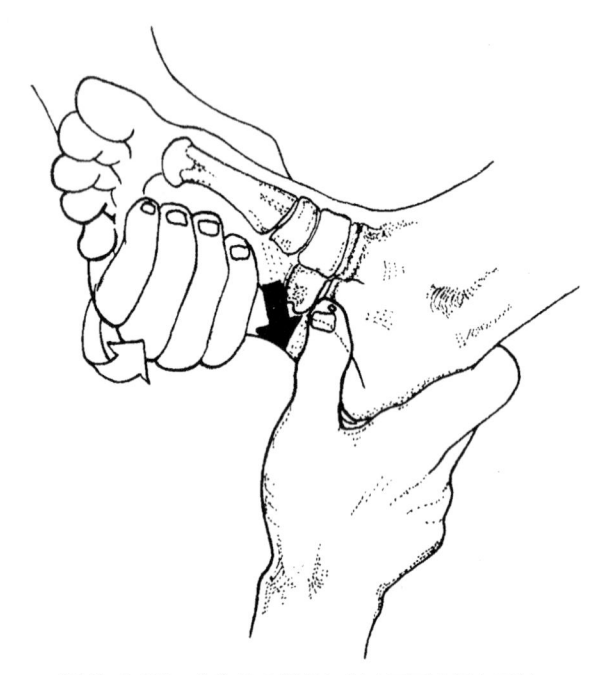

図3-147　立方骨の踵骨に対する下方滑り手技

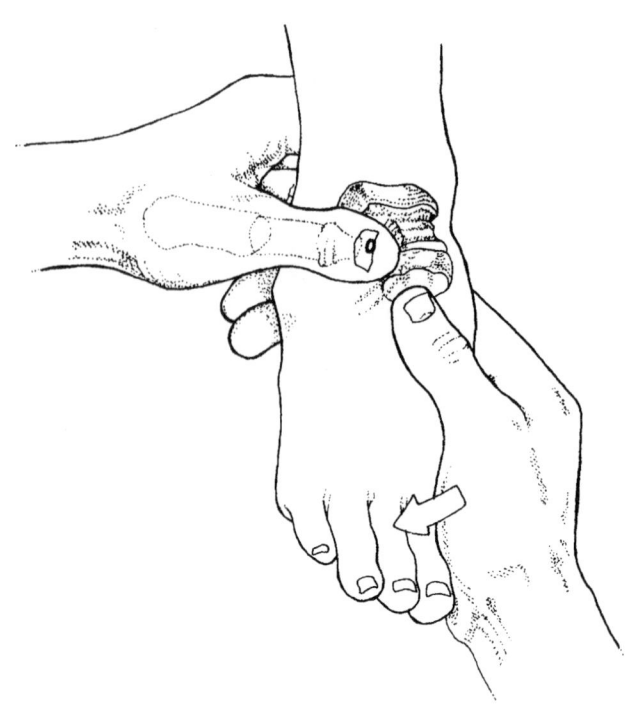

図3-148　舟状骨の距骨に対する側方滑り手技

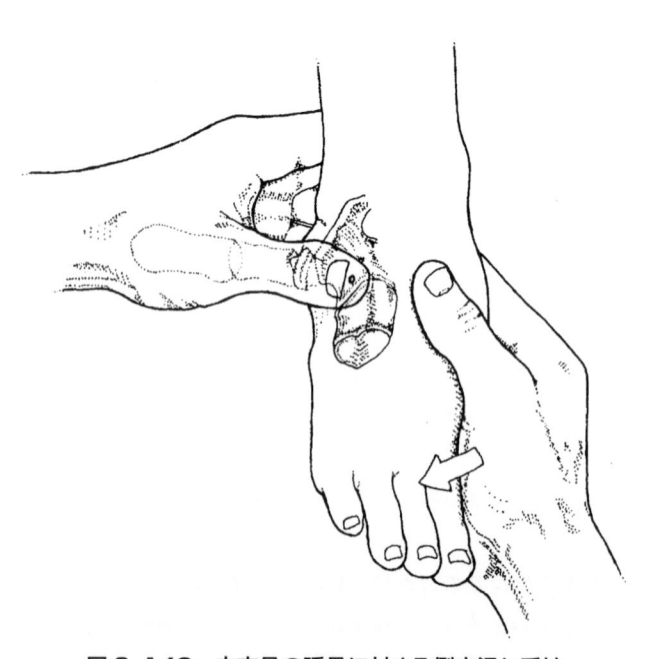

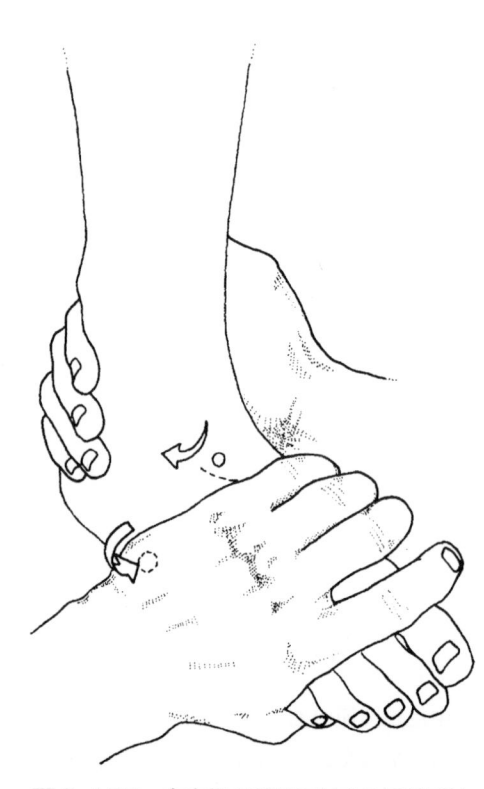

図3-149　立方骨の踵骨に対する側方滑り手技

図3-150　立方骨の踵骨に対する回外手技

外できないことは決してまれではない（回内した足は長期間外転・背屈位に維持されているため，関節包の拘縮が立方骨の踵骨に対する足底内側の滑りを阻止するために起こる）．このような例では，踵立方関節の回外は図 3-150 に示した手技――右手で踵骨を外がえしさせ（豆状骨が内側踵骨に接する），左手が立方骨を底屈・内がえしさせる（豆状骨が外側立方骨に接する）――により回復する．この手技はたとえば粘土をこねるようにそっと行う．Hiss[132] は「踵立方関節の機能不全が反復する内がえし足関節捻挫の共通する原因である」としている．

すでに述べた滑り運動について Mennell[150] は「足根間関節の可動域が大きいこと（通常は上下方向），足根骨の外傷性亜脱臼がなければ臨床的に評価できない」ことを述べている．Hiss[132] は「通常は足底方向にあって背側圧迫で疼痛をもたらすこれらの亜脱臼が，図 3-151 に示した調整法により矯正できる」としている．

この手技は患者を起立させ足底が臨床家に向くようにする．両母指を亜脱臼した足根骨に交差させて接触点とする．前足部を少し底屈させながら該当する足根骨の上に母指を重ねて調整を行う．動的スラストを加えると足は下にずれて足根骨が開くのを助ける．足関節窩を傷つけないように手関節を弛緩させる．この調整を亜脱臼した立方骨に行うときには（Newell と Woodle[183] は「長腓骨筋の拘縮による二次的な外がえし位に維持される」と述べている），両母指の接触点は立方骨の足底内側に置き，亜脱臼した立方骨の回旋要素を減らすために上外側方向に圧迫すべきである．

Hiss[132] は「亜脱臼した立方骨が外側足底神経を圧迫して趾間神経炎をおこすと，方形足底筋が繰り返し挫傷される

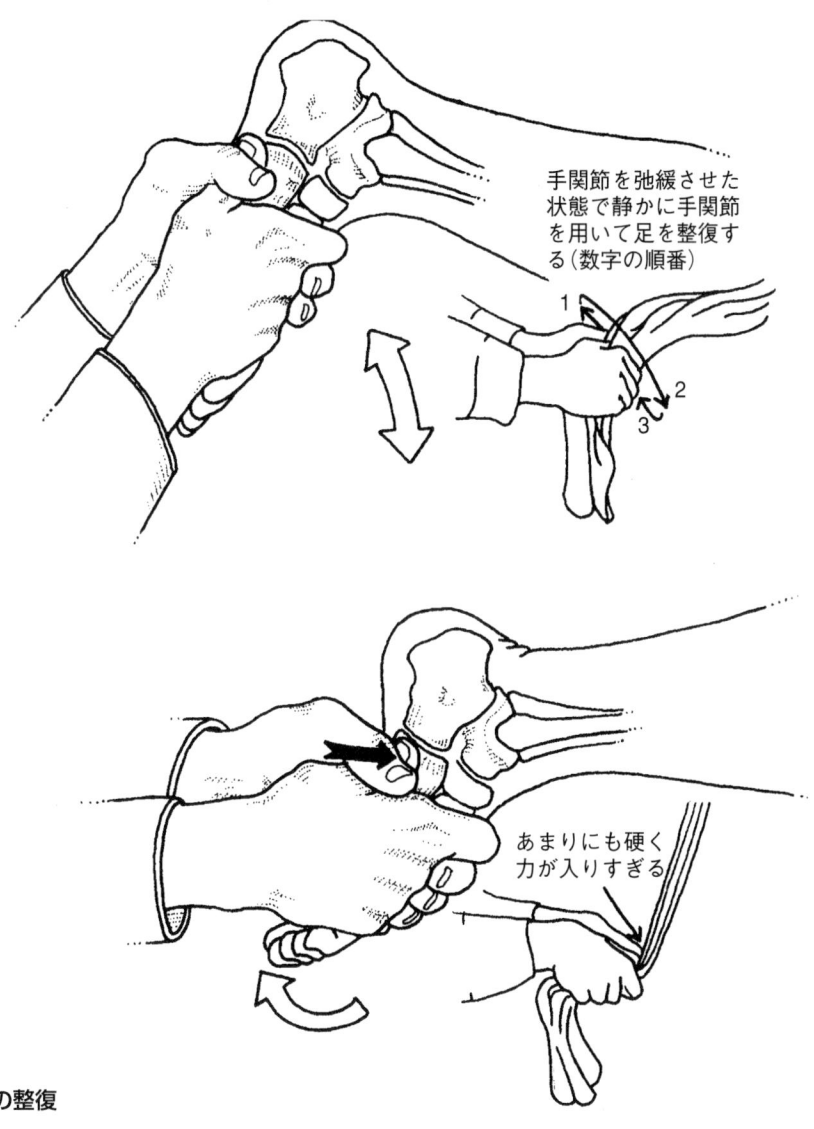

図 3-151　足底亜脱臼の整復

ために外側足底部に慢性疼痛をおこす」と述べていることは興味深い．

5）距骨下関節 John McM. Mennell[150] は，彼の時代よりもはるかに進んだ機能解剖学の知識を繰り返し示してきたが，徒手的リハビリテーションの領域における彼の最大の貢献は距骨下関節の機能に関する記載であろう．1950〜60年代の他の解剖学者は，距骨下関節の動きを他動的な内がえし・外がえしとしかとらえていなかったのに対して，Mennellは踵接地とつま先離れ時の衝撃力吸収を行い，足・足関節が捻挫または打撲されたときに足関節複合体の損傷を防ぐ距骨と踵骨の間におこる微妙な揺り動かす動作について記載している[150]．実際，Mennell[150] は「もしこれらの不随意的な揺り動かしと滑り動作がない場合には，足関節の脱臼骨折が始終おこるだろう」と述べている．

長軸方向の伸展，前後方向の滑りおよび内外方向の傾斜からなるこれらの関節の遊び運動は，次のようにして示される．背臥位の患者に，股関節を外転かつ外旋させ膝を90°屈曲かつ足関節を中立位にする．検者は診察台の端に座り，患者の大腿末端をその背中で押さえて足関節の下で足をしっかり固定する（図3-152）．検者は脛骨長軸に沿って反対の力を維持しながら(B)患者の大腿末端を背中で押さえる(A)．この長軸方向の力は検者の両手のくぼみにより均等に伝えられ，足関節と距骨下関節を長軸方向に伸展させる．もし関節機能不全がある場合はこの動作の終末域で動的スラストを加えてやる．

この位置は踵骨の距骨に対する前方滑りの評価に用いられる（図3-115に記述ずみ）．検者は右手で前方距骨を固定して左手で関節の長軸牽引を維持しながら距骨に対して踵骨を静かに滑らせる(C)．後方滑りは手の動きを反対にする――すなわち，左手で足を固定し右手で踵骨を後方に滑らせる――ことにより評価される(D)．踵骨を外がえししながら長軸牽引を維持することで外側傾きが評価され

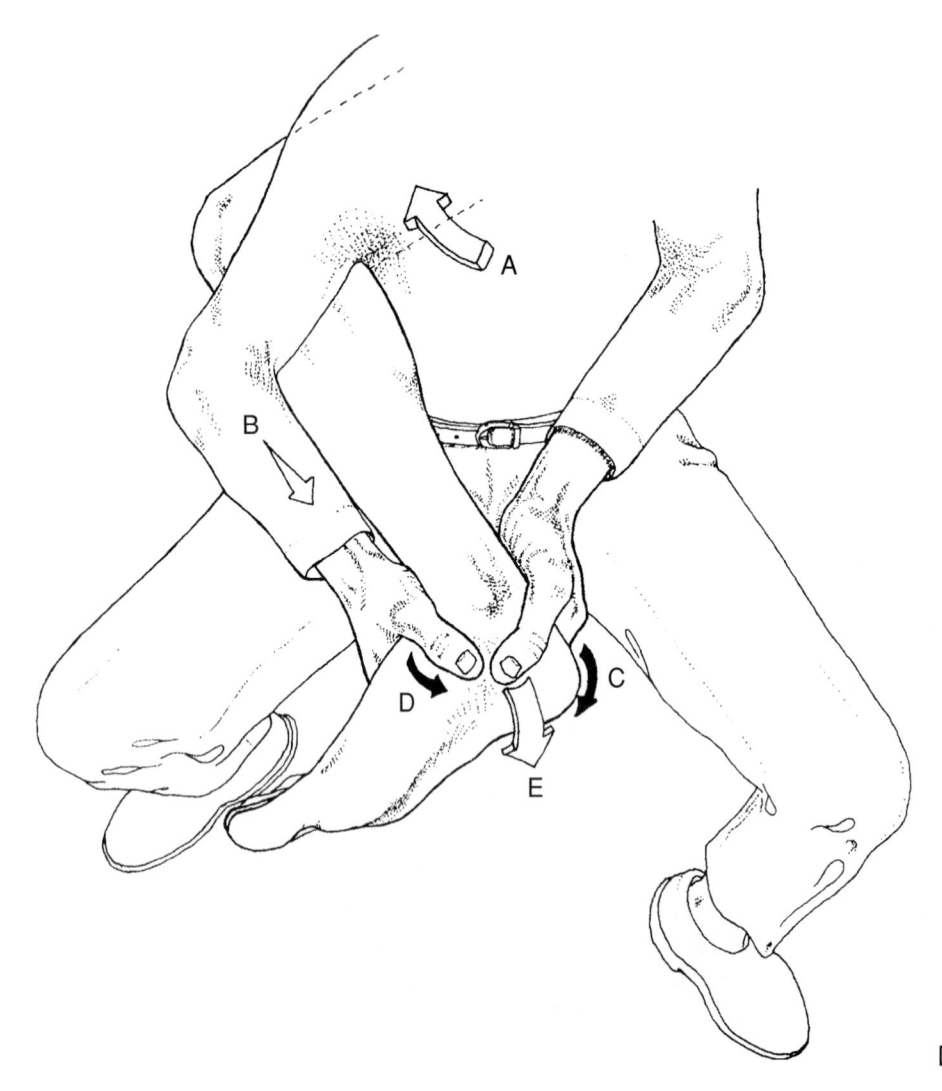

図3-152　距骨下関節運動の評価

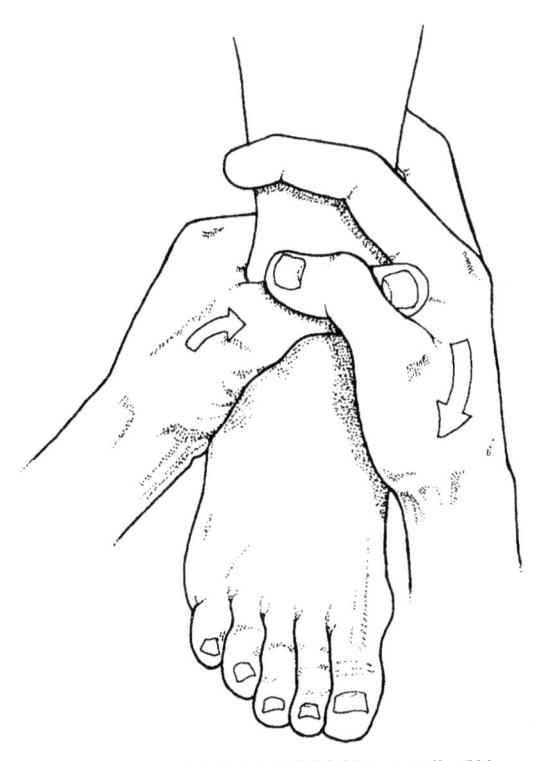

図 3-153 距骨下関節側方傾きの回復手技

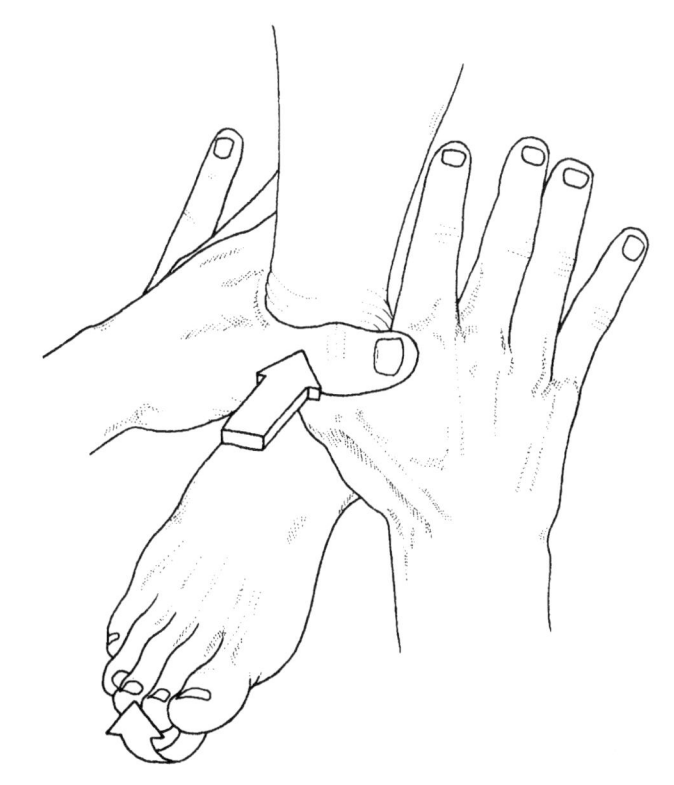

図 3-154 踵骨の距骨に対する前方滑りの回復手技

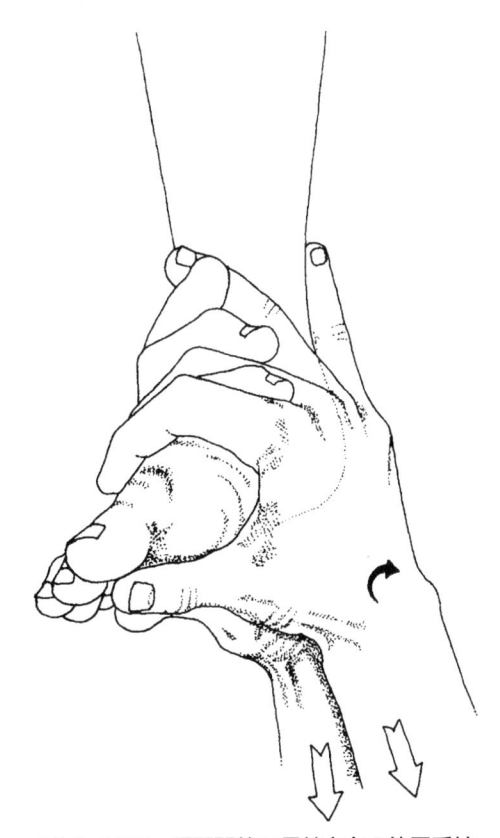

図 3-155 距腿関節の長軸方向の伸展手技

る(E). 足関節の内がえし捻挫でしばしば消失する内側傾きは，第4・5指先で踵骨を内がえしすることにより評価される. これらのテスト位置で関節機能不全がみられる場合には，テスト動作を継続しながら距骨下関節をそっと牽引する操作を行う. 患者の大腿を検者の背中で押さえる際に驚くような長軸牽引が生ずる可能性があるので，これらの手技は慎重に行うべきである.

距骨下関節の内外側傾きを調べる別の方法を図3-153に示した. 距骨下関節に長軸方向の牽引を加え，右手掌で踵骨を外がえししながら左手で距骨を押さえる（踵骨を距骨に対して外側に歪みを加える）ことにより外側傾きが整復される. 距骨下関節の内側傾きは手の位置と動作を逆にすればよい.

踵骨の距骨に対する前方滑りを整復する別の手技を図3-154に示した. 踵足底は診察台の摩擦により固定される. 一方, 検者の交差した母指で距骨に後方歪み力を加える. 最初は力をゆっくり加えて固定した踵骨に対して距骨を後方に滑らせる. この手技を適切に行えば，滑らかな滑り動作が感じられ前足部を診察台から少し上げる. 交差した母指で弾性バリアを押すと，関節の終末域で弾性がある終末遊びがみられる. 関節の機能不全がある場合は，この

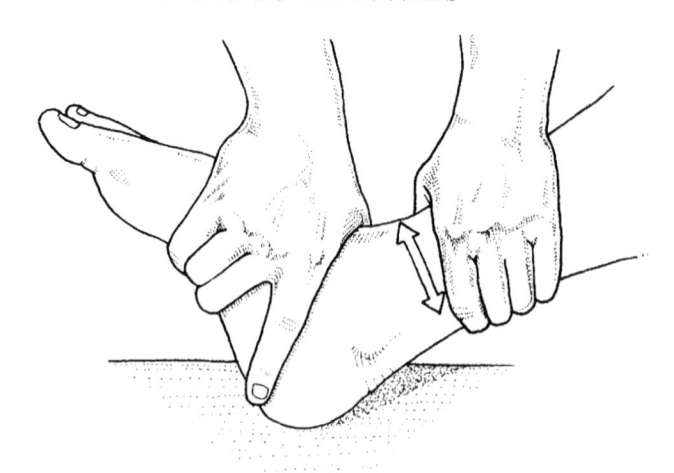

図 3-156　距腿関節の前後滑りの評価

終末域で数回の短い動的スラストを加える．

　6）距腿関節　この関節は長軸伸展と前後方向の滑りをもつべきである．長軸伸展は図 3-152 で説明したテスト手技で評価するか，もっと普通には交差した指で距骨頸部を固定して下方に牽引する（図 3-155）．関節の機能不全がある場合は，手関節をやや橈側にずらしながら（黒い矢印）関節に長軸伸展を加えて牽引しながら動的スラストを加える．距腿関節の前後滑りは図 3-156 の手技により評価する．これらの動作の消失は通常，関節をテスト位置にして強力な授動術を加えることにより回復する．

　7）末端脛腓関節　これは線維性靱帯結合関節であるが，臨床的に明らかな前後方向の滑りをもつべきである（図 3-157）．この関節の機能不全には望ましい運動が得られるまでグレード 4 の授動術を徐々に行う．この関節の動きは左右を参照するために必ず両側を比べて行うべきである．

10. 神経運動器協調と固有感覚

　協調性のよい患者は大きな構造的異常があっても損傷をうけないが，協調性の悪い患者はコントロール不能で潜在的に危険な運動パターンの領域でのごく些細な変化に反応して絶えず損傷をうけるところから，（これらのテーマは）正常な機能にとってより重要な基準の 1 つである．この極端な事例として神経栄養性関節症にともなう退行性関節変化（シャルコー関節）があげられる．

　神経運動器協調は上位ニューロン障害または下位ニューロン障害により二次的に損傷されるが，最も多い原因は，

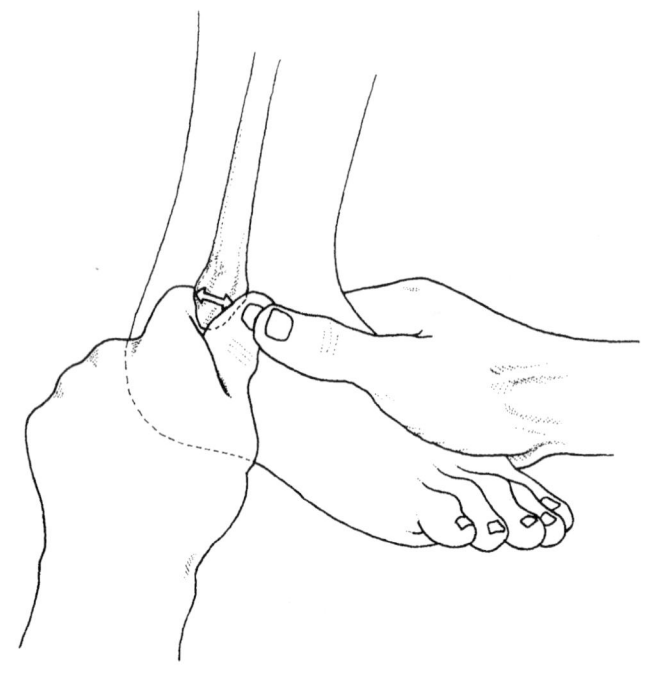

図 3-157　末端脛腓関節の前後滑りの評価

廃用または損傷により知覚受容器が損なわれ，その結果望ましい運動反応を開始するための位置覚の情報を提供できないことである．位置覚または固有感覚の情報は筋，腱，関節包，その他深部組織に存在する受容器から生ずる神経入力により提供される．これら固有感覚受容器は筋固有感覚受容器，関節と皮膚の固有感覚受容器および前庭・頸部固有感覚受容器の 3 つに分類される．これら固有感覚受容器はグループとして静的および動的な関節位置に関する情報を絶えずリレーする．ある受容器は反応が遅く関節が特別な角度に維持されたときのみ放電する．一方，別の受容器は反応が早く加速度または緊張度の信号変化に応じて群発放電する．

　筋固有感覚受容器は，筋紡錘とゴルジ腱器官とから成り立つ．運動学的覚醒にとって現在最も重要な受容器とみなされている筋紡錘[184]は，収縮筋線維と平行な位置にあって 2〜20 mm 長の液体に満たされたカプセルから成り立ち，核鎖，核袋線維と呼ばれる 5〜12 本の小さな特殊筋線維を囲んでいる．これらは一体として筋紡錘内線維と呼ばれている（図 3-158）．

　核袋線維はストレッチに非常に敏感で，筋長の動的変化に関する情報（たとえば相動性反応）を一次遠心性線維を通じてリレーする．一方，核鎖は輪旋末端（筋紡錘体の終末神経端）とフラワースプレー末端から神経支配をうけ，

図3-158　錘内筋線維と神経支配　（Netter F より）[185]

図の注記：
- フラワースプレー終末端からのⅡ型線維（Aβ）
- 輪旋終末端からのIa型線維（Aα）
- 錘内筋線維へのガンマ運動ニューロン
- 錘外筋線維へのアルファ運動ニューロン
- 錘外筋線維
- 核袋線維
- 核鎖線維

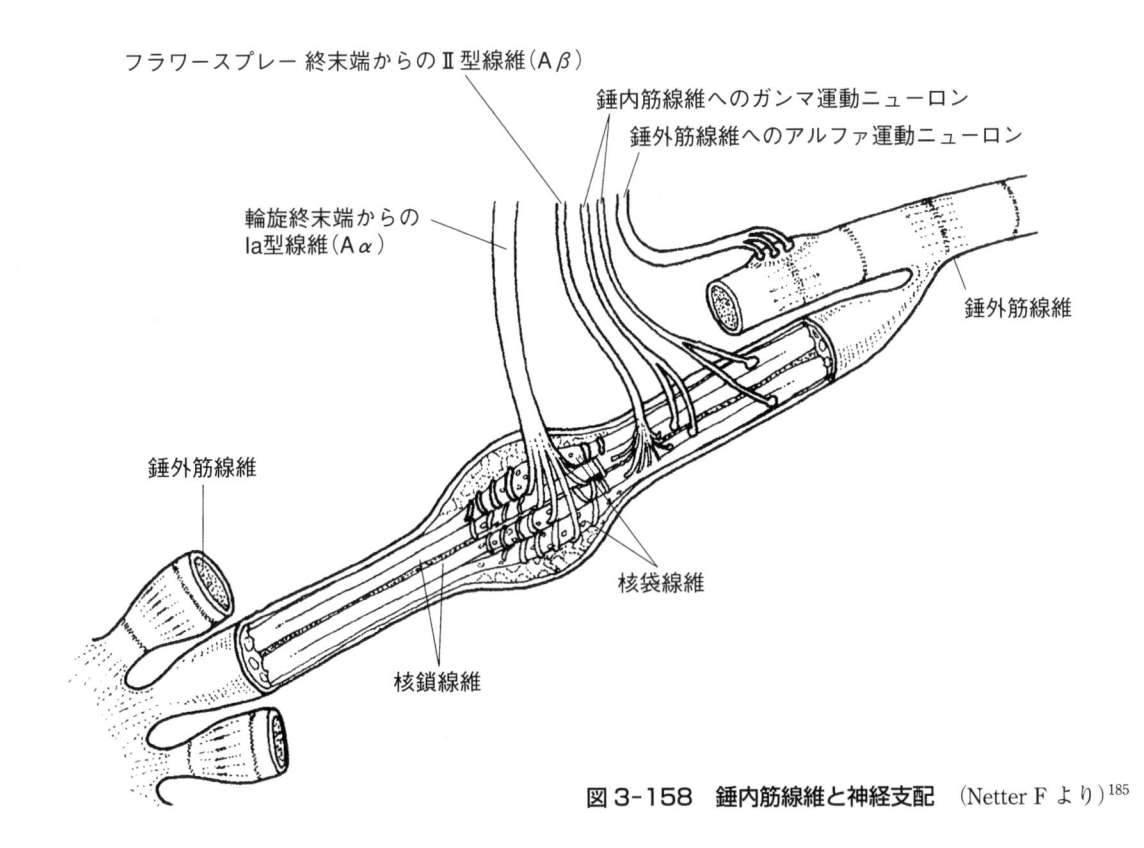

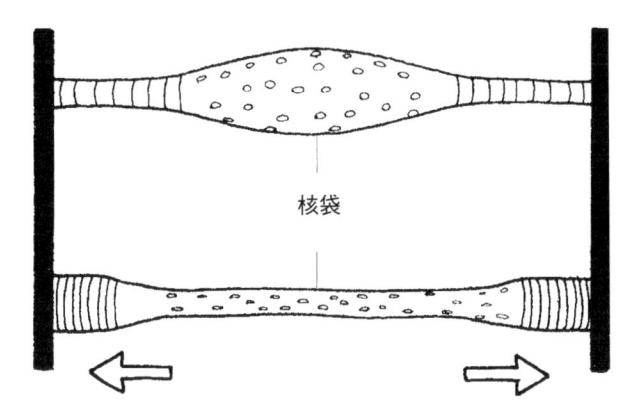

図3-159　ガンマ運動ニューロンの刺激は錘内筋線維の極間（矢印）で収縮をおこし，核袋部分が緊張するためにこれら線維の高感度をもたらす　（Gowitzke BA, Milner M より）[186]

筋線維の静的位置に関する情報（たとえば持続的反応）をリレーする．これらの受容器が放電する感受性はガンマ運動ニューロンの活性によりプリセットされる．筋紡錘の極端末の収縮によりガンマ運動ニューロンは核鎖および核袋線維（とりわけ後者）の中心部に加わる緊張を増加させ，長さの変化に対する感受性を非常に高める（図3-159）．ガンマ運動ニューロンの活性による紡錘感受性のセット過程はガンマバイアスと呼ばれる．

ガンマ運動ニューロンはまたガンマループとして知られている間接路を通じて随意運動をおこす．より直接路を通りアルファ運動ニューロンに直接達して運動をおこすこの間接路で，錘体路からの信号は筋紡錘線維の極部分を緊張させて遠心路を刺激してガンマ運動ニューロンを活性する．このことはさらに信号を脊髄に送り返し，単シナプス路を経て適切なアルファ運動ニューロンを活性する．このことはもっとゆっくりした割合でみられるが，ガンマループの刺激は筋活動のより大きなコントロールをともなう．たいていの場合，随意運動はアルファ・ガンマ共同活動と呼ばれるアルファ運動ニューロンの直接的・間接的活動（ガンマループ経由）により達成される．

筋紡錘求心神経の活性は隣接する筋線維の反射性収縮をもたらすのに対して，ゴルジ腱器官（筋腱接合の近くにある腱線維に局在している）は該当筋の自己発生的抑制または弛緩をもたらす．筋はその構造性質が耐えられるよりも大きな収縮力を生み出すことができるので，もし収縮力が大きすぎるとゴルジ腱器官は収縮の抑制（そして拮抗筋の促通）により保護的役割を演じる．

これらの受容器の閾値は比較的低いが（たとえば，ネコ

のヒラメ筋にあるゴルジ腱器官は0.1g以下の力で放電する[215]，その抑制効果は随意運動にともなう輪旋活動により相殺される．実際，筋力強化訓練の成功は運動選手がいかにゴルジ腱器官からの情報を抑制することをうまく学ぶかの能力に依存している．Hufschmidt[187]は，輪旋線維とゴルジ腱器官線維間の相互作用を明らかにする研究で，「両者を興奮させるのに十分な刺激は促通のみをもたらすこと，すなわちゴルジ腱器官の抑制効果はなぜかキャンセルされていること」を見出した．ゴルジ腱器官は筋に作用する力に関して脊髄に絶えずフィードバックを送っているが，危険な緊張レベルに達したときだけ抑制するように思われる．

筋受容器(ゴルジ腱器官と筋紡錘)とは異なり，関節・皮膚固有感覚受容器は皮質に通ずる．またその受容器は多くの介在ニューロン（訳注：末梢から中枢へ向かう1次求心ニューロンと，運動ニューロンとの間にあってニューロン鎖を形成しているニューロン）と連結しているため，刺激された肢だけでなくすべての肢の活動を都合よく修正できる．さらに関節・皮膚固有感覚受容器は前庭迷路に促通効果をもつ．前庭迷路は特殊な運動ニューロンの活動を高めることにより，必要な筋がもっと力強く収縮するような刺激によって歩行サイクルでの四肢の安定化をはかる．

さまざまな関節・皮膚および筋固有感覚受容器は適切に機能していれば，身体の位置と運動に関する集中した感覚情報を中枢神経系に提供する．まだあまりよくわかっていないが，中枢神経系はこの情報を望ましいパターン（自然，条件づけおよび過去の経験が確立させている）と比較して適切な運動反応をもたらす．このサイクルはただちに繰り返され各反応が分析され運動はうまく調整される．

固有感覚が望ましい運動にどのように相互作用するかの見事な事例は，陽性支持反応にみることができる．この反射では体重が足にかかると中足趾節関節と趾節間関節が伸展して骨間筋がストレッチされる．かわって刺激された筋・関節固有感覚からの情報が伸筋のすみやかな反射性収縮をもたらし，下肢全体が硬くて柔順な柱になる．

足の固有感覚の重要性は，誰でも脚を組んだ後に眠った者が感じることで明らかであろう．立ち上がろうとすると，循環障害にともなう一過性の知覚脱出が陽性支持反応を阻止するため膝がよろけることは決してまれではない．O'ConnellとGardner[188]は，足の固有感覚の意義について次のような実験で証明した．目隠しをした被験者を高い椅子から急に体育館の床マットの上に突き落とした（突き落とす前に椅子の高さを無作為にさまざまな高さに変化させたため，被験者はマットまでの距離に関する正確な感覚を失ってしまった）．足の固有感覚が保たれた状態での最初の2回の実験では，被験者は床に接するとただちにバランスを再獲得した．しかし被験者の足をあらかじめ氷水の中に20分間浸し，足の固有感覚が麻痺した状態の第3回目の実験では，下肢の反射性伸展が消失したため被験者はマットの上で倒れてしまった．趾の外転を損なう靴（たとえば，先のとがったドレスシューズ）は陽性支持反応を阻止する可能性があることは臨床的に重要である[186]．

筋・関節固有感覚受容器がもたらす安定性に加えて，皮膚固有感覚受容器（とりわけマイスネル小体）の重要性について最近Robbinsら[189]が行った特に興味深い研究が示している．

彼らは足底皮膚固有感覚受容器の有害な刺激に対する反射性応答が刺激をうける場所に比例して異なることを証明した．すなわち，中足趾節関節の皮膚への刺激は趾底屈筋（中足骨頭から末端趾まで床反力の再配分を行う）の反射性収縮をもたらすが，内側縦アーチの皮膚への刺激は趾の反射性背屈（中足骨頭から末端趾まで床反力を均等に分配できなくなり，中足骨頭に圧が集中する）という正反対の効果をもたらすことを示した．

Robbinsら[189]は「不適切なアーチサポートの使用は内側縦アーチの皮膚への刺激をもたらし，力がかかっても趾がもはや底屈できないため中足骨頭への外傷をまねく可能性がある」こと，「中足骨頭の近くに非常に柔らかいクッションを用いると皮膚受容器からの固有感覚情報を減少させる結果，趾が発達させる底屈力が減ずる」こと，「アーチの近くの皮膚受容器の不適切な刺激と中足骨頭の近くの過度のクッションは中足趾節関節の"偽神経栄養性関節症"をもたらす」ことを主張している．彼らは靴をはいている人種は中足趾節関節の関節症が非常に多いのに対して，靴をはかない人種では末端趾間関節の関節症が非常に多いことからこの仮説を支持している[190]．

求心性および遠心性放電の間の微妙なバランスを考慮すると，固有感覚系のわずかな障害でも適切な運動反応に悪い影響をもたらすことは明らかである．与えられた刺激は関節を保護するのに遅すぎるため損傷がおこる可能性がある．Lentellら[191]は，実際，反復性足関節捻挫をする者では通常報告されているような筋力低下ではなく，固有感覚が低下していることを証明した．固有感覚の障害はより微妙なシステムに影響する．最近の研究[192]によれば，歩行周期の筋活動は中央で作られる神経運動パターン（主に局所

の脊髄レベルに存在し，リズミカルな肢の運動にともなう固有感覚入力に依存する）で維持されることを示唆している．

Rowinski[193] はこの関係について「関節固有感覚受容器からの逸脱はフィードバックと中枢性パターンの間の相動的関係を破壊して歩行周期での高速度と加速度の発達ができない」こと，「歩行コントロールの努力感の増加，歩行機能の意識したかかわりの増加などのような症状をもたらす」ことを述べている．このことは，固有感覚障害による二次的な反復性足関節捻挫のような重篤かつ明白な問題ではないにしても，この情報は決して誇張ではない．

固有感覚系の欠陥は，Freeman[194] がロンベルグ変法試験と呼んでいるテストにより容易に決定される．患者は開眼で片足立ちをし，次いで閉眼するように指示される．数回の試験で10秒以上バランスがとれない場合に固有感覚系の欠陥ありと判断される（無症状の者がバランスを崩さずに片足立ちできる時間は平均22秒である[195]）．

固有感覚系の障害は末梢神経障害や後角疾患によるものであるが，最も多い原因は外傷の既往（たとえば，内がえし捻挫）または反復する微小外傷（機械的に機能不全に陥った足）によるものである．これらの損傷は理論的には固有感覚系求心路を破壊して筋固定障害による損傷をもたらす．Cyriax[196] は「固有感覚系が以前の捻挫により機能不全に陥っても，異栄養組織の伸張性と機能は交差摩擦（cross-frictional massage）マッサージにより回復する」と述べている．この手技は捻挫した靱帯の自然な線維配列と直角な方向にさするマッサージで，理論的には機能を損なう線維性瘢痕組織を延ばすものである．

適切に行われる交差摩擦マッサージは固有感覚受容器を刺激して該当組織の確認に役立つ一過性の知覚麻痺をもたらすが，不適切な交差摩擦マッサージは炎症性反応（その結果，線維化をもたらす）を生じ，筋腱接合部に存在するゴルジ腱器官を損傷する[197]．

機械的な機能不全足にみられる反復する微小外傷により固有感覚系が機能不全に陥った場合，支持筋（異常にストレスが加わった関節の刺激を減少させる）の機械的効率を改善して足底に沿った正常な力の推進を再確立するために装具を考慮すべきである．装具は力の推進を改善することにより，筋の補充にとって理想的なパターンになるように中枢神経系を再教育する．固有感覚の好ましい刺激を加える装具の効率についてNovickとKelly[133] は，立脚期に踵骨外がえしを2.4°減少できる装具が歩行周期で踵骨外がえしを4.2°減少させることを証明し，移動期の踵骨外がえし可動域の減少は，動的機能における触覚および固有感覚フィードバックの改善によるためであろうと示唆している．

まれにしか述べられていないが，可動性の少ない関節をとりまく傍関節固有受容器からの出力減少により二次的に固有感覚系が損なわれる可能性がある．バランスを維持する微妙な足根間運動の重要性について，足根癒合症の患者は片足で効果的なバランスがとれないという事実により証明される．関節強直という極端な事例で，各々の関節が可動域をすべて動けるようになるまで固有感覚機能は完全に回復しないと考えられる．

Hiss[132] は「固有感覚の制約に加えて可動性の少ない関節はある種の組織の緊張を生じ，足底に沿った力の進行の変更を強いられる」と述べている．この状態は回転とバランス運動の同期性を阻害し，やがて中枢神経系に徐々に再プログラム化される運動獲得の異常なパターンをもたらす．この場合唯一の効果的治療は，「機能障害をおこした関節の可撓性を適切な徒手療法を用いて回復させることである」とHiss[132] は述べている．

徒手療法は潜在的に破壊をもたらす代償的な運動パターンを減少させるだけでなく，中枢神経系に提供される感覚情報の質と量を高めるようにみえる．このことは前庭器官（運動活動を改善する）に促通効果をもたらし，損傷を悪化させる慢性疼痛パターンのブロックすら行う可能性がある．すなわち固有感覚受容器からの情報伝達を行う速発性Aβ線維の刺激を行うと，疼痛伝達に関与する遅発性Aδ線維とC線維へのゲートを閉鎖する．

疼痛と固有感覚の減少がどのようにして慢性疼痛パターンをもたらすかのよい事例は，反射性交感神経ジストロフィーである．その正確な機構はあまりよくわかっていないが，比較的軽度の損傷にともなう有害な入力が脊髄灰白質の介在ニューロンを刺激すると考えられている．これらのニューロンは反響周期を開始して前角細胞（筋痙縮をもたらす）と側角細胞（交感神経性血管運動反応と発汗刺激性反応をおこす）を興奮させ，交感神経の発射が増加してジストロフィーを悪化させる．該当する骨・結合織の異栄養性変化をもたらし，さらに有害な求心路を刺激してすでに過興奮状態の介在ニューロンを刺激する．Korr[198] が説明しているように，末梢求心路および異常な交感神経の発射は「反射的に相互損傷をもたらす」．損傷直後に速発性の位置感覚・関節固有感覚受容器を刺激することにより，徒手

療法はしばしばこの悪循環を打ち破って特徴的な異栄養性変化を予防する．

Vossら[199]は，固有感覚を改善するための交差摩擦マッサージ，足装具および徒手療法に加えて，特殊ならせん形および斜めの運動を用いたさまざまな固有感覚神経筋促通法（PNFパターン）（図3-160）を推薦している．これらの手技を行うには熟練した助手が必要なことから，その価値は限られてしまう．固有感覚系の再発達にとって最も簡単で効果的な方法は，おそらく家庭でのバランスボード訓練（図3-161）であろう．片足で行うとより困難になり，最終的には閉眼で行うこの訓練は，固有感覚経路にストレスを加えることによって運動感覚性覚醒を回復させる．この訓練システムは意識の努力を要する通常の訓練（たとえば，等張性，等運動性など）に比べて皮質下経路を活性化するので，一度熟練すると自動的基盤で操作できるという利点をもっている[200]．

わずかな損傷の代償は中枢性運動コントロールの新しい状態をもたらすきっかけになるため，急性期には瘢痕を少なくして可動域を維持する手法をできるだけ早く行うリハビリテーション過程を取り入れるべきであろう．すべての

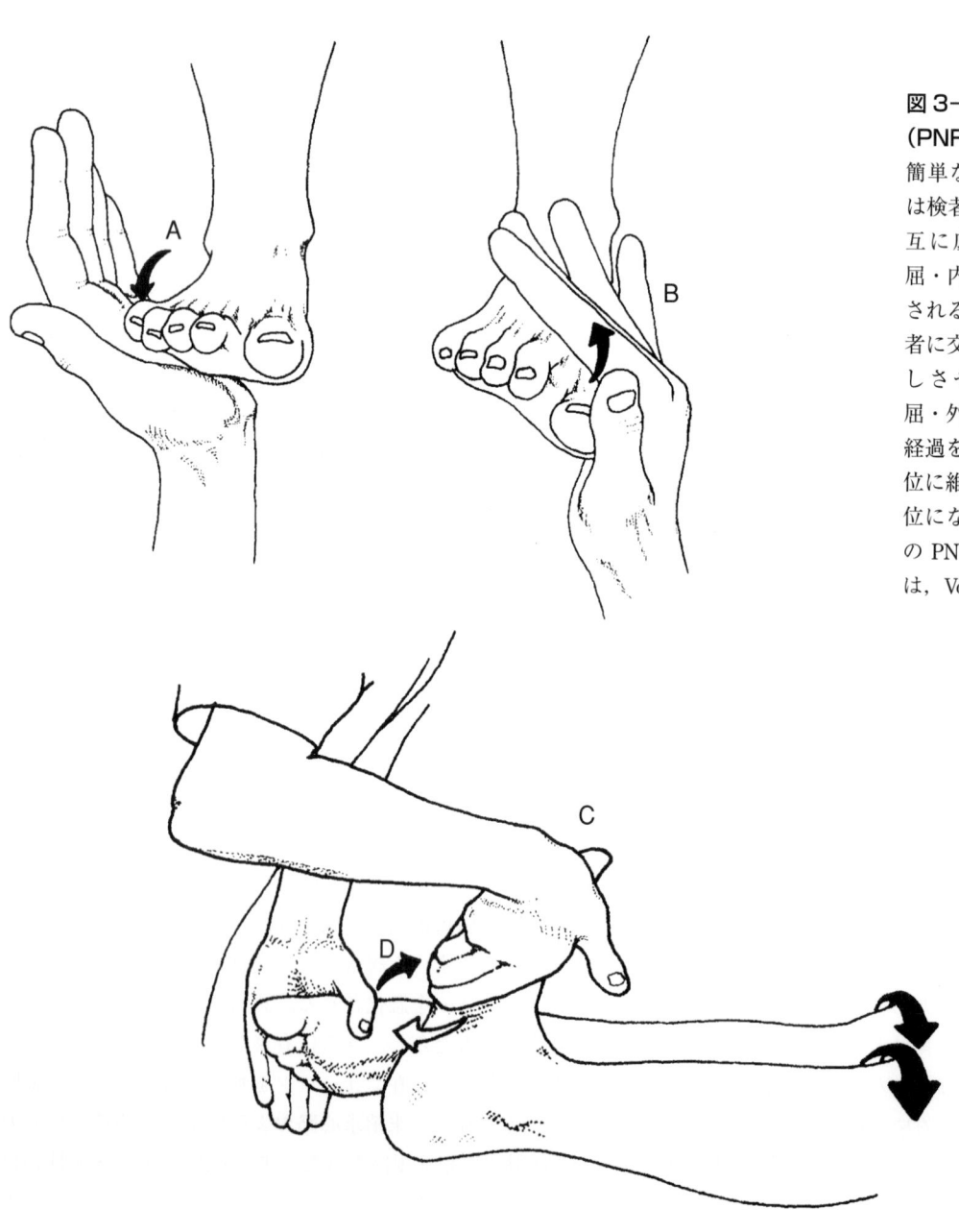

図3-160　固有感覚神経筋促通法（PNFパターン）　図AとBは最も簡単なPNFパターンを示す．患者は検者の抵抗に逆らって前足部を交互に底屈・内がえし（A）および背屈・内がえし（B）をするように指導される．もっと複雑な運動には，患者に交互に一方の足を底屈・内がえしさせながら（C）反対の足を背屈・外がえしを行わせる（D）．この経過を通じて底屈した足は下肢外旋位に維持され，他方の足は下肢内旋位になる（矢印）．（これらおよび他のPNFパターンに興味のある読者は，Voss DE, Ionta MK[199]を参照）

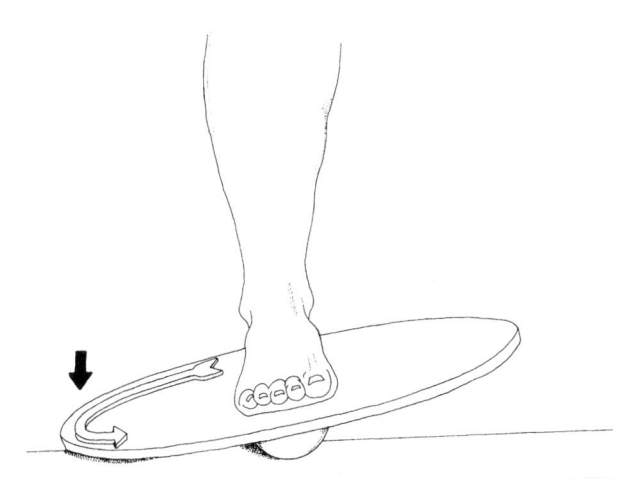

図3-161 バランスボード訓練 リハビリテーション早期に患者にバランスボードの側に座って両足をボードの外端に付けるように指導する．次にボードの端が地面に付くように回転させる．もしこの可動域が痛い場合には，ボードの端に雑誌をはさんで水平からの傾き角度（通常は16°）を変更する（内・外側の転移は背屈・底屈可動域をフルに保ったまま内がえし・外がえしの可動域を減少させる）．患者の機能が改善したら，雑誌をはずして今度は患者を立たせて足が徐々にボードの中心にくるように訓練をつづける．最終的に患者は閉眼したまま片足立ちさせる訓練を行う．体格が大きい患者の場合，雑誌をボードの中心に置いて傾斜角を大きくする．

身体セグメントの同期作用が組み込まれ，固有感覚系への損傷を予防できるさまざまな歩行訓練を行うべきである．患者に正常な力の移動による歩行，たとえば，外側踵骨に沿って最初の踵接地を行うこと，立脚中期に外側列に沿って進行すること，そして最後に，中足骨頭を横に移動させ母趾を回転させて推進期を終わらせることを指導するほど簡単なことはない．もし患者の過度の体重が活動の早期回復を困難にしている場合には，水泳プールで腰までつかって歩く訓練を行わせるとよい．

別の方法として，患者に家庭でミニトランポリンの上を歩いたり軽く跳躍させる手法がある．臨床家のイメージによりさまざまな方法が考えられる．慢性期では患者の歩行パターンを完全に変える必要がある．たとえば，強剛性前足部外反変形と槌趾のある患者には慢性趾間神経炎の刺激を避けるためにハイギアプッシュオフを学ぶ必要がある．また頑固な踵骨疲労骨折の患者には，踵にかかる床反力を減少させるために前足部による接地パターンを学習させる．CavanaghとLafortune[201]は「実験の被験者が踵接地から中足接地または前足部接地に変えることにより衝撃スコアがしばしば半減する」と述べている．

しかし前足部接地パターンは，アキレス腱や足底腱鞘を著しく痛める可能性があることに留意すべきである．これらの損傷があるときには，患者に推進期の力を減少させるための後足部接地パターンを行わせるのが最もよい．患者の自然なストライド長の増減の推奨は通常は移動代謝消費量の1〜2％増をもたらすので[202]，損傷になる可能性の減少にともなう潜在的な利点は通常は代謝面での損失を補って勝っている．

11．筋力，パワーおよび耐久性

足のリハビリテーションケアに関する話題のなかで，内側縦アーチを維持・発達させる強化訓練法の役割ほど議論が多いものはない．40年前に書かれた過度可動［性］扁平足の発生原因と治療に関する論文のなかで，HarrisとBeath[203]は次のように述べている．すなわち，「筋力は内側アーチの形状維持にとって最も重要な要素ではない（その当時は最も広く支持されていた学説）」こと，「未発達なアーチは体重支持が構造的にできない足根骨の骨性異常（特に距骨下関節）によるものである」こと，「骨および靱帯による拘束とは異なり根気強く機能できないので，アーチ維持に関与する筋機構はたまにしか用いられない」こととしている．彼らは，ポリオによる完全麻痺足はしばしばほとんど変形が少ないという観察からこの説を支持している．

このことは，内側縦アーチの筋性支持が重要でないと言っているのではない．反対に，最近RobbinsとHannah[204]が行った研究では，裸足でのランニングは足の内在筋（とりわけ短趾屈筋）の緊張を高め，ストレスX線計測で内側縦アーチの高さが増えていることを確認した．内側縦アーチの維持にとって筋と骨の支持のどちらが重要であるか断定できないが，筋系に要求されるニーズは骨系に要求されるニーズと反対であることは理解できよう．すなわち距骨下関節が単一関節の患者は，運動が主に関節適合性により停止される3関節の患者よりもより大きな筋の支持が必要になろう（訳注：図1-22参照）．筋系による支持には限界があることを強調したい．Perry[205]は次のように述べている．「どんなに筋が頑張っても，履物に対する注意深い選択と他の支持を行うことにより足に加わる外反トルクを制限できる」．

たいていの場合，筋力低下をともなう機械的な足部機能障害がある患者には当初は筋力強化訓練を避けるべきであるが，これは筋の過用と疲労による筋力低下が必発のため

である．筋力強化の未熟なプログラムはすでに疲労している筋にさらに負担をかけるほかに，慢性的に緊張した筋の代償パターンを学んだ患者に誤った運動パターンをもたらす可能性があるからである．このため最初のリハビリテーション過程は過用に陥った筋をそっとストレッチすることである．

Janda[206]が述べているように，後脛骨筋，ヒラメ筋，腓腹筋などの姿勢筋はとりわけ疲労により緊張しやすい．これらの疲労した姿勢筋はしばしば拮抗位相筋（特に長腓骨筋と前脛骨筋）の反射性抑制をもたらし運動コントロールを混乱させる．このため疲労して緊張した姿勢筋には筋力が低下しかつ延長した筋に対する強化訓練を同時に行うべきである．

姿勢位相筋が足部変形をもたらす古典例として過剰運動性距骨下関節があげられる．過剰運動する距骨下関節では姿勢筋がもたらすよりもより大きな筋の固定を要する．その結果これらの筋は疲労し緊張し，そのため拮抗した腓骨筋の抑制をもたらす．腓骨筋のわずかな筋力低下は第1趾列の固定減少にともなう二次的な距骨下関節回内可動域の増大をもたらすため，後脛骨筋，ヒラメ筋，腓腹筋に加わる疲労が増大してもはや後足部を固定できなくなる．このため前足部は後足部に対していつも内がえしになり，やがて軟部組織の固定した拘縮（機能的な前足部内反変形と呼ばれる）が生ずる．

機能的前足部内反変形の治療は真の前足部内反変形とは異なり前足部ポスト（変形を維持するのみである）を要しない．代わって第1趾列の底屈と中足根関節外がえし可動域を回復させるためのよくデザインされた訓練プログラム，後区画筋の伸展，位相筋の訓練（この変形の真の原因である）と距骨下関節外がえし可動域を減少させる装具療法が行われる．

機械的な足部機能異常による二次的な場合以外に，筋力低下が長期間の固定による場合がある．LeBlancら[207]は「さまざまな筋群に対する固定が異なる効果をもたらす」ことを述べている．5週間水平なベッドで足関節背屈筋を安静に保っていても筋の萎縮や筋力低下はみられない（MRIとCybex 2による動的測定）が，足関節底屈筋とりわけ腓腹筋とヒラメ筋は容積が12%減少，筋力は26%低下したとしている．この研究はたとえ固定期間や不活動性が短くても後区画筋の筋力強化が重要であることを強調している．

図3-162〜165までのイラストは，足と下腿筋のさまざまな徒手筋力テストに加えて長期間の筋力低下がもたらす副作用を説明している．より近位にある筋の低下が足の機能を損なう（たとえば，梨状筋の低下は過度の距骨内反と慢性的な回内足をもたらす[172]）ため，臨床家はこれらの筋の評価に加えてカイネティックチェーン全体での評価も行うべきである．

筋力低下が疲労による要因でないことが判明したら，筋力強化訓練を開始する．訓練は患者に家庭での徒手筋力テストを復習させる．これらの訓練は等尺性（十分なオーバーフローをもたらすために1回収縮後の関節角度を約15°変更させる），または等張性（遠心性または求心性収縮）に行われる．TravellとSimons[123]によれば，「誘発点がある筋は等張性訓練を行うべきではなく，最初は等尺性遠心性収縮から始める」ことを推奨している．

さまざまなサイズのゴムバンドやサージカルチューブなどの訓練バンドを用いた抵抗運動による等尺性訓練が行われる（図3-166）．他の家庭訓練プログラムを図3-167に示した．いずれの場合も筋が機能的に刺激されるように訓練プログラムでは収縮速度，関節角度および収縮タイプ（遠心性または求心性収縮）を増加させる．最も簡単なのは裸足歩行から始める．患者の機能が改善したら端から端のランニング，8字運動，さまざまなプリオメトリック訓練*など，徐々に困難な動作に移行し最終的にキャリオカ訓練（図3-168）まで達する．これらの訓練は筋力増強だけでなく筋の完全な回復に必要な協調性がとれた同時作用をもたらす．大きな変形や固有感覚障害をともなう場合は再損傷を予防するための装具や保護バンド装着が必要になる．

場合によっては筋力強化訓練に反応しないことがある．この原因には活発な誘発点の存在（筋線維の能力を損なう），隣接する関節の機能異常（可動域が減少した関節に対して授動術を行ったところ，ただちに支持筋が回復したという2つの別々な報告[209,210]がある），神経根の絞扼などが考えられる．

Lee[211]が述べているように，「神経根刺激症状の1つに該当筋の疲労性が高くなるものがある．この耐久性低下はたいていの神経学的評価で行われる単一筋の収縮でははっきりしないので，該当筋が疲労するまで繰り返し行い健側の筋での繰り返し回数で評価する」．神経学的疲労は慢性足部損傷の原因になるので最適な脊椎生体工学をもたらす治療に向けられるべきである．訓練プログラムが効果的になるためには筋力低下をもたらすあらゆる要因を確認すべきで

---

*反応時間と速度を増加するための爆発的な訓練．

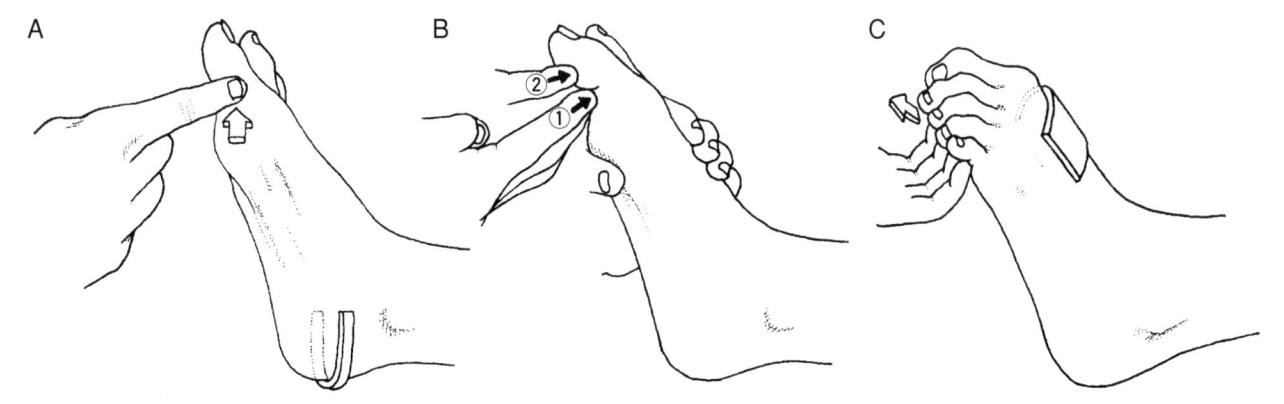

図 3-162 母趾外転筋 テスト(**A**):検者は患者の抵抗に逆らって母趾を強制的に外転させる(左側)(母趾内転筋のテストを行うときは方向が逆になる).筋の弱化:母趾外転筋の長期間の弱化は母趾外転外反変形,第 1 趾列の底屈変形および内側縦アーチの極端な低下をおこす.母趾内転筋の弱化は滅多にみられない.

短母趾屈筋,長母趾屈筋 テスト(**B**):短母趾屈筋のテストで検者は患者の抵抗に逆らって近位趾節骨を背屈させる(①).長母趾屈筋のテストは同様にして遠位趾節骨を背屈させる(②).長母趾屈筋のテスト時には趾節間関節は屈曲位に保つこと.筋の弱化:短母趾屈筋の弱化は母趾鉤爪変形と内側縦アーチの安定性低下をもたらす[172].長母趾屈筋の弱化は推進期後半の内側前足部の不安定化にともなう損傷(たとえば,第 2 中足骨の疲労骨折,関節包炎など)と第 1 趾節間関節の過伸展をおこす.長母趾屈筋の完全麻痺は長距離ランナーにときどきみられる.

短趾屈筋,長趾屈筋 テスト(**C**):短趾屈筋のテストは患者の第 2〜5 趾の中趾節骨を背屈させて行う.長趾屈筋は趾節間関節を屈曲位に保ったまま遠位趾節骨に同じような力をかける.筋の弱化:Robbins ら[189]は「趾屈筋の弱化は末端趾が中足骨頭から床反力を効果的に分配できないため,内側縦アーチの低下と中足趾節関節の慢性損傷をもたらす」としている.

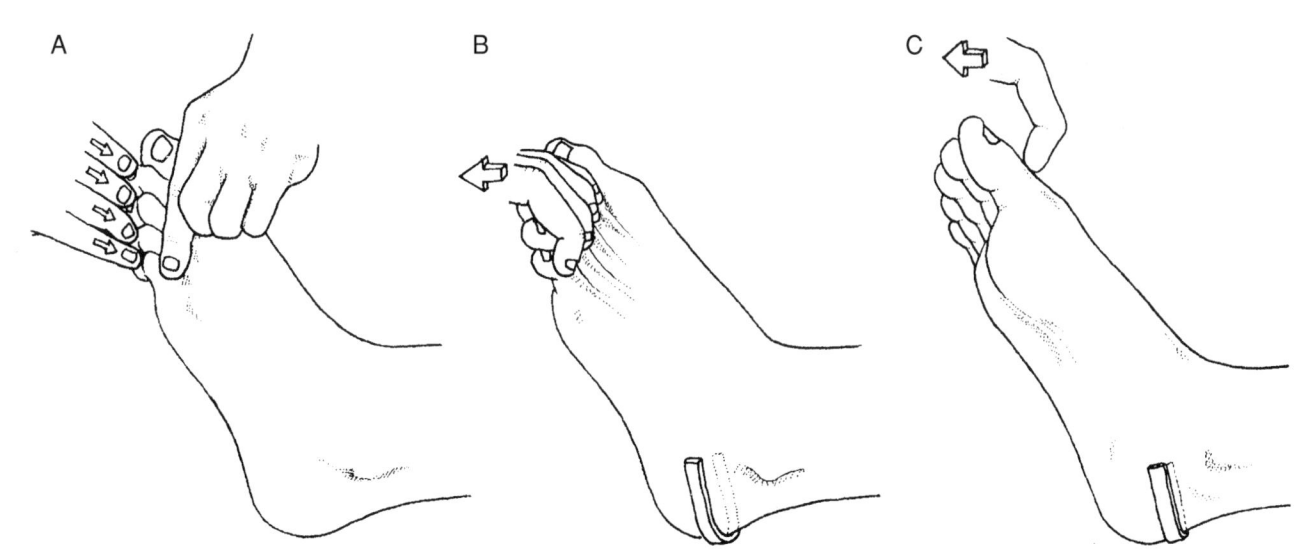

図 3-163 虫様筋 テスト(**A**):検者は末端趾節骨の背側末端面をもち,足の中足趾節間関節を固定しながら趾を底屈させようと試みる.筋の弱化:虫様筋弱化はしばしば趾変形をもたらす.

短趾伸筋,長趾伸筋 テスト(**B**):検者は足をやや底屈位にして趾背側面に沿って力を加えながら趾を底屈させようと試みる.両者は一緒にテストされる[172].筋の弱化:これらの筋の弱化にともなう最も共通した問題は第 4・5 趾の鉤爪変形である.著明な弱化は軽度下垂足をもたらす.

短母趾伸筋,長母趾伸筋 テスト(**C**):患者は近位趾節骨(短母趾伸筋のテスト)および遠位趾節骨(長母趾伸筋のテスト)に加わる底屈力に抵抗する.筋の弱化:長母趾伸筋は重要な足関節背屈筋であるため,これらの筋の弱化は下垂足をもたらす.

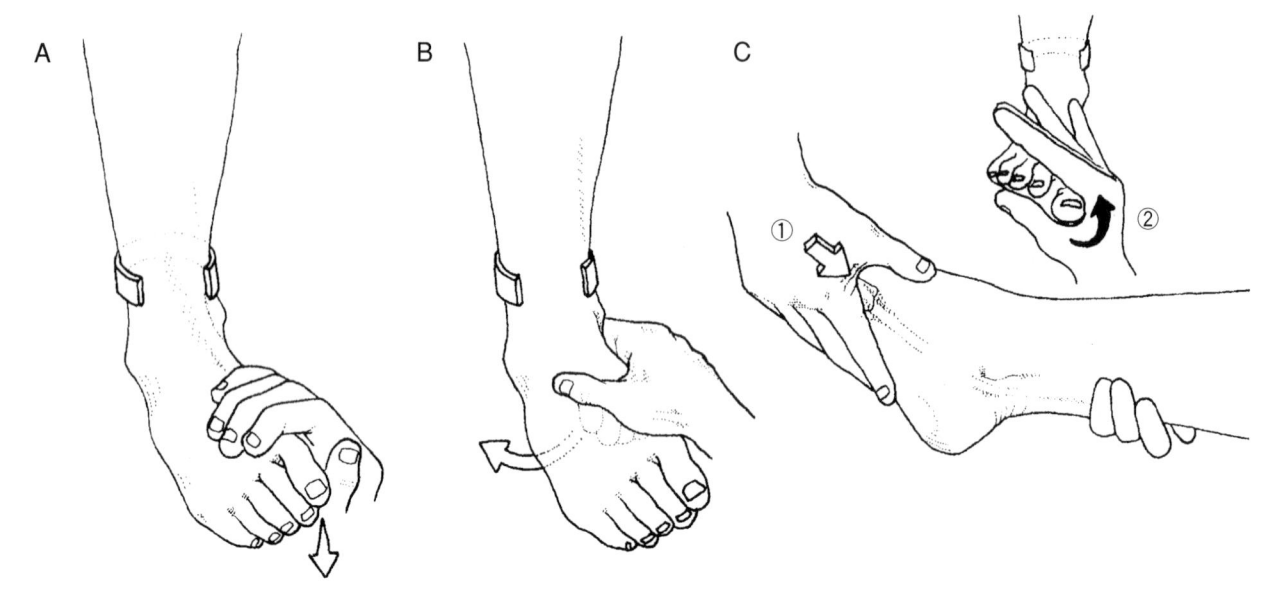

図3-164　前脛骨筋　テスト(**A**)：検者は患者の内側前足部（前脛骨筋付着部のちょうど末端）を握り，患者の抵抗に逆らって内がえしの足を活発に底屈させる．筋の弱化：前脛骨筋の弱化にともなう最も著明な問題は下垂足である．また踵接地期にしばしば大きな音をたてる．Root ら[3]は「前脛骨筋の極端な弱化は拮抗筋である長腓骨筋により第1趾列底屈変形をもたらす」と述べている．

後脛骨筋　テスト(**B**)：最も普通のテスト肢位は患者に前足部を内転・底屈させ，一方検者は，内側中足部をつかんで足を背屈・外がえしさせる．Gould[208]は，身体の筋力のなかで後脛骨筋が最も見逃されやすい筋であること，筋のテストは踵をしっかり固定して検者の外がえしストレスに逆らって患者に抵抗させる方法を推奨している．もし20ポンド以下の圧で踵がくずれた場合は後脛骨筋が弱いとみなされる．筋の弱化：内側縦アーチの徐々の低下と機能的前足部内反変形および第1趾列背屈が生ずる．

長腓骨筋，短腓骨筋　テスト(**C**)：患者は前足部をやや回外・内転・内がえしさせ，腓骨筋をグループとして評価する．検者は第5中足骨背側近位部を握って抵抗を加え，患者に前足部を外転・背屈・外がえしさせる(①)．②のようなテスト肢位で長腓骨筋を分離することも可能である．患者は前足部をやや底屈・外がえしする．検者は内側前足部を握り患者の抵抗に逆らって前足部を背屈・内がえしさせる．筋の弱化：長腓骨筋の弱化は推進期に内側前足部が固定されないために後天性第1趾列背屈変形を生ずる．その結果，徐々に第1中足趾節関節の変形をもたらす．短腓骨筋の弱化は，機能的な後足部内反変形を生ずるので厄介である．距骨下関節を内がえしする筋が遊脚後期に弱化した腓骨筋を圧倒し，後足部が著明に内がえしした踵接地をもたらす（外区画筋の筋力が回復するまで足は骨性後足部内反変形のようにふるまう）．また短腓骨筋は外側列を外がえしできないので，推進期に後足部が極端に内がえししたロウギアプッシュオフが維持されるため，慢性的に内がえしした足関節捻挫をおこす．この運動パターンはやがて趾間神経炎，反復性足関節捻挫，中殿筋が質量中心を立脚期下肢に向かって内側に転移させようと強力に発火することによる外側股関節痛をもたらす．

12. 過剰運動，異常運動

歩行にともなう床反力は著しいので，過剰・異常運動に対する最も信頼性のある保護はよくデザインされた骨格系である．理想的にみると，足の関節は機能的に連動して荷重時の積み重なったストレスに対しても安定しているように構築されている[215]．

ある．

しかし過度の運動を阻止する骨性束縛機構の能力を著明に損なうような多くの先天性奇形が存在する．

これらの先天性奇形のなかで最も著明なものは距骨下関節にみられる．HarrisとBeath[203]が記載しているように，構造的に安定した距骨下関節では距骨頭は踵骨前面の上に直接接している．距骨頭はこの位置で広く丸く踵骨前面から前方に走る載距突起によりしっかり支持されている（図3-169）．このような形状により積み重なった体重は踵骨の上に距骨を圧迫かつロックさせ，束縛筋および靱帯にス

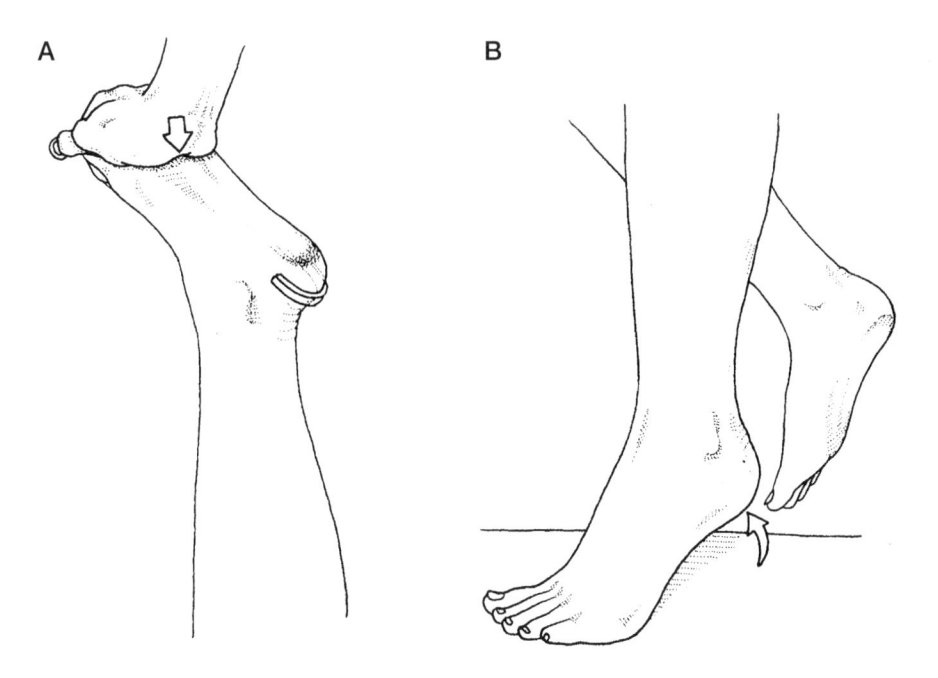

図 3-165　ヒラメ筋と腓腹筋　テスト：ヒラメ筋のテストは患者を腹臥位にして膝を 90°屈曲させる（腓腹筋がこのテストに抵抗する動作を最も少なくさせる効果的な肢位である）．検者は踵骨後部と足底前足部を握り，患者の抵抗に逆らって足関節を背屈させる（**A**）．腓腹筋は非常に強力な筋なので，その評価はまず患者に繰り返し爪先立ちをさせる（**B**）．軽い疲労を起こすまでの繰り返し回数を両側で比較する．筋の弱化：これらの筋の弱化はほぼ必然的に踵挙上の著明な遅れをもたらし，長趾屈筋と長腓骨筋（いずれも弱い足関節底屈筋である）は立脚後期に踵挙上を試み，しばしば鉤爪変形と後天性第 1 趾列底屈変形を生ずる[3]．腓腹筋は膝関節を交差するので，この筋の弱化はしばしば反張膝と反復性膝損傷をもたらす．

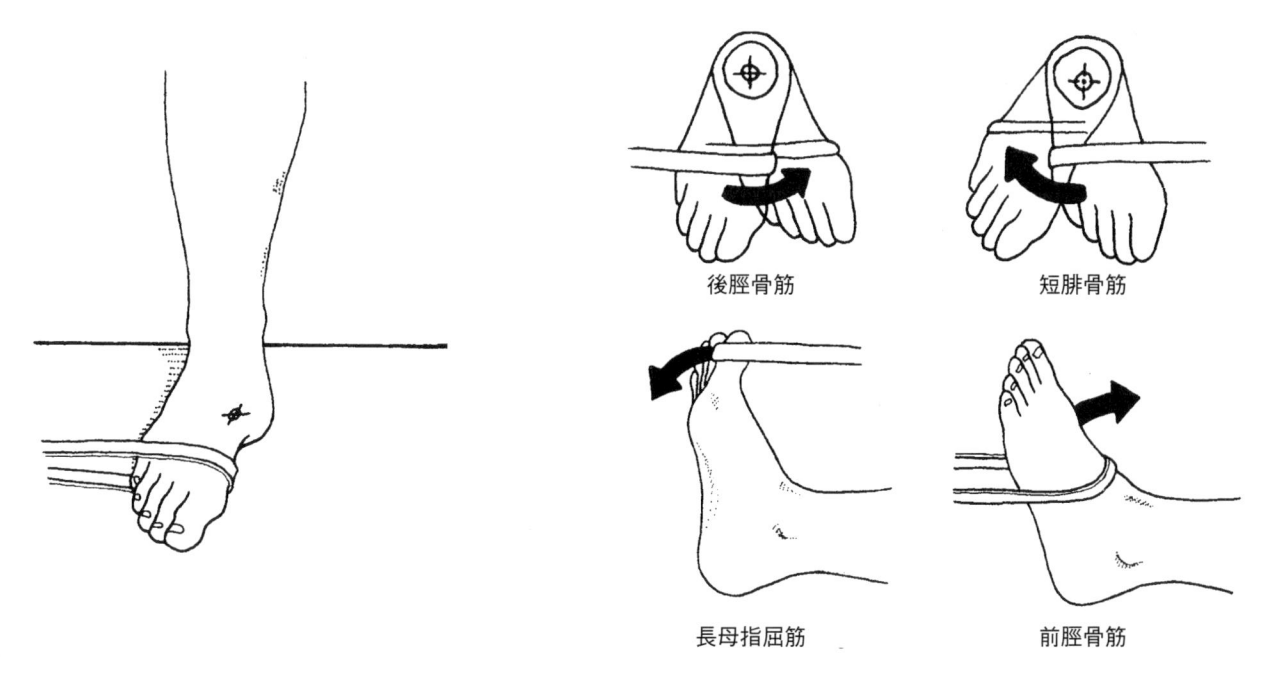

後脛骨筋　　　　　短腓骨筋

長母指屈筋　　　　前脛骨筋

図 3-166　訓練バンドの反対側を固定することにより，身体のあらゆる筋を訓練することができる

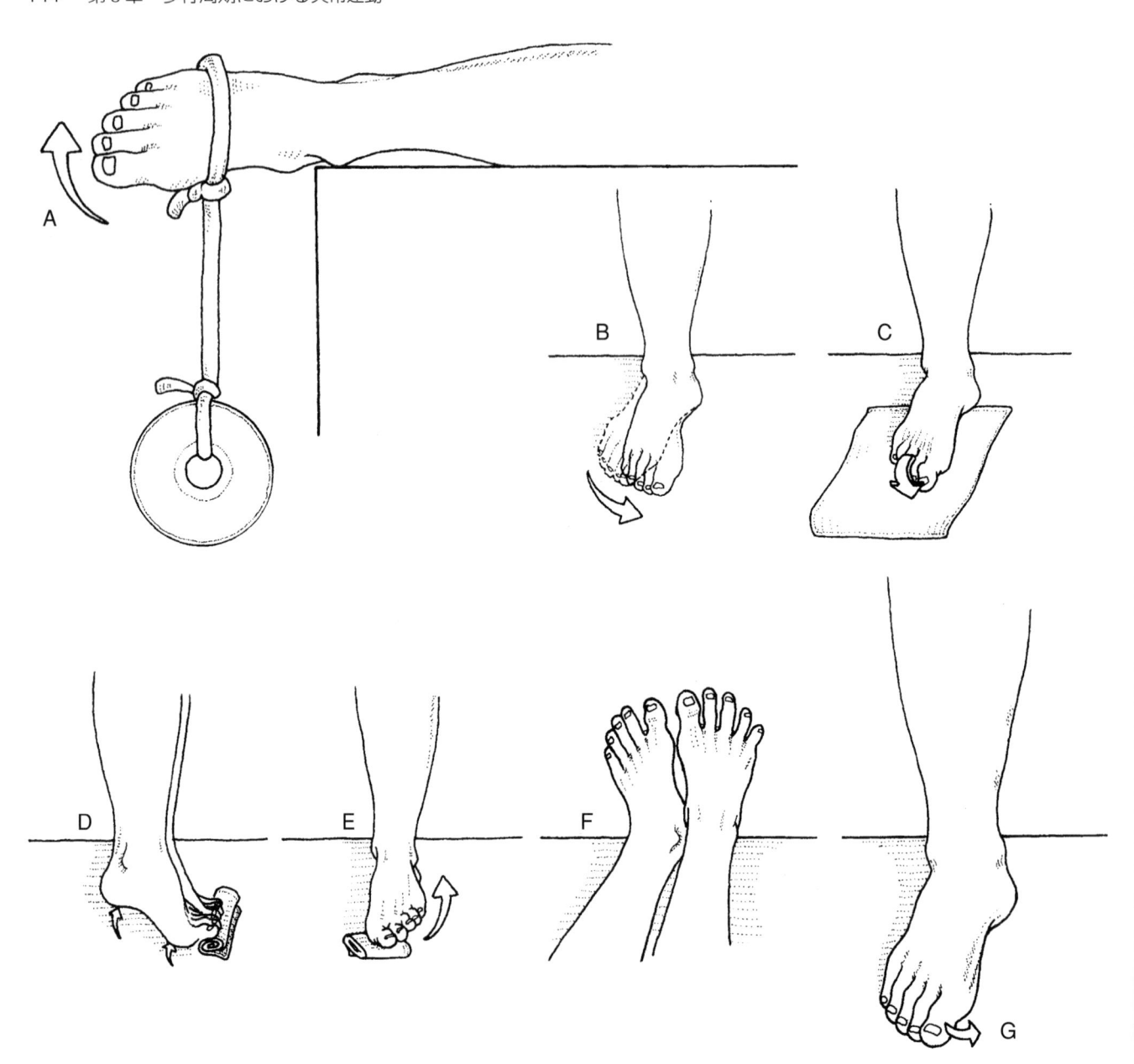

144——第3章　歩行周期における異常運動

図3-167　家庭での訓練　腓骨筋は**A**のように等張性訓練を行う．後脛骨筋はAlter[202]が"砂こすり運動"と呼んでいる訓練〔すなわち，患者は外側前足部の摩擦がもたらす抵抗に逆らって前足部を活発に内転・内がえしさせる（**B**）〕を行わせる．巻きタオルの使用は趾屈伸筋の筋力強化に必須である．患者はまずタオルをボール状に丸め（踵と足指先でタオルをトラップする），次いで足指を伸ばしてタオルをまっすぐにさせる（**C**）．タオルの替わりに床の摩擦（または靴の中）を用いてもよい．後区画筋は単なる爪先だち（体重は肩か手で支える）かまたは下腿ジャンプ（徐々にジャンプの高さを増やす）による訓練を行う．**D**はタオルを趾の下に置き，患者に，まず踵を上げ次いで趾屈筋筋力増強のために足底前足部を上げるように指導する．タオルを第1中足骨頭の下に置き，患者に足関節を底屈させ前足部を外がえしするように指導する（**E**）．これで長腓骨筋が効果的に訓練される（患者にハイギアプッシュオフを始めさせるのに特に有用な訓練である）．骨間筋は患者が努力して趾を交互に内・外転させることで（**F**），また母趾外転筋は床の摩擦力に逆らって母趾を内転させることにより訓練される（**G**）．多くの臨床家は「足筋の強化がさまざまな過用損傷に対する効果的な治療である」と述べているが，しかしこれらの主張は誇張されているように思われる[46,213]．実際，Awbreyら[213]は足底筋膜損傷の患者群に3カ月の足訓練を行ったにもかかわらず，コントロール群に比べて改善がみられなかったことを発見した．

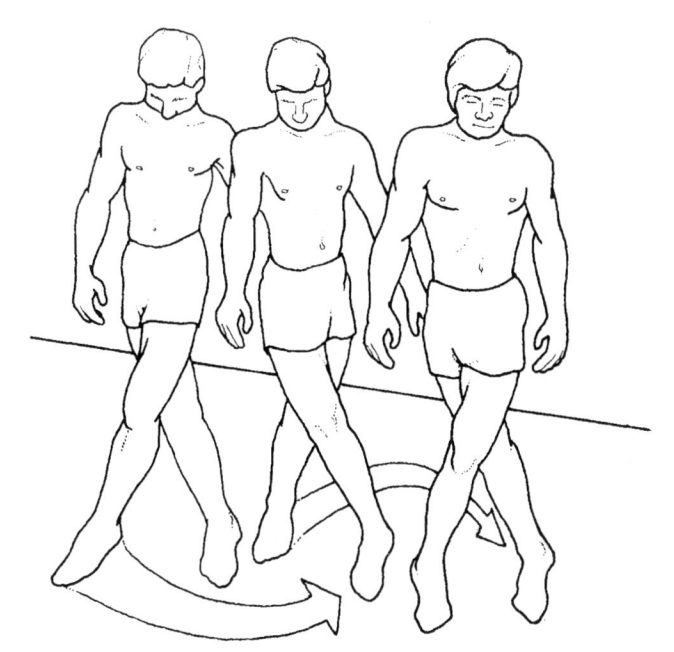

図3-168 キャリオカ訓練 患者は一側下肢を交互に他側下肢の前に出しながら側方移動を繰り返し行う．
(Seto JL, Brewster CE, et al より)²¹⁴

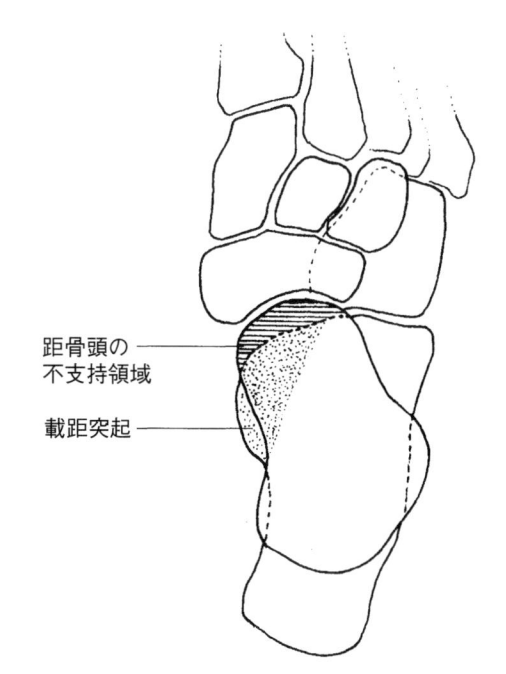

図3-169 載距突起の理想的な発達

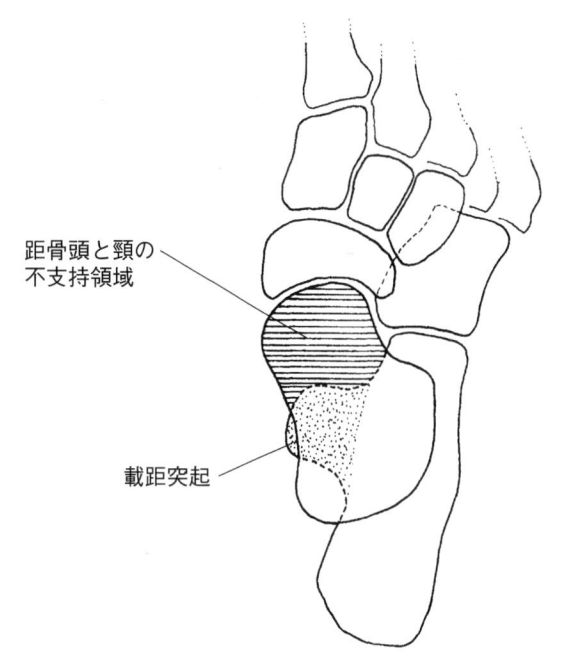

図3-170 未発達な載距突起は距骨頭を適切に支持できない
(Harris RI, Beath T のX線トレースより)²⁰³

トレスがほとんどまたは全くかからないように過度の運動から保護する．

1 距骨下関節の過剰運動

距骨下関節の個体発生的欠陥のために，構造的に安定した関節が必ずしも存在せず距骨頭が踵骨の前側面に存在し載距突起が舌のような突起になって近位に伸びている変形がみられるのは不幸なことである（図3-170）．このような変形があると，踵骨はもはや距骨頭を支持できず，体重は同時におこる踵骨の外がえしとともに距骨を内転・底屈させる．距骨頭は役立たない載距突起を舟状骨から楔として離そうとするため，過度の距骨底屈が関節不安定性をますます助長しようとする．この距骨の楔の作用は底側距舟靱帯および長腓骨靱帯に緊張が加わり，最終的にこれらの組織に可塑的変形を生じさせる．

距骨頭は舟状骨臼蓋から横にずれるので，距骨内転はさらに不安定性をもたらす．Vogler²¹⁶は「距骨頭が舟状骨臼蓋から約50％ずれると機能的にはもはや制御不能になり，逆行性圧縮力が近位舟状骨に加わって距骨はさらに内下方にずれ，最終的に中足根関節の完全な破壊をもたらす」としている（正常では舟状骨からの圧縮力はボールソケット状に修正された距舟関節に大きな安定性を与える．図3-

19参照）．

さらに内転・底屈した距骨は足底腱膜の巻き上げ機構効果を損なわせ，これらの関節の下面が崩壊するので床反力による不安定な足根部の上縁の押し出しをもたらす（図3-171）．支持筋と靱帯はもはや進行する足根部の崩壊を

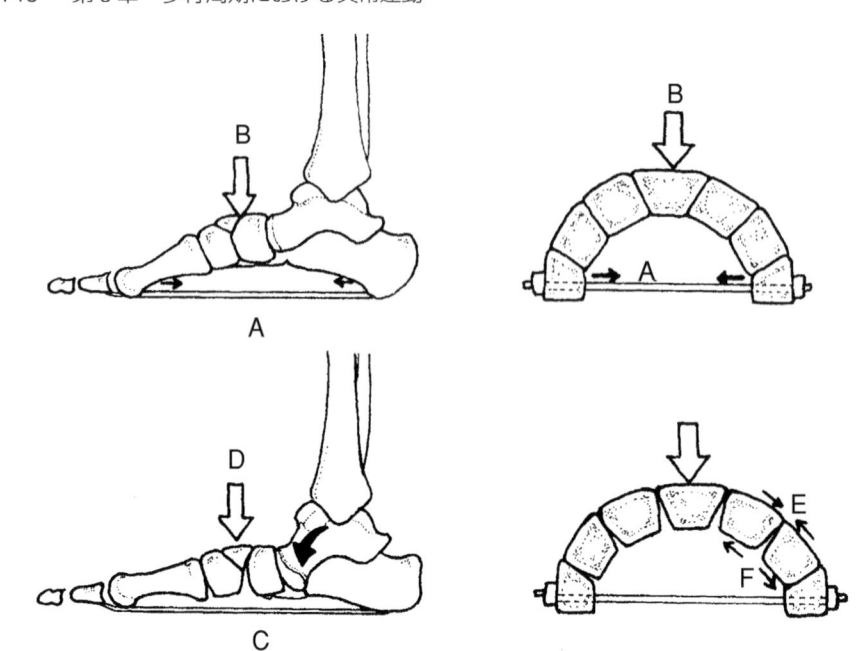

146——第3章　歩行周期における異常運動

図3-171　正常では足底腱膜は荷重力（B）がもたらす足根部のかみ合いにより安定性をもたらす緊張バンド効果（A）をもっている　緊張バンド効果が失われると（C），荷重力は足根部の崩壊（D）をもたらし，背側面は圧縮され（E）足底面は引っ張られる（F）．
(Vogler H より)[216]

阻止できないので，距骨頭は足底への移動をつづけ最後に地面に接するようになる．最終的には内がえしかつ外転した前足部，外がえしした踵および不安定な第1趾列をもつ過剰運動足が生ずる．

HarrisとBeath[203]は「役に立たない載距突起をもつ構造的に不安定な距骨下関節が過剰運動性扁平足変形の発症に最も責任がある」と述べている．先天性靱帯弛緩による二次的な場合もあるが，この変形では非荷重時には正常な内側縦アーチが起立時に完全に崩壊する．この際前足部は極端な内がえしと外転可動域のためにしばしば移動する（中足根関節は50°もの前足部内がえしをもたらす）．一方，後区画筋の拘縮のために足関節は底屈位をとる（たとえば，距骨下関節を中立位にした測定で足関節背屈がマイナス25°という場合は決してまれではない）．HarrisとBeath[203]は「足関節背屈可動域の減少は過剰運動性扁平足変形の原因ではないこと，足のこのような構造と足根関節の弛緩が，通常ならば延長を促進するアキレス腱から緊張性ストレスを奪うためによるものであろう」としている．

筋と靱帯の束縛機構に加わるストレスは非常に大きいので，この変形の患者は過激なスポーツや重労働をしないことを学ぶべきである．関節痛や筋肉疲労のような症状は二次的な生活様式の変化によりかなり発症が遅れるが，通常は十代前半，時には5歳でみられることがある[203]．この距骨下関節奇形はしばしば遺伝するので，小児の両親が同一変形をもつこともしばしばである．過剰運動性扁平足変形は成長期に身体アライメントを維持する装具の使用により矯正可能であることから，この変形を早期に認識することがいかに大切であるかは決して言いすぎではない[217]（小児の足変形の治療法は本章の最後で詳しく述べる）．

過剰運動性扁平足変形は荷重時での内側縦アーチの極端な低下，慢性的な外がえしの踵，前足部のきわめて著明に増加した内がえし可動域（同時に足関節背屈可動域が減少する），および最も大切である静止期での踵骨に対する相対的な距骨の内側移動により同定される．上下方向のX線は距骨頭が踵骨前部により支持されない部位を示すので，変形度の決定に際して有用である（たとえば，図3-170の陰影領域と図3-169の領域とを比較する）．

この距骨下関節奇形に対する治療は変形にともなうあらゆる軟部組織の拘縮を矯正する徒手療法，距骨頭の過度の移動を防止する身体的バリアとしての装具療法を徹底的に行う．骨性成熟以降では，装具は変形を矯正できないが筋と靱帯の束縛機構に加わるストレスを著明に減少させるので，装具は基本的には外在性載距突起の役割を演ずる．

踵骨質量中心を距骨質量中心の近くに再配置する後足部内反ポストを適応できるならば使用すべきである．このポストは距骨下関節を回内させる体重によるテコの腕を減少させ，筋系による距骨下関節コントロールがより効果的になるようにするために有用である．距骨下関節の回内を長引かせると軟部組織の拘縮による機能的な前足部内反の発達をしばしばもたらすので，前足部内反ポストの使用は注

図3-172 理想的な第1足根中足関節では第1中足骨は中心線上の位置にある(A)．もし第1足根中足関節が斜めになっていると(B)，第1中足骨は外転位に移動する．

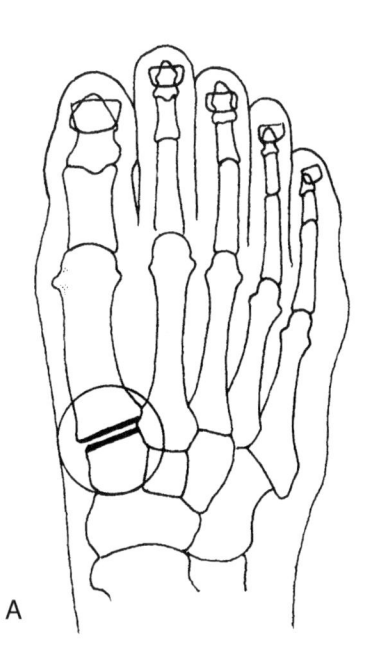

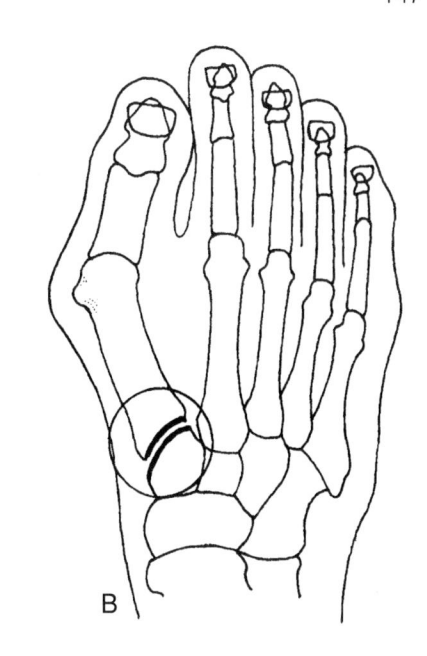

意深く行うべきである．この場合に前足部内反ポストを用いると前足部変形が維持されるのみで，いずれ第1中足趾節関節の変形が進行するであろう．

過剰運動性扁平足変形を扱う際に最も重要な臨床事項は，足関節背屈可動域の減少をいかに調整するかということである．足関節背屈可動域の減少は中足根関節回内の病的な代償性可動域を必ずともなうので，臨床家は適切なサイズのヒールリフトかまたは柔らかいシェルのみの装具を用いることが大切である．もしヒールリフトがない硬いシェルを用いると，回内した中足部が装具のシェルに当たるために医原性損傷が必発する．さらに（ヒラメ筋の伸長により距骨下関節は中立位かまたは回外位に置かれるので）いつもアキレス腱を延長させて支持筋（とりわけ後脛骨筋と母趾外転筋）を強化するように心がけるべきである．

2　第1趾列の過剰運動

距骨下関節奇形にともなう足機能障害に加えて，第1足根中足部の傾斜は別の異常運動をもたらす骨性奇形である（図3-172）．この変形は機械的な安定性の代わりに，把握技能が最も尊重される樹間生活に適した霊長類の足の骨格への先祖返りである．足の進化的リモデリングにより，効果的な推進期をもたらすために第1趾列の内側移動が行われた[218]．

第1足根中足関節の変形により第1趾列を内転位に保つと，第2中足骨とは異なり第1中足骨頭は骨性ロック機構により安全に固定されないので，体重を効果的に支えられなくなる．第1中足骨が中立位にあるときには支持筋（第1中足骨は他の中足骨に比べ強い筋が付着している[219]），および第2中足骨基部への靱帯付着部（第1中足骨基部はリスフラン靱帯により第2中足骨基部へ緩やかに固定されている）により効果的に固定される．

第1趾列がこのように生体工学的に安定した中立位にあるので，第1〜5中足骨基部の平均的可動域は2，1，2，4，5の割合でおこる[132]．別の言い方をすれば，第1中足骨は第2中足骨の2倍，第3中足骨と同じ，第4中足骨の半分，第5中足骨の2/5の可動域をもつ．第1足根中足部の傾斜があると，内転した第1趾列が十分固定されないので，第1〜5中足骨基部の平均的可動域は5，1，2，4，6の割合でおこることもしばしばである．

第1趾列の過剰運動性は床反力に抵抗できなくなり，距骨下関節回内可動域が大きくなる．もし後足部内反または前足部内反変形があると，増加した距骨下関節回内可動域が第1中足骨を背屈かつ内がえしさせるため，特に損傷をもたらしやすい．推進力が基節骨を亜脱臼させ急速にグレード3の外転外反母趾を生ずる（図3-173）．

また，背屈かつ内がえしした第1趾列は第1中足骨基部に退行性変化をもたらし，背側足根中足関節に沿って生ずる圧縮力により二次的な背側基部外骨腫が形成される．この外骨腫は絶えず移動する外骨腫と靴の間で組織を圧迫し，しばしば深腓骨神経の絞扼または長・短母趾伸筋腱の腱鞘炎をおこすので，特に厄介である（図3-174）．

過剰運動[性]第1趾列の治療は過度の距骨下関節回内

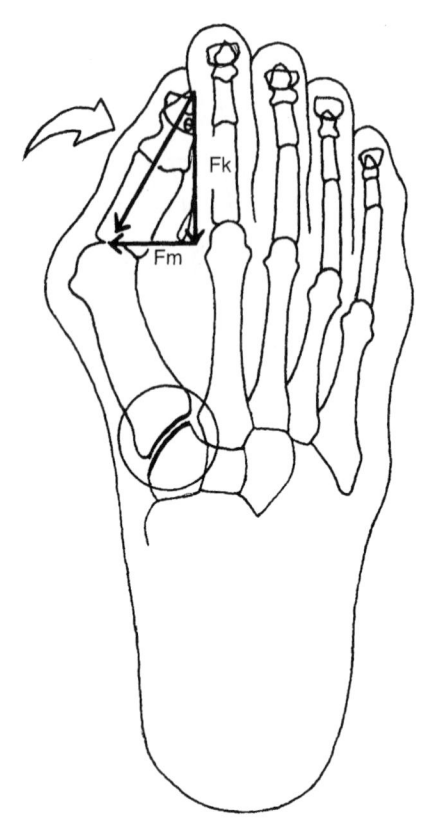

図3-173 斜めの第1足根中足関節（円内） 内転した第1中足骨をもたらし，その結果母趾の内転が生ずる（矢印）．この変形の足は推進期になると母趾の近くに集中した床反力（Fk）は内側要素（Fm）をもち，その大きさは $Fk \times \tan\theta$ に等しい．その結果，60°外転した母趾は踏切りのときの1.7倍の力で第1中足骨頭を内側に押す．Bojsen-Moller[106]が述べているように，このことは前足部の安定性と機構を損ない，中足骨頭と靴の間に有痛性圧を生ずる．これらの内在力は最終的に第1趾列の完全な破壊をもたらす． (Bojsen-Moller F より部分的に引用)[106]

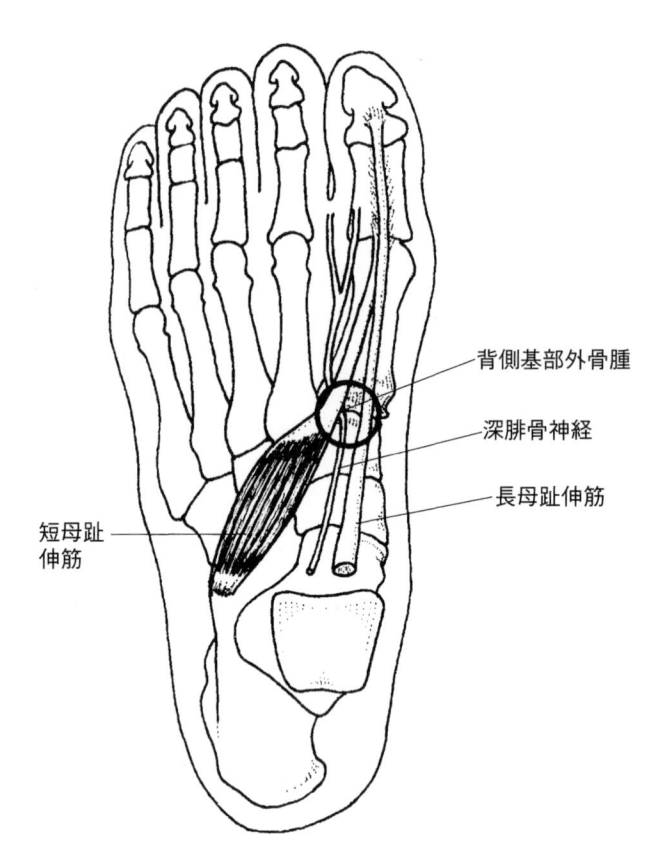

図3-174 背側基部外骨腫（円内） 長母趾伸筋および短母趾伸筋の腱鞘［滑膜］炎をおこし，短母趾伸筋腱の近くを通過する際に深腓骨神経の絞扼性神経症をもたらす．この絞扼性神経症は接合部での陽性叩打徴候（チネルのテスト）ならびに第1背側趾間腔での振動覚・2点識別覚低下により臨床的に判定される． (Lee Dellon A より)[220]

を防止して支持筋（特に長腓骨筋）の機械的効率を改善するために適切なポストの付いた装具を用いる．またバランスボード訓練と足根間関節・足根趾節間関節の徒手矯正がしばしば必要になる．この変形をもつ者は固有感覚障害と第1趾列底屈可動域の減少がみられるためである．

内転した第1趾列による中足骨頭の圧迫を防ぐ広いトウボックスがある靴の念入りな選択が必要になる．有痛性バニオン形成を防ぐために第1中足骨頭背内側のアッパーを伸ばす靴直し〔訳注：球環挟（shoemaker's swan）〕が必要になることがある（この治療プログラムは，中足骨の異常な横断面での広がりがみられる開帳足変形の治療にも用いられる．図3-175）．

3 距骨下関節軸の不良肢位

関節奇形に関する討議のなかで重要なことは，関節奇形は異常運動をもたらすために損傷をおこしやすい．関節が機械的または筋による要求に対してどのように反応するのかを決定するのは関節面の幾何学であり[221]，関節の形態の変化は関節軸の運動に機能的な不良肢位をもたらす．すでに解剖学の項目で述べてきたように，距骨下関節解剖の偏位は横断面に対して関節軸が20°から68.5°まで広がっている（図1-24 C，D参照）．

距骨下関節軸のおおよその位置は，患者の後ろに立って踵骨内がえし・外がえしの相対的な量を記載して脛骨外旋・内旋角度と比較することにより臨床的に決定される．もし関節軸が70°に近いと，脛骨回旋角は後足部運動よりはるかに大きい．たとえば，2°の後足部外がえしは脛骨内

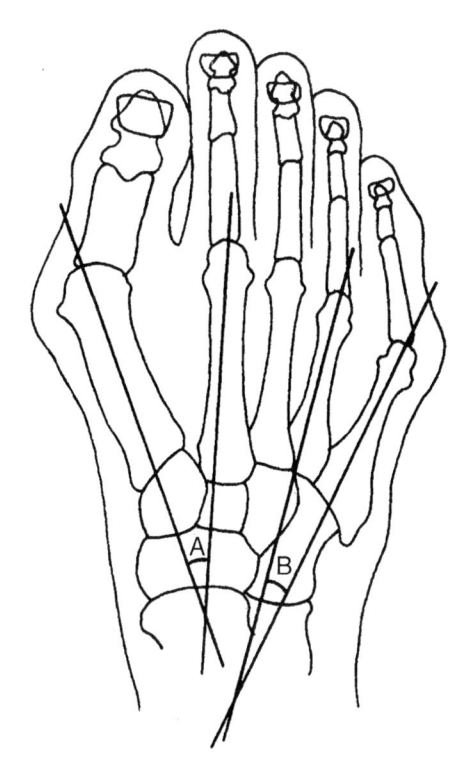

図 3-175　開張足変形　この変形は中足骨間角度，とりわけ第 1・2 中足骨間（**A**）と第 4・5 中足骨間（**B**）の角度増加で確認される（通常は 10°以下，5°以下である）．Root ら[3]は「この変形が距骨下関節の推進期での異常な回内もしくは横軸趾筋の機能喪失により生ずる」としている．彼らは「第 1 中足骨角度が 14°以上で第 5 趾列が回内位に亜脱臼しているときには（背側足底 X 線で第 5 中足骨幹の外側が凹になっていることで確認できる），異常な回内除去により変形の進行を止めようとする試みは失敗する」と述べている．

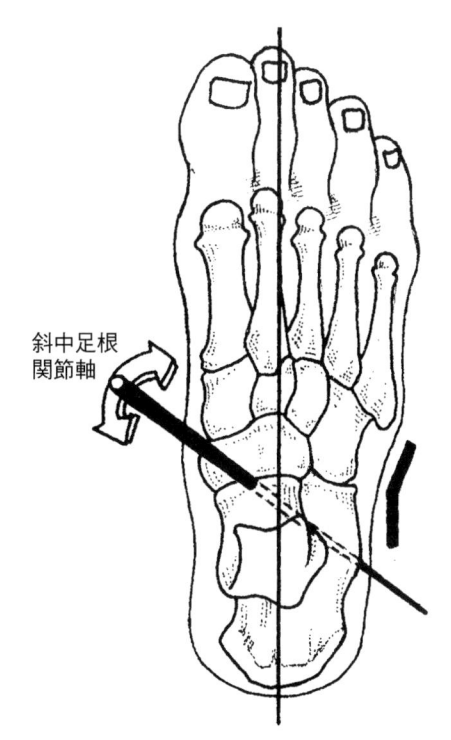

図 3-176　正常では斜中足根関節軸は横断面と矢状面でほぼ同じ範囲の運動を行う

旋角が 8°になる．反対に，横断面に対して 20°の軸は脛骨回旋角が少ないにもかかわらず大きな後足部運動を行う．

運動軸が高いと，後足部のわずかな内がえし・外がえしが下腿に捻転歪みをもたらして潜在的な損傷をおこす可能性がある．一方，運動軸が低いと下肢に加わる損傷は少ないが，反対に足部は前額面での大きな運動を強いられるので慢性的な損傷の可能性がある．

運動軸が高すぎたり低すぎたりする場合の治療は，踵と脛骨が行う異常な前額面および横断面の運動のコントロールを助ける強力かつよく調整された筋系が必要になる．装具は運動軸が低い場合のコントロールには役立つが，運動軸が高いと後足部の可動域が小さすぎて装具によるコントロールの適応が通常ないためあまり役立たない．しかし運動軸が高い症例のなかには，距骨下関節回内可動域が正常または増加しているので，下肢に加わる捻転歪みを減少させる装具コントロールの適応が存在する場合がある．

4　斜中足根関節軸の垂直転位

距骨下関節軸位置の偏位に加えて，中足根関節の奇形が斜中足根関節軸位置の偏位をもたらすことがある．通常では斜中足根関節軸は横断面に対して 52°，矢状面に対して 57°の位置をとり，外転・内転および背屈・底屈の可動域はほぼ等しい（図 3-176）．しかし関節幾何学の偏位によって斜中足根関節軸がより垂直転移することがある．斜中足根関節軸が高いと横断面での前足部の運動（外転・内転）が増加し矢状面での運動（背屈・底屈）が減少する．距骨下関節軸の位置は荷重時での足の外側輪郭を評価することにより臨床的に決定される．斜中足根関節軸が高いと前足部は過度に外転し踵立方関節に特徴的な角度をもたらす（図 3-177）．

斜中足根関節軸が高いと，踵骨に対して相対的に距骨が内側に偏位するため損傷をもたらす可能性がある（図 3-178）．不幸なことには，この偏位は通常，距骨下関節は立脚期全体を通して後足部を回内位に維持する．距骨下関節回内の際に長いテコの腕をもって体重を支える．さらに

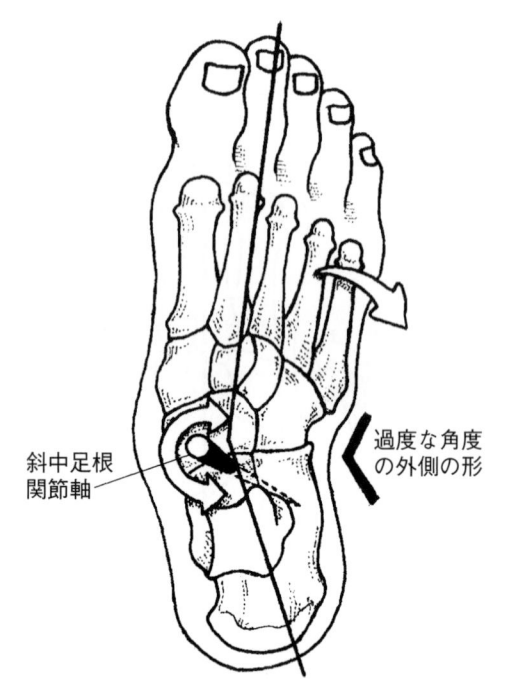

図3-177 垂直に転移した斜中足根関節軸 踵立方関節の外側輪郭が特有な変化を示すように荷重時に前足部の極端な外転運動を行う．

前足部のほとんど純粋に近い横断面での運動が安定に必要な踵立方関節の正常なロックを阻止するので，推進期に損傷をもたらす可能性がある．前足部外転により立方骨は外側に転移するので，立方骨は踵骨の解剖学的な張り出しからのがれて，立脚後期での踵立方関節のロッキングを阻止する[216]．このため足部は可撓性のあるテコの腕として作用し推進期の力に屈してしまう．

舟状骨も立方骨と同時に外転するので，距骨頭は舟状骨臼蓋から内側にはずれてしばしば内側縦アーチの完全な崩壊をもたらすため，事態はさらに悪化する．このようなタイプの足にともなう徴候と症状には，荷重時での内側縦アーチの著明な低下（外側列の大きな弯曲をともなう），外側踵立方関節縁の増殖，後脛骨筋および前脛骨筋腱の慢性的な腱鞘炎，足底腱膜炎，底側踵舟靱帯の捻挫，内側膝痛，第2・3中足骨頭のびまん性角質増加，長趾屈筋の弯曲にともなう二次的な外側趾の槌趾などである（図3-34参照）．

このような場合の装具療法は，適切な靴を用いても前足部の横断面での過度の運動が持続して内側縦アーチの周りの組織が装具のシェルに圧迫されるため，しばしば困難で

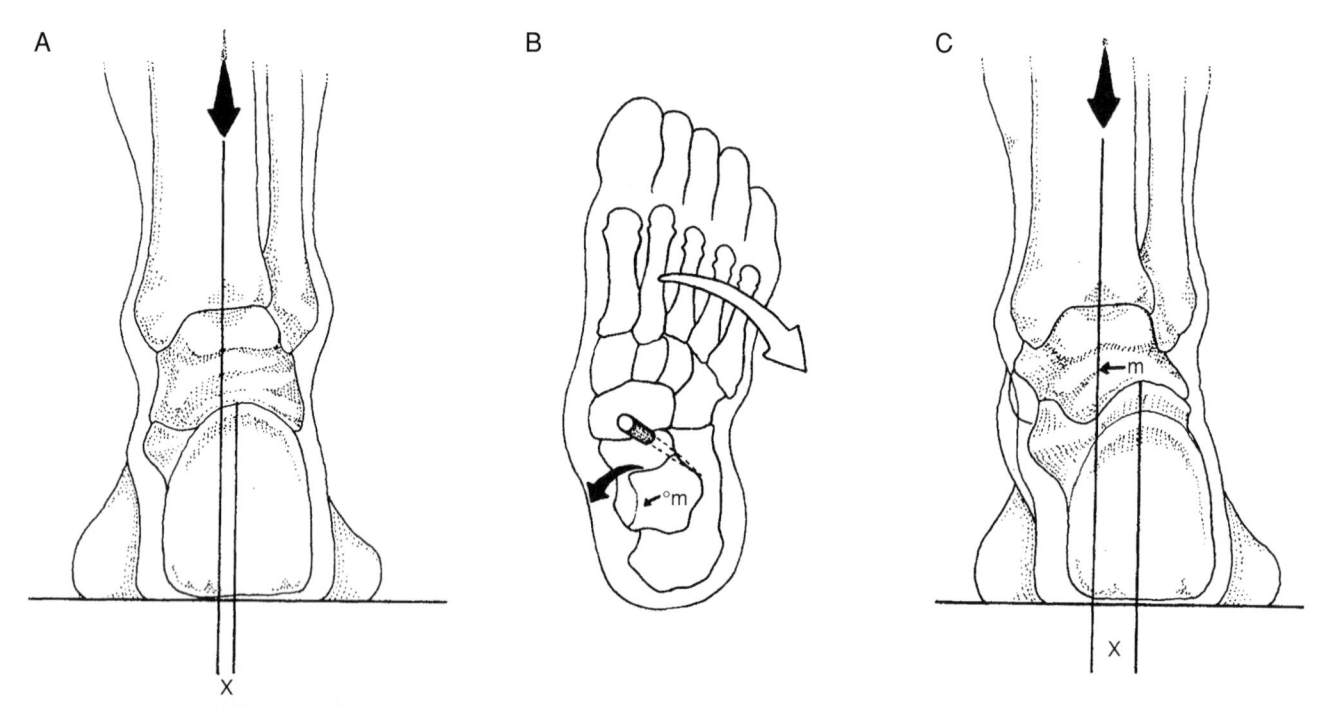

図3-178 正常では距骨は踵骨の直接上に位置しているので，距骨下関節（Aの×）の回内を比較的短いテコの腕で行いながら体重を支える しかし高い斜中足根関節軸が存在すると，踵骨に比べて距骨の内側転移（B，Cの矢印m）をもたらす後足部内転（Bの黒い矢印）と同時に，前足部の外転（Bの白い矢印）がおこる．このため距骨下関節（Cの×）回内により効果的なテコの腕で体重を支えることになる．

ある．実際のところ多くの臨床家は，高い斜中足根関節軸をもつ患者は装具のコントロールをうけ入れず，装具療法が成功することは滅多にないと信じている．

Hice[222] は，この貧しい治療法の予後に挑戦して，「立脚中期に装具が距骨下関節をほぼ中立位に維持できるかぎりこの変形を効果的に管理できる」と述べている．このためには中立位での採型手法を用いて望ましい後足部ポストと前足部ポストとを同時に作製し，装具シェルの末端内側に設置すべきである（後足部と前足部の関係を確保するのは装具シェルであり，ポストの位置は装具がどのくらい機能的であるかを単に規定するにすぎないことに留意する）．

一例として，3°の前足部内反ポストと4°の後足部内反ポストが必要な高い斜中足根関節軸をもつ患者を想定してみよう．もし通常のように装具の前足部と後足部に3°と4°のポストを別々に付けると，患者の推進力は装具のロックラインの前を通るため，距骨下関節はさらに4°回内する（図 3-92 参照）．このため，足が推進期に達すると前足部は外転し内側縦アーチは崩壊する．患者は装具末端が内側に移動し装具のシェルがアーチの近くの軟部組織を突き立てるという不満を述べるであろう．

Hice[222] は「末端内側シェルに7°の前足部内反ポストを追加することにより，この症状を回避できる」と提案している．このポストの角度は推進早期まで距骨下関節を継続してコントロールできるように後足部を矢状面二等分線の垂直から4°内がえしになっている（この変形を継続的に管理するためには必須である）．ほとんどあらゆる場合に装具シェルの後足部は安定性のために平らであって，必要ならば推進期に運動コントロールが継続できるように溝までの圧縮ポストを追加するとよい．

前足部変形がなく後足部内反と高い斜中足根関節軸（特に治療が困難である）の両者をもつ患者には，立脚後期に運動コントロールが継続できるように望ましい後足部ポストを前足部の近くに設置すべきである．この変形治療に際して末端内側シェルの近くに内反ポストを使用することは有用である．内反ポストは踵骨の上に距骨を再配置して，体重による距骨下関節を回内させるテコの腕を効果的に減少させる．

高い斜中足根関節軸の治療には，足装具と硬い支持性のある靴（よく適合した月形しん）の使用に加えてさまざまな固有感覚と筋力増強訓練が通常必要になる．患者には外側列での推進力移動と推進期でのロウギアプッシュオフを用いて装具の効果を助けてやるように激励する．この変形にともなう慢性的な外がえし踵はしばしば機能的な前足部内反変形をもたらすので，前足部内反ポスト処方前に常に足根部の徒手矯正を考慮すべきである．

13. 下肢アライメントの発達傾向

出生時の下肢回旋パターンは成人のそれとはかなり異なっている．小児期と青年期に大腿骨，脛骨と足部は横断面と前額面で非常に特異な偏位をとげるため，おそらく成人になってから踵接地期に脛骨が地面にほぼ垂直になる比較的まっすぐな歩行パターンをもたらす（たとえば，青年は約 7°のそとわ歩行パターンで歩行する）．これら発達にともなう変化は個別に論議しよう．まず横断面の出来事から始める．

1 横断面でのアライメント

幼児の大腿骨頸部は前額面で約 60°後方に位置した状態で大腿骨頭が臼蓋に収まっている（図 3-179 のパネル 1）．パネル 2 で大腿骨頸部は大腿骨末端の通顆軸に対して 35°内旋していることに注意する．この角度は大腿骨前捻角と呼ばれる．大腿骨 35°の前捻角は臼蓋内の大腿骨頭と頸部の 60°後方位置を部分的に打ち消すため，膝関節の通顆軸は前額面に対して 25°外旋している（パネル 3）．

図 3-179 のパネル 4，5 は，幼児の近位および遠位脛骨が良好なアライメントにあることを示している．すなわち脛骨捻転は 0°である．脛骨捻転の角度を評価するためには CT スキャンまたは MRI が必要であり，脛骨捻転角は通顆軸と近位脛骨二等分角度より平均して 5°以下であることは重要である（パネル 5 の点線は通顆軸を示したものであるが，実際の脛骨捻転を表すパネル 4，5 の実線と比較する）．

図 3-179 のパネル 6 は，距骨体の上部関節面に対する正常な距骨頸部角を示したもので，胎児で 20°，幼児で 30°である[223]．距骨頸部は舟状骨と関節面をもっているため[223]しばしば見過ごされるが，横断面のアライメントにおける重要な要素である．

下肢の各セグメントのさまざまな角度を結合した結果，うちわ歩行パターンの平均角度は約 5°である（すなわち，パネル 6 の距骨頸部角は矢状面で内側に 5°ずれている）．この数値は 70 人の幼児について調査した Bleck[223] のデータ——すなわち，進行方向に対する足部の平均内旋角度は $4.4 \pm 1.7°$ ——と一致している．Bleck によれば新生児の内

152——第3章　歩行周期における異常運動

旋した足部は通常気づかれないことが多いが，これは大部分の幼児は股関節を外旋しているからである．実際，歩行前の幼児が立たされている場合に下肢はしばしば90°外旋している[224]．このことは股関節が最大外旋位をとることによるもので，異常ではない．幼児が自分で歩き始めるようになると，下肢のセグメントは立脚期にすべて中立位に回旋するため，正常なうちわ歩行パターンがみられるようになる[223]．

成人の理想的な横断面アライメント・パターンを図3-179のパネル7～12に示した．パネル7, 8で大腿骨頸部は前額面で約12°臼蓋の後方に位置しており，大腿骨前捻角も35°から12°（平均8～15°）に減少している．このため大腿骨末端の通顆軸が前額面に位置している（パネル9）．

大腿骨頭の完全な減捻は通常8歳[225]までにみられ，Bleck[223]によれば，「大腿骨の伸展と外旋（誕生時にみられる股関節屈曲拘縮の減少にとって必要である）は大腿骨近位端に外旋トルクをもたらすため，大腿骨前捻角の主な減少は最初の3カ月に生ずる」としている．大腿骨中枢端は軟骨が存在して強固な骨幹に固定されているため，外旋トルクの歪みは大腿骨頭を骨幹に対して回旋させて大腿骨減捻をもたらす．この回旋は大腿骨中枢端の可塑性軟骨が強

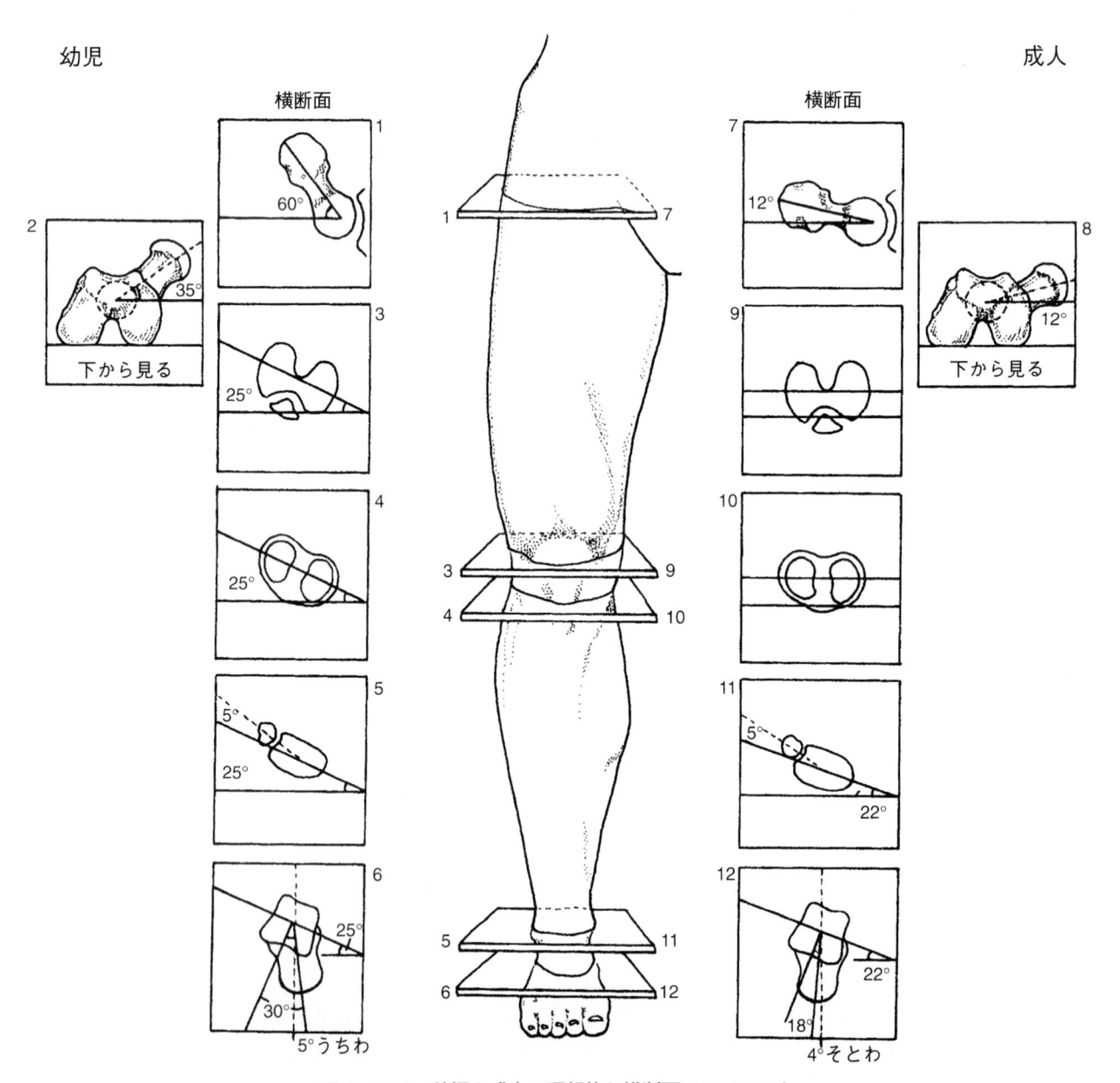

図3-179　幼児と成人の理想的な横断面アライメント

固な骨幹と接する転子下部位にみかけ上生じる[223].

他の重要なアライメント発達変化は脛骨でみられる．パネル10と11で近位脛骨と遠位脛骨の相対的な位置を比較することにより，成人の遠位脛骨は近位に比べ22°外旋していることがわかる〔両果間軸（脛骨捻転角よりも約5°大きい）は前額面で27°にある〕．Jay[226]は「遠位脛骨が1°〜1.5°/年の割合で外旋する」と述べている．このことは一定の年齢の理想的な脛骨捻転角を決定するのに臨床的に役立つ．たとえば，10歳の小児の脛骨捻転角は約10°外旋しており，両果間軸は約15°である．

討論すべき最終的な発達変化は距骨頸部におこる．距骨頸部の内側の偏位は幼児の30°から成人の18°まで減少するが，これらの変化の大部分は6歳までにおこる[223]．パネル12でさまざまな横額面の数値を足していくと，すべてのセグメントが中立位のときに成人では約4°のそとわ歩行パターンになる．たいていの人はゆっくりした歩行速度では側方安定性を保つために股関節を外旋するので，このそとわ歩行パターン角度はしばしば増加する．

図3-179に示した発達傾向は理想的な個体発達パターンであるが，さまざまな遺伝的または発達的要素により下肢のすべてのセグメントが阻害されたり拡大されることがある．この捻転変形は時に遺伝性によることがあるが，妊娠後期の子宮内の位置不良による場合がより普通である[224]．Jay[226]は「子宮筋が緊張しているか（最初の出産）胎

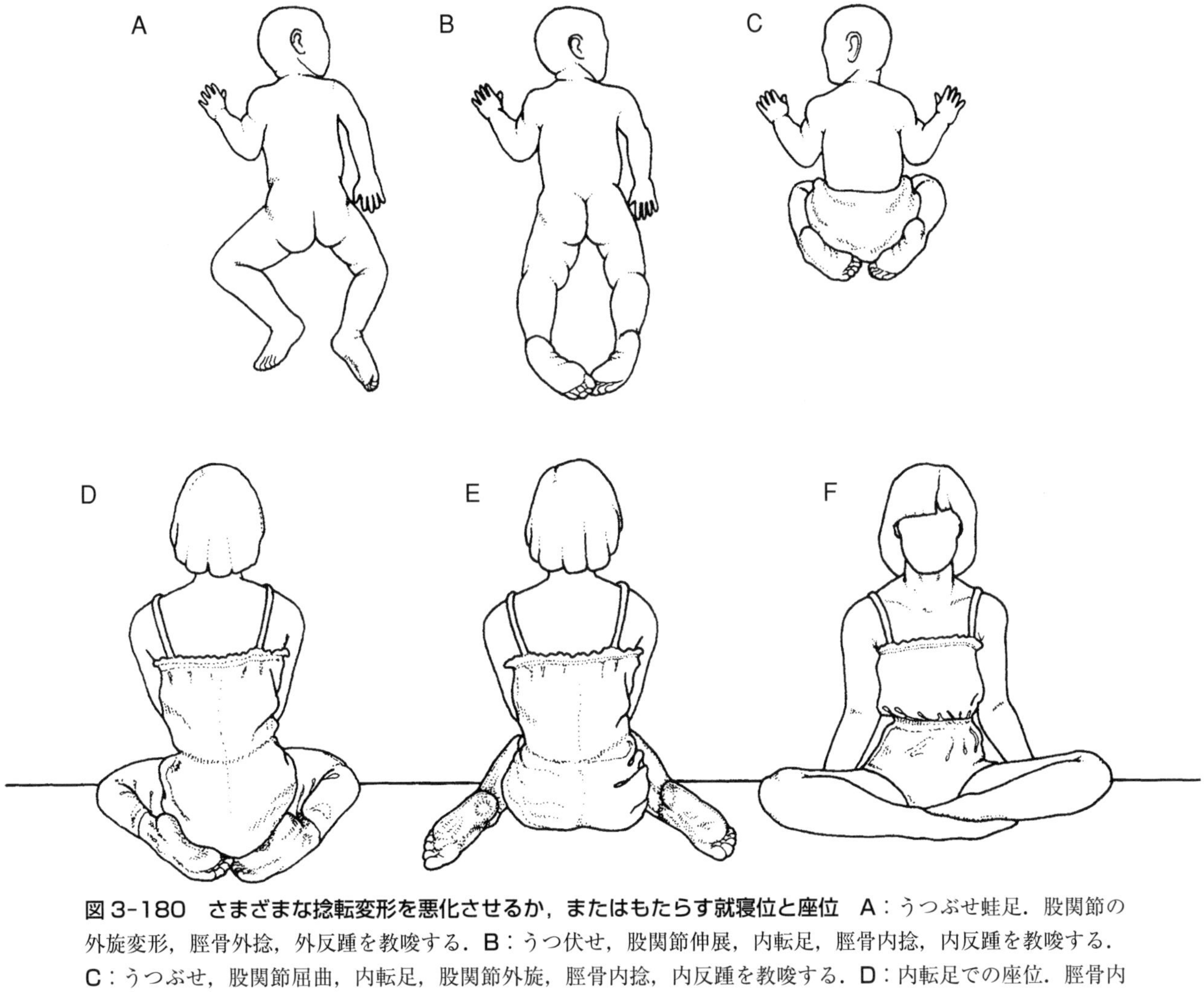

図3-180　さまざまな捻転変形を悪化させるか，またはもたらす就寝位と座位　A：うつぶせ蛙足．股関節の外旋変形，脛骨外捻，外反踵を教唆する．B：うつ伏せ，股関節伸展，内転足，脛骨内捻，内反踵を教唆する．C：うつぶせ，股関節屈曲，内転足，股関節外旋，脛骨内捻，内反踵を教唆する．D：内転足での座位．脛骨内捻，内反踵を教唆する．E：外転足での座位（テレビジョン肢位）．過度の脛骨外捻，外反踵を教唆する．F：テーラー位置．股関節外旋変形，内反踵を教唆する．Swansonら[227]はこれらの座位と就寝位に関して「生下時および直後に始まった就寝位を変更するのは困難であり，やがて座位と遊戯位を通じて最終的には小児の歩行パターンにつながる」と述べている．

児が大きかったり多胎児の場合に子宮内束縛が胎児の組織に有害に作用する」と述べている．さらに過度に緊張した腹筋，小さな骨盤，大きな腰椎，子宮頚線維腫，胎児の不良肢位（骨盤位，横位）はいずれも正常な胚芽回転を損なう．その結果生ずる捻転変形は，横断面での肢位不良を永続させるかまたはひきおこす小児のさまざまな座位および就寝位によりしばしば維持される（図3-180）．

人口の約5～15%で幼児の回転パターンが骨成熟後も持続する[223]．もしそとわ歩行パターンが成人まで持続すると（通常は大腿骨反転の結果生ずる[228]），距骨下関節に加わる回内力の増加により損傷をうけやすい．正常では足がまっすぐな位置で接地すると足関節軸の周りに底屈モーメントを生ずる歪み力が作用する．しかし足がそとわ歩行パターンで接地すると，歪み力は距骨下関節軸に対してより垂直に作用して強い回内力をもたらす．股関節外転可動域が大きい者が内側脛骨ストレス反応を起こしやすいのはこのためである[229]．

またそとわ歩行パターンは鉛直力の正常な進行を内側へ移動させるので損傷をおこしやすい（図3-181）．これは立脚中期および推進期に距骨下関節を回内位に維持する効果的なテコの腕をもつ体重が作用するためである．Davenport[230]によると，「そとわ歩行パターンをともなう過度の距骨下関節回内は，徐々に内側縦アーチの喪失，腓骨筋群の適応的短縮，距骨の踵骨溝外側面でのはさみ込み（しばしば外側距骨突起の扁平化と拡大をもたらす），後距踵関節面の狭小化をもたらす」としている．さらに内側前足部をころがして歩くために第1中足骨頭が損傷されやすい．これは第1趾列を背屈・内がえし位置に強制して脛側種子骨炎，背側基底部の外骨腫，背内側疼痛性バニオンをおこしやすいためである．MacConaillとBasmajian[228]が，そとわ歩行パターンはうちわ歩行パターンよりも筋活動の平均レベルを悪化させるとしているのは，これらの理由によるものである．

成人では，うちわ歩行パターンはあまり効率的でない推進を生ずるロウギアプッシュオフを強いるにもかかわらず比較的無害である．しかし小児のうちわ歩行パターンは後足部に対して前足部を外転させてこの変形を「矯正する」ことを学ぶため，より問題になる．まっすぐな歩行パターンのようにみえるが，この代償法は内側縦アーチを喪失して足の構造的安定性を永久的に損なうため破壊的である．実際のところ，うちわ歩行パターンの一次的な捻転要素をもって成長し，永久的扁平足変形をもつ小児をしばしばみかける[231]．

Cailliet[94]は「うちわ歩行パターンが足の外側で体重を支持し足を回外させて機能的な内側縦アーチを発達させるため，この歩行を禁止したり矯正するのではなく推奨させるべきだ」としている．

さまざまな捻転変形の治療は変形場所と小児の年齢に依存する．うちわおよびそとわ歩行パターンに対応するセグメントはいくつかの鑑別評価処方により同定される．まず大腿骨前捻の存在を決定するために簡単な歩行評価を行うべきである．もし進行方向に対して膝関節点が内側にある場合には，大腿骨前捻が存在する．代償的な脛骨外捻が存在しないかぎりこれはうちわ歩行パターンをもたらす．多くの変形は互いに取り消したり増幅したりすることは決してまれではないことに注意すべきである．たとえば，脛骨外捻をともなう大腿骨前捻は比較的まっすぐな歩行パターンを，また距骨内捻をともなう大腿骨前捻は極端なうちわ歩行パターンをもたらす．進行線に対して各足のおおよその偏位を記録することで歩行評価が完了する．

小児の膝を90°曲げて腹臥位にすることにより大腿骨頚部の位置が評価される．大転子を診察台に平行にして大腿骨を内外旋させれば大腿骨前捻または後捻のおおよその角度が容易に決定される（図3-182）．このテスト位置はまた大腿骨の内外旋の角度を記載するのに有用である（図3-183）．

もし大腿骨の内旋可動域が70°以上で外旋可動域が25°以内の場合には過度の大腿骨前捻の診断がなされる[224]．

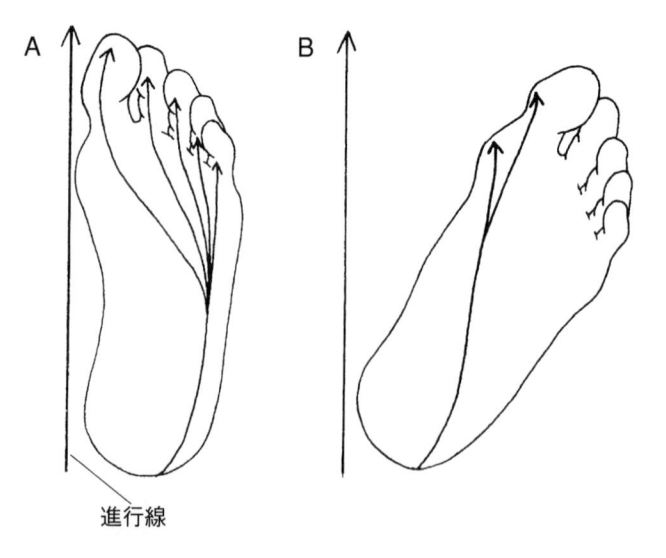

図3-181　A：正常な力の進行，B：そとわ歩行パターンでの力の進行

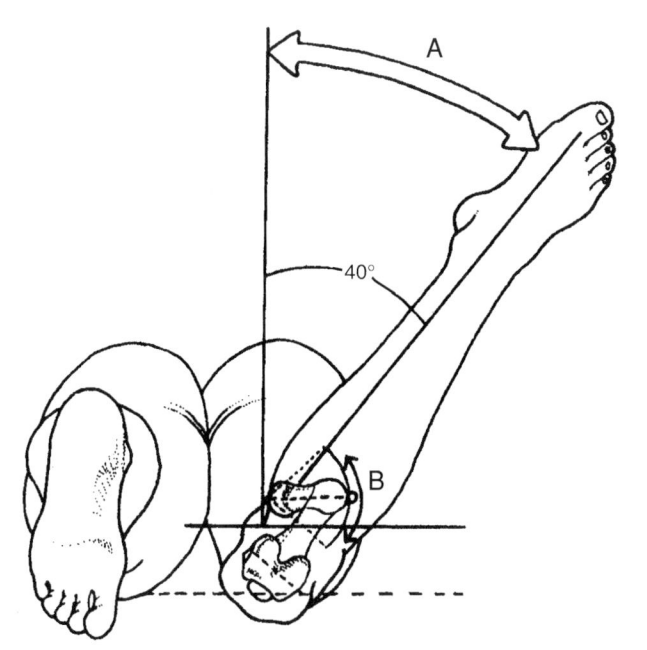

図3-182 クレイグの試験法 検者は患者の足関節を握って大腿骨を回転させる（**A**）．反対側の手で大転子を触れて診察台に平行にくるまで回転をつづける（**B**）．相対的に垂直な脛骨の位置をチェックすることにより大腿骨前捻角または後捻角を決定できる（この例では大腿骨頸部は40°前捻している）．
(Magee DJ より部分的に引用)[232]

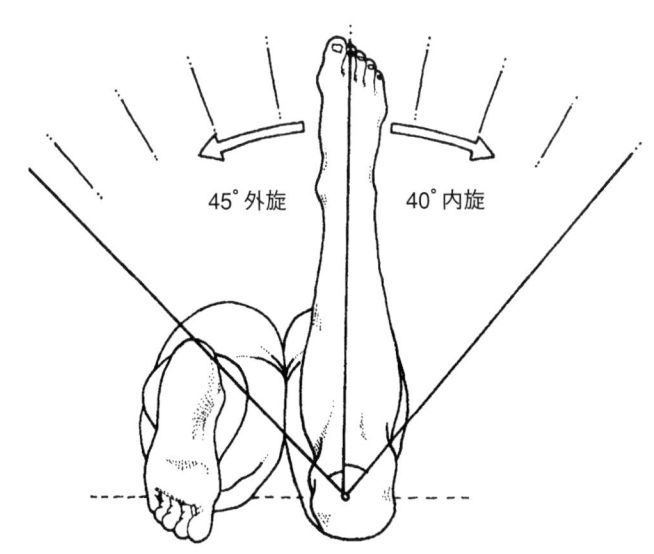

図3-183 大腿骨の相対的内旋および外旋角の決定

多くの検者は病的な大腿骨前捻（たとえば，長管骨の捻転角が同一年代層標準の2 SDを超えている場合には大腿骨内捻が存在する）を表すのに"大腿骨内捻"という用語を用いるが，このテキストではこの用語を意識的に使わないことにする．これは文献で標準と"捻転"という用語の間に矛盾があるためである．脛骨の内捻または外捻は病的ではないが，大腿骨の内捻または外捻は病的である．同様に関節弛緩の偏位は正常値を変えるが[224]，もし過度の可動域（110°より大きい）があったり運動が制限されている場合には（75°以下）主観的な調整を行わねばならない．

もし過度の大腿骨前捻が存在していても，靴の補正・トージョンケーブル・夜間装具は矯正の自然経過を徐々に変えることができないのでこれらを使用すべきではない[233]．実際のところトージョンケーブルは脛骨外捻の病的可動域を増やすのみであり[233]，夜間装具による外捻または内捻力が強すぎると大腿骨頭の無腐性壊死や股関節脱臼をおこす[234,238]．過度の大腿骨前捻は以前は骨関節症，バニオン形成，扁平足，腰痛症，スポーツ障害をひきおこすと考えられていたが[235]，これらの考えが否定されてから長い年月が経過した[236]．

捻転変形の保存療法はこれらの変形を中和もしくは矯正するような座位および就寝位の習慣をつけさせることである．またローラースケート，アイススケート，クロスカントリースキーなどのスポーツは小児の股関節をより中央位置で機能させるのを教えるのに効果的である．クラシックバレーのレッスンはもし11歳以前に始めれば実際に大腿骨前捻角度を減少させる[237]〔Sammarco[237]は「11歳以後の年長児に過度のターンアウト（訳注：両足の踵を背中あわせにくっつけた状態）を強制させると，その結果生ずる可動域の増加は股前面関節包の微細断裂によるもので，大腿骨前捻角の変化ではない」と警告している〕．

最後に，もし過度の距骨下関節回内が存在する場合は，足部装具の使用を考慮すべきである（装具は大腿骨前捻または後捻の進行を変えられない）．手術療法は非常に高率の合併症をもたらすため禁忌である[223]．

脛骨捻転の評価には小児の膝を90°曲げて診察台の端に座らせる．角度計を用いて足関節の果間軸と膝関節の顆間軸（すべての実践目的のために診察台の端で示される．図3-184）の関係を測定する．この測定角度から5°引いたものが脛骨捻転角である．この数値は小児の年齢と比較しなければならない（脛骨末端は出生時の0°から1°〜1.5°/年の割合で外旋することを記憶しておく）．

もしわずかな脛骨捻転があっても座位および就寝位の習慣を変えるように勧告する（すなわち，足を内転位で座る習慣は脛骨内捻の普通の原因である）．もし6〜12カ月に

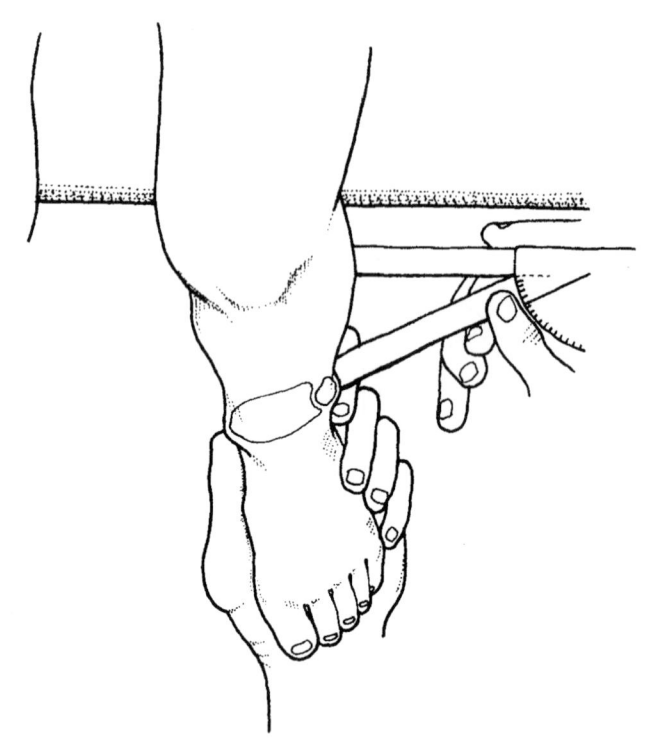

156——第3章　歩行周期における異常運動

図3-184　脛骨捻転の測定　（Bleck EE の写真より）[223]

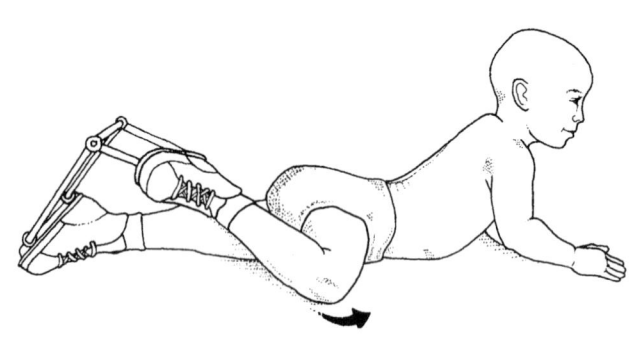

図3-185　Langer Pediatric Counter Rotation System
（Langer S の写真より）[246]

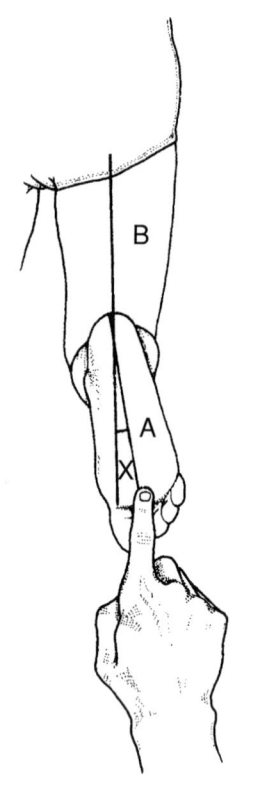

図3-186　大腿-足角度の測定　距骨下関節を中立位に保って示指で足をそっと圧迫する．内側中足部と前足部に平行な線の交差点（**A**）と大腿二等分線の延長（**B**）で大腿-足角度（**X**）を測定する．大腿二等分線に対して前足部が外転していればこの角度は陽性（この説明図の場合にあてはまる），前足部が内転していればこの角度は陰性になる．足のマークは慎重に付けるべきである．距骨下関節を中立位に保てないと大きなエラーを生ずる．また内転中足骨のような前足部変形があると不正確になる．前足部アライメントが不良な場合は，正確な測定は後足部二等分線に対してのみ行う．

5°以上の脛骨捻転が存在する場合は，連続長下肢ギプス（趾から膝上まで）による矯正を行う．およそ4週間ごとに近位脛骨接合部でギプスを円形に切り，末端部を2cm外転させる．矯正が達成されるまでこの過程を数回繰り返す．

夜間装具の効率は十分評価されていないが，たいていの専門家は16カ月〜3歳の間に夜間装具の使用を勧告する．Langer Pediatric Counter Rotation System（図3-185）は左右の下肢の相反運動を許し，しかも，はいはいができるので小児のうけ入れは非常によい[246]．夜間装具を用いる場合は距骨下関節を内がえし位置に維持するように心がける．そうでないと装具の外旋力が前足部を外転させて扁平足変形をもたらすからである．

たいていの専門家は脛骨内捻がうちわ歩行パターンの最も著明な原因であるとしているが[224,226]，Bleck[223]は「注意深く測定すると脛骨内捻はまれな現象であり，内側距骨の捻転が最も著明な原因である」と述べている．小児の膝を90°曲げて腹臥位にさせて大腿と足の角度を測定することにより内側距骨の捻転角を決定できる（図3-186）．この角度は脛骨内捻と距骨捻転を複合したものであるため，内側距骨の捻転角はすでに測定した脛骨捻転角度と大腿-足角度の差によって決められる．

たとえば，22°の脛骨外捻と 4°の大腿-足角度をもつ成人の内側距骨捻転角は約 18°である（図 3-179 のパネル 11 と 12 参照）．脛骨外捻が増加すると内側距骨捻転角は減少するので，理想的には，大腿-足角度は 6 歳時のマイナス 10°から成人の 4°まで次第に増加すべきである（残念なことには減捻の正確な資料は少なく，しかも信頼できないのが実情である）．

過度の内側距骨捻転角が存在するときには（たとえば，幼児で 30°～40°以上，3～6 歳時で 15°～20°以上），座位および就寝位の習慣を変えるように勧告するとともに夜間装具を考慮する（0～18 カ月の幼児できわめて有用である）．またトージョンケーブルも 3～6 歳の小児にとって効率的な治療形式になりうる[223]．

中足根関節の斜軸周りの回内を阻止する足装具または靴は，内側距骨捻転角の正常な減少を妨げる．Bleck[223] によれば，「距骨頸部を外側に引っ張るために立脚期の舟状骨外転が必要であり，距骨頸部の内側角度を減少させる」としている．このような状況では中足根関節の回内を妨げるような足装具は避け，可撓性があるストレートラストの靴を用いるべきである．

もちろん，過度の距骨下関節および中足根関節の回内による二次的な内側縦アーチが損傷された場合には，永久変形を阻止するために部分的なコントロールを行う足装具が必要になる．

内側距骨捻転角は 6 歳で固定されるので，10 歳代早期に骨格が成熟するまで正常な内側縦アーチを維持する機能的足装具は 6 歳以降に有用である．

これまであまり記載されていないが，うちわ歩行パターンは内転中足骨の結果である可能性がある．しばしば誤って内反中足骨と呼ばれるこの状況では，後足部の縦二等分線に対して中足骨の角度が内側についている．内側角度は足根中足関節または中足根関節のいずれにも生ずるため，内転中足骨と前足部内転を区別する者もいる（図 3-187）．後足部の縦二等分線が中足骨頭と交差する場所を記載することにより内転中足骨と前足部内転の程度を分類することができる（図 3-188）．また固定した後足部に対して前足部を他動的に外転させることにより足の可撓性を

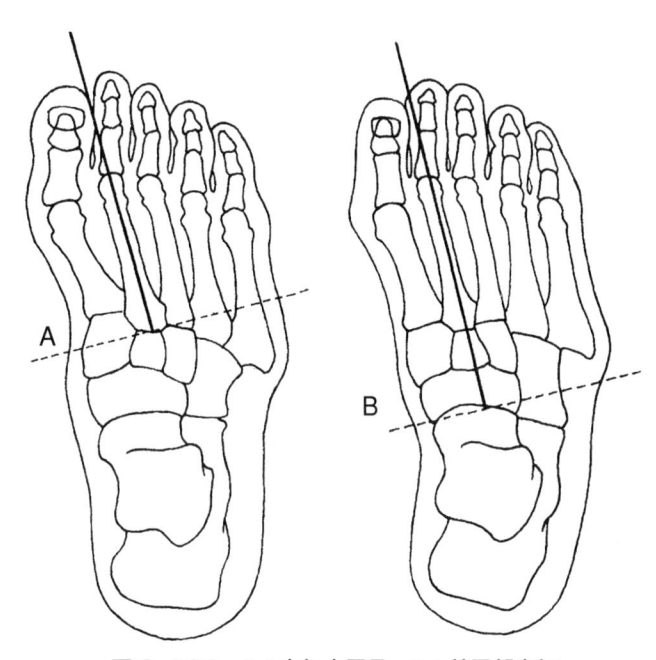

図 3-187　A：内転中足骨，B：前足部内転

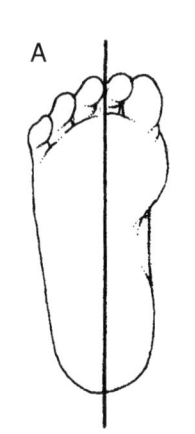

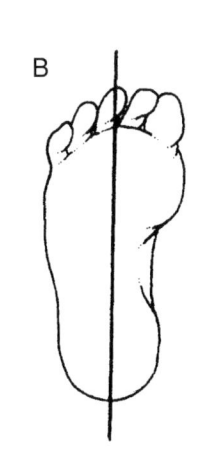

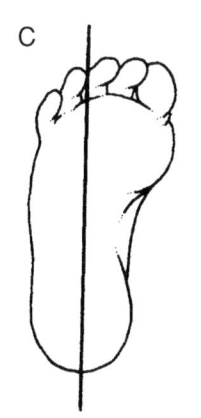

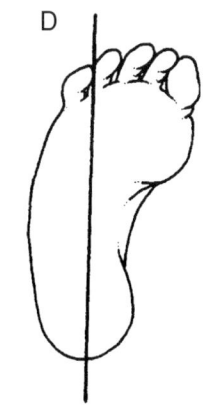

図 3-188　正常足では踵の二等分線は第 2 趾と第 3 趾の間を通る（A）　軽度の内転中足骨または前足部内転がある場合には二等分線は第 3 趾を越えてしまう．中等度から高度の変形があると（C, D），踵の二等分線は第 3 趾，第 4 趾を越えて第 5 趾に達することもある．

(Bleck EE より)[223]

評価できる．もし変形が可撓性ならば前足部は中心線を越えて外転できる．半可撓性の場合は前足部は中心線までしか外転できず，強剛性の場合には外転できない．

残念なことには，骨格が成熟するまでにどの変形が継続するかを明確に判断できる基準が存在しない．著明な半可撓性変形が小児期に解消されたり，軽度の可撓性変形が永久に持続することがしばしばある．一般的には，軽度の変形には座位および就寝位の習慣を変えること，反対側の足に靴をはくこと，両親が小児の固定した踵に対して前足部を軽く伸展させる（この伸展は1回40秒，1日に最低10回行う）ような勧告以外に特に治療を行う必要はない．

幼児期以後は内転中足骨または内転前足部の矯正が困難なため，中等度〜高度の変形には連続ギプス治療（できれば生後8カ月以内，理想的には4カ月以内の開始が望ましい）が勧められる．この手法はヒールを内反位に前足部を外転させるギプス固定であり，1〜2週おきにギプスを巻き替える．矯正が達成されるまでは通常，2〜3回行うとよい．

多くの研究者はギプス固定，装具，靴，伸展訓練などの保存療法は2歳以後は効果が期待できないとしているが，Staheli[224]は「長下肢ギプス固定を5歳までに行えば変形矯正が可能である」と述べている．手術的矯正は術後の成績が不良なこと，未治療の内転中足骨はほとんど能力低下をもたらさないことから，実際のところ不適切である．内転中足骨変形はしばしば母趾外転筋の活動増加のために歩行時に母趾が動的に内転する内転母趾または "searching toe" に間違えられることは興味深い．

内転中足骨を内反尖足変形から区別することは，後者に永久的な機能障害をもたらす可能性があるため重要である．内反尖足は内転中足骨とは異なり，内がえしの踵（中心線まで外がえしができない）と整復不能な足関節底屈が特徴的である．この複合変形のため小児は立位時に全体重を第5中足骨頭にかけざるをえない．出生前の発育異常であるこの変形では前足部内反と内転矯正に対してただちにギプス固定を行い，これらの変形が矯正されたら尖足の矯正をする．最初の4カ月にギプス固定がうまくいかなかったら手術的治療を行う．内反尖足の詳細な記述は本テキストの範疇を超えているが，手術療法をうけたか否かにかかわらず非代償性後足部内反変形の最も多い原因である．

うちわまたはそとわ歩行パターンを生ずる骨性原因に加えて，骨アライメントが良好であっても大腿または骨盤の軟部組織の拘縮が歩行パターンを変えることがある．たとえば，内側ハムストリング筋の拘縮は遊脚後期（立脚期にもしばしば続くことがある）に下肢全体を内旋させる．一方，大腿二頭筋の拘縮はこれと正反対の効果をもたらす．

もし腸腰筋が異常に短縮すると，推進期に脊椎が過伸展して下肢はしばしば外旋する．また taylor's position（訳注：図 3-180 F 参照）に座った小児はしばしば股関節外旋筋の拘縮によりそとわ歩行パターンを呈する．捻転変形の完全な評価のためには下肢と骨盤のすべての筋の適応性短縮の有無の検査を行うべきことが明らかである．

横断面の変形を扱った本節を終わるに際して，足装具の役割は骨性変形を矯正することではなく，成長期に生ずる可能性がある内側縦アーチの破壊の阻止であることを強調したい．普遍的な治療は長い内・外フランジと深いヒールシートが付いたポリエチレン製装具を使用することである（図 6-3 参照）．異常な回内を防ぐためにはマイナス5°の後足部内反ポストが推奨される[231]．これらの装具は前足部の過度の外転を阻止するので，うちわ歩行パターンの小児の両親は装具がうちわ変形を見かけ上増強させること，装具の目的は捻転変形が正常な個体発生により解消されることを信じて内側縦アーチの完全な状態を維持することを知らされるべきである．装具は縦中足根関節軸周りの前足部の正常な減捻を阻止するので，6歳未満の小児には前足部内反ポストを用いるべきではない[239]．

捻転変形の治療に歩行プレート（図 3-189）を推奨する装具製作所もあるが，使用時に生ずる推進期の回内は一見両親にとって魅力的ではあるが，変形矯正を行わないの

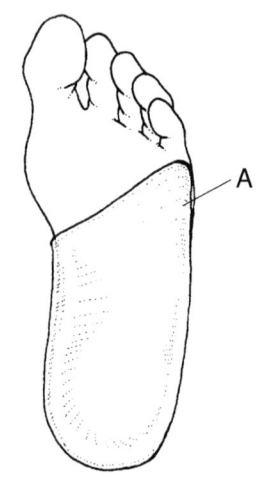

図 3-189 うちわ変形に対する歩行プレート 硬い装具のシェルを第4・5中足骨頭末端まで延長することにより（**A**），小児は内側前足部をころがすために前足部外転なしで踏み切りを効果的に行えない．

でそとわ変形に用いるべきではなく，うちわ変形にとっても使用価値が疑わしい．

座位と就寝時の姿勢を変えることと，家での伸展訓練を含む完全な保存療法が常に推奨されるべきである．これらの訓練はたとえ効果がなくても両親にコントロールの意義を与えるとともに，変形がさらに増悪するという懸念をなくしてくれる．脊柱のアライメントを維持するために頭の下に枕を置いて側臥位で寝る習慣は，吐出（訳注：食物が胃から口へ逆流して吐き出されること）による吸引を阻止して四肢を中立位に維持するので推奨されるべきである[240]．食事のたびに側臥位を変えてやるこの位置は，特に運動が少なく変形がおこりやすい最初の3カ月にきわめて重要である．Swansonら[227]は「側臥位で寝る子供の下肢がしばしば平行しており，ほとんど内外旋をしない」と述べている．

最後に履物（シューギア）に関する勧告を行おう．靴型は変形を維持すべきではなく（たとえば，内転中足骨の小児は弯曲した靴型による靴をはいてはならない），靴底は可撓性をもつべきである．Schuster[241]が述べているように，小児が実際に荷重するよりもより大きな曲げ力を必要とする靴がしばしばみられる．彼は靴底の硬さを評価して，さまざまな靴のボール部を曲げるのに必要な圧は4〜70ポンド（1,812〜31,710 gr）まで差があることを証明した．硬い靴底をはいた小児がはいはいをするときにはうちわまたはそとわ歩行パターンをとるため（図3-190），歩行開始が数週間遅れる可能性がある[241]．硬い靴底の靴はまた中足趾節関節での足指の背屈を阻害するため小児の捻転変形を増長させるかもしれない．この中足趾節関節での足指背屈阻害は足長を増加させ，小児は靴の内外面をころがして歩く（結果的に足の機能的長さを短縮させる）ために，しばしばうちわまたはそとわ歩行パターンをとりやすい．

2　前額面でのアライメント

横断面でおこる特殊な変化に加えて，ある種の発達変化は前額面でみられ踵接地時に脛骨が地面にほぼ垂直になる．理想的な前額面での発達傾向を図3-191に示す．

後足部内反変形の記載で示したように，生理的弯曲がピークに達する時期に未熟歩行を開始すると前額面でのアライメントの欠陥が生ずる．たいていの脛骨内反または内反膝は自然に減少するため，18カ月以前での治療が必要になることは減多にない[13]．18カ月以降で生理学的内反膝が改善しないときに（両側内果を揃えたときに内側大腿骨顆部が4 cm以上離れており，X線で近位脛骨骨幹端内側がくちばし状になる）デンマーク式夜間装具（図3-192）を考慮する．下肢の異常発達のために外反膝が生ずることがまれにある．この変形の原因はたいていは腎性骨異栄養症[13]によるものであるが，そのほかに感染症，腫瘍，外傷，さまざまな麻痺による場合がある．Kling[13]によれば，「症状が非対称性，過度の変形（たとえば，脛骨大腿骨角度が15°以上ある），または小児の身長が小さい場合を除いて7歳未満の治療は不要である」としている．

外傷による二次的外反膝がある場合には，X脚ブレースを約1年間装着させる．Bleck[223]は「10歳以降に外反膝が持続するのは1％である」と述べている．膝を揃えた状態で内果が3インチ（7.6 cm）以上離れている場合は，内側末端骨端核のステープリングを考慮すべきである．成長期

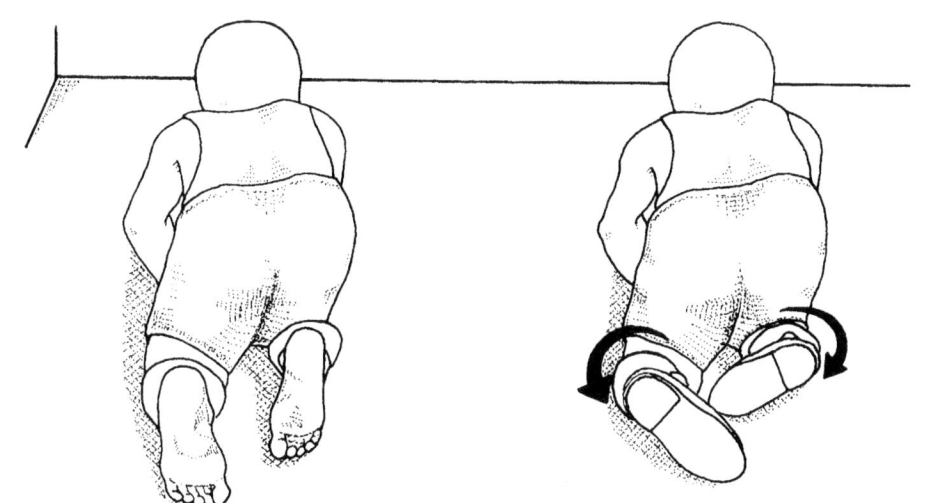

図3-190　靴底が硬い靴は，はいはいする小児に下腿の内外旋を強制する
（Schuster ROの写真より）[241]

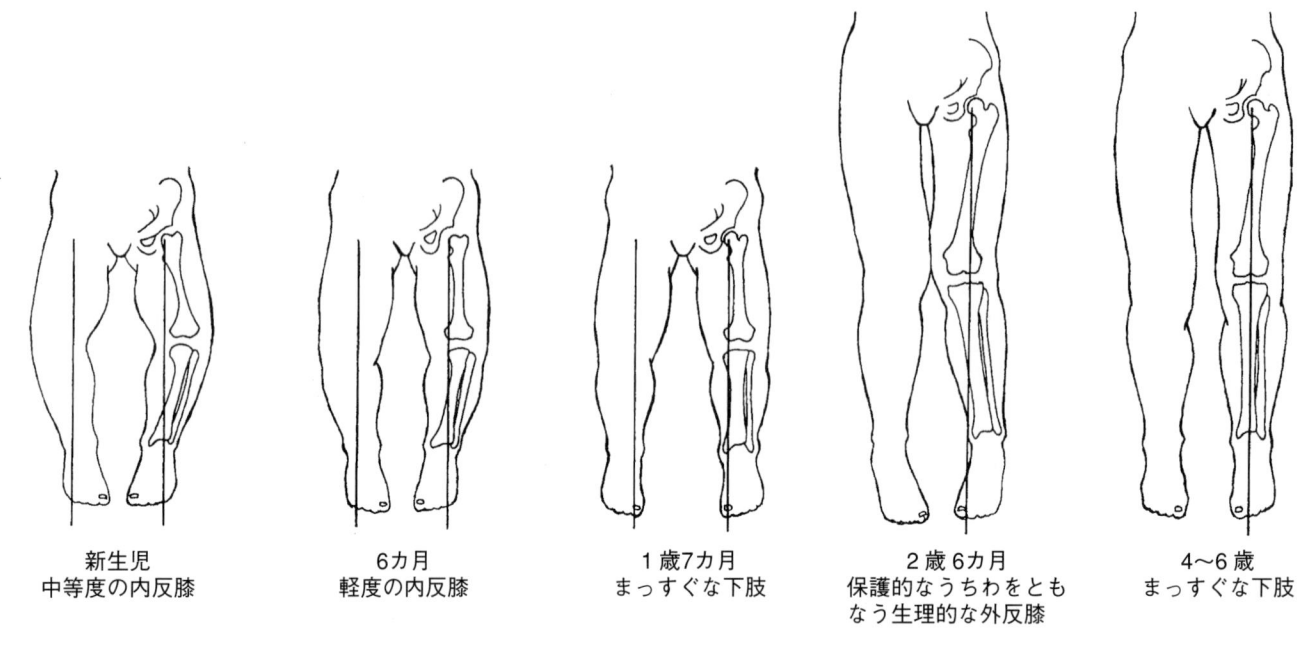

新生児	6カ月	1歳7カ月	2歳6カ月	4〜6歳
中等度の内反膝	軽度の内反膝	まっすぐな下肢	保護的なうちわをともなう生理的な外反膝	まっすぐな下肢

図3-191　前額面での下肢の発達　(Tachdjian MO より修正)[242]

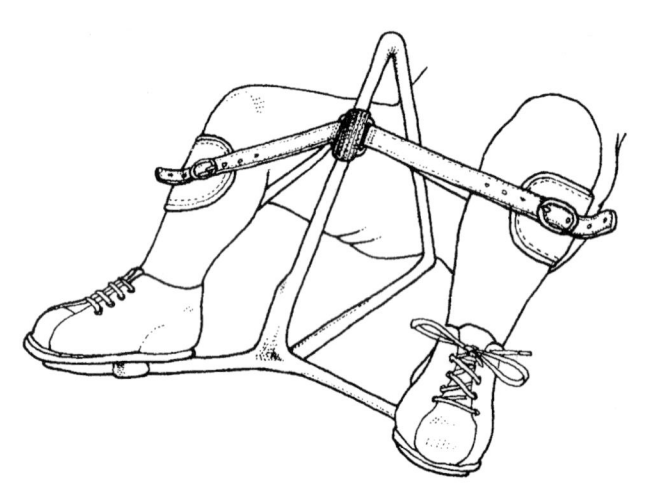

図3-192　デンマーク式夜間装具　過度の生理的内反を矯正するために用いられる．残念なことにはこの装具（3歳まで装着する）はブラウント病成人型（5〜14歳の太った黒人男性にみられる典型的な脛骨内反）の治療には役立たない．これらの症例では正常な機械的アライメントを獲得するための唯一の手段は外反骨切術である．
〔Adams JP (ed). Current Practice in Orthopedic Surgery. St. Louis：CV Mosby, 1966：141-156 より〕

に足の変形を防止するために，捻転変形と同様に外反膝がある場合には，足装具の使用が推奨される．Gouldら[243]は，「外反膝と過度回内足の間に著明な相関がある」こと，「外反膝がない症例は全例とも正常なアーチをもっていた」ことを述べている．外反膝が存在するとワイドベース歩行をするため体重が距骨内側にかかり，しかも距骨下関節に強力な回内力を生ずるので内側縦アーチがつぶれやすい．極端に肥満の者，妊娠9カ月の女性はワイドベース歩行をするので，後足部外反変形がある場合（図3-193）も同じ生体工学的シナリオがみられる．

　これらの場合の装具療法は，上からかかる回内力に対して高い内側ヒールカップとポストの内側にアウトフレアの付いた後足部ポストを用いる〔詳細は第6章の「6. 外在性後足部ポスト」（p.200）で述べる〕．Gould[245]は「後足部内反ポストは脛骨を外旋させ，おそらく膝の機能的アライメントを改善させるので，外反膝変形をゆっくり減少させるべきである」としている．Langer[246]は，効果的な治療を行うには靴のヒールに内側アウトフレアを加えたり，もし必要ならば硬い材料で月形しんの内側を補強するなどの靴の変更を推奨している．患者によっては極端なワイドベース歩行をするので，体重の内側荷重を阻止する装具を作るのは実際に不可能な場合がある．装具の後足部ポストは実際はすでに過度の荷重が加わっている内側足底ヒール

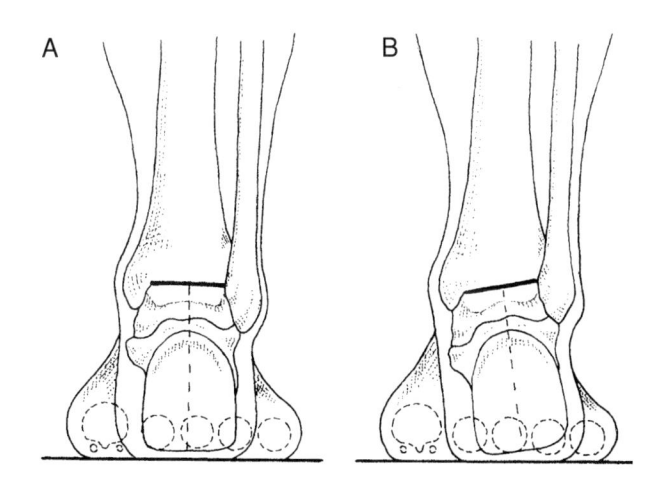

図3-193 足関節の関節面は正常では脛骨幹に対して垂直である（A） しかし足関節が脛骨幹に対して相対的に内がえしまたは外がえしになる場合がある[244]．足関節が外がえしになると距骨下関節外反変形を生ずる（B）（実際にはこのような変形はまれにしかみられない）．

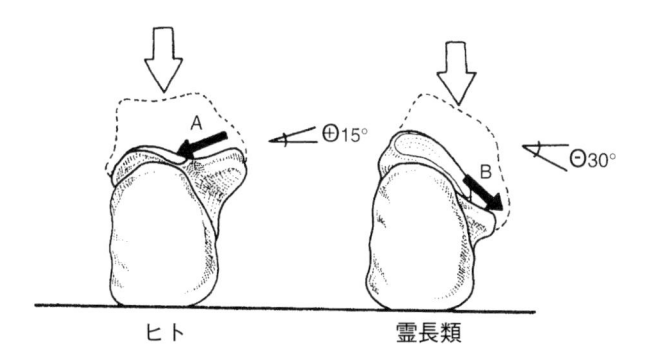

図3-194 前額面から見た載距突起 距骨を支持し過度の体重がかかると外側に転移する（A）．Inmann[247]は「中立位での載距突起が5°〜15°の陽性角度を示す」と述べている．霊長類の載距突起は下方に傾いており距骨の底屈内側移動をやりやすくしている（B）．Gouldら[243]によれば，「過回内足の載距突起は0°またはマイナスになり，7歳で完全に骨化する」としている．

の圧を増加させる．このため踵骨内側顆や踵骨傾斜角の近くの組織を医原的に損傷する可能性がある．患者を正常な歩行ベースで立たせ，距舟関節の適合性を維持した状態での足の荷重採型を行えば医原性損傷を防止できる．これらの採型による装具にはポストを付けるべきではなく，内側縦アーチの破壊を防止するのに必要なサポートを提供すべきである．

3 内側縦アーチの発達

正常な機能に要求される最後の項目は個体発生がもたらした機能的な内側縦アーチの発達である．内側アーチの曲がりは適切な衝撃吸収にとって必要なだけではなく，移動時にアーチを固定する束縛靱帯は立脚早期および後期に弾性エネルギーを蓄え放出するためにきわめて有用である．Gouldら[243]は，125人の歩行開始小児における内側縦アーチの発達を調べた結果，「アーチの発達にはよく発達した載距突起（図3-194），健常な後脛骨筋腱および適切な位置にある下踵舟靱帯が必要なこと」を記載した．また，「アーチの発達は8歳まで完成しない」こと，「アーチサポートの使用はアーチの発達を加速させる」こと，「過度回内（たいていは外反膝による二次的なものである）が正常では5歳まで存在する」ことを彼らは述べている．このことは小児は健常な内側縦アーチをもっているが，脂肪パッドにより消失するというこれまでの逸話的報告が誤りであるとしている．

前額面および横断面での下肢アライメント異常と同様に，さまざまな先天性ならびに発達要素が内側縦アーチの発達を阻害して扁平足変形をもたらす．以下に4つのよくみられる扁平足変形を記載する．このうち最初の2つ（凹外反足と踵外反足）は比較的まれであり，生後最初の数カ月に強力なギプス療法もしくは手術療法を要するが，除外鑑別の目的でのみ述べたものである．

1）凹外反足 垂直距骨またはロッカー底足とも呼ばれる比較的まれなこの変形は新生児にみられ，前足部が背屈・外転しており強固で整復されにくい．これは主として距骨が底屈位にロックされ舟状骨が距骨背側面に接する距舟関節脱臼によるものである（実際に背側距舟関節面に沿って皺がみられる）．距骨頭が足底に突出しているために足底は凸側を呈する．この変形の原因は不明であるが，神経筋疾患によるものかまたは距骨の発生障害によるもので，子宮内塑性形が悪化したものと考えられている[248]．残念なことにはギプス固定と徒手矯正による保存療法はほとんどが無効であり，手術療法が通常必要になる．

2）踵外反足 しばしば先天性扁平足と呼ばれ，垂直距骨と同様に前足部が背屈・外がえししている（実際に足を外側に折りたたんだようにみえる）．この変形は常に可撓性があり，18カ月までにテーピング・徒手矯正・ギプス固定プログラムなど保存療法を開始すれば治療によく反応する[249]．垂直距骨と同様に発生原因は不明であるが，子宮内の位置または神経筋疾患によるものと考えられている．

3）腓骨筋痙性扁平足 強剛性扁平足と呼ばれる本疾患は外側区画筋の痙性によるもので，踵が外反位に固定さ

れている（ヒールは自動的・他動的内がえし運動に抵抗する）．本症の約70〜80%に骨性（骨癒合症），軟骨性（軟骨癒合），線維性（靱帯結合）またはこれらの組み合わせによるさまざまな距骨癒合がみられる．最もよくみられる骨癒合は距骨と踵骨の癒合であり，つづいて踵舟関節癒合の順になる．X線上でさまざまな骨癒合を同定するのは困難なため，CTまたはMRI画像が必須になる．骨癒合がない残りの20〜30%は，外傷（骨折または捻挫），距骨結核，リウマチ関節炎，非特異性距骨滑膜炎，腓骨筋もしくは後脛骨筋の腱鞘［滑膜］炎，骨関節症，腫瘍または距骨下関節固定によるものである[250]．原因がなんであれ，距骨下関節運動低下は疼痛・腓骨筋の痙性・踵骨外反という悪循環をもたらし，特に後者は時間の経緯につれて強固になる．本症はしばしば生下時にみられるが，思春期になるまではほとんど無症状である．過度の運動，急な捻挫による癒着の破裂が時に激烈な疼痛をもたらす．

　腓骨筋痙性扁平足の保存療法には，徒手矯正，固定（短下肢ギプスまたは長下肢ギプスが用いられる），足装具などがある．Subotnick[251]は，足が最も快適な位置で採型した足装具と，歩行中にこの位置が保てるような適切なサイズの前足部ポスト，もしくは後足部ポストの使用を勧めている．本症の保存療法の効果については文献上さまざまな意見が述べられているが，安全でしばしばよい効果がみられるので（特に急性外傷と炎症性関節炎[250]），常に保存療法を考慮すべきである．しかし多くの場合には，本症の最も多い原因である距骨癒合を矯正できないので一時的な疼痛除去効果しかないことが多い．保存療法をしっかりやっても症状が持続するときは，距骨癒合に対する手術的切除が必要になる．距骨癒合範囲が狭く患者が若い（20歳以下）場合には，手術成績は良好である．

　4）過剰運動性扁平足　すでに述べたように，過剰運動性扁平足は載距突起の形状が解剖学的に変位しているか，または全般的な靱帯弛緩による二次的なものである．荷重時に内側縦アーチが極端に低下すること，前足部内がえし可動域の増加，踵骨に対して相対的に距骨が転移すること，および足関節背屈可動域の著しい制限などにより容易に同定できる．外側荷重X線で足根中足角を測定することにより本症の重症度が決定される．足根中足角が1°〜15°の場合は軽度，16°〜30°の場合は中等度，30°以上の場合は重度とみなされる（図3-195）．

　本症では1〜3歳は維持期とみなされ，小さなアーチサポートが付いた硬くて支持性のある靴をはく以外は特別な

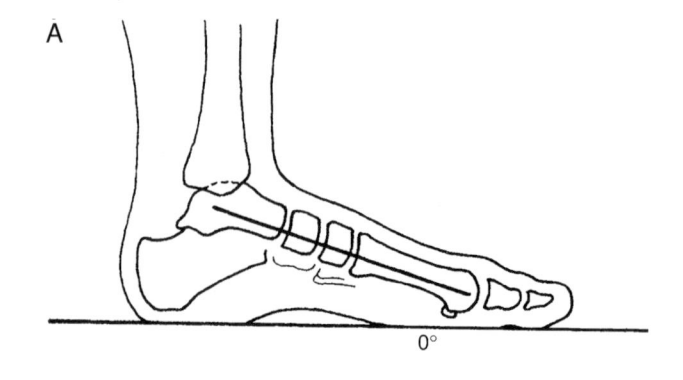

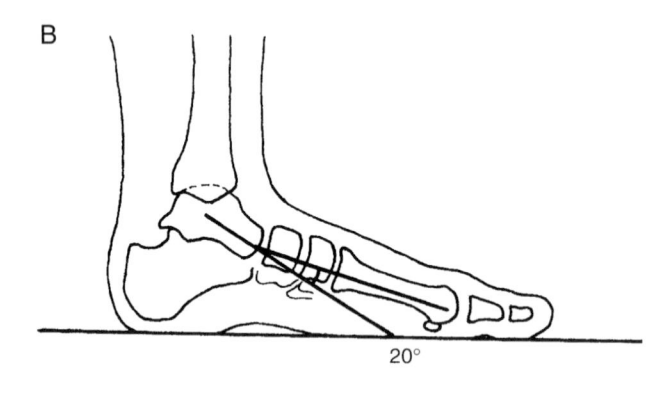

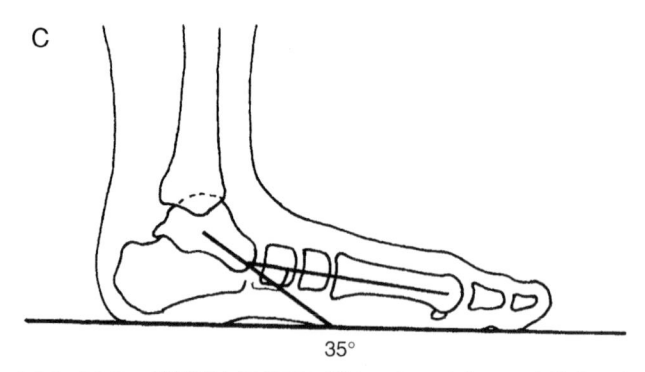

図3-195　外側距中足角度の測定　A：正常，B：中等度の変形，C：高度の変形　　　　　　　　（Bordelon RLより）[252]

治療を要しない[252]．3歳以降に装具療法が初めて考慮される．中等度から高度の変形をもち，扁平足の家族歴のある小児が足装具の適応になる．足のすべてのセグメントを中立位にして非荷重時での採型による装具療法が必要になる[252]．陽性モデルにポリプロピレン製シェルで成型した装具（内側縦アーチを低下させないように注意する）と，できれば長く硬い月形しんが付いたハイトップシューズを常時装着するように指導する．適切な矯正が得られているかどうか確認するために，装具装着時の靴の外側荷重X線を撮影する．もし足根中足角が減少していなければ装具を再作製する．Bordelon[252]によれば，「常時装着者の足根中足角

は5°/年の割合で矯正された」としている．

足根中足角の改善は装具装着終了後もみられることから，Heuter-Volkmannの原理[*1]，Davisの法則およびWolffの法則[*2]に基づく永続的な骨性変化がおこるものと考えられている．何年間も装具常時使用にもかかわらず，変形が不変でしかもアキレス腱拘縮が不変の場合は手術を考慮する．できるかぎり関節固定術（とりわけ距骨下関節の固定）は避けて，アキレス腱延長術と踵のアライメントを変える踵骨骨切術を行うとよい[252]．術後も女性はおよそ13歳，男性は15歳まで足装具を継続使用すべきである．

●文献

1. McPoil TG, Knecht HG, Schuit D. A survey of foot types in normal females between the ages of 18 and 30 years. J Orthop Sports Phys Ther 1988; 9: 406–409.
2. Hlavac H. Compensated forefoot varus. J Am Podiatr Assoc 1970; 60: 229–233.
3. Root MC, Orion WP, Weed JH. Normal and Abnormal Function of the Foot. Los Angeles: Clinical Biomechanics, 1977.
4. Salenius P, Vankka E. The development of the tibiofemoral angle in children. J Bone Joint Surg 1975; 57A: 259–261.
5. Yochum TR, Rowe LJ. Essentials of skeletal radiology. Baltimore: Williams & Wilkins, 1987: 1014.
6. Cockshott WP: Dactylitis and growth disorders. Br J Radiol 1964; 36:19.
7. Watson RJ, Burko H, Megas H, et al. Hand-foot syndrome in sickle cell disease in young children. Pediatrics 1963; 31: 975.
8. Bateson EM. The relationship between Blount's disease and bow legs. Br J Radiol 1968; 41: 107–114.
9. Bathfeld CA, Beighton PH. Blount's disease: a review of etiological factors in 110 patients. Clin Orthop 1978; 135: 29–33.
10. Kessel L. Annotations on the etiology and treatment of tibia vara. J Bone Joint Surg 1970; 52B: 93–99.
11. Cook SD, Lavernia CJ, Burke SW. A biomechanical analysis of the etiology of tibia vara. J Pediatr Orthop 1983; 3: 449–454.
12. Golding JSR, MacNeil-Smith JDG. Observations on the etiology of tibia vara. J Bone Joint Surg 1963; 45B: 320–325.
13. Kling TF. Angular deformities of the lower limbs in children. Orthop Clin North Am 1987; 4: 513–527.
14. Scranton PE, et al. Support phase kinematics of the foot. In Bateman JE, Trott AW (eds). The Foot and Ankle. New York: Thieme-Stratton, 1980.
15. Viitasolo JT, Kvist M. Some biomechanical aspects of the foot and ankle in athletes with and without shin splints. Am J Sports Med 1983; 11: 125–130.
16. Clarke TE, Frederick EC, Hamill CL. The effects of shoe design parameters on rearfoot control in running. Med Sci Sports Exercise 1983; 15: 376–381.
17. James SL, Bates BT, Osternig LR. Injuries to runners. Am J Sports Med 1978; 6:40–50.
18. Brown LP, Yavorsky P. Locomotor biomechanics and pathomechanics: a review. J Orthop Sports Phys Ther 1987; 1:7.
19. Messier SP, Pittala KA. Etiologic factors associated with selected running injuries. Med Sci Sports Exercise 1988; 5: 501–505.
20. Cavanagh PR, et al. An evaluation of the effect of orthotics on force distribution and rearfoot movement during running. Paper presented at the American Orthopaedics Society Sports Medicine Meeting, Lake Placid, NY, 1978.
21. Inman VT, Mann RA. DuVries Surgery of the Foot. St. Louis: CV Mosby, 1970.
22. Matheson GO, Clement DB, McKenzie DC. Stress fractures in athletes. A study of 320 cases. Am J Sports Med 1987; 15: 46–58.
23. Riegger C. Mechanical properties of bone. In: Gould JA, Davies GJ (eds). Orthopaedic and Sports Physical Therapy. St. Louis, Mosby, 1985; 3–49.
24. Lutter LD. Foot related knee problems in the long distance runner. Foot Ankle 1980; 1: 112–116.
25. McKenzie DC, Clement DB, Taunton JE. Running shoes, orthotics and injuries. Sports Med 1985; 2: 334–347.
26. Noble CA. Iliotibial band friction syndrome in runners. Am J Sports Med 1980; 8:232–234.
27. D'Amico JC, Rubin M. The influence of foot orthoses on the quadriceps angle. J Am Podiatr Med Assoc 1986; 76: 337–339.
28. Kegerreis S, Malone T, Johnson F. The diagonal medial plica: an underestimated clinical entity. J Orthop Sports Phys Ther 1988; 9: 305–309.
29. Huberti HH, Hayes WC. Patellofemoral contact pressures. J Bone Joint Surg 1984; 66A: 715–724.
30. Manter JT. Movements of the subtalar and transverse tarsal joints. Anat Rec 1941; 80: 397–409.
31. Carrier PA, Janigan JD, Smith SD, Weil LS. Morton's neuralgia: a possible contributing etiology. J Am Podiatry Assoc 1975; 65: 315–321.
32. Langer S, Wernick J. A Practical Manual for a Basic Approach to Biomechanics. New York: Langer Acrylic Laboratory, 1972.
33. Dahle KH, Mueller M, Delitto A, Diamond JE. Visual assessment of foot type and relationship of foot type to lower extremity injury. J Orthop Sports Phys Ther 1991; 2: 71.
34. Hlavac HF. The Foot Book. Mountain View, CA: World Publications, 1977: 187.
35. Taunton JE, Clement DB, McNicol K. Plantar fasciitis in runners, a study of 40 cases. Med Sci Sports Exercise 1980; 2: 137.
36. Neale D, Hooper G, Clowes C, Whiting MF. Adult foot disorders. In: Neale D (ed). Common Foot Disorders Diagnosis and Management: A General Clinical Guide. Edinburgh: Churchill Livingstone, 1981: 56–57.
37. Gehlsen GM, Seger A. Selected measures of angular dis-

[*1] p.64参照．
[*2] 訳注：骨の荷重，外力に対する適応性について，骨にかかる力を最も有効に支持する方向にその骨梁を形成，骨量を変動させるということ．

placement, strength and flexibility in subjects with and without shin splints. Res Q Exerc Sport 1980; 51: 478–485.
38. Mann RA. Biomechanics of running. In: Pack RP (ed). Symposium of the Foot and Leg in Running Sports. St. Louis: Mosby, 1982: 28.
39. Bates BT, Osternig LR, Mason B. Foot orthotic devices to modify selected aspects of lower extremity mechanics. Am J Sports Med 1979; 6: 338–342.
40. Smith LS, Clarke TE, Hamill CT, Santopietro F. The effects of soft and semirigid orthotics upon rearfoot movement in running. J Am Podiatr Med Assoc 1986; 76: 227–233.
41. Smart GW, Taunton JE, Clement DB. Achilles tendon disorders in runners—a review. Med Sci Sports Exercise 1980; 4: 231–243.
42. Schoenhaus HD, Jay RM. Cavus deformities, conservative management. J Am Podiatry Assoc 1980; 5: 235–238.
43. D'Ambrosia RD. Orthotic devices in running injuries. Clin Sports Med 1985; 4: 611–618.
44. Eggold JF. Orthotics in the prevention of runner's overuse injuries. Phys Sports Med 1981; 9: 124–128.
45. Novick A, Kelley DL. Position and movement changes of the foot with orthotic intervention during the loading response of gait. J Orthop Sports Phys Ther 1990; 7: 301–312.
46. Donatelli R, Hulbert C, Conaway D, St. Pierre R. Biomechanical foot orthotics: a retrospective study. J Orthop Sports Phys Ther 1988; 6: 205–212.
47. Straus WL. Growth of the human foot and its evolutionary significance. Contrib Embryol 1927; 101: 95.
48. McPoil T, Cameron JA, Adrian MJ. Anatomical characteristics of the talus in relation to forefoot deformities. J Am Podiatr Med Assoc 1987; 7: 77–81.
49. Tax HR. Podopediatrics. Baltimore: Williams & Wilkins, 1980: 59.
50. Coplan JA. Rotational motion of the knee: a comparison of normal and pronating subjects. J Orthop Sports Phys Ther 1989; 10: 366–369.
51. Tiberio D. The effect of excessive subtalar pronation on patellofemoral mechanics: a theoretical model. J Orthop Sports Phys Ther 1987; 9: 160–165.
52. Glancy J. Orthotic control of ground reactive forces during running (a preliminary report). Orthot Prosthet 1984; 3: 12–40.
53. Cavagna GA, Dusman B, Margaria R. Positive work done by a previously stretched muscle. J Appl Physiol 1968; 24(1): 21.
54. Cavagna GA, Saibene FP, Margaria R. Effect of negative work on the amount of positive work performed by an isolated muscle. J Appl Physiol 1965; 20(1): 157–160.
55. Murphy PC, Baxter DE. Nerve entrapment of the foot and ankle in runners. Clin Sports Med 1985; 4: 753–763.
56. Przylucki H, Jones CL. Entrapment neuropathy of the muscle branch of the lateral plantar nerve: a cause of heel pain. J Am Podiatry Assoc 1981; 71: 119–124.
57. Newell SG, Miller SJ. Conservative treatment of plantar fasciitis. Phys Sportsmed 1977; 5: 68–73.
58. Smith S. Fatigue perturbation of the calcaneus. Foot and Leg Function. Deer Park, NY: Langer Biomechanics Group, 1989; 4: 2.
59. Williams PL, Smibert JG, Cox R, Mitchell R, Klenerman L. Imaging study of the painful heel syndrome. Foot Ankle 1987; 7: 345–349.
60. Hughes LY. Biomechanical analysis of the foot and ankle for predisposition to developing stress fractures. J Orthop Sports Phys Ther 1985; 3: 96–101.
61. Ross FD. The relationship of abnormal foot pronation to hallux abductovalgus—a pilot study. Prosthet Orthot Int 1986; 10: 72–78.
62. Jordan HH, Brodsky AE. Keller operation for hallux valgus and hallux rigidus. AMA Arch Surg 1951; 62: 586–596.
63. Rogers WA, Joplin RJ. Hallux valgus, weakfoot and the Keller operation: an end result study. Surg Clin North Am 1947; 27: 1295–1302.
64. O'Connor PL, Baxter DE. Developmental disorders: adult foot. In: Gould JS (ed). The Foot Book. Baltimore: Williams & Wilkins, 1988: 207.
65. Mann RA. Surgery of the Foot. Ed 5. St. Louis: Mosby, 1986.
66. Subotnick SI. Biomechanics of the subtalar and midtarsal joints. J Am Podiatry Assoc 1975; 65: 756–764.
67. Haber L, Winthrop L, Weiner SS. Biomechanical findings in a random survey of fifth toe abnormalities. J Am Podiatry Assoc 1975; 3: 206–213.
68. Mann R, Inman VT. Phasic activity of intrinsic muscles of the foot. J Bone Joint Surg 1964; 46A(3): 469–481.
69. Glancy J. Orthotic control of ground reactive forces during running (a preliminary report). Orthot Prosthet 1984; 3:12–40.
70. Curchod G. Sciatic pain and the feet. Ann Swiss Chiropr Assoc 1971; 5: 207–213.
71. Nakeno KK. Sciatic nerve entrapment: the piriformis syndrome. J Musculoskeletal Med 1987; Feb: 33–37.
72. Burns MJ. Non-weightbearing cast impressions for the construction of orthotic devices. J Am Podiatr Assoc 1977; 67: 790–795.
73. Bojsen-Moller F. Calcaneocuboid joint and stability of the longitudinal arch of the foot at high and low gear push off. J Anat 1979; 129: 165–176.
74. Sgarlato TE. A Compendium of Podiatric Biomechanics. San Francisco: California College of Podiatric Medicine, 1971.
75. Lutter LD. Cavus foot in runners. Foot Ankle 1981; 1: 225–228.
76. Dwyer FC. The present status of the problem of pes cavus. Clin Orthop Related Res 1975; 106: 254–275.
77. Lariviere JY, Miladi L, Dubousset JF, Seringe R. Medial pes cavus in children: a study of failures following Dwyer's procedure. Rev Chir Orthoped 1985; 71: 563–573.
78. Bruckner J. Variations in the human subtalar joint. J Orthop Sports Phys Ther 1987; 8: 489–494.
79. Schoenhaus HD, Jay RM. Cavus deformities, conservative management. J Am Podiatry Assoc 1980; 70: 235–238.
80. Builder MA, Marr SJ. Case history of a patient with low back pain and cavus feet. J Am Podiatry Assoc 1980; 6: 299–301.
81. Cangialosi CP, Schall SJ. The biomechanical aspects of anterior tarsal tunnel syndrome. J Am Podiatry Assoc 1980; 70: 291–292.
82. Radin EL. Tarsal tunnel syndrome. Clin Orthop Related Res

83. Wapner KL, Sharkey PF. The use of night splints for treatment of a recalcitrant plantar fasciitis. Foot Ankle 1991; 12(3): 135.
84. Carrier PA, Janigan JD, Smith SD, Weil LS. Morton's neuralgia: a possible contributing etiology. J Am Podiatry Assoc 1975; 65: 315–321.
85. Brantingham JW, Snyder R, Michaud T. Morton's neuroma. J Manipulative Physiol Ther 1991; 5: 317–322.
86. Carroll RL. Vertebrate Paleontology and Evolution. New York: Freeman: 469.
87. Morton TG. A peculiar and painful affliction of the fourth metatarsophalangeal articulation. Am J Med Sci 1876; 71: 37–45.
88. Bossley CJ, Cairney PC. The intermetatarsophalangeal bursa—its significance in Morton's metatarsalgia. J Bone Joint Surg 1980; 62B: 184–187.
89. Goldman F. Intermetatarsal neuromas: light and electron microscopic observation. J Am Podiatr Med 1980; 70: 265–276.
90. Cowan D, Jones B, Robinson J, Polly D. Medial longitudinal arch height and risk of training associated injury. Med Sci Sports Exercise 1989; 2: 60.
91. Sarrafian SK, Topouzian LK. Anatomy and physiology of the extensor apparatus of the toes. J Bone Joint Surg 1969; 51A(4): 669–679.
92. Bordelon RL. Surgical and Conservative Foot Care. Thorofare, NJ: Slack: 55.
93. Bojsen–Moller F, Flagstad KE. Plantar aponeurosis and internal architecture of the ball of the foot. J Anat 1976; 121(3): 599–611.
94. Cailliet R. Foot and Ankle Pain. Philadelphia: Davis, 1968.
95. Betts LO. Morton's metatarsalgia: neuritis of the fourth digital nerve. Med J Aust 1940; 1: 514–515.
96. Rathbun JB, MacNab I. The microvascular pattern of the rotator cuff. J Bone Joint Surg 1970; 52B: 540–553.
97. Ljungqvist R. Subcutaneous partial rupture of the Achilles tendon. Acta Orthop Scand Suppl 1968: 118.
98. Lambert KL. The weight-bearing function of the fibula. J Bone Joint Surg 1971; 53A(3): 507–513.
99. Langer S. Problem of the month. In: Foot and Leg Function. Deer Park, NY: Langer Biomechanics Group, 1988; 1: 14.
100. Subotnick S. Podiatric Sports Mediciine. Mt. Kisco, NY: Futura Publishing, 1975.
101. Roncarati A, McMullen W. Correlates of low back pain in a general population sample: a multi-disciplinary study. J Manipulative Physiol Ther 1988; 3:158–164.
102. Denslow, Korr I. Third International Seminar, The International Federation of Orthopaedic Manipulative Therapists. Vail, CO: 1977.
103. Wosk J, Voloshin AS. Low back pain: conservative treatment with artificial shock absorbers. Arch Phys Med Rehabil 1985; 66: 145–148.
104. D'Ambrosia R, Drez D. Prevention and Treatment of Running Injuries. Thorofare, NJ: Slack, 1989.
105. Lutter LD. Orthopedic management of runners in the foot and ankle. In: Bateman JE, Trott AW (eds). The Foot and Ankle. New York: Thieme–Stratton, 1980.
106. Bojsen-Moller F. Anatomy of the forefoot, normal and pathologic. Clin Orthop Related Res 1979; 142: 10.
107. Cavanagh PR, Rodgers MM, Iiboshi A. Pressure distribution under symptom-free feet during barefoot standing. Foot Ankle 1987; 7:262–276.
108. Langer S. Forefoot valgus, plantarflexed first ray. Clarification please. In: Langer Biomechanics Newsletter. Deer Park, NY: Langer Biomechanics Group, 1977: 4; 2–6.
109. Schuster R. Foot types and the influence of environment on the foot of the long distance runner. Ann NY Acad Sci 1977: 301, 881–887.
110. Valmassy R. Orthoses. In: Subotnick S (ed). Sports Medicine of the Lower Extremity. New York: Churchill Livingstone, 1989: 432.
111. Wood Jones F. Structure and function as seen in the foot. London: Bailliere, Tindall, & Cox, 1944.
112. Betts RP, Franks CI, Duckworth T. Analysis of pressure and loads under the foot. Part II. Quantitation of the dynamic distribution. Clin Phys Physiol Meas 1980; 1:113–124.
113. Grieve DW, Rashdi T. Pressures under normal feet in standing and walking as measured by foil pedobarography. Ann Rheum Dis 1983; 43: 816–818.
114. Gross TS, Bunch RP. A mechanical model of metatarsal stress fracture during distance running. Am J Sports Med 1989; 5: 669–674.
115. Teitz CC. Sports medicine concerns in dance and gymnastics. Pediatr Clin North Am 1982; 29: 1399–1421.
116. Gould JS (ed). The Foot Book. Baltimore: Williams & Wilkins, 1988: 220.
117. Glover MG. Plantar warts. Foot Ankle 1990; 3: 172–178.
118. Holmes GB, Timmerman L. A quantitative assessment of the effect of metatarsal pads on plantar pressures. Foot Ankle 1990; 3: 141–145.
119. Morton DJ. The Human Foot. New York: Columbia University Press, 1935.
120. Harris RI, Beath T. The short first metatarsal, its incidence and clinical significance. J Bone Joint Surg 1949; 31A: 553–565.
121. Rodgers MM, Cavanagh PR. Pressure distribution in Morton's foot structure. Med Sci Sports Exercise 1989; 21(1): 23.
122. Mosley HG. Static disorders of the ankle and foot. Clin Symp 1957; 9: 85.
123. Travell JG, Simons DG. Myofascial Pain and Dysfunction: the Trigger Point Manual. Baltimore: Williams & Wilkins, 1983: 112.
124. Dananberg HG. Letter to the editor. The kinetic wedge. J Am Podiatr Med Assoc 1988, 78(2).
125. Subotnick SI. The biomechanics of running: implications for the prevention of foot injuries. Sports Med 1985; 2: 144–153.
126. Rothbart BA, Estabrook L. Excessive pronation: a major biomechanical determinant in the development of chondromalacia and pelvic lists. J Manipulative Physiol Ther 1988; 5: 373–379.
127. Ford LT, Goodman FG. X-ray studies of the lumbosacral spine. South Med J 1966; 59: 1123–1128.
128. Porterfield JA. The sacroiliac joint. In: Gould JA, Davies GJ (eds). Orthopaedic and Sports Physical Therapy. St. Louis: Mosby, 1985: 555.
129. Schuit D, Adrian M, Pidcoe P. Effects of heel lifts on ground

reactive force patterns in subjects with structural leg-length discrepancies. Phys Ther 1989; 69: 41–48.
130. Press SJ. A report of clinical applications of computers in analysis of gait spinal imbalances. Chiropract Sports Med 1987; 1:30.
131. Sanner WH, Page JC, Tolboe HR, et al. A study of ankle joint height changes with subtalar joint motion. J Am Podiatry Assoc 1981; 3: 158–161.
132. Hiss JM. Functional Foot Disorders. Los Angeles: The Oxford Press, 1949.
133. Novick A, Kelly DL. Position and movement changes of the foot with orthotic intervention during the loading response of gait. J Orthop Sports Phys Ther 1990; 11(7): 301–312.
134. Cyriax J. The Textbook of Orthopedic Medicine. Vol I, Ed 5. London: Bailliäre, Tindall, & Cassell, 1969.
135. Taillard W. Lumbar spine and leg length inequality. Acta Orthop Belg 1969; 35: 601.
136. Subotnick S. Case history of unilateral short leg with athletic overuse injury. J Am Podiatr Med Assoc 1980; 5: 255–256.
137. Redler I. Clinical significance of minor inequalities in leg length. New Orleans Med Surg J 1952; 104: 308–312.
138. Subotnick S. Skiing injuries In: Subotnick S (ed). Sports Medicine of the Lower Extremity. New York: Churchill Livingstone, 1989: 611.
139. Hickey DE, Hukins DW. Relation between the structure of the annulus fibrosis and the junction and failure of the intervertebral disc. Spine 1980; 5: 106–115.
140. Schultz AB, Warwick DN, Berkson, MH, Nachemson AL. Mechanical properties of human lumbar spine motion segments. Part 1. Responses in flexion, extension, lateral bending and torsion. J Biomech Eng 1979; 101: 46–52.
141. Inman VT, Ralston HJ, Todd F. Human walking. Baltimore: Williams & Wilkins, 1981.
142. Lillich JS, Baxter DE. Common forefoot problems in runners. Foot Ankle 1986; 7: 145–151.
143. Hughes LY. Biomechanical analysis of the foot and ankle for predisposition to developing stress fractures. J Orthop Sports Phys Ther 1985; 3: 96–101.
144. Close JR. Some applications of the functional anatomy of the ankle joint. J Bone Joint Surg 1956; 38A(4): 761–781.
145. O'Donoghue DH. Impingement exostoses of the talus and tibia. J Bone Joint Surg 1957; 39A(4): 835–852.
146. Adelaar, RS, Dannelly EA, Meunier PA, Stelling FH, Calvard DF. A long-term study of triple arthrodesis in children (Proceedings of the American Academy of Orthopedic Surgeons). J Bone Joint Surg 1976; 58A: 724.
147. Outland T, Murphy ID. The pathomechanics of the peroneal spastic flatfoot. Clin Orthop 1963; 27: 64–73.
148. Engsberg JR, Allinger TL. A function of the talocalcaneal joint during running support. Foot Ankle 1990; 2: 93–96.
149. Sandoz R. Some physical mechanisms and effects of spinal adjustments. Ann Swiss Chirop Assoc 1976; 6: 91.
150. Mennell J. Joint Pain. Boston: Little Brown, 1964.
151. Rahlmann JF. Mechanisms of intervertebral joint fixation: a literature review. J Manipulative Physiol Ther 1987; 4: 177–187.
152. MacConail MA, Basmajian JV. Muscles and Movements: a Basis for Human Kinesiology. Baltimore: Williams & Wilkins, 1969.
153. Schafer RC, Faye LJ. Motion Palpation and Chiropractic Technique--Principles of Dynamic Chiropractic. Huntington Beach, CA: The Motion Palpation Institute, 1990.
154. Hammer WI. Functional Soft Tissue Examination and Treatment by Manual Methods. Gaithersburg, MD: Aspen Publishers, 1991.
155. Kaltenborn FM. Mobilization of the Extremity Joints. Oslo: Olaf Norlis Bokhandel, 1980.
156. Greenman PE. Principles of Manual Medicine. Baltimore: Williams and Wilkins, 1989.
157. Maitland GD. Peripheral Manipulation. London: Butterworths, 1977.
158. Condon SA, Hutton RS. Soleus muscle electromyographic activity and ankle dorsiflexion range of motion during four stretching procedures. Phys Ther 1987; 67: 24–30.
159. Moore MA, Hutton RS. Electromyographic investigation of muscle stretching techniques. Med Sci Sports Exercise 1980; 5: 322–329.
160. Prentice WE. A comparison of static stretching and p.n.f. stretching for improving hip joint flexibility. Athletic Training 1983; 1: 56–59.
161. Sady SP, Wortman M, Blanke D. Flexibility training: ballistic, static or proprioceptive neuromuscular facilitation. Arch Phys Med Rehabil 1982; 6: 261–263.
162. Tanigawa MC. Comparison of hold-relax procedure and passive mobilization on increasing muscle length. Phys Ther 1972; 7: 725–735.
163. Safran MR, Garrett WE, Seaber AV, Glisson RR, Ribbeck BM. The role of warm-up on muscular injury prevention. Am J Sports Med 1988; 16: 123–129.
164. Suzuki S, Hutton RS. Postcontractile motoneuron discharge produced by muscle afferent activation. Med Sci Sports Exercise 1976; 4: 258–264.
165. Eldred E, Hutton RS, Smith JL. Nature of persisting changes in afferent discharge from muscle following its contraction. Prog Brain Res 1976; 44: 157–171.
166. Moore JC. The golgi tendon organ: a review and update. Am J Occup Ther 1984; 4: 227–236.
167. Astrand PO, Rodahl K. The Textbook of Work Physiology. Ed 2. New York: McGraw-Hill, 1970.
168. Holt ND (referenced in Altar MJ). Science of Stretching. Champaign, IL: Human Kinetics Books, 1988: 89.
169. Stanish WD, Hubley-Kozey CL. Neurophysiology of stretching. In: D'Ambrosia RD, Drez D (eds). Prevention and Treatment of Running Injuries. Thorofare, NJ: Slack, 1989.
170. Godges JJ, MacRae H, Longdon C, Tinberg C, MacCrae P. The effects of two stretching procedures on hip range motion and gait economy. J Orthop Sports Phys Ther 1989; 9: 350–357.
171. Sapega AA, Quedenfeld TC, Moyer RA, Butler RA. Biophysical factors in range-of-motion exercise. Phys Sports Med 1981; 12: 57–65.
172. Kendall FP, Kendall McCreary E. Muscles, Testing and Function. Ed 3. Baltimore: Williams & Wilkins, 1983.
173. Bruckner J. Variations in the human subtalar joint. J Orthop Sports Phys Ther 1987; 8: 489–494.
174. Harris RI. Rigid valgus foot due to talocalcaneal bridge. J Bone Joint Surg 1955; 37A(l): 169–183.

175. Wagner FW. Personal communication. In: Bordelon RL. Surgical and Conservative Foot Care. Thorofare, NJ: Slack, 1988: 111.
176. Schoitz EH, Cyriax J. Manipulation: Past and Present. London: William Heinemann Medical Books, 1978.
177. Palmer DD. The Science, Art and Philosophy of Chiropractic. Portland, OR: Portland Publishing, 1910: 56.
178. Woo SL-Y, Matthews JV, Akeson WH, Amiel D, Convery FR. Connective tissue response to immobility: correlative study of biomechanical and biochemical measurements of normal and immobilized rabbit knees. Arthritis Rheum 1975; 18: 257–264.
179. Maitland GD. Vertebral Manipulation. London: Butterworths, 1986: 96, 107.
180. Good AB. Spinal joint blocking. J Manipulative Physiol Ther 1985; 8: 1–8.
181. Paris SV. Spinal manipulative therapy. Clin Orthop 1983; 179: 55–61.
182. Maitland GD. The hypothesis of adding compression when examining and treating synovial joints. J Orthop Sports Phys Ther 1980; 2(1): 7–14.
183. Newell SG, Woodle A. Cuboid syndrome. Phys Sports Med 1981; 9: 71–76.
184. Goodwin GM, McCloskey DL, Matthews PBC. The persistence of appreciable kinesthesia after paralyzing joint afferents but preserving muscle afferents. Brain Res 1972; 37: 326.
185. Netter F. The Nervous System. Part One. Anatomy and Physiology. West Caldwell, NJ: The CIBA Collection of Medical Illustrations, 1983: 1985.
186. Gowitzke BA, Milner M. Scientific Bases of Human Movement. Ed 3. Baltimore: Williams & Wilkins, 1988.
187. Hufschmidt HJ. Demonstration of autogenic inhibition and its significance in human voluntary movement. In: Granit R. (ed). Muscle Afferents and Motor Control. New York: John Wiley & Sons, 1966.
188. O'Connell AL, Gardner EB. Understanding the Scientific Bases of Human Movement. Baltimore: Williams & Wilkins, 1972.
189. Robbins SE, Gouw GJ, Hanna AM. Running-related injury prevention through innate impact-moderating behavior. Med Sci Sports Exercise 1989; 21(2): 130–139.
190. Bremner JM, Lawrence JS, Maill WE. Degenerative arthritis in a Jamaican rural population. Ann Rheum Dis 1968; 27: 326–332.
191. Lentell GL, Katzman LL, Walters MR. The relationship between muscle function and ankle stability. JOSPT 1990; 11(12): 605–611.
192. Anderson O, Grillner S. On the feedback control of the cat's hindlimb during locomotion. In Taylor A, Prochazka A (eds). Muscle Receptors and Movement. New York: Oxford University Press, 1982: 427–432.
193. Rowinski MJ. Afferent neurobiology of the joint. In: Gould JA, Davies GJ. (eds). Orthopaedic and Sports Physical Therapy. St. Louis: Mosby, 1985: 50–63.
194. Freeman M, Dean M, Hanham I. The etiology and prevention of functional instability of the foot. J Bone Joint Surg 1965; 47B: 678–685.
195. Billek Sawhney B, Whitney SL, Sawhney R. Assessment of static balance. In: Orthopaedic Section Poster Presentations at the 1991 Combined Sections Meeting. J Orthop Sports Phys Ther 1991; 13(5): 252.
196. Cyriax J. Textbook of Orthopaedic Medicine. Vol 2, Ed 11. London: Bailliäre-Tindall, 1984.
197. Carrick FR. Lecture notes from NYCC diplomate in neurology program. Nov. 1987.
198. Korr IM. Neurobiologic Mechanisms in Manipulative Therapy. New York: Plenum, 1978: 247.
199. Voss DE, Ionta MK, Myers BJ. Proprioceptive Neuromuscular Facilitation. Ed 3. Philadelphia: Harper & Row, 1985.
200. Liebenson C. Active muscular relaxation techniques. Part Two. Clinical application. JMPT 1990; 13(1): 5.
201. Cavanagh PR, Lafortune MA. Ground reaction forces in distance running. J Biomech 1980; 13: 397–406.
202. Cavanagh PR. The biomechanics of lower extremity action in distance running. Foot Ankle 1987; 197–216.
203. Harris RI, Beath T. Hypermobile flatfoot with short tendo achilles. J Bone Joint Surg 1948; 30A(1): 116–138.
204. Robbins SE, Hanna AM. Running-related injury prevention through barefoot adaptations. Med Sci Sports Exercise 1987; 19(2): 148–156.
205. Perry J. Anatomy and biomechanics of the hindfoot. Clin Orthop Related Res 1983; 177: 9–15.
206. Janda V. Muscles, central nervous motor regulation and back problems. In: Korr IM (ed). The Neurobiologic Mechanisms in Manipulative Therapy. New York: Plenum, 1978: 27–41.
207. LeBlanc A, Gogia P, Schneider V, Krebs J, Schonfeld E, Evans H. Calf muscle area and strength changes after five weeks of horizontal bed rest. Am J Sports Med 1988; 16: 624–629.
208. Gould N. Evaluation of hyperpronation and pes planus in adults. Clin Orthop Related Res 1983; 18: 37–45.
209. Cibulka M, Rose SJ, Delitta A, Sinacore D. A comparison of two treatments for hamstring strains. Phys Ther 1984; 64: 750.
210. Muckle DS. Associated factors in recurrent groin and hamstring injuries. Br J Sports Med 1982; 16: 37–39.
211. Lee DG. Tennis elbow: a manual therapist's perspective. J Orthop Sports Phys Ther 1986; 8: 134–142.
212. Alter J. Stretch and Strengthen. Boston: Houghton-Mifflin, 1986.
213. Aubrey BJ, Bernardone JJ, Connolly TJ. The prospective evaluation of invasive and non-invasive treatment protocols for plantar fasciitis. Rehabil Res Dev Prog Rep 1989; 50.
214. Seto JL, Brewster CE, Lombardo ST, Tibone JE. Rehabilitation of the knee after anterior cruciate ligament reconstruction. J Orthop Sports Phys Ther 1989; 11(1): 8–18.
215. Houk J, Henneman E. Response of golgi tendon organs to active contraction of the soleus muscle of the cat. J Neurophysiol 1967; 30: 466.
216. Vogler H. Biomechanics of talipes equinovalgus. J Am Podiatr Med Assoc 1987; 77(1): 21–28.
217. Bordelon RL. Hypermobile flatfoot in children. Clin Orthop Related Res 1983; 181: 7–14.
218. Olsen TR, Seidel M. The evolutionary basis of some clinical disorders of the human foot. A comparative survey of the living primates. Foot Ankle 1983; 3: 322–341.
219. Hutton WC, Dhanedran M. The mechanics of normal and hallux valgus feet—a quantitative study. Clin Orthop 1981;

157: 7–13.
220. Lee Dellon A. Deep peroneal nerve entrapment on the dorsum of the foot. Foot Ankle 1990; 11(2): 73–78.
221. Hicks JH. The mechanics of the foot. I. The joints. J Anat 1953; 87: 345.
222. Hice GA. Orthotic treatment of feet having a high oblique midtarsal joint axis. J Am Podiatry Assoc. 1984; 74(11): 577–582.
223. Bleck EE. Developmental orthopaedics. III. Toddlers. Dev Med Child Neurol 1982; 24: 533–555.
224. Staheli LT. Rotational problems of the lower extremity. Orthop Clin North Am 1987; 18(4): 503–512.
225. Fabry G, MacEwen GD, Shands AR. Torsion of the femur, a follow-up study in normal and abnormal conditions. J Bone Joint Surg 1973; 55A: 1726–1738.
226. Jay RM. In-toe secondary to medial tibial torsion. Foot and Leg Function. Deer Park, NY: Langer Biomechanics Group, 1989; 1(4): 8–14.
227. Swanson AB, Greene PW, Allis HD. Rotational deformities of the lower extremity in children and their clinical significance. Clin Orthop 1963; 27: 157–175.
228. MacConaill MA, Basmajian CJ. Muscles and Movements. Huntington, NY: Krieger, 1969.
229. Lilletuedt J, Kreighbaum E, Phillips RL. Analysis of selected alignment of the lower extremity as related to the shin splint syndrome. J Am Podiatr Med Assoc 1976; 69(3): 211–217.
230. Davenport J. The pathomechanics of the flatfoot deformity. Foot and Leg Function. Deer Park, NY: Langer Biomechanics Group, 1988; 1(1): 7.
231. Schoenhaus H. Torsional abnormalities in pediatrics. Foot and Leg Function. Deer Park, NY: Langer Biomechanics Group 1988; 1(1): 11.
232. Magee DJ. Orthopedic Physical Assessment. Philadelphia: Saunders, 1987: 252.
233. Fabry G, McEwen GD, Shands AR. Torsion of the femur: a follow-up study in normal and abnormal conditions. J Bone Joint Surg 1973; 55A: 1726.
234. Tax HR. Dangers posed to the hips of infants by counter splints used to treat internal rotation of the legs. J Am Podiatr Assoc 1975; 65(1): 54–56.
235. Alvik I. Increased anteversion of the femoral neck as the sole sign of dysplasia coxae. Acta Os 1960; 29: 301.
236. Staheli LT, Lippert F, Denotter P. Femoral anteversion and physical performance in adolescence and adult life. Clin Orthop 1977; 129: 213.
237. Sammarco GJ. The dancers hip. Clin Sports Med 1983; 2(3): 485–498.
238. Valmassy RL, Lipe L, Falconer R. Pediatric treatment modalities of the lower extremity. J Am Podiatr Med Assoc 1988; 78(2): 69–80.
239. Spencer A. Practical Podiatric Orthopedic Procedures. Cleveland, OH: Ohio College of Podiatric Medicine, 1978: 124.
240. Schoenhaus HD, Poss KD. The clinical and practical aspects in treating torsional problems in children. J Am Podiatr Assoc 1977; 67(9): 62.
241. Schuster RO. The effects of modern foot gear. J Am Podiatr Assoc 1978; 68(4): 235.
242. Tachdjian MO. Pediatric Orthopedics. Philadelphia: Saunders, 1972: 1463.
243. Gould N, Moreland M. Alvarez R, Trevino S, Fenwick J. Development of the child's arch. Foot Ankle 1989; 9(5): 241.
244. Isman RE, Inman VT. Anthropometric studies of the human foot and ankle. Bull Prosthet Res, Spring 1969.
245. Gould N. Positional anomalies and early patterns of gait. In: Gould JS: The Foot Book. Baltimore: Williams & Wilkins, 1988: 128.
246. Langer S. Genu valgum, obesity, pregnancy and losing control of pronation. The Langer Biomechanics Newsletter. Langer Biomechanics Group, Deer Park: New York, May 1987; 14: 24.
247. Inman VT. The Joints of the Ankle. Baltimore: Williams & Wilkins, 1975.
248. Adelaar RS, Williams RM, Gould JS. Congenital convex pes valgus: results of an early comprehensive release and a review of congenital vertical talus at Richmond Crippled Children's Hospital and the University of Alabama in Birmingham. Foot Ankle 1980; 1: 62.
249. McGillicuddy DM, Jones ET, Hensinger RN. The early treatment of talipes equinovarus with adhesive taping. Orthopedics 1980; 3: 33.
250. Gould N. Flatfoot: spastic. In: Gould JS. The Foot Book. Baltimore: Williams & Wilkins, 1988: 185.
251. Subotnick S. Foot injuries. In: Subotnick S (ed). Sports Medicine of the Lower Extremity. New York: Churchill Livingstone, 1989: 268.
252. Bordelon RL. Hypermobile flatfoot in children. Comprehension, evaluation and treatment. Clin Orthop Related Res 1983; 181: 7.

14. 補遺

本書の初版が1993年に刊行されてから，注目すべきいくつかの重要な論文が発表された．最も重要な論文はMcPoilsとCornwall[1,2]によるもので，これまで発表されてきた大多数のデータとは異なり，距骨下関節は立脚中期の間ほとんど完全に回内位を保っているとしている．彼らの観察にほとんど疑う余地がないことから，本書のグラフとテキストはこの新しい情報を採用することにした．

この情報のいくらか矛盾した支流は，何人かの研究者が示唆しているように，踵挙上の前に距骨下関節はその中立位を横切らないため，装具は中立位での圧排により作製してはならないということである．装具の後足部支柱（rearfoot post）は距骨下関節を中立位に保つべきであり，距骨下関節を立脚相の間回内位に保つため両平面に4°グラインドを付けるべきとするWeedら[3]の記載に，この情報はじかに矛盾している．第6章の「6．外在性後足部ポスト」（訳注：図6-10参照）で述べているように，Weed[3]らが記載した手技は適切な衝撃吸収に必要な距骨下関節の回内

位を許さないだけでなく，立脚相の間正常にみられる踵骨の外がえしと脛骨内転の正常な運動を妨げるために危険である．これらの連結動作はカイネティックチェーンでのさまざまな位置（とりわけ膝）で医原性障害をひきおこす可能性がある．

しかしながら，このことは中立位での圧排を見捨てるべきであるとは言っていない．可撓性のある前足部の変形を矯正する唯一の手法であり，最も安定した位置への足（すなわち，距骨下関節は最も調和した位置にあり，距骨頭は舟状骨臼蓋にしっかり固定されている）を臨床家にもたらすからである．

中立位での圧排による装具製作に関するきわめて重要な概念は，立脚相の間中足部を中立位に保つべきではないということである．中立位での陽性モデルは適切に作られた場合は内側アーチ領域に盛り修正を加える（典型的な場合は 1/4 インチの厚さのギプスを盛るが，中央足根部の可動域を許可するためには必要な厚さの盛り修正を加える）．内側アーチの高さを一定量低下させることにより，臨床家は踵接地期と立脚中期にみられる距骨内転と足趾屈曲の正確な距離をコントロールできる（すなわち，踵接地早期に足は中立位にあるため[4-6]，内側アーチの高さを低くすれば距骨は中立位よりも正確に回内できるからである）．この動作は適切な衝撃吸収——とりわけ足根関節の偏位により生ずるエネルギー蓄積とその後の放出を許すために不可欠である．最近の研究によれば，中足部と後足部のすべての関節，距舟関節は荷重時に最も著明な変化——すなわち，距舟関節は平均 9.4° 動くのに対して，距腿関節は 5.2°，距骨下関節は 4.4° しか動かない[7]——を示すため，距骨頭を正確にコントロールすることはきわめて重要である．さらに，最近 O'Malley ら[8]が述べているように，「距舟関節は距骨下関節と踵立方関節を著明にコントロールする」からである．このことは距舟関節固定はこれら関節を結びつけるために距骨下関節の可動域を著明に制限するという Mann[9] の観察とも整合性をもっている．

中足根関節の適切な運動を許すために，距骨下関節を中立位から少なくとも 6°〜8° 回内するように装具を製作すべきである．このことは後足部の内反度に距骨下関節内反と下腿内反を加え，そこから 6°〜8° 減らすことにより達成される（p.203 参照）．後足部の内反が 6° 以下の場合は，装具は 0° に設定し，それ以上の回内は装具のシェルで調整するべきである．この製作手技により踵接地早期にみられる中立位からの距舟関節と距骨下関節回内運動ができる装具を臨床家はデザインすることができる．もし中立位で採型したとしても，装具は過度の回内運動をブロックし中央足根関節の偏位と衝撃吸収に必要な可動域を許すため足をこの位置に保てない．

踵挙上時に距骨下関節が回内するという研究に関する非常に重要な事項は，これらはいずれも二次元画像撮影によるものである．これらの手法は踵接地期と立脚中期にみられる関節の相互作用を正確に評価できるとしても，推進期に生ずる動作は把握できない．幸運なことには，踵挙上後に生ずる関節動作を評価する際の技術的問題は，より進歩した三次元画像撮影により解決された．Nigg ら[4]によれば，「距骨下関節は立脚中期に回内するが推進期には中立位から約 10° 回外する」ことを明らかにした．このことは Hicks[10] が提唱する足底筋膜の巻き上げ機構効果と一致するものである．Nigg ら[4] の仕事の最も驚くべき観察によれば，「立脚期に生ずる後足部の運動はアーチ高と相関しない（アーチが低い者はわずかな回内のみであるのに対して，アーチが高い者の多くは高度に回内する）」ことと，「踵骨外がえしから脛骨内旋への移動はアーチ高が増えるにつれて増加する」ことである．このことは凹足の患者が膝や股関節の問題をしばしば抱えていることを説明するものである．Sommer ら[11]も同様な手法を用いて，足関節外側靱帯を切離すると踵骨外がえしから脛骨内旋への移動は増加するが，三角靱帯を切除してもこれらの動作の移動は減少することを示した．

距骨下関節は中立位から回外するという Nigg ら[4] の観察は，他の三次元評価[5]とも一致しているが，推進期に距骨下関節が回内しつづけるとする三次元研究[12]とは対立している．最近 Siegal ら[13] は新しい三次元評価を開発し，立脚期における後足部の位置がヒトの足のタイプに依存することを発見した．すなわち，代償されない後足部内反タイプは踵内がえしで接地し，後足と下腿の決められた軸位まで少し回内してから推進期におよそ 5° 回外する．このことは，後足部と下腿の決められた軸位で踵接地し，踵接地から立脚中期の間に著しく回内する高度回内足と対比している．このタイプの足は推進期に回外しはじめるが，中立位より 5° 以上になることはない．

Siegal ら[13] の研究は，個人の下肢骨格アライメントパターン（たとえば，後足部内反，脛骨の外側ねじれなど）と特定の関節（とりわけ第 1 趾列，距舟関節および距骨下関節）での可動域により分類した三次元評価が必要なことを強調している．

装具製作は足の骨格アライメントのみで決定してはならない．骨格アライメント，強度，可撓性と関節可動域を含むカイネティックチェーンに沿った完全な構造評価に基づいて決定されるべきである．McPoilとHunt[14]によれば，「距骨下関節と前足部アライメントの限られた評価に基づいた装具処方は，足部損傷の評価と治療の基礎になる"軟部組織のストレス・モデル"をもたらす」としている．このストレス・モデルはストレスをうけた特定組織の同定・損傷に関与する要素の評価，および，もし症状が生体工学的問題によるものであるならば組織に加わるストレスを減少させる治療法に関する管理計画を立てることができる．これは可撓性を高める軟部組織手技を用いた活動の修正，治癒を加速させる手法および筋力と耐久性を高める訓練により達成される．もし過度の回内がある場合は，靴の修正，アーチサポートやペーストイン手技の使用（訳注：図6-23参照），さらに，もし必要ならば機能的装具の使用により対応する．McPoilとHunt[14]は「足装具は治療全体を強調するのではなく治療の小さな部分であるべきだ」としている[14]．

下肢バイオメカニクスに関して最もよく研究された領域は，おそらくさまざまな測定手法の再現性であろう．荷重時の足アライメントと可動性の測定は非荷重時の測定よりもやりやすく，一定したデータが得られることが最近証明されている[15]．たとえば，立位での距骨下関節の中立位[15]，立位での足角度[16]，舟状骨落下試験[15]，内側距舟突起[17]，静的踵骨立脚位置[15]および単脚立位での後足-下腿角度[18]の間にはきわめて再現性が高いことをさまざまな研究者が発表している（単脚立位での後足部-下腿角度は，歩行時の最大後足部外がえし角度を示すことからきわめて重要である[2]）．

このことは非荷重時の測定を放棄すべきであると言っているのではない．経験を積んだ臨床家は一定の許容範囲内で信頼性をもった非荷重時の中立位での距骨下関節位置を決定できることをDiamondら[19]*が証明した．一方，Smith-OricchioとHarris[18]もこの角度に中等度の評価者間信頼性があることを見出した．非荷重時の中立位での距骨下関節位置の定量的測定結果に一定の許容範囲内で信頼性があることをSommerとVallentyne[16]は発見した（過去に内側脛骨ストレス症候群をうけたものと内側距骨下内反の間）．AstromとArvidson[19]によれば，経験豊かな検者はきわめ

て信頼性の高い非荷重時での計測ができることを示した（たとえば，ICC averaging.91）．

このことはしかし，非荷重時の測定はすべて価値があるというわけでもない．経験を積んだ臨床家と経験に乏しい者いずれもが非荷重時の距骨下関節の内がえし・外がえしを正確に測定できなかった[18,20,21]．このため非荷重時の測定は避けるべきである（さらにLattanzaら[22]は，距骨下関節運動の非荷重時での測定は荷重時にみられる可動域を反映していないということを決定的に証明した）．

Garbalosaら[23]は，非荷重時の距骨下関節の内がえし・外がえしを測定し，非常に高い測定者間の相関があったとしてこの測定法を推奨している．残念なことにはこれまでの発表者[18,20,21]とは異なり，Garbalosaら[23]は繰り返した測定での下腿-後足二等分線を消さなかった．この理由により非常に高い相関があったとする彼らの結論は無価値であると考えられる．

最後の話題は前足部内反変形がどのくらいあるかということである．文献によればこの頻度は8～87％まで非常に幅がある．この不一致は，前足部内反ポストの付いた中立位前足部に対する不適切な治療が推進時での第1趾列底屈を阻害することによる第1中足趾節関節の医原性損傷をおこす可能性があることからきわめて重要である（図2-20参照）．

テキストに述べたように，前足部内反変形がこんなに多いという理由はこの機能的な変形を十分とらえていないこと（たとえば，機能的に背屈する第1趾列は誤って前足部内反変形とみなされる）と，また非荷重時の距骨下関節の内がえし・外がえし測定による時代遅れの中立位決定法[24]のためである．

すでに議論したように，これらの測定法はきわめて信頼性が低く，もしたとえ高いとしてもRootら[24]が述べた理想的な内がえし・外がえし比が2：1ということは滅多にない．たとえば，距骨下関節の内がえし・外がえし比を触診による中立位測定と比較したAstromとArvidson[19]の最近の報告によれば，この比が2.8：1であった．距骨下関節を中立位に保ち内がえしと外がえしを最大にしたときの脛骨下関節面と，踵骨上面に平行な線を断層撮影で測定したBailey[25]らの論文は，距骨下関節可動域と触診による中立位の評価に関して最も詳細なものである．踵骨を最も外がえしした位置から32.3％内がえししたときの距骨下関節中立位での内がえし・外がえし比が19：1から1：2.3と幅があることを彼らは見出した．Rootら[24]が提唱した

---

*第4章の文献19

2：1という比を支持する者がほとんどいないことから，Bailey[25]らは距骨下関節中立位を決めるための可動域法は無価値であると結論づけた．

2：1という比を見捨てる別の根拠として，最近のNiggら[26]の仕事は，内がえし・外がえし比は男女，時間の経過によっても変化することを見出した．すなわち，女性の外がえし運動は年齢により変化し，若い女性（20～39歳）では平均17.2°，高齢者（70～79歳）では平均11.5°であった．

言うまでもないことだが，こんなに個人差があるということは理想的な内がえし・外がえし比が2：1という説が否定され，この説に基づいた手技は見捨てねばならない．

終わりにあたって，下肢のバイオメカニクスに関する科学論文の質は急速に増加しているが，まだまだ研究すべき点が多々残されていることは明らかである．立脚相でのシャンク回転を評価するための最も正確なin-office方法を同定することに加え，未来の研究は，患者の満足度・運動（特に距舟関節）制御能力・免荷・半免荷・完全荷重時での採型により作成された装具の変換率（return rate）の差をきちんと評価することにより，さまざまな採型手技の論議を解決することが可能になるだろう．他の重要なプロジェクトは，さまざまな足型の三次元評価に基づき，装具・筋力強化訓練・シューギア・歩行の変更など，さまざまな保存療法により関節の相互作用がどのように変更されるかを明らかにすることである．高校生や大学生の多数のスポーツ選手を骨格アライメント・可動域に応じて分類し数年間追跡調査を行って，ある種のアライメントパターンが特定の損傷をもたらすかどうか（たとえば，このテキストに記載されているさまざまな足型の「古典的な徴候と症状」が実際におこるのか）を決めることも興味のあるテーマである．この研究は損傷予防用装具の効率を評価するために予防的装具介入をうけた人間により達成されるであろう．現在うけ入れられている多くの考えを注意深く評価することによってのみ，よりよい評価法と治療法が解明されるであろう．

● 補遺文献

1) McPoil T, Cornwall, MW. Relationship between neutral subtalar joint position and the pattern of rearfoot motion during walking. Foot Ankle Int 1994; 15 (3): 141-145.

2) McPoil T, Cornwall MW. Relationship between three static angles of the rearfoot and the pattern of rearfoot motion during walking. J Orthop Sports Phys Ther 1996; 23(6): 370-375.

3) Weed JH, Ratliff FD, Ross SA. Biplanar grind for rearfoot posts on functional orthoses. J Am Podiatr Assoc 1978; 69(1): 35.

4) Nigg, BM, Cole GK, Nachbauer W. Effects of arch height of the foot on angular motion of the lower extremities in running. J Biomechanics 1993; 26(8): 909-916.

5) Areblad M, Nigg BM, Ekstand, J. Olsson I, Ekstrom H. Three dimensional measurements of rearfoot motion during running. J Biomechanics 1990; 23(9): 933-940.

6) Soutas-Little RW, Beavis GC, Verstraete MC, Markus, TL. Analysis of foot motion during running using a joint coordinate system. Med Sci Sports Exercise 1987; 19(3): 285-293.

7) Kitaoka HB, Lunenberg A, Ping Luo Z, An KN. Kinematics of the normal arch of the foot and ankle under physiologic loading. Foot Ankle Int 1995; 16(8): 492-499.

8) O'Malley MJ, Deland JT, Lee KT. Selective hindfoot arthrodesis for the treatment of adult acquired flatfoot deformity: an in vitro study. Foot Ankle Int 1995; 16(7): 411-417.

9) Mann RA. Flatfoot in adults. In: Surgery of the Foot and Ankle, Ed 2. Mann RA, Coughlin M (eds.), St. Louis: Plenum, 1992: 757-784.

10) Hicks JH. The mechanics of the foot II. The plantar aponeurosis and the arch. J Anatomy 1954; 88:23-31.

11) Sommer C, Hinterman B, Nigg BM, vanderBogart A. Influence of ankle ligaments on tibial rotation: an in vitro study. Foot Ankle Int 1996; 17(2): 79-84.

12) Engsberg JR, Andrews JG. Kinematic analysis of the talocalcaneal/talocrural joint during running. Med Sci Sports Exercise 1987; 19(3): 275-284.

13) Siegal KL, Kepple TM, O'Connell PG, Gerber LH, Stanhope SJ. A technique to evaluate foot function during stance phase of gait. Foot Ankle Int 1995; 16(12) 764-770.

14) McPoil TG, Hunt GC. Evaluation and management of foot and ankle disorders: present problems and future directions. J Orthop Sports Phys Ther 1996; 21(6): 381-388.

15) Sell KE, Verity TM, Warrell TW, Pease BJ, Wigglesworth J. Two measurement techniques for assessing subtalar joint position: a reliability study. J Orthop Sports Phys Ther 1994; 19(3): 162-167.

16) Sommer HM, Vallentyne SW. Effect of foot posture on the incidence of medial tibial stress syndrome. Med Sci Sports Exercise 1995; 27(6): 800-804.

17) Jonson SR, Gross MT. Intraexaminer reliability, interexaminer reliability and normal values for nine lower extremity skeletal measures. J Orthop Sports Phys Ther 1996; 23(1): 70-71.

18) Smith-Oricchio K, Harris BA. Interrater reliability of subtalar neutral, calcaneal inversion and eversion. J Orthop Sports Phys Ther 1990; 12(1): 10-15.

19) Astrom M, Arvidson T. Alignment and joint motion in the normal foot. J Orthop Sports Phys Ther 1995; 22(5): 216-222.

20) Baumhauer JF, Alosa DM, Renstrom PA, Trevino S, Beynnon B. A prospective study of ankle injury risk factors. Am J Sports Med 1995; 23(5): 564-570.

21) Picciano AM, Rowlands MS, Worrell T. Reliability of open and closed kinetic chain subtalar joint neutral positions and navicular drop test. J Orthop Sports Phys Ther 1993; 18(4): 553-558.

22) Lattanza L, Gray G, Kanther R. Closed versus open kinematic chain measurements of subtalar joint eversion: implications for clinical practice. J Orthop Sports Phys Ther 1988: 9(9):310.

23) Garbalosa JC, McClure, MH, Catlin PA, Wooden M: The frontal plane relationship of the forefoot to the rearfoot in an asymptomatic population. J Orthop Sports Phys Ther 1994; 20: 200-206.

24) Root ML, Orien WR, Weed JM. Biomechanical Examination of the Foot, Vol. 1. Los Angeles: Clinical Biomechanics, 1971.

25) Bailey DS, Perillo JT, Foremann M. Subtalar joint neutral: a study using tomography. J Am Podiatr Med Assoc 1984; 74: 59-64.

26) Nigg BM, Fisher V, Allinger TL, Ronsky JR, Engsberg JR: Range of motion of the foot as a function of age. Foot Ankle 1992; 13: 336-343.

第4章 生体工学的検査

はじめに

　生体工学的異常を効果的に管理するためには，さまざまな角度関係，可動域および動的相互作用を注意深く測定して記録することによる全体的な運動学的評価が要求される．不適切な測定手技は誤った治療法をもたらすので，臨床家は検査が正確で再現性のある結果をもたらすように十分な知識をもつべきである．本章では背臥位，腹臥位，立位および動的な評価に分かれる生体工学的検査について触れることにしよう．

1．背臥位での検査

　この検査はさまざまな下肢関節を触診した運動から始める．関節機能不全の存在があれば記載し，固定があれば穏やかな授動を加える．被験者をリラックスさせると測定に悪影響を与える機能的変形を減少させる．趾を底屈させ背側中足骨頭の位置を記載してから中足骨の相対的長さを決定する．次に標準的な角度計またはトラクトグラフを用いて母趾の背屈可動域を測定する（図 4-1）．母趾背屈可動域減少と足底腱膜痛の間にはっきりした相関がみられることは興味深い[2]．

　母趾の背屈可動域を記載後に第 1 中足骨頭の位置と第 1 趾列の可動域を測定する（図 3-68 参照）．この際，中足根関節長軸周りの前足部内がえしの可動域を評価する（図 4-2）．

　角度計の一方の腕を腓骨に平行に置き，反対の腕を足底外側に平行にして足関節背屈可動域を測定する（図 4-3）．この測定は，腓骨筋とヒラメ筋の拘縮を鑑別するため膝を伸展させた状態および屈曲させた状態で行う．測定時に著明な筋緊張がある場合は，数回保持・弛緩ストレッチを加えてから評価する．これにより歩行時の足関節背屈可動域がより正確に記録される．

　足関節背屈可動域制限は中足根関節代償による二次的な損傷をもたらすが，Blake[4] は「過度の足関節背屈（たとえば，膝伸展時に 15°以上，膝屈曲時に 20°以上）は不適切な筋固定による二次的な損傷をもたらす」と述べており，このような場合の治療はストレッチでなく筋力強化訓練を推奨している．同様な理由で，過度の足関節背屈可動域は可撓性のある前脛骨筋がもたらす不適切な筋固定による二次的な損傷の原因になりうる[5]．Messier と Pittala[5] は「60°以上の足関節底屈が足底腱膜痛をおこす決定因子になる」と述べている．

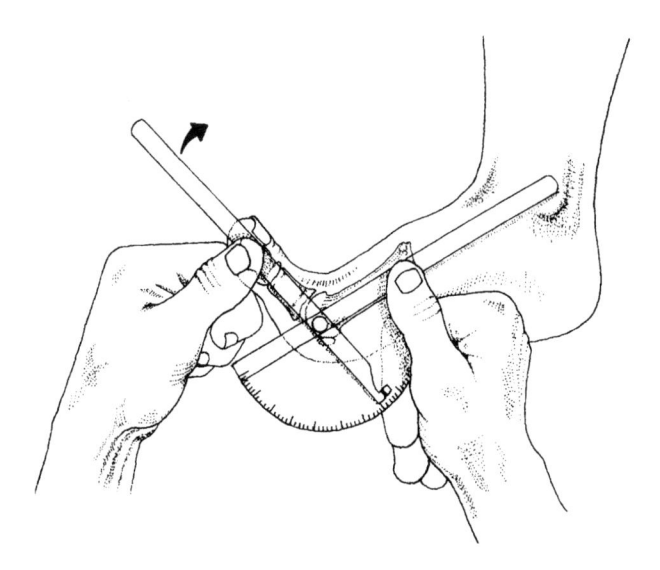

図 4-1　角度計による母趾背屈可動域の測定　第 1 中足趾節関節が損傷されていなければ，母趾底屈可動域は痕跡的な機能であり歩行の目的に寄与しないので測定する必要はない[1]．

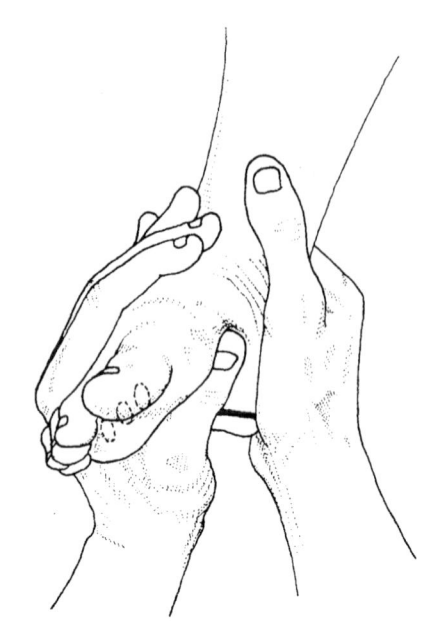

図 4-2 中足根関節長軸周りの前足部内がえしの可動域測定
検者は足を中立位に置き，片手で踵を固定し他の手で前足部を内がえしさせる．第2～4中足骨頭と足底ヒールの関係を記載する．残念なことには，第1趾列と中足根関節運動を定量的に行う方法は比較的不正確であり，もっと改良すべきである[3]．最近Klaveら[23]は，第2中足骨よりも第1趾列が9.3 mm高く，背屈する場合には外反母趾痛を生じやすい（無症状群では5.3 mmであった）ことを述べている．

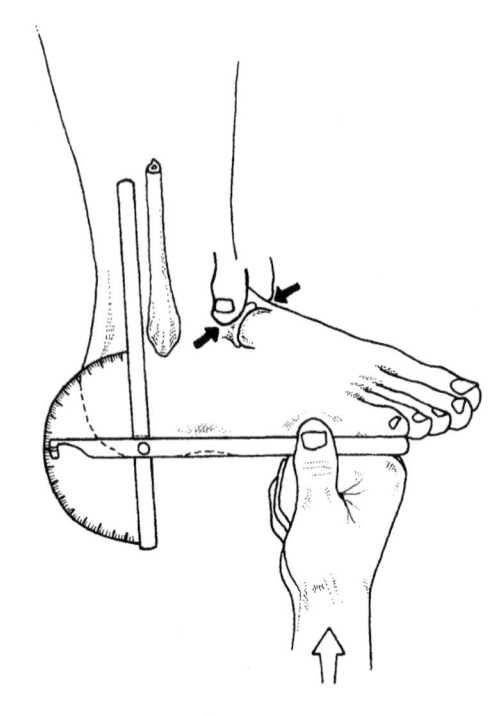

図 4-3 足関節背屈の測定 中足根関節の代償を阻止する距舟状関節適合性が維持されている場合には，前足部を最大背屈位にして角度を測定する．

　構造的脚長差は，アリス試験（図3-107参照）と，上前腸骨稜から内果までの距離測定により評価すべきである．機能的脚長差を除外するために，必要ならばこれらの計測前に各種徒手手技を用いるべきである．構造的脚長差を機能的脚長差から正確に鑑別するために，事前に一連の治療法と家庭でのストレッチが必要になる場合がある．
　脛骨捻転角は大腿骨顆部を前額面に置き，両側内果までの距離測定により評価される（図4-4）．
　その後，大腿骨内旋および外旋可動域を記録する．下肢がまっすぐで大腿骨外旋可動域が制限されているときには，股関節を屈曲させて測定を繰り返す．前股関節包の拘縮があると外旋可動域が減少するが，股関節屈曲により可動域は著明に増加する（屈曲はBigelowのY靱帯に加わる緊張を減少させる）．また膝の損傷がある場合は，膝をさまざまな位置に屈曲させて大腿脛骨回旋可動域を評価する．距骨下関節が過度に回内されていると，膝拘束靱帯が弛緩してとりわけ膝屈曲0°～30°のときに回旋可動域が増加する[6]．

　次に膝の屈伸可動域を記録する．反張膝はしばしば足関節尖足を合併する．また膝の屈曲拘縮はしばしば足関節過度背屈による二次的なアキレス腱炎と足底腱膜痛をもたらす．ハムストリングスの緊張は股関節をさまざまに内外旋させた状態での下肢伸展挙上テストにより評価される．内側ハムストリングスの緊張は股関節外旋時に，一方，大腿二頭筋の緊張は股関節内旋時に，それぞれ下肢伸展挙上テストを減少させる．すでに説明したように，このような拘縮はうちわまたはそとわ歩行パターンをもたらす可能性がある．
　背臥位での最終検査は，筋力の徒手評価を含むべきである．

2．腹臥位での検査

　被験者を腹臥位にして踵骨後面が前額面にくるように下肢を回旋させる（反対側の骨盤の下に巻いたタオルを置くとよい）．内果と外果の後面をはさみ，両点を結ぶ線に垂直

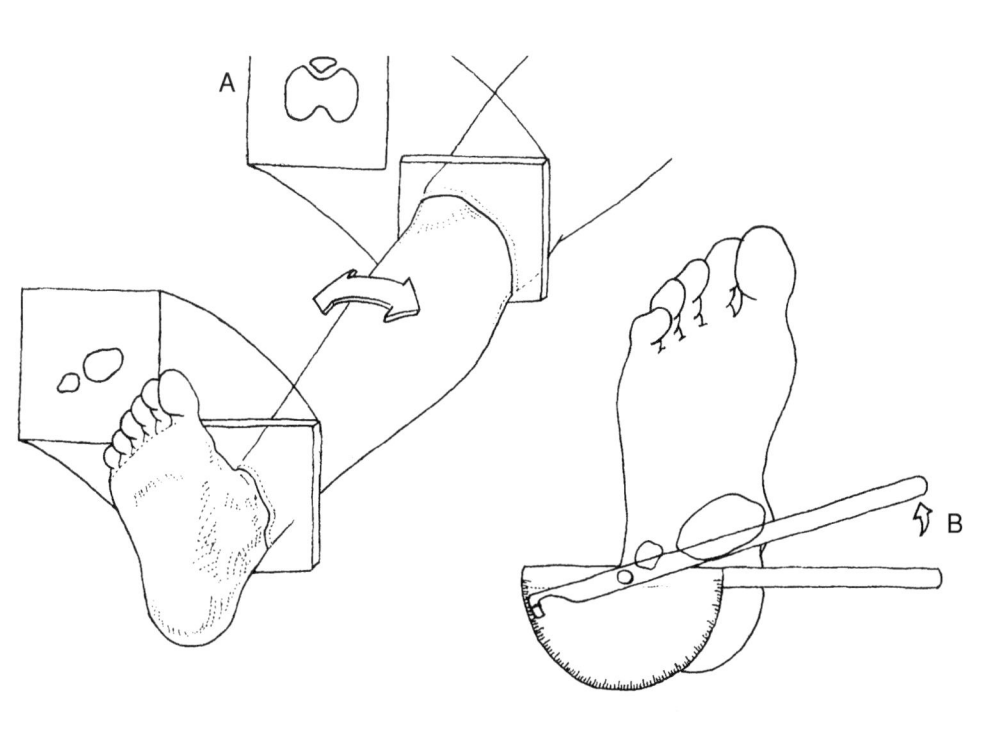

図4-4 脛骨捻転角の測定 大腿骨後方顆部が診察台に平行になるまで下腿を回旋させる(**A**). 検者は顆部が適切な位置にきたことを確認してから被験者の膝を少し曲げる. 大腿骨後方顆部が診察台に平行になったときに膝はまっすぐになる. 角度計を用いて両側内果の位置を測定する(**B**).

な線を描いて踵骨を二等分する(図4-5). 足底の皮膚輪郭を踵骨二等分線の基準に用いてはならない. 慢性的に回内した足では足底踵が変形するので, この部位の皮膚は足底果部に対して内がえししているように見えるためである (後足部が慢性的に回外している場合はこの限りではない).

踵骨の内外面を基準に用いた二等分線は標準的実線になっているが, この実線は脂肪パッドのサイズまたは皮膚の厚さが足底顆部の触診による踵骨分割を否定する場合にのみ考慮される. 踵骨後部の輪郭はたいてい台形になっているので, 踵骨の内外面の分割は足底果部の垂直線から逸脱した線をもたらす (図4-6). 距骨下関節の立脚期での運動を決定するのは果部の位置であるため, 果部は常に基準点になるべきである. もし踵骨の内外面を用いる場合には, 骨性変形(たとえば, ハグルンド変形や踵骨の形態異常)は無視すべきである.

踵骨二等分線の適切なマーキングは, 正しい評価と治療にとって必要不可欠であることを強調しすぎることはない. 不適切な二等分線は後足部および前足部計測で誤差をもたらす可能性があるからである. たとえば, 踵骨内外輪郭(点線)を基準に用いた図4-6に示す後足部二等分線は距骨下関節内反・前足部外反変形のような印象を与えるが, 真の二等分線(実線)は前足部と後足部が中立位にあ

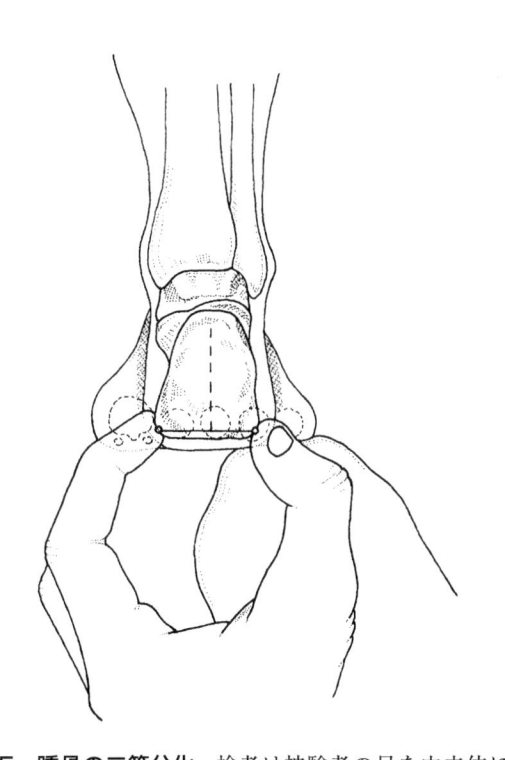

図4-5 踵骨の二等分化 検者は被験者の足を中立位に維持しながら踵骨内果と外果とを結ぶ線(実線)を二等分し, 次いでこの線に垂直な線(点線)を被験者のヒールに描く. 検者は椅子に座り, 外側列をロックした位置に維持したまま別の手を自由にして膝を用いて第4・5中足骨頭を圧迫する. 手の圧迫から膝の圧迫への移行は滑らかであり, 前足部と後足部の関係に変化はみられない.

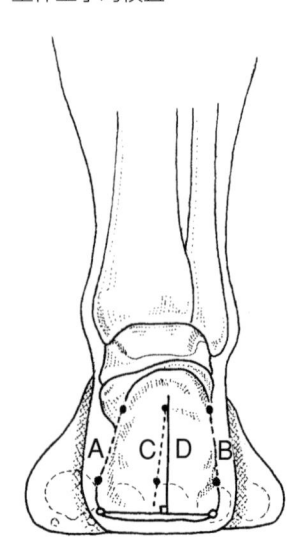

図 4-6 踵骨内外面を参照に用いると(A, B), 通常は真の二等分実線(D)に比べて内がえしでの踵の二等分点線(C)になってしまう

ることをはっきり示している.

　踵骨のマーキング後に下腿末端1/3を二等分する. 踵骨後部と下腿末端のアライメントを計測する（図4-7）. Rootら[7]は「距骨下関節の中立位はその全可動域を記載して完全に回内した位置から1/3の位置で踵骨二等分を行うことで決定される」と述べているが, この手技は距骨下関節可動域の偏位が大きすぎるために現在は見捨てられている.

　たいていの臨床家は, 被験者を腹臥位にして距骨下関節外がえしの可動域を測定することを推奨しているが, 最近の研究によれば非荷重時での距骨下関節外がえしの可動域測定は価値がないとされている[8]. このため非代償性足部を評価するときに役立つこれらの計測は静的立脚期に行うべきである（Lattanzaら[9]は「荷重位置での距骨下関節外がえしは37％増加した」と述べている）.

　距骨下関節アライメント記録後に前足部・後足部の関係を測定する（図4-8）. これらの測定には測定する腕と足底前足部・後足部のさまざまな関係を観察しなければならないが, 未経験の臨床家ですら高度の適合性をもった測定が可能である. KayeとSorno[10]は「5人の計測者のうち4人が前足部の関係を1°以内の誤差で正確に測定できた」としている.

　前足部計測に関する重要点として, 検者が前足部内反変形を見出す頻度があげられる. この変形は人口の9％以下に存在するとされているが[11], 多くの熟達した臨床家は「患

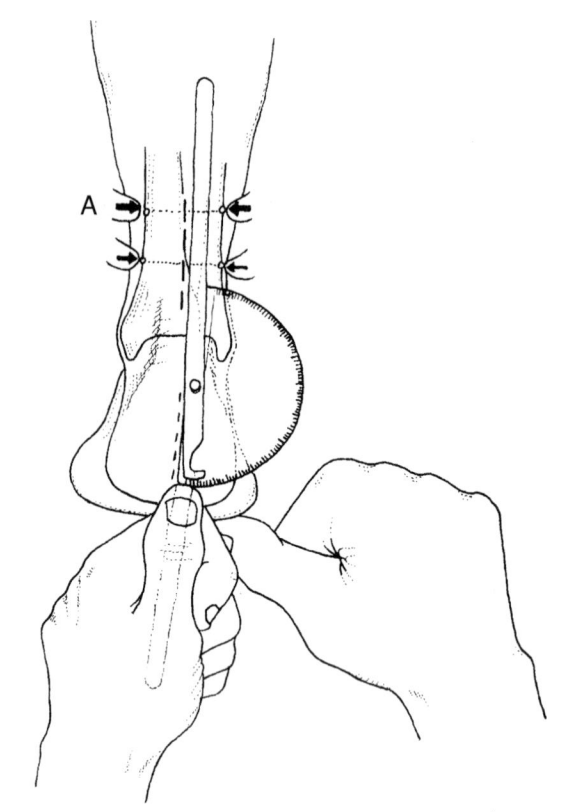

図 4-7 中立位での距骨下関節アライメントの測定　まず下腿の二等分から始める. 両果近位での脛骨と腓骨の3インチ部位（**A**）を最初に触診し, 次いで二等分する. 内果と外果を使用せず不均一な筋膨隆とアキレス腱は無視する. 足の長軸を床に垂直に位置させ, 足を中立位に保持したまま距骨下関節内反角度を測定する. この角度は脛腓内反角に比べるとかなり小さいので, その重要性はしばしば過大評価されることを強調すべきである.

　その他の重要な考慮点として, いくつかの研究[24,25]ではこの計測の評価者内信頼性が低いことが証明されている. この計測の矛盾は, ほとんどいつも下腿の二等分にともなう困難性に関連している. すなわち, 足を床に垂直に置けないこと, 太った対象者の下腿を二等分することの困難性はしばしば再現性がない二等分線をもたらす. しかしながらこれらの問題は, 熟練した検者では高い評価者間[26]および評価者内信頼性[27]を示すところから, 実践により最小化される可能性がある（たとえば, 太った対象者の評価時に, 末端脛骨のとりわけまっすぐな部分に平行な線を引いて下腿を二等分することがときどき必要になる）. 中立位での距骨下関節アライメントの簡単な定量的測定（すなわち, 距骨下関節が内反しているか外反しているかを記録する）では, 内反変形と脛骨疲労症候群の既往歴の間に十分うけ入れられる評価者内信頼性があることが最近証明されている[28]. さらに, Powersら[29]は「距骨下関節内反変形（非荷重時での測定）のある者は対照群に比べ膝蓋後部の疼痛を生ずる率が高い」ことを証明している. これらの研究者は, この測定時に十分高いレベルの評価者内信頼性があることを証明した.

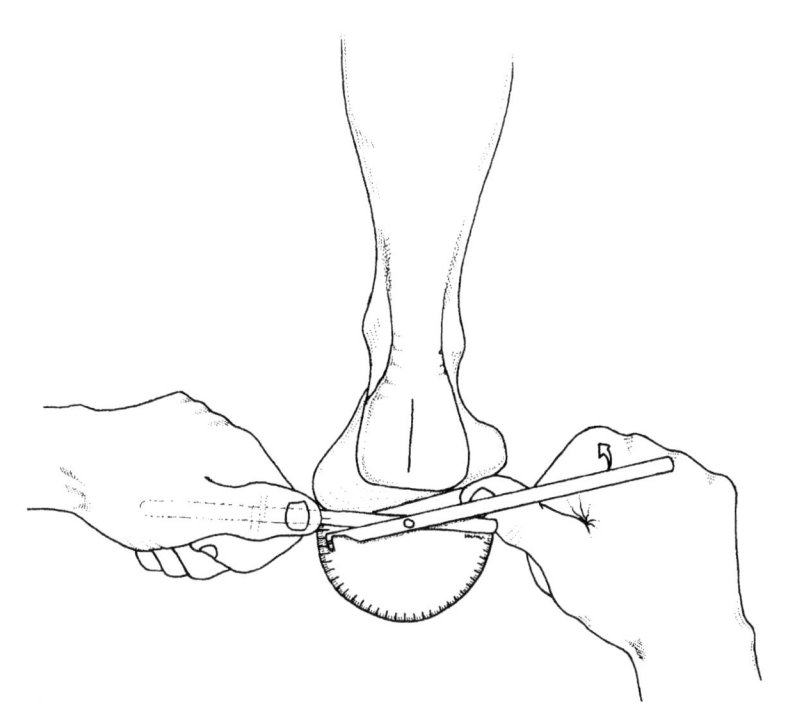

図 4-8 前足部アライメントの測定
足を中立位に保持し，角度計の一方の腕を底屈した前足部に平行に置き，他方の腕は踵骨二等分線に垂直に置く．

者の80％に存在する」と述べている．Burns[12]はこのことの可能な説明として次のように述べている．「たいていの臨床家は回内した足を見て前足部内反が最も可能性の高い原因であると考える．この前提条件が頭にあるので容易に前足部内反を見出すのである」．

前足部内反変形の不正確な測定はさまざまな検査の誤差によるものであろう．最も多い誤りは，通常足を中立位にしたまま第4・5中足骨頭の不適切な荷重によるか，または後部踵骨の誤ったマーキングによるものである．すなわち，後者ではヒール二等分の際に踵骨の外側面に平行な線を用いるが，この線は真の二等分線ではなく外がえしされたものである．さらにRootら[7]が記載した距骨下関節中立位の決定法は，距骨下関節の内がえし・外がえしの比は理想的な2：1ではなく4：1になることが多いので，誤った前足部内反計測をもたらしやすい．このため距骨下関節を回外位にして前足部・後足部の関係を計測することになる．中足根関節軸の平行性が減少するため誤った前足部内反測定をもたらす（図4-9）．

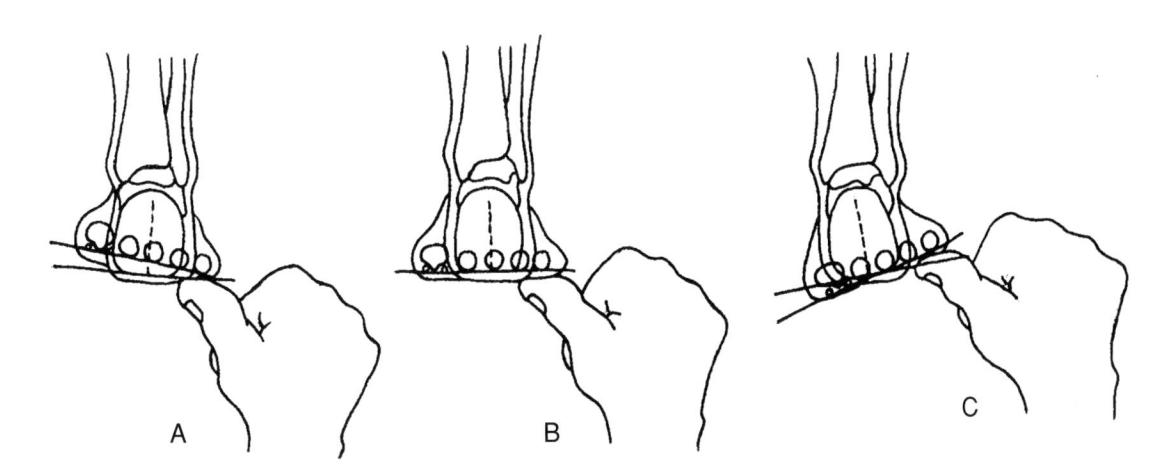

図 4-9 中足根関節運動の可動域 距骨下関節の位置に依存するため，距骨下関節回外位での前足部・後足部の関係の測定は誤った前足部内反（**A**）を，また距骨下関節回内位での前足部・後足部の関係の測定は誤った前足部外反の測定をもたらす（**C**）．

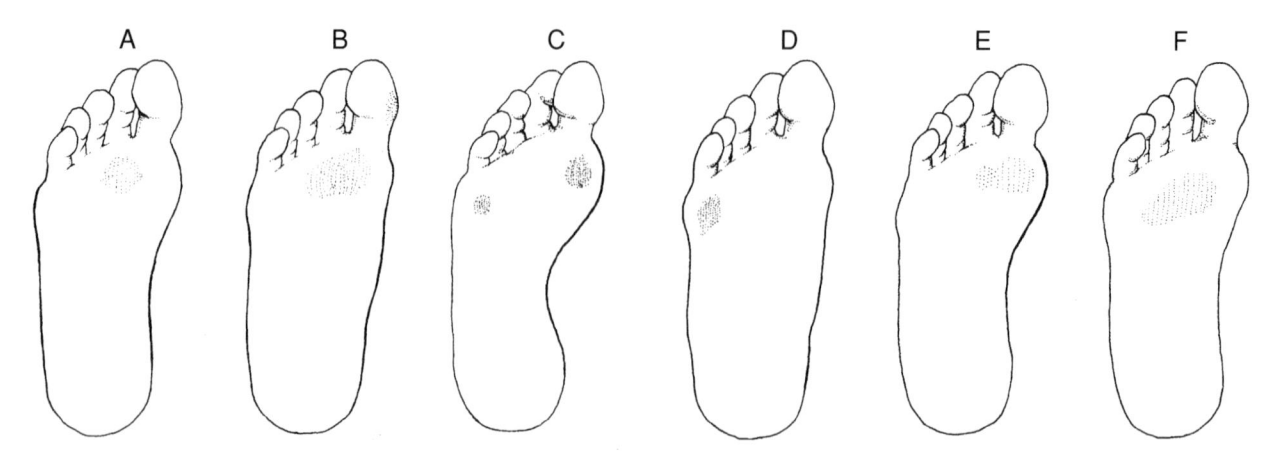

図4-10 足底での魚の目のパターン これらのパターンは，**A**：代償性後足部内反，**B**：代償性前足部内反，**C**：強剛性第1趾列底屈，**D**：非代償性後足部・前足部内反，**E**：可撓性第1趾列底屈，**F**：代償性尖足変形，である．

誤った前足部内反計測をもたらすその他の原因には，第1趾列背屈の存在と機能的な前足部内反変形があげられる．第1中足骨頭の位置が疑わしい場合は，第2～4中足骨頭を基準にすべきである．また前足部・後足部の関係を測定する前に，疑わしい機能的前足部内反に強力な授動術を加えるべきである．

前足部を中立位に保ったまま中足骨のアライメントと第1趾列の背屈底屈可動域を記録する．膝を90°屈曲させ股関節を最大内外旋しながら脛骨の位置を観察すれば，股関節の可動域は容易に評価できる．下肢をまっすぐにして股関節の屈伸可動域をチェックする．股関節伸展の評価時に一方の手を仙骨に置いて，伸展運動が股関節からきたものであり代償的な仙腸関節や脊椎の伸展によるものでないことを確認すべきである．疑わしい脚長差はきちんと評価し，適応があれば特定の筋の拘縮や筋力低下の有無をチェックすべきである．

腹臥位検査の最後に足底の魚の目パターンを念入りにチェックする．これらのパターンは立脚期での歪み力と圧縮力に関するきわめて重要な情報を提供するからである（図4-10）．

3．立位での検査

被験者を起立させて荷重時および非荷重時での内側縦アーチの形状を記録する．この情報はさまざまな足のタイプを確認するのに有用である．たとえば，前足部内反変形の患者は荷重時および非荷重時両方の内側縦アーチの消失がみられるし，強剛性第1趾列底屈は典型的に荷重時および非荷重時の両方で内側縦アーチが高くなっている．アーチ高の評価に関する評価者内信頼性は低いが[13]，この情報は他の検査所見との確証ならびに距骨下関節および中足根関節の拘束靱帯の本来の状態をテストをするのに役立つので記録すべきである．

アーチ高の変化をより正確に定量化する1つの方法に，足が中立位から弛緩した静的立脚期での位置に移る際の舟状骨差の測定がある〔舟状骨差とは，床から舟状骨結節までの高さの変化を意味する（訳注：図3-60のフェイス線を参照）〕．この方法によりアーチ高の定量的変化を記録することができる．

検者は次に被験者の背後に立ち，被験者が後足部を活発に内がえし・外がえしする際の下腿の回転量を記録する．すでに述べたように，距骨下関節軸が高いと脛骨回旋可動域が大きく義務的な踵骨の内がえし・外がえし可動域はあまりたいしたことはない．一方，距骨下関節軸が低いと反対の効果をもたらす．距骨下関節内がえし・外がえしの可動域は，関節を中立位にして地面に対する踵骨二等分線の位置を記録して測定する．次に被験者にヒールを最大外がえしさせて角度変化を記録する．内がえし角度の測定ではこの手技を反対に行い，両側で繰り返し測定する．この位置はまた，荷重時での後足部中立位，および弛緩した踵骨立脚期，および単脚立脚期での距骨下関節中立位の測定に用いられる（図4-11）．

さらに弛緩した立脚期での足の外側輪郭の観察を行う．斜中足根関節軸が垂直になっていると踵立方関節は鋭角に

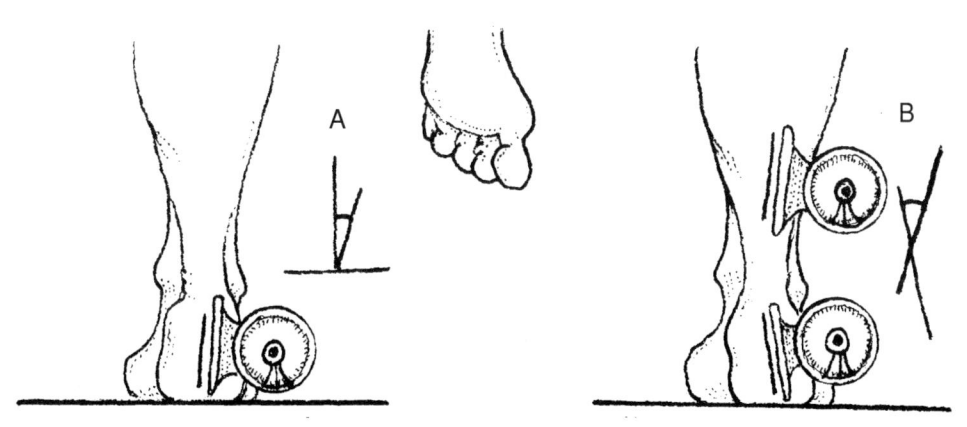

図4-11 被験者に適当な角度と歩幅をとらせ，距舟関節を密接にパックされた位置に維持した状態で，踵骨二等分線と地面のなす角度測定により中立位での後足部位置(A)を決定する この角度は下肢と中立位での距骨下関節計測の複合したものであり，きわめて重要である．たとえば下腿4°内反に距骨下関節2°内反を加えると，後足部では6°の内反変形をもたらす．この角度はしばしば踵接地時の踵骨の位置を表すので，後足部ポストのサイズ決定に役立つ〔第6章の「5．内在性後足部ポスト」(p.200)で詳細に説明する〕．踵接地時での後足部の実際の位置は，歩行速度，歩幅，筋力および装具の使用などさまざまな要素に依存する．たとえば，装具は踵接地時にみられる後足部内がえし角度を増加させる．一方，筋力強化訓練[30]および大きな歩幅[31]は踵接地時の後足部内がえしを減少させる．中立位での後足部位置記載後に踵骨と下腿二等分線のなす角度記載により荷重中立位での距骨下関節角度を計測する．この角度は非荷重での計測と同じであるべきであるが，被験者が最初は弛緩した両側踵骨支持期に最後は単脚支持期に再計測する．

McPollとCornwall[32]が述べているように，単脚支持期に後足部と下腿がなす角度(B)は，歩行中に可能な最大外がえし角度の指標として役立つ（距骨下関節は典型的な場合は安静時の踵骨支持角度と単脚支持角度の間の終末可動域まで回内する）．情報に依存するが，中立位での距骨下関節角度と単脚支持角度の差が14°を超えるときには過回内が存在する（横断面での下腿回旋のほうが距骨下関節回内のより正確な指標とみなされるため，研究者によっては前額面での後足部計測の意義について疑問視していることを記憶すべきである[33]）．

なる（図3-177参照）．一方，不適切な（未発達な）載距突起や単関節面の距骨下関節は，距骨が踵骨に対して内側に転移しているにもかかわらずまっすぐな外側列を呈している．

脚長差がもたらすであろう効果は，脊椎の側方偏位，腸骨稜・大転子・脛骨高原および内果のレベルをチェックして記録する．非対称性回内による二次的な機能的脚長差では，短いほうの内果が他側に比べ極端に低下している．立位での評価は尖足代償テスト（図4-12），ロンベルグ変法試験，および荷重時での脂肪パッドの移動量の記載（図4-13）をもって完了する．

4．動的検査

歩行評価は基本的には中立位で行った計測を確認するダブルチェック・システムとして役に立つ．たとえば前足部10°内反変形の被験者は，踵挙上時に後足部を外がえししながら推進期に回内する．この評価を行うためには少なくとも20フィート（約6m）の平坦な歩行路が必要になる．1秒間に多くの動作がおこり同時に多数の構造的相互作用が生ずるために，歩行評価は最も難しいテストであることを記憶すべきである．多くの被験者は誰かが見張っていることを知ると意識し，あるいは無意識にその歩行パターンを変えてしまうことが問題をさらに複雑にする．

これらの要因を考慮するならば，最も経験にとんだ臨床家ですら，本当に見たいことを見ないという歩行評価がいかに不正確であるかが理解できるであろう．実際，肉眼観察による歩行評価は不適切であると主張する者もいる[16]．これらの問題を単純化し肉眼観察が臨床的に有意義な結果を出せるようにするためには，歩行周期での出来事を特定の運動面にしぼって集中化することが示唆される．

たとえば，被験者が歩行路を繰り返し歩いた後に休憩しているときに踵接地時，足底接地時，踵離れおよびつま先離れ時の前額面での踵骨の位置を正確に記載すべきであ

180──第4章 生体工学的検査

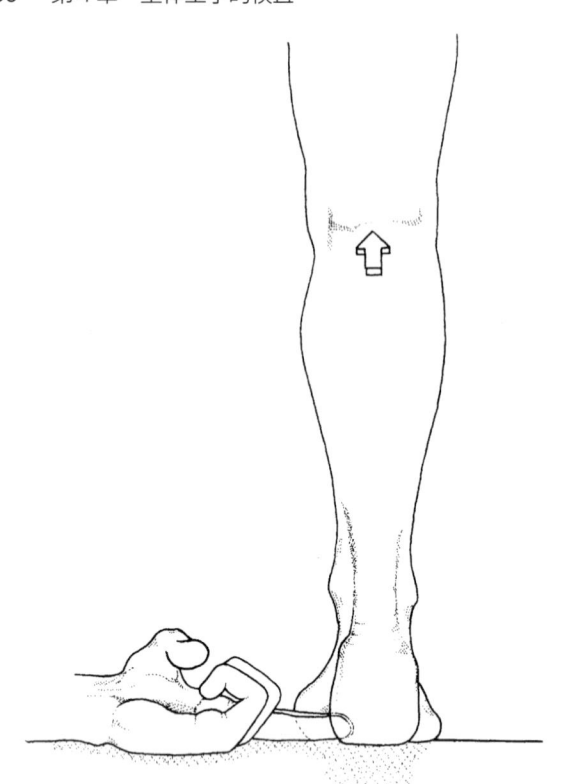

図4-12 尖足代償テスト 非荷重時での距骨下関節外がえしの測定のように，非荷重時での足関節背屈測定は歩行時にみられる可動域を正確に反映していない．非荷重時での足関節背屈可動域制限の効果を確かめるために，被験者に膝伸展，距骨下関節中立位で起立させる．検者は中足根関節に指を置いて被験者に膝を屈曲させる．骨性制限またはヒラメ筋拘縮による二次的な真の尖足では膝屈曲につれて近位脛骨が前方に移動するため，中足根関節の代償運動を生ずる．腓腹筋の拘縮では，反対にまっすぐな下肢が前方に移動したときに中足根関節の代償運動がみられる．

る．この評価における典型的なコメントは次のようになる．「後足部が著明に内がえしして踵接地がおこる．立脚早期に急速な距骨下関節回内がみられる．踵骨は推進早期および中期に中等度外がえししており（後足部は踵離れ時に約5°外がえしする），ロウギアプッシュオフに際して推進中期に踵骨はやや内がえし位置にもどる．最終的な踏み切りは横断面でおこる．遊脚期の動作は特に目立ったものはない」．

踵骨は最も可動性が少ないセグメントのため記録しやすく，その動きは距骨下関節の運動を正確に反映するため[16,22]，前額面における運動の観察は歩行時の距骨下関節運動の定量化を行う最も普遍的な方法である．ビデオ装置がないと定量化は困難であるが，前額面での後足部の可動域

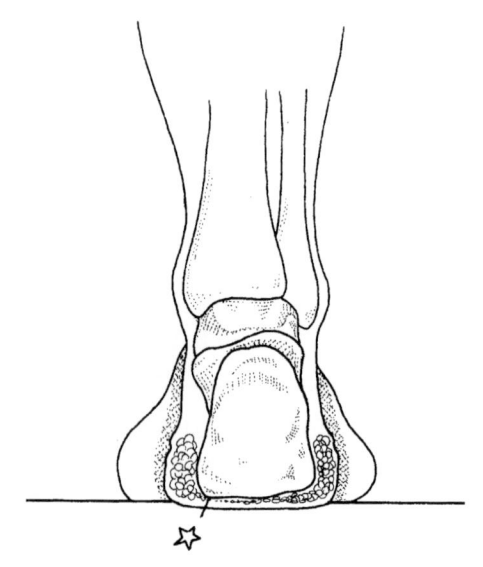

図4-13 踵骨下部の脂肪パッドは，正常では荷重時に内外に変形して高さが約25％減少する 踵痛のある患者では脂肪パッドが荷重時に50％も減少することは，臨床的に興味深い．踵骨足底は小さな表面積で床反力分散を強いられるため，踵骨下部滑液包や踵骨内顆（星印）の損傷をもたらす．脂肪パッドの床反力吸収能は加齢[14]および反復性外傷[15]により低下する．JorgensenとBojsen-Moller[15]が述べているように，ソルボセインの2.1倍も効率よく衝撃を吸収する脂肪パッドは，開放性静脈叢をもっているのでパッドの圧縮は抗重力性血液循環をうながす．

を常にできるだけ正確に記録すべきである．肉眼観察による正確な角度決定は不可能であるが，運動を軽度（0°～5°），中等度（5°～10°），著明（10°以上）に記載するだけで十分である．

いずれの場合も歩行評価から得られた情報は，検者が行った試験結果に一致すべきである．検者が行った測定結果が観察した歩行パターンに一致しないまれな場合には，両者の差に関連すると思われる検査を繰り返し行うことが望ましい（筋力・固有感覚の低下，軟部組織の拘縮は，予期せぬ歩行パターンの原因になる）．

後足部の前額面での動きに加えて，検者は歩行周期のさまざまな時期におこる構造的な相互作用についても記録すべきである．踵接地時に膝のおおよその位置について記録する（膝の過伸展，股関節の過度屈曲があれば記録すべきである）．また，立脚期での膝屈曲可動域を推定して両側を比較する（構造的脚長差のある患者はしばしば立脚期に膝の過伸展をして代償する）．うちわまたはそとわ歩行パターンは記録し，非荷重時計測の歩行角度（たとえば，距骨，

脛骨，大腿骨回旋）と比較すべきである．骨性変形がない状態でのうちわまたはそとわ歩行パターンは軟部組織不均衡の存在を示唆している．

　肉眼観察による困難性のため，被験者が検者に向かって歩くときの大腿と下腿の横断面の運動の観察を行うべきである．過度の距骨下関節回内は過度の脛骨内旋をもたらし，大腿骨前捻はしばしば踵接地および立脚中期での極端な膝蓋骨内側転移をもたらす．前足部の踵接地および足底接地時の前額面の位置も記録すべきであり，立脚期の床反力に対する筋のコントロールを観察しなければならない．足関節底屈・距骨下関節回内のとりわけ円滑かつ一定比がみられるかどうか，不均衡な筋固定による振動的な動作として二次的な踵接地がおこるかどうかを記録する．

　立脚中期におこる構造的相互作用は最も難しい評価項目である．立脚期が終わるとき，検者は前足部の完全荷重時での踵骨の前額面での位置記載に加えて，反対側の遊脚期の下腿が立脚期の下腿を外旋させる状態を観察すべきである．遊脚期の下腿がもたらす外旋モーメントは，立脚中期の終わりに距骨下関節を回外しはじめる．立脚中期に足と下腿の筋と靱帯が蓄積したエネルギーを推進期に開放するため，距骨下関節は回内位置に維持されることを記憶すべ

きである．

　踵挙上時の踵骨の前額面での位置と立脚中期の終わりの股・膝関節伸展ならびに足関節背屈角度を記録すべきであり，理想的には踵挙上時に股関節伸展10°，膝完全伸展，足関節背屈10°であるべきである．たとえば，早すぎる踵挙上や足関節尖足に対する立脚中期の代償のようなこのパターンからのどんな逸脱も記載しなければならない．多くの被験者は推進期に距骨下関節を著明に回内させるなど，理想的なパターンからはずれていることを強調すべきである．推進早期に被験者が距骨下関節を回外できるかぎり（たとえば，踵挙上は踵骨を床反力から開放し，ロウギアプッシュオフ開始とともに距骨下関節を急速に回外させる），この歩行パターンは正常からの偏位を表している可能性があるので病的とみなすべきではない[17]．

　立脚中期での観察項目の最後は骨盤運動の評価である．体幹が立脚期の下腿に移動するときに理想的には反対側寛骨は4°〜6°低下する[18]．骨盤運動は構造的脚長差の典型例の1つである．長い下肢にのった質量中心は立脚中期の下肢の上での棒高跳びのようにみえる．さらに立脚期での変形性股関節症は，しばしば体幹全体が立脚中期の大腿骨外側にのる中殿筋歩行パターンをもたらす（図4-14）．さ

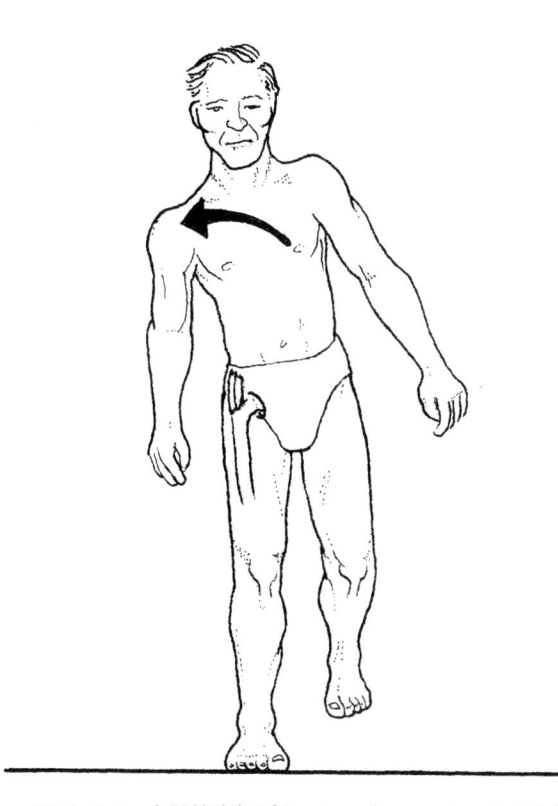

図4-14　中殿筋歩行パターン　（Hoppenfeld S より）[19]

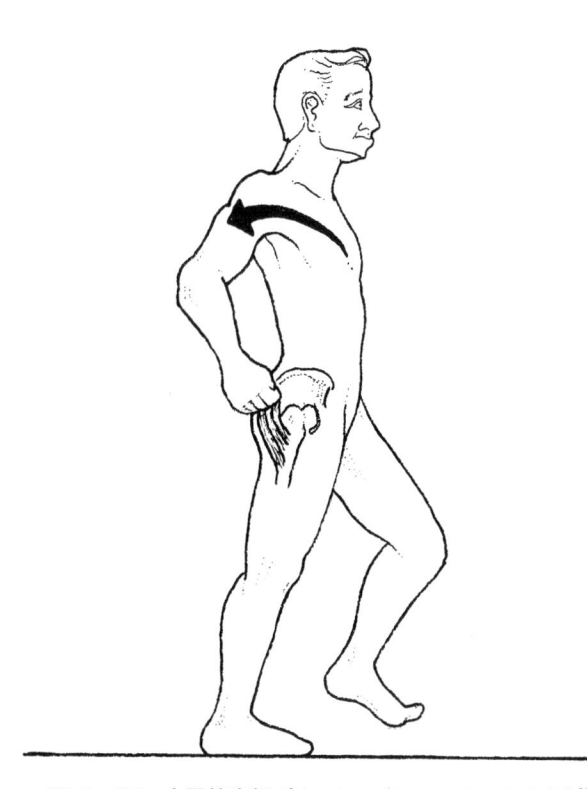

図4-15　大殿筋歩行パターン　（Hoppenfeld S より）[19]

らに，まれにしかみられないが，股関節伸展筋の極端な弱化が立脚早期に体幹全体を骨盤上に過伸展させる大殿筋歩行パターンをもたらすことがある（図4-15）．

　足が推進期になると，足関節が底屈すると同時に踵骨が内がえしをしつづけるロウギアプッシュオフへの目で見える移行（足底腱膜が緊張するのを観察できる）が生ずる．この時期に反対側の骨盤は前方へ回旋しつづけ内側縦アーチは高さを増加させる．踵挙上時の外転ツイストの存在を記録すべきであり，おそらく捻転損傷（たとえば，脛骨末端の疲労骨折，足・膝関節の過用性滑膜炎など）に関連している．

　足が推進期後半になると，後足部が内がえし位置からやや外がえしするハイギアプッシュオフへの移行を記載する．最後に被験者が検者のほうに歩いてくるときに推進終期での第1趾列の位置を評価する．もし推進期中に第1趾列が背屈・内がえし位置を維持したまま距骨下関節が回内しつづけると（側方からの観察でわかるように足底腱膜内側帯を歪ませる），距骨下関節は立脚終期におおよそ機能肢位に維持されるので，静的立脚期での母趾背屈可動域の測定が望まれる．このことにより，しばしば見逃される機能的制約母趾を同定できる．

　遊脚期の下肢の評価は股・膝関節おおよその屈曲角度，および遊脚中期でのトウクリアランスを生ずるのに必要な足関節背屈角度の記載を含む．前脛骨筋は遊脚早期で足関節背屈筋，遊脚後期で前足部内がえし作用を行うことを記憶すべきである[20]．

　理想的には踵接地の前に後足部がやや内がえし，前足部が完全に内がえしになるような位置で遊脚期が終わるべきである．また遊脚期の無名下腿（leg innominate）は，遊脚中期での最低位から踵接地での中立位に移行すべきである．遊脚後期は構造的脚長差の効果を評価するのに絶好の時期であることを記録すべきである．短い下肢での踵接地の前に遊脚期の下肢はしばしばかなりの量の落下がみられるためである．

　平均的なストライドでの各足の距離，すなわち歩隔を記録することで歩行評価は終了する．被験者の平均的な歩隔

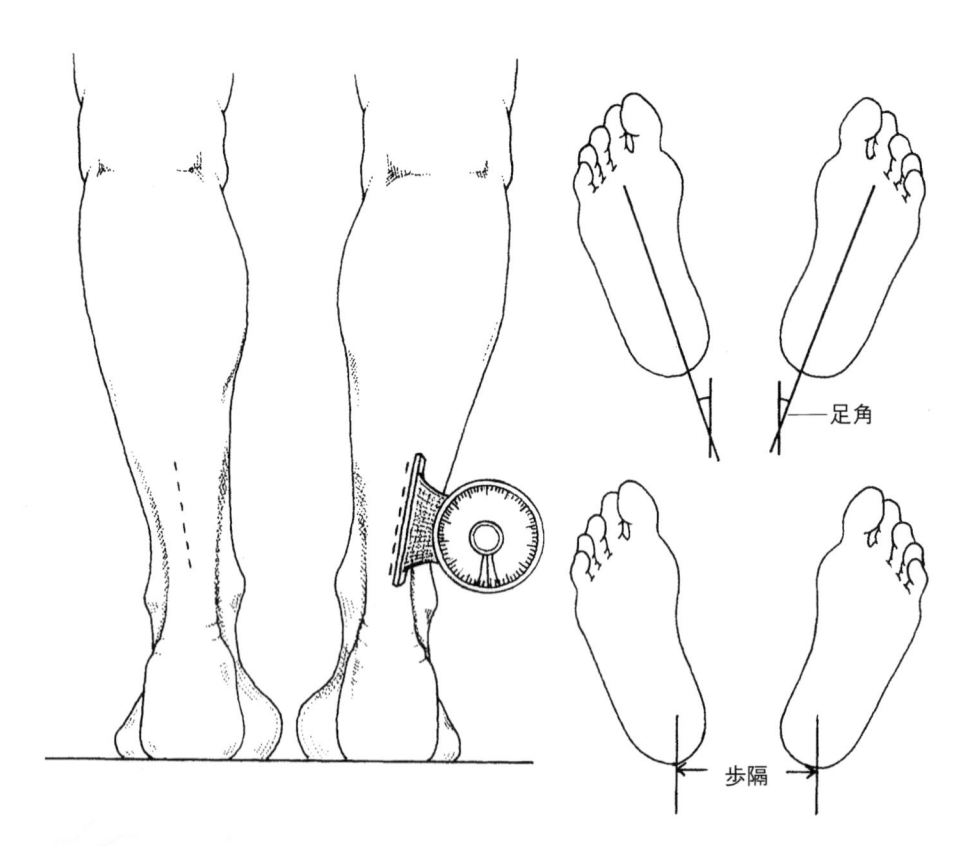

図4-16　脛腓内反の測定　この測定を行う前に，被験者は適当な位置で足角および歩隔をとる必要がある．最良の結果は安静な踵骨を立脚位にした状態で得られるので，この計測時に以前は必要と考えられた距骨下関節を中立位に維持する必要はない[21]．

において脛腓内反角度と足角を測定し，下腿末端と床面の二等分線の関係を測定する（図4-16）．もし機能的な脛腓内反が存在する場合（たとえば，交差型歩行パターンに基づく内転筋拘縮）には，軟部組織の不均衡を減少させる適切な計測を行うべきである．

多くの臨床家は検査時に視覚から得られる情報に加えて，さまざまなビデオ・映画装置から得られるより正確な情報を選ぶ．立脚期の後足部の外がえしを計測するには標準的な家庭用ビデオカメラが十分役立つ（これらのレコーダーは毎秒30コマ撮影できる）．立脚期最初の50％に距骨下関節可動域はフルになり，その後正確な計測をもたらす終末点に達する[16]．この装置はまた複雑な構造の相互作用のゆっくりした動作分析を行うことができる．ビデオ評価から得られる情報は，軟部組織拘縮を扱う際に特に有用な治療前後の比較を行えるために非常に価値がある．

多くの臨床家はビデオ装置以外に，たとえば電気ダイノグラム（electrodynogram：EDG）のようなより洗練された装置を用いることがある．この装置は Langer Laboratories で開発され，靴と足のインターフェースを正確に計測できる7個の足底センサーが付いている．EDG は絶対力を計ることはできないが，各センサーに加わる圧の持続時間および相対的な圧の増減に関する再現性のある情報を提供してくれる[22]．この情報はすでに規格化されているデータが比較できる数量的変化がわかるため，臨床的に有用である．EDG は客観的な治療前後の評価ができるので，この情報の意義は計りしれないものがある．さらにこの装置は可搬型で被験者に装着可能なため（センサーから被験者の腰ベルトに連結したラムパックに平たいワイヤでつながっている），どのような環境でも靴と足または足と装具の生体工学的なデータを得ることができる．

● 文献

1. Hiss JM. Functional Foot Disorders. Los Angeles: The Oxford Press, 1949.
2. Creighton DS, Olson VL. Evaluation of range of motion of the first metatarsophalangeal joint in runners with plantar fasciitis. J Orthop Sports Phys Ther 1987; 8(7): 357.
3. Rodgers MM, Cavanagh PR. Pressure distribution in Morton's foot structure. Med Sci Sports Exerc 1989; 21(1): 23.
4. Blake RL. Common Sports Injuries and Their Treatment. Foot and Leg Function. Deer Park, NY: Langer Biomechanics Group, 1989; 9(3): 7.
5. Messier SP, Pittala KA. Etiologic factors associated with selected running injuries. Med Sci Sports Exerc 1988; 5: 501–505.
6. Coplan JA. Rotational motion of the knee: a comparison of normal and pronating subjects. J Orthop Sports Phys Ther 1989; 10: 366–369.
7. Root MC, Orion WP, Weef JH. Biomechanical Examination of the Foot. Vol. I. Los Angeles: Clinical Biomechanics, 1971.
8. Smith-Oricchio K, Harris BA. Interrater reliability of subtalar neutral, calcaneal inversion and eversion. J Orthop Sports Phys Ther 1990; 12(1): 10.
9. Lattanza L, Gray G, Kanther R. Closed versus open kinematic chain measurements of subtalar joint eversion: implications for clinical practice. J Orthop Sports Phys Ther 1988; 9(9): 310.
10. Kaye JM, Sorto LA. The K square. A new biomechanical measuring device for the foot and ankle. J Am Podiatr Assoc 1979; 69(1): 58.
11. McPoil TG, Knecht HG, Schuit D. A survey of foot types in normal females between the ages of 18 and 30 years. J Orthop Sports Phys Ther 1988; 9: 406–409.
12. Burns MJ. Non-weightbearing cast impressions for the construction of orthotic devices. J Am Podiatr Assoc 1977; 67(11): 790.
13. Jones B, Cowan D, Robinson J, Polly D, Berrey H. Clinician assessment of medial longitudinal arch from photographs. Med Sci Sports Exerc 1989; 21(2): 60.
14. Perry J. Anatomy and biomechanics of the hindfoot. Clin Orthop Related Res 1983; 177: 9.
15. Jorgensen Uffe, Bojsen-Moller F. Shock absorbency of factors in the shoe/heel interaction--with special focus on the role of the heel pad. Foot Ankle 1989; 9(11): 294.
16. Cavanagh PR. The shoe-ground interface in running. In: Mack RP (ed). Symposium of the Foot and Leg in Running Sports. St. Louis: CV Mosby, 1982: 30–44.
17. Campbell KR, Grabiner MD, Hawthorne DL, Alexander IJ. Three-dimensional kinematic analysis of tibial-calcaneal motions during the support phase of gait. Med Sci Sports Exerc 1989；21(2)：S88.
18. Schaefer RC. Clinical Biomechanics. Musculoskelctal Actions and Reactions. Ed. 2. Baltimore：Williams & Wilkins：113.
19. Hoppenfeld S. Physical Examination of the Spine and Extremities. New York：Appleton-Century-Crofts. 1976：139.
20. Basmajian JV, DeLuca CJ, Muscles Alive：Their Functions Revealed by Electromyography. Ed. 5. Baltimore：Williams & Wilkins. 1985.
21. McPoil TG. Schuit D, Krecht HG. A comparison of three positions used to evaluate tibial varum. J Am Podiatr Med Assoc. 1988；78(1)：22.
22. Stuck RM, Moore JW, Patwardhan AG. Forces under the hallux rigidus foot with surgical and orthotic intervention. J Am Podiatr Med Assoc 1988；78(9)：465.
23. Klave K, Hansen ST, Masquelet AC. Clinical, quantitative assessment of first tarsometatarsal mobility in the sagittal plane and its relation to hallux valgus deformity. Foot Ankle Int. 1994；1：9-13.
24. Elveru RA, Rothstein JM, Lamb RJ. Goniometric reliability in a clinical setting：Subtalar and ankle joint measurements. Phys Ther 1988；68：672-677.
25. Picciano AM, Rowlands MS, Worrell T. Reliability of open

and closed kinetic chain subtalar joint neutral positions and navicular drop test. J Orthop Sports Phys Ther 1993；18(4)：553-558.
26. Astrom M, Arvidson T. Alignment and joint motion in the normal foot. J Orthop Sports Phys Ther 1995；22（5）：216-222.
27. Diamond JE, Mueller MJ, Delitto A, Sinacore DR. Reliability of a diabetic foot evaluation. Phys Ther 1989；69（10）：797-802.
28. Sommer HM, Vallentyne SW. Effect of foot posture on the incidence of medial tibial stress syndrome. Med Sci Sports Exercise 1995；27(6)：800-804.
29. Powers CM, Maffucci R, Hampton S. Rearfoot posture in subjects with patellofemoral paint. J Orthop Sports Phys Ther 1995；22(4)：155-159.
30. Feltner ME, Macrae HS, Macrae PG et al. Strength training effects on rearfoot motion during running. Med Sci Sports Exercise 1994；26(8)：1021-1027.
31. Williams KR, Ziff JL. Changes in distance running mechanics due to systematic variations in running style. Int J Sports Biomech 1991；7：76-90.
32. McPoil TG, Cornwall MW. Relationship between three static angles of the rearfoot and the pattern of rearfoot motion during walking. J Orthop Sports Phys Ther 1996；6：370-375.
33. Nawoezenski DA, Cook TM, Saltzman CL. The effect of foot orthotics on three-dimensional kinemetics of the leg and rearfoot during running. J Orthop Sports Phys Ther 1995；6：317-327.

第5章 ギプス採型手技

はじめに

検査が完了して足装具の使用の適応ありと判断された後に、どのようなギプス採型手技が患者の生体工学的ニーズにとって最適であるかを臨床家は決定しなければならない。装具の失敗の最も多い原因は、ギプス採型時の足の不正確な位置によることから[1]、陰性モデルが正確なことが必須不可欠である。どの採型手技が最も正確に理想的な機能をもたらすかについては、かなり疑問の余地が残されていることは驚くべきことである。ある者は軟部組織の可塑性変形を把握するには荷重時採型が必要であると主張しているが、他の者は最大運動コントロールをもたらすためには非荷重時採型が望ましいとしている。

以下のセクションは、いくつかの混乱を明確にするために、さまざまな採型手技の原理と過程とともに装具作製時の臨床的対象に関する情報を述べる予定である。どの手法を用いるべきかの最終決定は治療目標、検査所見ならびに治療医のこれまでの経験と好みによる。

一義的な採型手技は以下のように分類される。
①ポリスチレンフォームによる完全荷重採型
②ポリスチレンフォームによる中立位部分荷重採型
③ギプスによる中立位非荷重採型
④ギプスによる懸吊採型
⑤靴装着中での真空採型

1. ポリスチレンフォームによる完全荷重採型手技

1 方法

患者は、ポリスチレンフォームが入ったトレイの中に両足で均等荷重して立つように指示される。

2 原理的説明

この手技を採用している製作所は、他の方法に比べて静的立脚期にともなう軟部組織変形を把握するのに最も適していると主張している。この情報は内側縦アーチの特有な高さを選択する際に用いられる。

3 討論

ギプスの中での可塑性変形を記載する概念は、骨・靱帯による拘束機構に関する情報を提供できるので価値がある。しかしながら、荷重採型による情報は足が中立位から安静時の立脚位置に移行する際の舟状骨の差（訳注：図3-60参照）によってより正確に測定されるため、荷重採型による情報のニーズは疑わしい。さらに完全荷重採型は足が完全に代償したときの状態を把握する。すなわち、ポリスチレンフォームの抵抗は足底前足部と後足部を同じ横断面に移行させるため（可撓性前足部変形を消失させる）、中足根関節は崩壊し過可動性第1趾列を背屈・内がえしする。このような手技から作製された装具は、この誤った代償にともなうあらゆる位置的病理を維持している。

製作者によっては代償された足の画面を好むため、その位置から内側アーチを製作するところがある。しかしながら実際の足が目の前にないため、装具製作者はどこに中立位があるかわからず、したがって矯正に必要な理想的なアーチ高を推定せざるをえない。このような非特異的な内側縦アーチの製作は矯正不足（症状が持続する）、もしくはもっと悪い場合には過矯正のリスクをともなう。特に後者では、大きすぎるアーチサポートが足全体を無作為に内がえしするので非常に危険である。前足部の内がえしは推進期にしばしば第1趾列の底屈を阻害し（徐々に第1中足趾

節関節の破壊をもたらす），一方，後足部の内がえしは，中足骨の偏位を阻止し衝撃吸収に必要な距骨下関節の可動域を制限するので，さまざまな損傷をもたらす可能性がある．

Robbinsら[2,3]が記載しているように，内側縦アーチの過度の突出部は固有感覚の欠損（潜在的に神経栄養性関節症をもたらす）を生じ，内側縦アーチの皮膚受容器を刺激して徐々に筋固定障害による二次的な中足骨頭の損傷をもたらす．さらにGlancy[4]は，極端な内側アーチサポートは接地期の弾性エネルギーの貯蔵とその後の放出を阻止することから，「長・短趾屈筋は弱化した腓腹筋を代償しようとして立脚中期と推進期に強烈に発火するために慢性的に疲労する」と述べている（たとえば，後脛骨筋は後足部外がえしが完全に阻止されると著しく弱くなる）．極端に高い内側アーチサポートは母趾外転筋を痛めて"弓のつる効果"をもたらし，足底筋膜の引っ張り歪み力を増加させるので[5]，アーチ直下の組織を損傷する可能性があるばかりではなく，さらに内・外足底神経のニューラプラキシアを生ずる可能性がある．この場合はアーチサポートを取り除いても治癒までに4～6週間かかる[6]．

Rootら[7]は，上記の理由により非特異的な内側縦アーチの製作について警告している．彼らは「これらインサートは当初は靱帯の緊張にともなう症状を減少させるが（伸長した踵舟靱帯の緊張を減少させる），その後徐々に第1中足趾節関節の骨性変形をもたらすため，これらの使用を避けるべきである」と主張している．

装具療法の主な目的は，立脚期における足と足関節のすべての関節の非代償性機能をもたらすことを忘れてはならない．これを達成するために製作者は中立位での足のモデルが必要になる．中立位は装具が踵接地，立脚中期および推進期でのすべての関節軸周りの運動コントロールを正確に行えるような理想的機能の参照点になる．後足部ポストと装具シェルの踵骨傾斜角は，踵接地の距骨下関節の運動コントロールを，また後足部ポストと内側アーチサポートは，立脚中期での距骨下関節および中足根関節の運動コントロールを行う（衝撃吸収と固有感覚に必要な中足根関節の偏位ができるようにアーチは低くする）．さらに（必要ならば），前足部ポストは推進期（および間接的に遊脚期）での中足根関節および距骨下関節のコントロールを行う．

よくできた装具は立脚期のさまざまな相で後足部および前足部セグメントに適切なポストを置くことにより，外からの支持がなくても内側縦アーチが不必要な突出部なしに自己支持を可能にする[8]．完全荷重での採型にこだわる製作者は，治療の究極目標として内側アーチによる支持を典型的に静的な機能の評価に置いている．しかし異常な足の機能の効果的なコントロールは立脚中期に限られているため，この方法は時代遅れかつ不適切である．アーチは踵接地と推進期には足にしっかり接触しないので，アーチサポートは機能しないからである．

アーチサポートが生体工学的異常を効果的にコントロールできないことは，アーチサポートと機能的装具（具体的には厚いゴム製ポストが付いた半強剛プラスチック装具シェル）との比較を行った興味深い研究により証明されている[9]．この研究者は「アーチサポートは効果がなかったが機能的装具による治療をうけた35人の患者のうち81.2%に症状寛解があった」と述べている．この研究は効果的な装具が内側アーチサポートよりも有効であることをはっきり示している．

2．ポリスチレンフォームによる中立位での部分荷重採型手技

1 方法

患者を診察台のそばに立たせ，歩行評価で決定された適切な足角と歩隔がとれるような位置に足を置かせる．次に患者を座らせ，術者は各足をポリスチレンフォームが入ったトレイに入れる．距舟関節の適合性を維持しながらまず最初に膝の上から，次いで中足骨頭と趾の上から下方への力をかける（図5-1）．完成した陰性モデルは最低2インチの深さをもつべきで，患者の足の適切な陽性モデルが得られるように，製作者はその中に十分なギプス粉を入れる．患者の足を柔らかな発泡樹脂台にのせてギプス採型を行ってもよい．

2 原理的説明

距骨下関節中立位維持により理想的な位置での基準点を製作者に提供してくれる．

3 討論

この手技は，理想的な距骨下関節位置に置かれた足の画像を把握するためのすみやか，簡単かつ効果的な方法である．部分荷重採型を用いるため足底軟部組織がかなりずれてしまうので，すべての非荷重採型手技に必要なギプス縁への入れ込み（fudging）を行う．「荷重時の軟部組織拡大

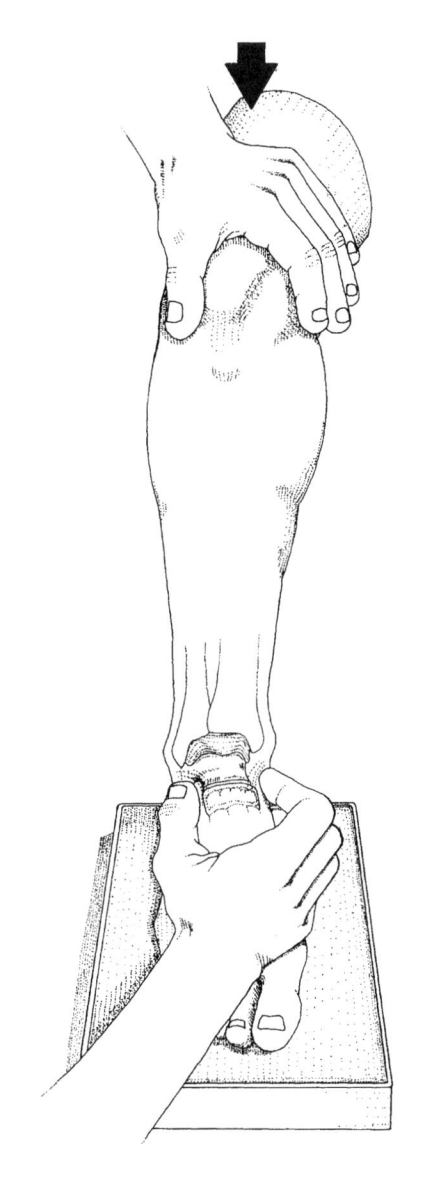

図5-1 中立位部分荷重での採型手技

をもたらす陽性モデルの修正は，当て推量であるため避けるべきである」とSchuster[10]は述べている．彼はまた「部分荷重採型手技により耐久性に富んだ装具が製作できる」としている．

この手技の唯一の欠陥は，ポリスチレンフォームの抵抗により足底前足部が中立位からずれるため可撓性前足部変形（とりわけ可撓性前足部外反と第1趾列底屈）を歪めることである．Schuster[10]は「部分荷重採型が前足部・後足部の関係を正確に把握できる」としているが，最近McPoilら[11]は，中立位での非荷重採型手技のみが前足部・後足部の関係を正確に復元できることを証明したため，Schuster[10]の説は否定された．このため部分荷重採型手技は，後足部内反変形と強剛性変形の治療にのみ用いられる（強剛性前足部内反または外反はポリスチレンフォームの抵抗にあっても固定位置から移動しない）．

部分荷重採型手技は尖足の治療（非荷重採型手技では内側縦アーチをどのくらい低下させるかを決定するのがしばしば困難である），および荷重時に足構造が著明に変化する患者に特に有用である（もしこれらの患者に非荷重採型手技を用い製作者が適切な軟部組織拡大を留意しなければ，装具シェル端が患者の足底軟部組織を傷つけることがしばしばある）．Schuster[10]は「平均的な足部は荷重により長さが5%，ボール部の幅が11%，ヒールの幅が13%変化し，舟状骨は8～10 mm低下する」と述べている．

3．ギプスによる中立位での非荷重時採型手技

1 方法

用語が示すように，この手技は患者の足を中立位にしてギプス採型を行う．この手技には4束の超硬化ギプス帯（各々の束は半分にたたんでおく），温水の入ったトレイ，足をふくタオルが必要である．まず最初に患者の足が垂直位になるように下肢を回転させる（股関節にタオルを置けばよい）．この手技は患者を背臥位，腹臥位のいずれでも行えるが，簡便のために腹臥位の方法のみ述べる（背臥位および腹臥位のギプス採型は比較できる結果をもたらしている[11]）．

患者の足を垂直位にして距骨下関節を中立位に保ち，第4・5中足骨頭をしっかり背屈させる（図5-2）．患者にこの位置を保つように指示してギプス採型を行う．これは後で足を元の位置にもどして荷重させるときにギプスの締めつけを阻止できるためである．乾いたギプスシーネを手掌の上にたたみながら母指と示指でシーネの一端をつまみ上げる（図5-3）．次にギプスシーネを温水の入ったトレイに浸し（約3秒間），静かにしぼり温水から出す．濡れたギプスシーネを手掌で繰り返ししぼりギプス粉を完全に浸透させる．この過程でシーネの一端をしっかり固定することが重要であり，濡れたシーネを広げることができる．

ギプス粉が完全に浸透したらシーネの上端を約1/4インチほど折りたたむ（図5-4）．このシーネをまず踵の周囲に巻きつけ第4・5中足骨頭まで延ばす（図5-5）．次にぶらさがったシーネの内側アーチを滑らかに押さえて

188——第5章　ギプス採型手技

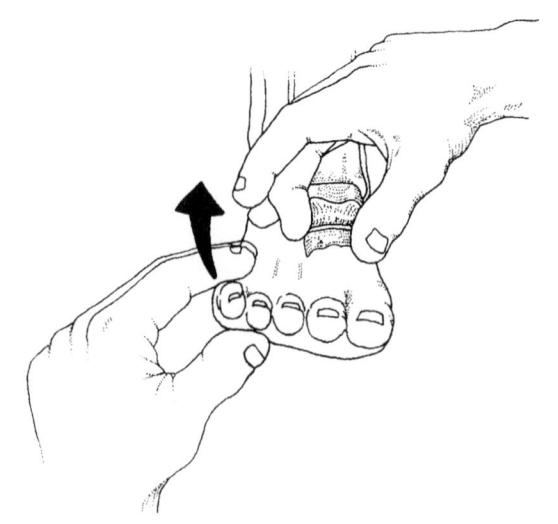

図5-2　中立位での足

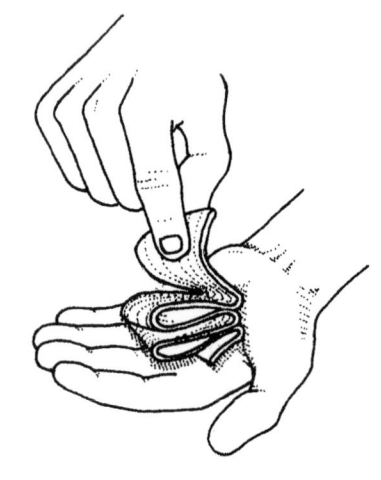

図5-3　非荷重ギプス採型手技

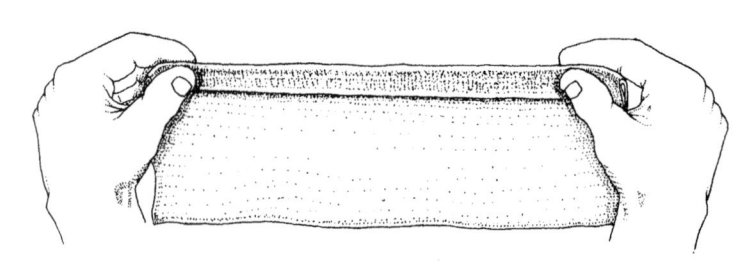

図5-4　非荷重ギプス採型手技

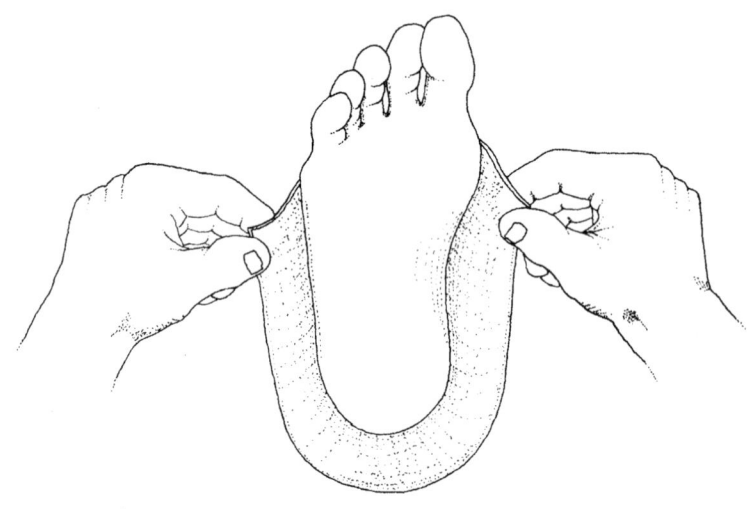

図5-5　非荷重ギプス採型手技（1）

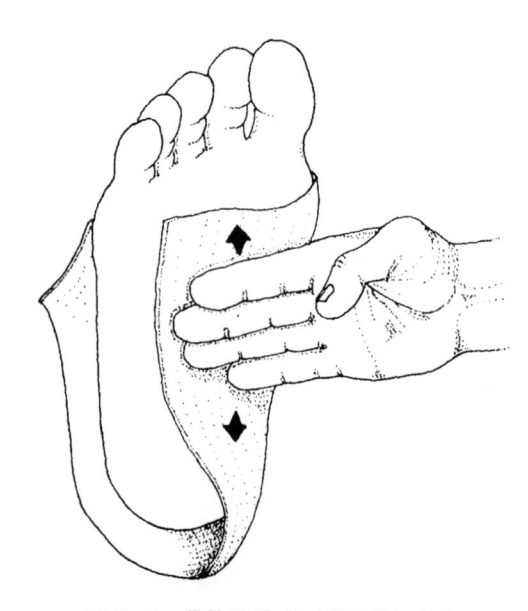

図5-6　非荷重ギプス採型手技（2）

（図5-6），外側を折りたたむ．踵基部のV字型ギプスを滑らかにする（図5-7）．2枚目のシーネを前足部に巻きつけて（足背側部のシーネは最初のシーネと一緒に固定する），図5-8, 9に示すようにして採型する．患者に力を抜くように指示して，反対側の手で距舟関節の適合を維持しながら第4・5中足骨頭をしっかり押さえ，前足部を荷重させる（図5-10）．

　回外位での採型を行う危険性があるので，中足骨頭の荷重時にはやや外転力を加え，距舟関節の適合を行う際に距骨頭内面がより触れやすいような位置を維持することが望ましい．ギプスが硬化するまで（約2分かかる）足をこの

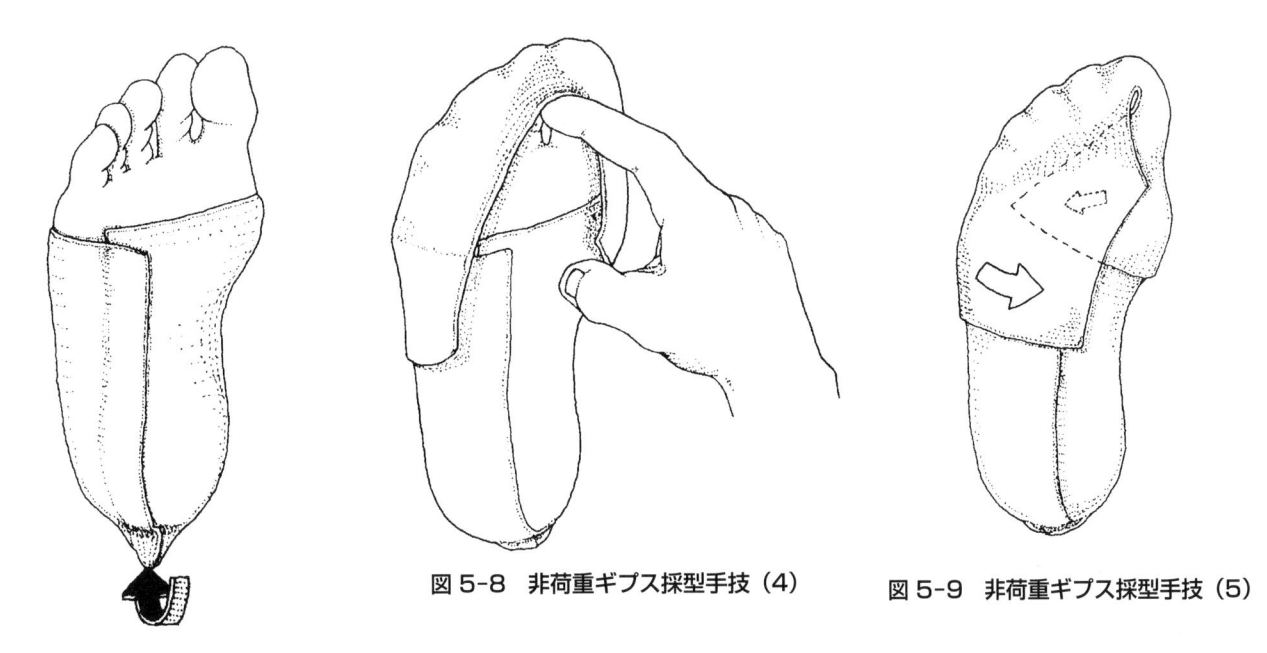

図5-7 非荷重ギプス採型手技（3）

図5-8 非荷重ギプス採型手技（4）

図5-9 非荷重ギプス採型手技（5）

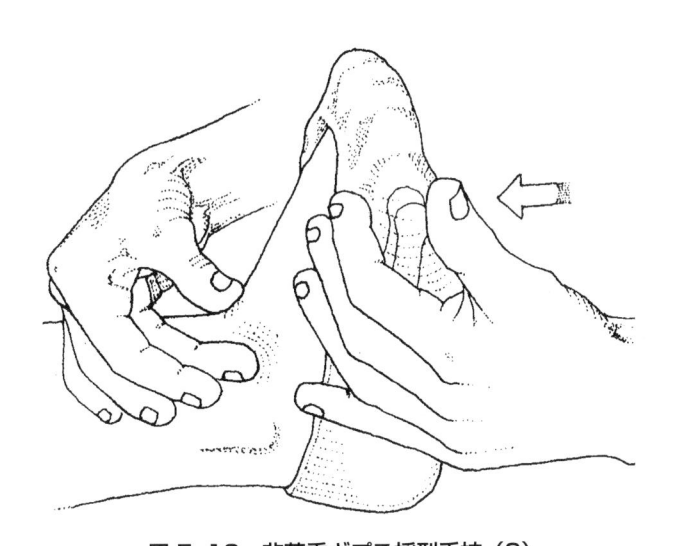

図5-10 非荷重ギプス採型手技（6）

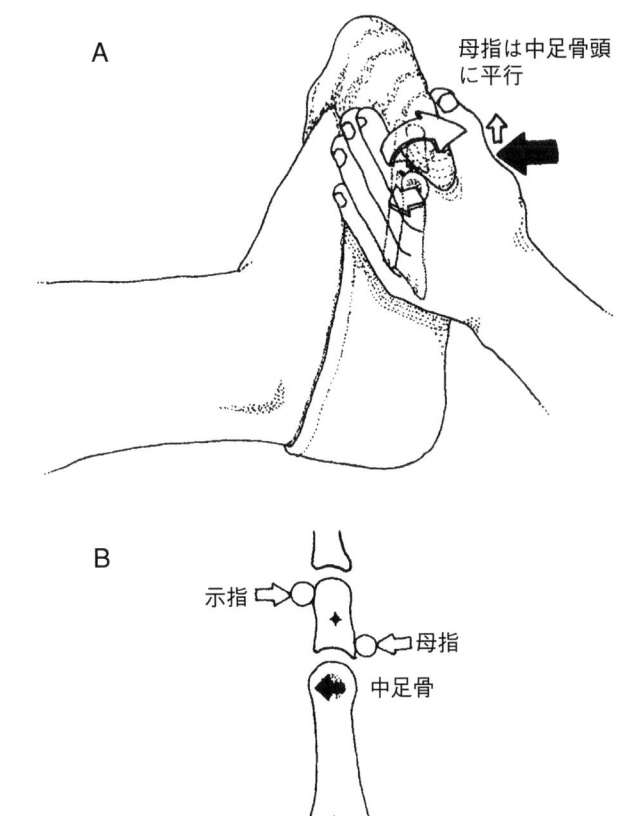

図5-11 懸吊採型手技　この手技を行う際に母指は第4・5中足骨頭に平行で第2・3趾に侵入してはならない[13]．

母指は中足骨頭に平行

示指
母指
中足骨

位置に保持する．

　前足部荷重の別の方法に懸吊採型手技がある[12,13]．このポピュラーな手技は術者が母指と示指で第4・5趾近位趾節をしっかり固定し（図5-11 A），第4・5趾が足の長軸に平行するまでゆっくり底屈させる（第4・5中足骨頭がやや背屈する．図5-11 Bの黒い矢印）．一方，踵立方関節をロックするために上方ならびにやや外方に力を加える．この過程の間趾を長軸方向に引っ張る（弛緩した足はテーブル上で懸吊される）．このことにより足底軟部組織が

190──第5章　ギプス採型手技

図5-12　陰性モデルの取りはずし(1)

図5-13　陰性モデルの取りはずし(2)

前足部内反　　　前足部中立位　　　前足部外反

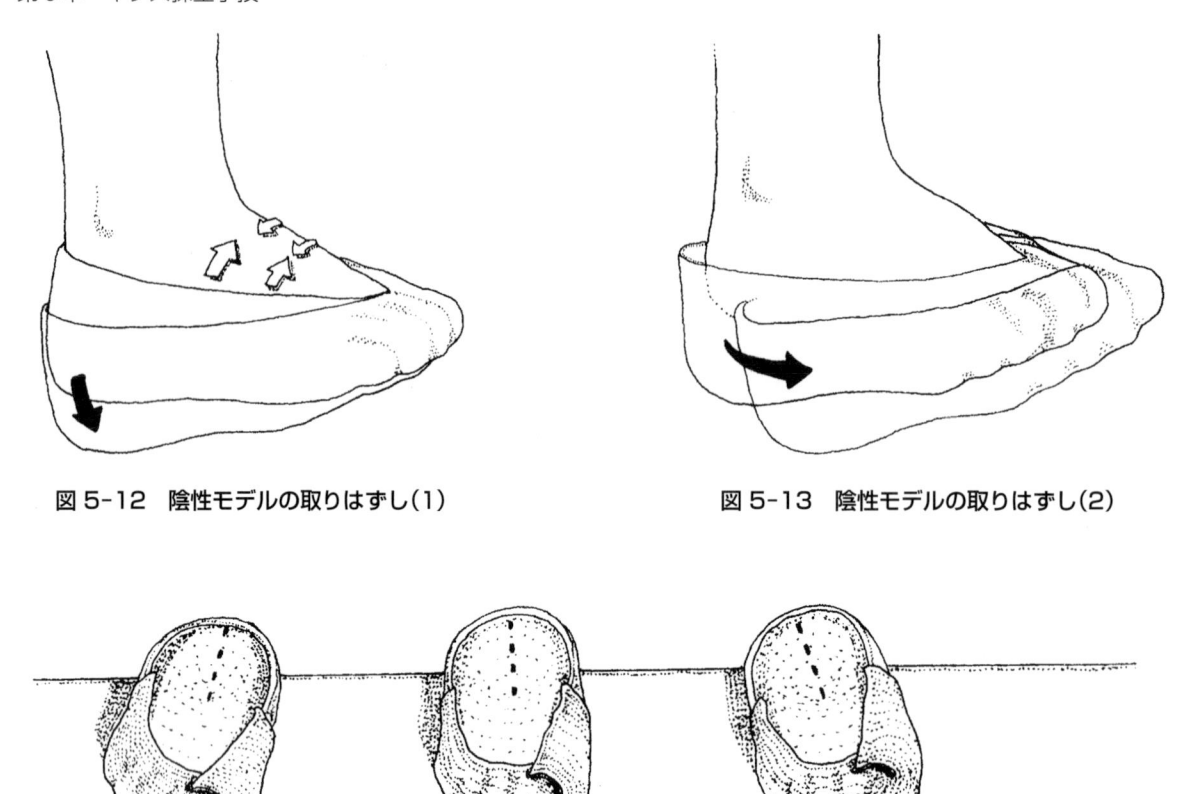

図5-14　前足部・後足部関係の評価

適当な長さに延長される.

　完成した陰性モデルは足背側の皮膚をつまんで（図5-12の白い矢印）踵から引っ張りおろす．その後陰性モデルを注意深く前方に押し出し，前足部から滑り落ちるまでそっとゆする（図5-13）．

　陰性モデルの正確性を評価するためには，まずモデルを平面上に置き踵の前額面の位置を記載する．もし前足部内反がある場合には後足部二等分線は外がえしになっている．前足部が中立位のときには後足部は垂直になっている．前足部外反もしくは第1趾列底屈の場合には後足部二等分線は内がえしになっている（図5-14）．

　陰性モデルの評価時に最も重要なことは，細部にいたるまで中立位の足の形状に合っていることである（図5-15）．足の形状からの最も多い逸脱原因は，外側列の不完全な荷重（外側列の底屈または前足部内反という誤った採型をもたらす），距骨下関節回外もしくは回内での採型（各々前足部内反または前足部外反になる），または誤った懸吊手技による（趾の背屈が不適切な場合には外側列の底屈を，母指球の過度の圧迫は前足部の斜中足根関節軸周りの不注意な回外による二次的な誤った前足部内転が生ずる）．もしなんらかの理由で中立位の足と陰性モデルが一致しないときは，採型をやり直さなければならない．

2　原理的説明

　この手技は足が最も安定した位置（すなわち，距骨下関節中立位，踵立方関節が密接にパックされた位置であり，前足部は後足部に対して固定されている）での画像で把握できる．これにより製作者にすべての関節が理想的な位置での基準点が提供される．

3　討論

　これは前足部・後足部の関係を最も正確に把握できる手技である[11]．この手技により製作された装具は，立脚期のすべての相で正確な運動コントロールを行うことができる．本法の唯一の問題は，中立位の足の正確な再現を行うのに熟練が必要なこと（特に懸吊手技），荷重時の軟部組織

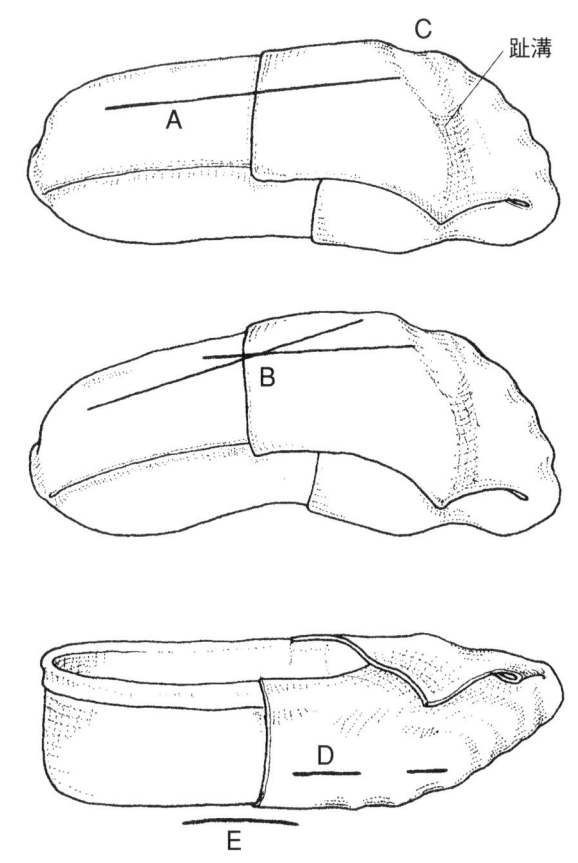

図5-15 陰性モデルの評価[14] ①踵の前額面での位置は測定した前足部・後足部の関係から2°以内であるべきである．②前足部と後足部の横断面の関係は患者の足に適合すべきである．すなわち，直立足部(rectus foot)はまっすぐな外側列(**A**)，内転中足部は前足部の内側屈曲(**B**)にならねばならない．③もし懸吊手技を用いた場合は，母指の指紋は常に趾溝(**C**)と平行すべきであり，第3趾に接触せず母指球は陰性モデルの外側面に触れてはならない．また第4・5趾は背屈・底屈してはならない(**D**)．④外側アーチの輪郭(**E**)は患者の中立位での足の輪郭と一致しなければならない．⑤陰性モデル内側の検査では皮膚線がはっきりしており，第1〜5中足骨頭の足底面は明確になっていなければならない．

拡張をもたらすために陽性モデルの盛り修正を要することである．

4．ギプスによる懸吊採型手技

1 方法

この手技は，患者を腹臥位にして足と下腿を安楽位にしギプス採型を行う．この際，前足部の荷重，距骨下関節中立位は行わない．

2 原理的説明

この手技による陰性モデルは，中立位の足の輪郭をきちんと再現しているとみなされている．

3 討論

懸吊手技は1940年代に広く行われていたが，現在ではほとんど用いられていない．その理由として，通常，距骨下関節および中足根関節回内の減速に関連する筋の緊張が増加するため，安静足部は前足部が長中足根関節軸周りに内がえし，後足部が距骨下関節軸周りに回外した状態で維持される傾向をもつためである．

陽性モデルにしかるべき修正を行わないと陽性モデルの正確さをかなり損なうことになり，この手技により製作された装具は足全体を回外位に維持することになる．すでに述べたように，このためさまざまな損傷をおこしやすい．またこの手技は外側前足部に荷重を加えようとしないので，ポスト製作手技では治療できないあらゆる機能的足部変形（最も多いものは機能的前足部内反である）をそのままにしている．

この手技にともなう問題解決には，ギプスが硬化するまで2分間足を中立位に維持するだけでよいにもかかわらず，現在では完全に見捨てられている．

5．靴装着中での真空採型手技

1 方法

足にギプスを巻き，プラスチックバッグをかぶせる．患者は特殊な靴（図5-16）をはいた状態で足の真空成型を行う．この手法のバリエーションとして患者を診察椅子に座らせ熱可塑性装具シェル（通常はプラスタゾート）を直接足にかぶせて真空成型を行う方法がある．距骨下関節は普通は中立位にして前足部は荷重・非荷重どちらでもよい．

2 原理的説明

正確な運動コントロールを行うためには，装具は患者の足と靴の両方に適合していなければならない．

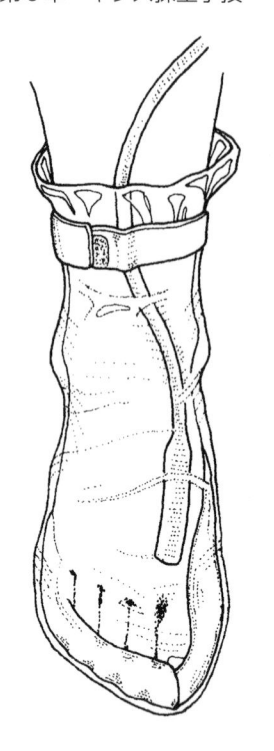

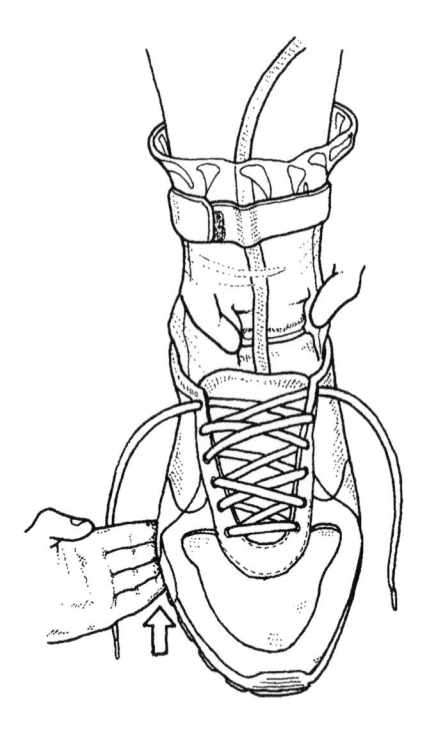

図 5-16 靴装着中での真空採型
Valmassy[13] は，この手技を行う際に緩いランニングシューズの使用を勧めている．

3 討論

装具は患者の靴（極端なヒールと弯曲したシャンクの付いた靴）にとって快適でなければならないという概念はきわめて重要である．中立位での採型により作られた装具を上記のような靴に用いると，シェルはシャンク高位点で曲がるかまたは揺れるため，中足根関節の組織が刺激される．真空成型法を用いると足が靴の中に安静な画像を得られるのでこの問題は解消されるが，しかしたいていは，前足部が内転し中足根関節が回外した足の画像を得るという欠陥をもっている[13]．

もし陽性モデルにしかるべき修正を行わないと，過矯正による医原性損傷をもたらす危険性がある．Brown とSmith[15] は「この手技により前足部・後足部の関係を正確に把握できる」と述べているが，足底前足部・後足部の関係を同じ横断面で靴底が維持しているので，このことはありえないと思われる．

6．CAD-CAM 法

1 方法

CAD-CAM は，Computer Aided Design-Computer Aided Manufacturing の略である．CAD はきわめて多容量かつ高価なコンピュータを必要とするため，以前は主に自動車産業で用いられていた．マイクロコンピュータ技術の進歩により幸いにも多くの領域で CAD-CAM が用いられている．現在 15 箇所以上で装具自動作成が行われている．

基本的にはこの過程は磁気共鳴（MR）を用い白色灯またはレーザーが患者の足（または陽性モデル）をスキャンしてコンピュータに取り込む．Black[16] によると，MR 法は陽性モデルを磁場で通過させイメージを記録する．このイメージは以前に記録された 1 万個以上のモデルと比較され最適な装具の形状を選択する．この情報は製造機械に送られ最終的な装具製作（通常は比較的硬いプラスチックで作られる）が行われる．

白色灯を用いる方法は，写真イメージをコンピュータ，ソフトプログラムで分析・修正し，形状ならびに最終的に装具を製造する．

現在のところ CAD-CAM の最も進歩した方法はレーザースキャナーである．DPM の John Bergmann が開発したもので，患者の足（通常は懸吊手技を用いて中立位に維持される）または陽性モデルにレーザー光源から通過させ，レーザーが足を通過するときビデオカメラで画像を記録する．カメラとレーザーは特殊な角度で設置されているので，全体面のどの点でも座標系（x, y, z）を計算できる（通常，データ・サンプリングは 2 mm おきに記録される）．コンピュータはこの情報を分析してコンピュータ・スクリーン上に足のグラフィックディスプレイを作製する．

次のステップは，グラフィック画像を操作して荷重時の軟部組織の拡大，バランス，前足部プラットフォーム，ポケット調整，深いヒールカップなどさまざまな修正を加える．

画像が望ましい形状に修正されると，コンピュータ・ネットワークを経て製造部に送られる．製造機械はドリルプレスに似ており，中間物（通常はワックス）から最終的なコンピュータ画像を正確に復元する．中間物は陽性モデルの役割をもっており，あらゆる装具材料（たとえば，皮革，プラスタゾート，グラファイトなど）を成型できる．もしプラスチック装具を望む場合は，最初に頂上部を望ましい形に作り，次に材料を逆さまにして底部を作製する．表面のデザインと同様に足底面をどんな形状にすることもでき，かつ内在・外在前足部，後足部ポスト，内側グラインドオフ（grind-offs）などを付け加えることが可能である．

磁気共鳴，白色灯およびレーザースキャニングのほかに，接触ジギタイザーが最も普遍的な CAD-CAM 手法である．患者は 576 個の 4 mm 幅のピストン（コントロールされた空圧により挙上位に設定されている）が付いた装置に足をのせる．患者の足がピストンを転移させるとコンピュータはその情報を分析して修正可能な 3D 画像を作製する．最終画像が製造機械に送られ装具に変更される．現在のところ接触ジギタイザーで製作可能な装具は，圧縮 EVA 材のみに限定されている．

▶ 2 原理的説明

CAD-CAM は患者の足をすみやかかつ正確に復元することができ，また運動コントロールと圧の再分散を正確に修正できる．

▶ 3 討論

スキャニングの際に患者の足は中立位かつ非荷重（レーザースキャナー），部分荷重または全荷重（接触ジギタイザー）に維持される．非荷重採型では陽性モデルにしかるべき修正（レーザースキャンもしくはギプス採型ではこれは正しい）が必要になると批判する技術者もいるが，Bergman Orthotic Laboratory ではスキャン時に患者の足をガラス板で圧迫する方法（その結果，部分荷重採型になる）を用いている．

CAD-CAM による装具製作に関して装具材料選択が限定されることに批判的な製作者がみられる．磁気共鳴手法では硬性プラスチックのみ，接触ジギタイザーでは圧縮 EVA 材のみに限定されている（接触ジギタイザーを用いている製作所が装具を機能的にしているのは，材料ではなくポスト角度であると正しく指摘しているところもある）．レーザースキャナーは中間物を用いるので，徒手製作法で使用する材料と同じもの（たとえば，皮革，グラファイトなど）を選択することができる．

CAD-CAM による装具製作に関する別の批判に製造機械の精度があげられる．早期の CAM システムのなかには，絶えず再キャリブレーションを行わないとコンピュータ・スクリーンに映ったものとは違う装具ができあがることがみられた（これは不正確な傾斜のついたアーチが該当する軟部組織を傷つける医原性損傷によるものである）．しかし現在ではマイクロコンピュータ製造相互作用の進歩により必要なイメージを正確に再現できるようになった（CAD-CAM と徒手による装具再製作率は同じである）．CAD-CAM システムの第一の利点は，使用時の速度（足のスキャンは 1 秒以内に行われる）と正確さ（レーザー光学システムは前足部・後足部の関係を 1/100° 以内に把握できる）である．CAD-CAM システムの第一の欠点は費用である．レーザー光学システムの価格は約 8,000 ドルであり，接触ジギタイザーのレンタル料は 160 ドル/月である．それほど遠くない時期にオフィス用製造機械が登場するであろうことを記載しておく（その日のうちに製品が回転できる）．

●文献

1. Brown D, Smith C. Vacuum casting for foot orthoses. J Am Podiatr Assoc 1976; 66(8): 582.
2. Robbins SE. Hanna AM. Running-related injury prevention through barefoot adaptations. Med Sci Sports Exerc 1987: 19(2): 148–156.
3. Robbins SE. Gouw GJ, Hanna AM. Running-related injury prevention through innate impact-moderating behavior. Med Sci Sports Exerc 1989: 21(2): 130–139.
4. Glancy J. Orthotic control of ground reaction forces during

propulsion: a preliminary report. Orthot Prosthet 1984; 38: 12.
5. Campbell JW, Inman VT. Treatment of plantar fasciitis and calcaneal spurs with the UC-BL shoe insert. Clin Orthop Related Res 1974; 103: 57.
6. Waller JF. Hindfoot and midfoot problems of the runner. In: Mack RP (ed). Symposium of the Foot and Leg in Running Sports. St. Louis: CV Mosby, 1982: 71.
7. Root MC, Orion WP, Weed JH. Norman and Abnormal Function of the Foot. Los Angeles: Clinical Biomechanics, 1977.
8. D'Amica JC. Prescribing foot orthoses: the decision making process. Foot and leg function. Deer Park, NY: Langer Biomechanics Group 1988; 1(1): 3.
9. Vitek M, Kerkoc P. Treatment of positional anomalies of the foot with a functional supportive inlay. Orthopade (Berlin) 1989; 127(1): 15-21.
10. Schuster RO. Neutral plantar impression cast-method and rationale. J Am Podiatr Assoc 1976; 66(6): 422.
11. McPoil TG, Schuit D, Krecht HG. Comparison of three methods used to obtain a neutral plaster foot impression. Phys Ther 1989; 69: 448.
12. Burns MJ. Non-weightbearing cast impressions for the construction of orthotic devices. J Am Podiatr Assoc 1977; 67(11): 790.
13. Valmassy RL. Advantages and disadvantages of various casting techniques. J Am Podiatr Assoc . 1979; 69(12): 707.
14. Ross AS, Jones L. Non-weightbearing negative cast evaluation. J Am Podiatr Assoc 1982; 72(12): 634.
15. Brown D, Smith C. Vacuum casting for foot orthoses. J Am Podiatr Assoc 1978; 66(8): 582.
16. Black E. Automated lab technology. Biomechanics 1995；4：77-78.

第6章 製作室での準備と装具製作

はじめに

臨床家は装具製作時期のすべてに慣れ親しむ必要はないが，最も適切な装具を処方するためにはさまざまな材料，ポスト製作手技および装具の付加に関するおおよその理解が必要になる．本章では読者がこの情報に親しむように装具製作の各ステップを紹介しよう．

1．陽性モデルの修正

まず最初に陽性モデルは陰性モデルから作られる．後足部の二等分線が垂直になるように（前足部変形が存在する場合は，内側または外側中足骨頭の下にウェッジを挿入する必要がある）陰性モデルを置き，ギプス泥をその中に注ぎ込む．

ギプスが硬化したら（約5〜10分かかる）陰性モデルを破り捨て，陽性モデルの表面を濡らしながらメッシュ針金または濡れたサンドペーパーで滑らかにする．次に陽性モデルを作業台に立てて円を描くようにして静かにこする．これで第1中足骨頭と足底ヒールの荷重接触点の位置が決まる（図6-1 A，B）．第1中足骨頭の荷重点は装具シェルの輪郭を決める際の基準になる．この点の1cm近位にマークを付けるとシェルの内側遠位縁になる（図6-1 C）．またこの点から陽性モデル表面に第5中足骨幹を横切るまで水平線を延ばす（図6-1 D）．この交差部の近位1/2cmに付けたマークが装具シェルの遠位外側縁になる（図6-1 E）．

装具の外側端はヒール（B）の荷重点と支持面から約14mm離れた点まで外側に延長した線により決定される（図6-1 F）．この点と以前に決めた第5中足骨頭（E）近位に付けた点を結ぶ線が装具シェルの外側面の基準線になる．

2．内在性前足部ポストの位置

前足部ポストを望む場合には，前足部内在性ポストと呼ばれる修正を行うことが可能である．これまで討議してこなかったが，前足部変形は装具シェルの外側面にウェッジを追加するか，またはシェル自体が前足部変形をコントロールできるように陽性モデルの形状に修正を加えることにより治療される（内在性前足部ポストと呼ばれる）．

内在性前足部ポストは，まず陽性モデルの第1および第5中足趾節関節の近位に2本の小さな釘を打ち込む．前足部内反変形が存在する場合は，第5中足趾節関節の釘は陽性モデルと同じ高さに打ち込む．一方，内側の釘は安静時にヒールの二等分線が垂直になるように深く打ち込む（図

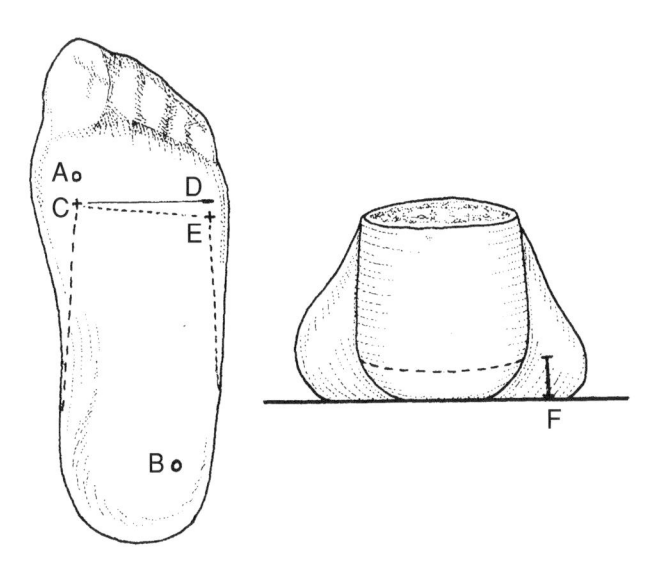

図6-1　A〜F：装具シェル輪郭の決定（本文参照）

196──第6章　製作室での準備と装具製作

6-2 A）．もし前足部外反変形が存在する場合は，外側釘が前足部変形を把握できるように内側の釘を同じ高さに打ち込む．

　足底前足部にギプスを盛り修正して中足部プラットフォームを作製する（釘とすべての中足骨頭が隠れるようにする．図6-2 B）．陽性モデルを蝋紙の上にのせ，中足部プラットフォームの内外端をしっかり固定する（図6-2 C）．ギプスが半乾きになったら，前足部変形の完全矯正に必要で正確な高さが維持できるように2 cmのプラットフォームを残し，余分なギプスは切除する（図6-2 D）．荷重時の適切な軟部組織移動ができるように陽性モデルの外側面全体に盛り修正を加える（外側拡大と呼ばれる）．さらに踵接地時に中足根関節が適切な偏位ができるように内側縦アーチに盛り修正を加える．通常はアーチに1/4インチの盛り修正を行うが（MLA fill-inと呼ばれる），立脚早期の中足根関節の可動域に応じて1/8インチまたは1/2インチの盛り修正を加える場合がある．

　最後に中足部プラットフォームをアーチ輪郭に沿って滑らかに溶接して（図6-2 E），歩行中に第5趾列に絶えず回内力がかかるように外側列のギプスを削り取る（図6-2 F）．このモデルに従って成型した装具のシェルは，他のウェッジを用いなくても前足部内反変形を内在性に支持できるように遠位内側端が弯曲している（図6-2 G）．もし前足部外反変形が存在する場合は，装具シェルの末端外側部分が弯曲していることを記載する．

　中足部プラットフォームがアーチのどれほど遠くに溶接

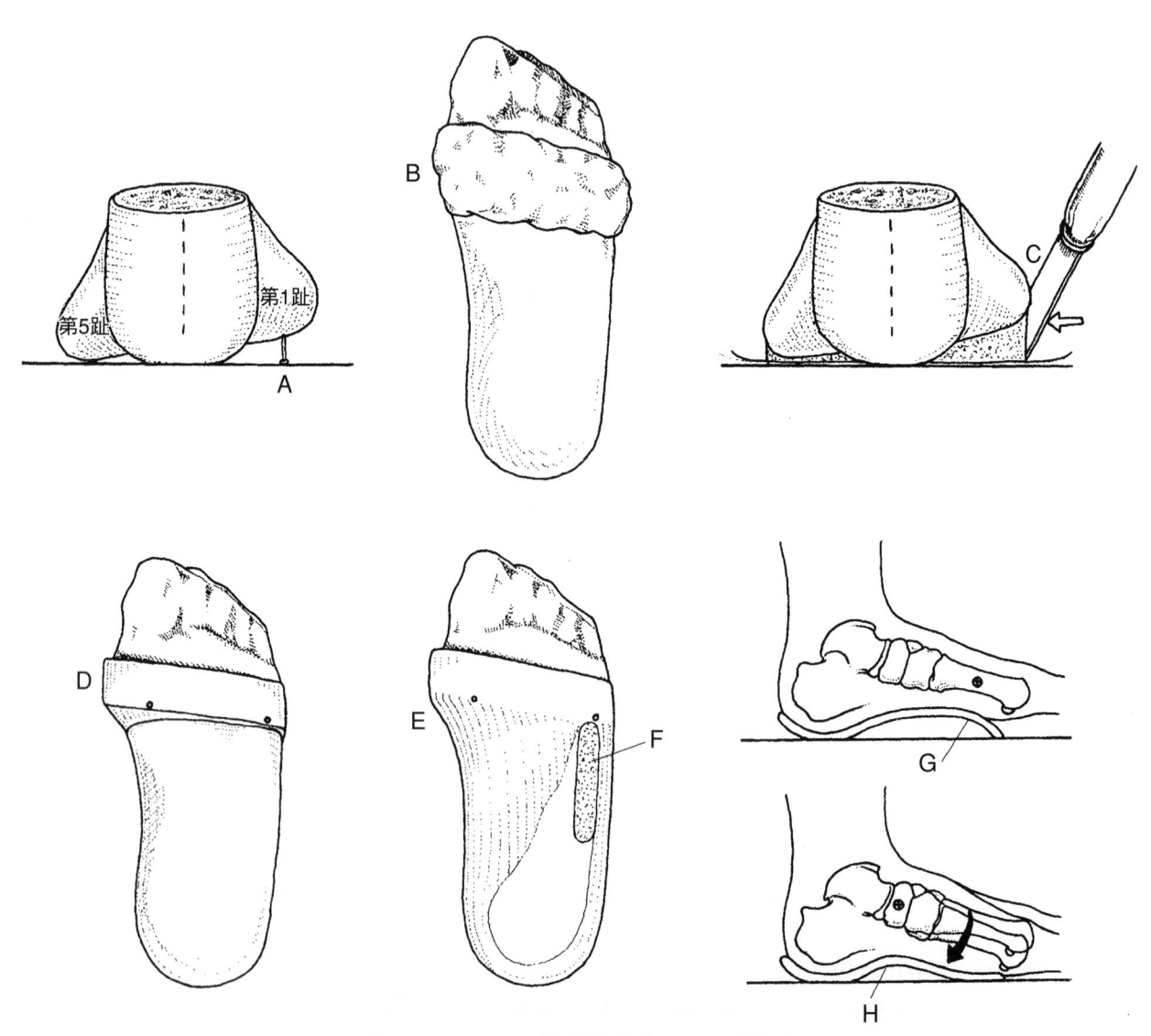

図6-2　A〜H：前足部内在性ポストの製作法

するかが臨床的関心点の1つである．たいていの場合，プラットフォームは中足骨幹中心にくるように溶接される（図6-2 Gの黒点）．内在性ポストは力の進行がこの点の遠位を通過する推進早期まで機能的である．しかし製作者によっては中足部プラットフォームを舟状骨の後ろで溶接することを勧める者もいる（図6-2 H）．この際，第1趾列が地面へ接地するために活発に底屈するので，作製された装具シェルが立脚中期に前足部変形をコントロールできないという問題が生ずる．このため内在性ポストは，中足骨幹中心より近位で溶接することが示唆されている．

3．シェルの材料選択

内在性ポストが完成し陽性モデルの最終的修正が行われた後に，臨床家は装具シェルの材料を決定しなければならない．最も普遍的な材料は，アクリルロハデュール（硬いガラスに似た材料），半強剛性グラファイト，熱可塑性プラスチック（ポリエチレン，ポリプロピレン）ならびに非常に柔らかく圧縮性に富むポリスチレンフォーム（たとえば，さまざまな密度のプラスタゾート）である．これらの材料は歪み力を減少させ，体重の再配分を行い，足および足関節のさまざまな軸周りの運動をコントロールできる．どの材料を選択するかは評価所見（足の動き，患者の体重など）と治療目標に基づく．

運動コントロールがメインではなく，疼痛性足底損傷での歪み力の減少または体重再分散が治療の一義的目標の場合（たとえば，糖尿病患者）は，一般に柔らかい材料を用いる．これらの装具は運動を変える目的がないので調節装具と呼ばれる．これらの装具は一般に足を代償位にして完全荷重手技のような陰性モデル採型により作製される．

反対に，異常運動のコントロールが一義的目標の場合には半硬性もしくは硬性材料を用いる．機能的装具として分類されるこれらの装具は，距骨下関節のほぼ中立位での機能ができるようにデザインされており，中立位でのギプス採型を必要とする．

材料選択時に考慮すべき重要な要素は，装具が機能的か調節的かを決定するのはシェル材料の選択よりもシェル成型時の採型形状（たとえば，中立位での陽性モデルなのか，それとも完全荷重による採型なのか），および前足部・後足部ポストの量である．McPoilら[1]は「同一被験者が可撓性装具，半硬性装具および硬性装具を装着したときの圧中心の記録で差がみられない」ことを証明した．しかしこれらの装具材料の間に差がないと言っているのではない．Smithら[2]は「同一ポストが付いた軟性装具と半硬性装具を使用している被験者の速度と後足部可動域とを比較し，両者とも回内速度は15％減少したが，半硬性装具は踵骨外がえしの可動域をより効果的に減少させた」と述べている．この情報の臨床的意義は，治療目標が単に後足部運動速度を減らすだけならば（後足部内反変形にともなう内側脛骨へのストレス反応のように），どちらの材料を用いても差し支えないということである．しかし回内可動域のコントロールが目的の場合（たとえば，立脚中期および推進期での内側縦アーチ崩壊に基づく二次的な外転外反母趾変形）には，より硬い材料の使用が適応になる．

もっと硬いシェル使用時の注意事項として，これらの材料はコントロールを行うため，患者の足を中立位にして正確に復元した陽性モデルから成型したものでなければならない．もし採型時にエラーがおこると，硬性装具使用時に医原性損傷をおこす可能性が高い．このため未経験者は，採型手技が快適と感じるまでは最初は柔らかいシェルから始めるべきである．さらに患者が回内を早く行うほど（たとえば，固有感覚欠損や筋力低下）硬い装具への耐性に乏しいことが経験上知られている．

シェルの材料選択後に，準備された陽性モデルから直接成型する．皮革シェルを用いる際には，皮革を水に濡らしてから陽性モデルで成型し，その後24～48時間自然乾燥させる．よりポピュラーな熱可塑性プラスチックまたはグラファイトの積層成型では，最初に選んだ材料をオーブンで加熱させ陽性モデルにのせてから直接成型する．シェルが冷却したらオーブンから取り出して望ましい形にトリミングする（図6-3 A～M）．熱可塑性プラスチックの厚さは1/8インチ（約3.2 mm），5/32インチ（約4 mm），3/16インチ（約4.7 mm）がある（患者の体重に応じてシェルの厚さを選ぶ）．

4．外在性前足部と趾先端ポスト手技

シェルの輪郭を適切に整えてから，内在性ポスト手法で治療されなかった前足部変形に外在性ポストまたは趾先端ポストを加える．趾先端ポストは前足部変形治療を行う最もやさしい方法であり，単に指先でヒールシートの中心を押さえてシェルの遠位内側端または外側端を作業台からおこす（内側端は前足部内反変形を，外側端は前足部外反変形をおこす）．シェルをこの位置に固定してヒートガンで挙

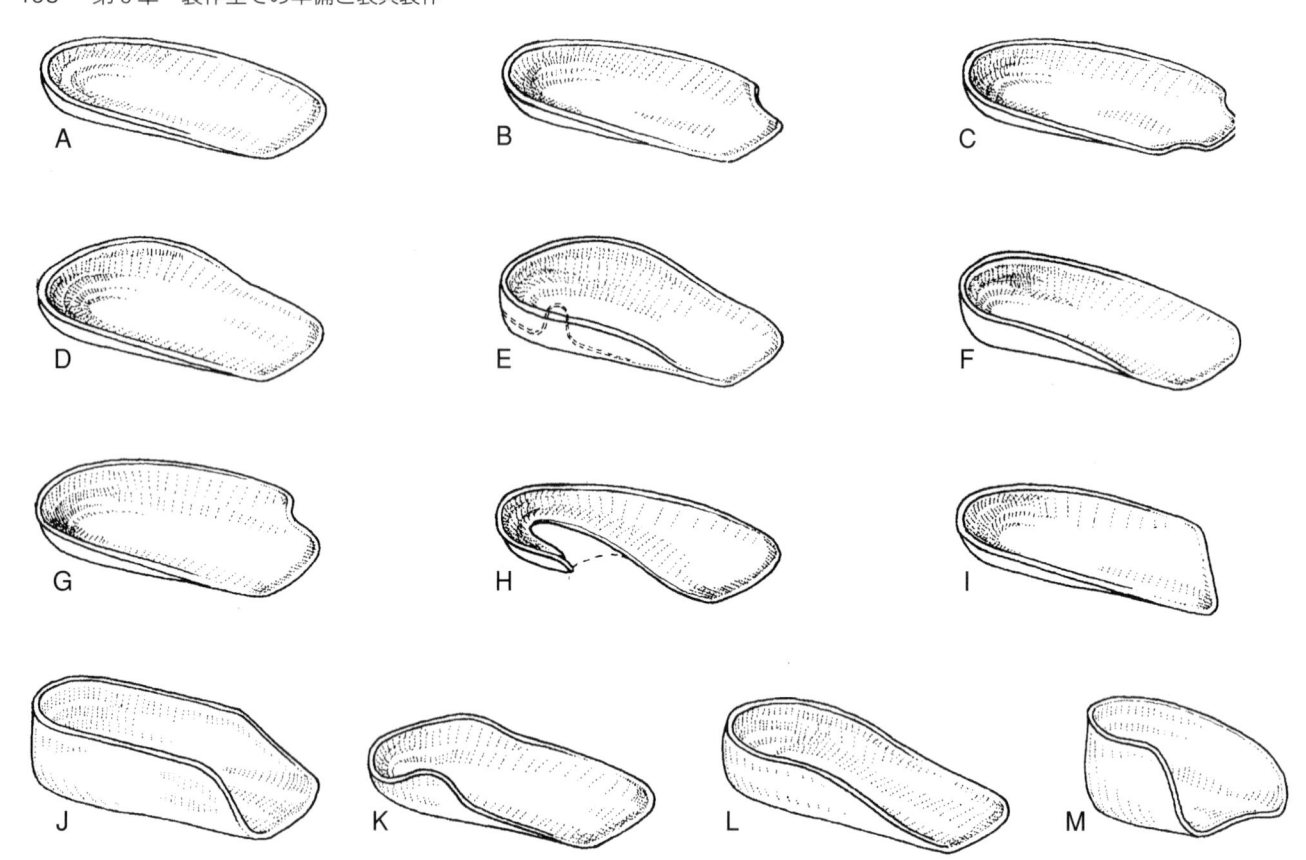

図6-3 シェル形状のさまざまな変化 **A**：標準的なシェルで，図6-1で示した特性に基づきカットする．**B**：第1趾列底屈変形を治療する際に第1趾列カットアウトを用いる．大きな第1趾列底屈変形の治療には，損傷部のサブ1バランスに加えて2～5バーポスト（溝まで延長したもの）の使用が勧められる．**C**：第1趾列および第5趾列底屈治療には第1趾列および第5趾列カットアウトを用いる．**D**：膝外反，そとわ歩行パターンおよび斜中足根関節軸高位にともなう過度の回内治療時には長軸アーチ補強と結びついた高い内側フランジを用いる．**E**：距骨下関節と中足根関節をより効果的に固定する高い内側ならびに外側フランジは運動コントロールを行うときに用いる．点線はうちわ変形がある小児に装具が滑り落ちるのを防ぐために用いる外側クリップの形状を示したものである．**F**：深いヒールシート．この修正は踵骨下部脂肪パッドの移動を防ぐために用いられる．密着した脂肪が列状に配列しているこの脂肪パッドは（訳注：図4-13参照），足底ヒールに加わる床反力の分散に役立ち，踵骨の突出部を外傷から防ぐ．JorgensenとBojsen-Mollerによれば，「脂肪パッドの制限は衝撃吸収能を49％も増加させる」としている．**G**：バニオンフランジは，疼痛のある外転外反母趾変形を保護するために用いられる．**H**：ほっそりした装具シェルはドレスシューズの適合に用いられる．外側列に対応するシェル部分（点線）もしくはシェル部分とヒールシート中央部は，患者の要求に応じて除去されることがある（ヒールシート中央部の除去はシューズの適合を高めるが，しばしば踵骨下部の滑液包炎をおこすことがある）．**I**：外側シェルが延長した歩行プレートは，推進期の距骨下関節回内を高める作用があり，うちわ変形がある小児の治療に用いられる（しかしその効果は証明されていない）．**J～L**：UCBL足底挿板（Whitman変法ならびにRoberts変法）．これらの装具シェルは1920年代および1930年代に開発されたもので，装具治療の認められた目的が足の形状を変化させることで，必ずしも運動コントロールではなかった時代のWhitmanならびにRoberts変法の現代版である（通常，これらのシェルはポストが付いていない）．これらの装具はかさばっているので靴の適合が困難なほかに固有感覚を損なうため，異常可動性扁平足の小児や弛緩性麻痺患者以外にはほとんど用いられていない．**M**：ヒールスタビライザー．シェルの形状は踵骨を支持面に垂直に維持するので，小児の後足部運動コントロールに用いられる．深いヒールカップ，外側クリップおよび内側フランジなどさまざまなオプションとともに作製される．

上端を加熱すると柔らかくなり支持面に落ちてくる（図6-4）．弯曲した近位端のシェルは，前足部変形を支持する接触点として作用する．よくできた趾先端ポストは内在性前足部ポストと同様の働きをするが，中足部プラットフォームの陽性モデルを修正する必要はない．

前足部ポストの最後は外在性ポスト法である．図6-5に示したように，最初に装具シェルの遠位足底端をすり減らし〔近位シェルを保護するためにテープを用いる(A)〕，次いでポスト材料をシェルに癒着させる(B)．硬いクレープ材が最もよく用いられる．後足部が垂直になるようにポ

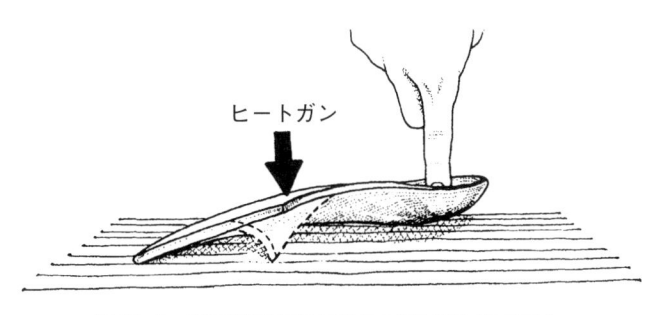

図6-4　前足部内反変形に対する趾先端ポスト

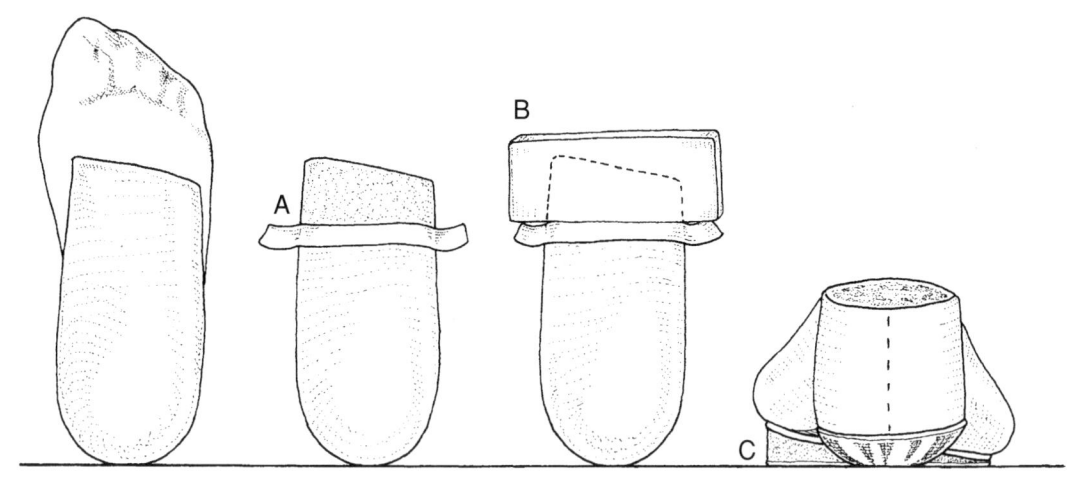

図6-5　前足部に対する外在性ポスト法

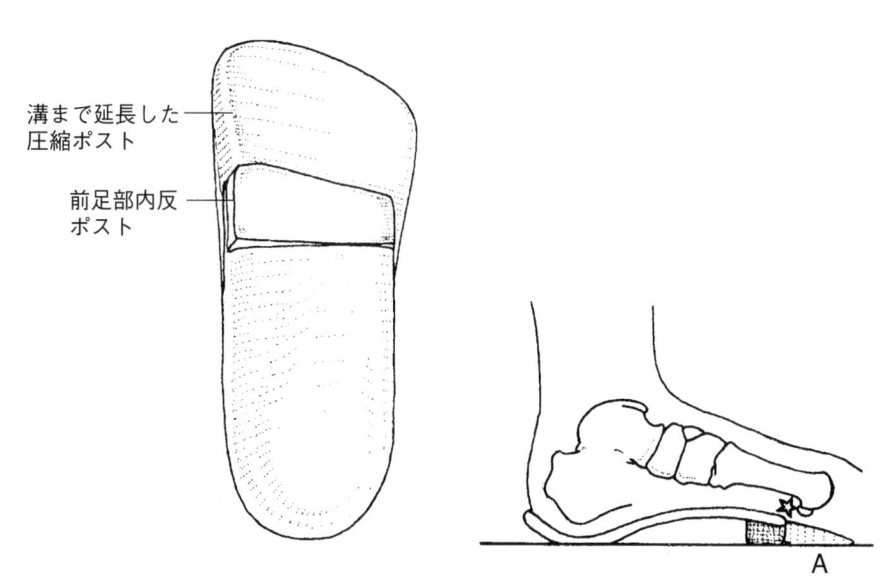

図6-6　溝まで延長した圧縮ポスト　推進期に距骨下関節コントロールを継続する以外に，この圧縮ポストの追加は中足骨頭（A）支持により医原性損傷のリスクを減少させ，前足部ポストの末端（星印）にかかる圧を再分散させる．

ストを研磨する(C). この手法に対する批判として, 外在性材料がしばしばシェルから剝離することと, 装具がかさばって靴の適合が困難なことがあげられる.

大きな前足部ポストが必要な場合, 前足部変形を内在性ポストで部分的に矯正して踵を垂直にもたらすのに必要な角度を外在性ポストで調整するとよい. たとえば, 12°の前足部内反変形には6°の内在性ポストプラットフォームを加え, 残り6°の内反ポストは外在性にする. 通常, 9°以上の前足部内反ポストと6°以上の前足部外反ポストは靴の適合が困難なため用いられない. もし大きな前足部ポストが必要な場合は, 末端装具シェルが中足骨幹を傷つけないように溝に圧縮性ポストを追加するとよい (図6-6).

5. 内在性後足部ポストの位置

前足部ポストが完了したので次に後足部ポストに移行する. 前足部ポストと同様に後足部ポストも外在性と内在性とに分かれる. Lundeen[3]は「真の内在性後足部ポストには陽性モデルを距骨下関節軸に分割し, 後足部セクションを回転させて望ましい外反または内反角度を付けることが必要」だとしている (図6-7). シェルにとがった端が生じないように, 陽性モデルのひだをギプスを盛って滑らかにする. この手法により靴の適合を阻害することなく, かなり大きな変形にポストを付けることができる.

より簡単ではあるがあまり効果的ではない方法に修正内在性ポスト法がある. これは成型されたプラスチックシェルのヒールを水平なサンダーに置き, 望ましい角度に研磨する (図6-8). 修正内在性ポストは, 靴の適合は良好だが内在性ポストの支持基盤が狭すぎるので, 運動コントロールはあまり効果的ではない. 圧が足底研磨の末端または内側にかかると, 装具は内側にロックされポストの効果を無効にする.

修正内在性ポストが役立たないと言っているのではない. 靴に硬く平らなインソールを用いれば, このポストは装具の外側部分が平らな内側部分にコントロールされる転移を感じることができる固有感覚装具として役立つ (装具シェルの内側部分は平らであっても, 距骨下関節が垂直状態からのヒール回内を阻止している).

6. 外在性後足部ポストの位置

真の内在性ポストならびに修正した内在性ポストはとき

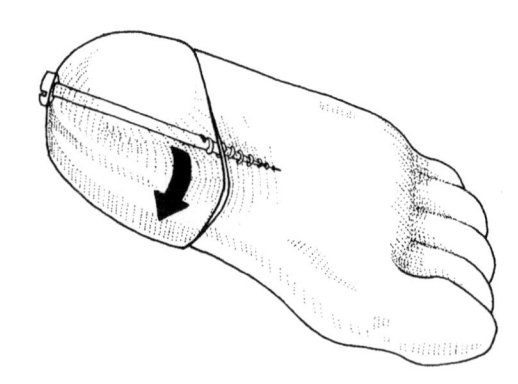

図6-7 2軸性内在性ポスト シェルを陽性モデルに成型する前に, 望ましい後足部の内在性ポストを把握するため陽性モデルを切断し回転させる. (Lundeen RO より)[3]

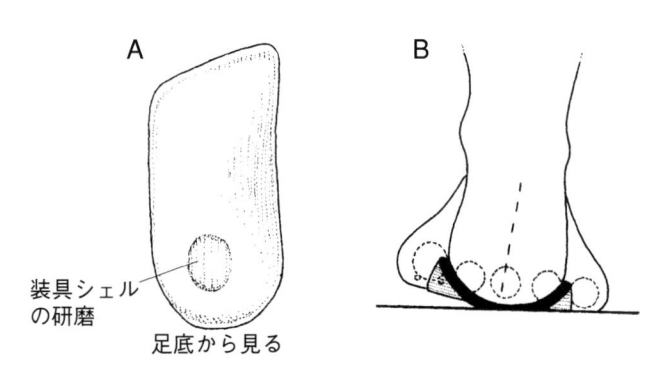

図6-8 内在性後足部ポストの変法 A：装具シェルのヒール足底を平らに研磨する, B：後足部を望ましい角度に維持する. 残念なことにはポストの角度はシェルの厚さにより制限される.

どき距骨下関節運動コントロールに用いられるが, 最もポピュラーな方法は外在性後足部ポストである. このポストは修正内在性ポストと同じ研磨方法で作製されるが, ヒールの足底面は外在性ポスト材で補強されることが異なる点である (図6-9).

外在性後足部ポストの立脚期での運動コントロール能力に関する最も重要な特徴の1つは, ポスト材をどの程度シェルの末端まで延ばせるかということである. 正常では外在性後足部ポストはヒールシート中心より約1/2インチまで延長しており, 進行力がロックラインの末端に達するまで装具のポスト角度を維持している (図3-92 参照). これらの力がロックラインの末端に達すると, 装具全体が末端内側端 (もし存在する場合には前足部ポスト) に外がえしして後足部ポストの機能を失わせる.

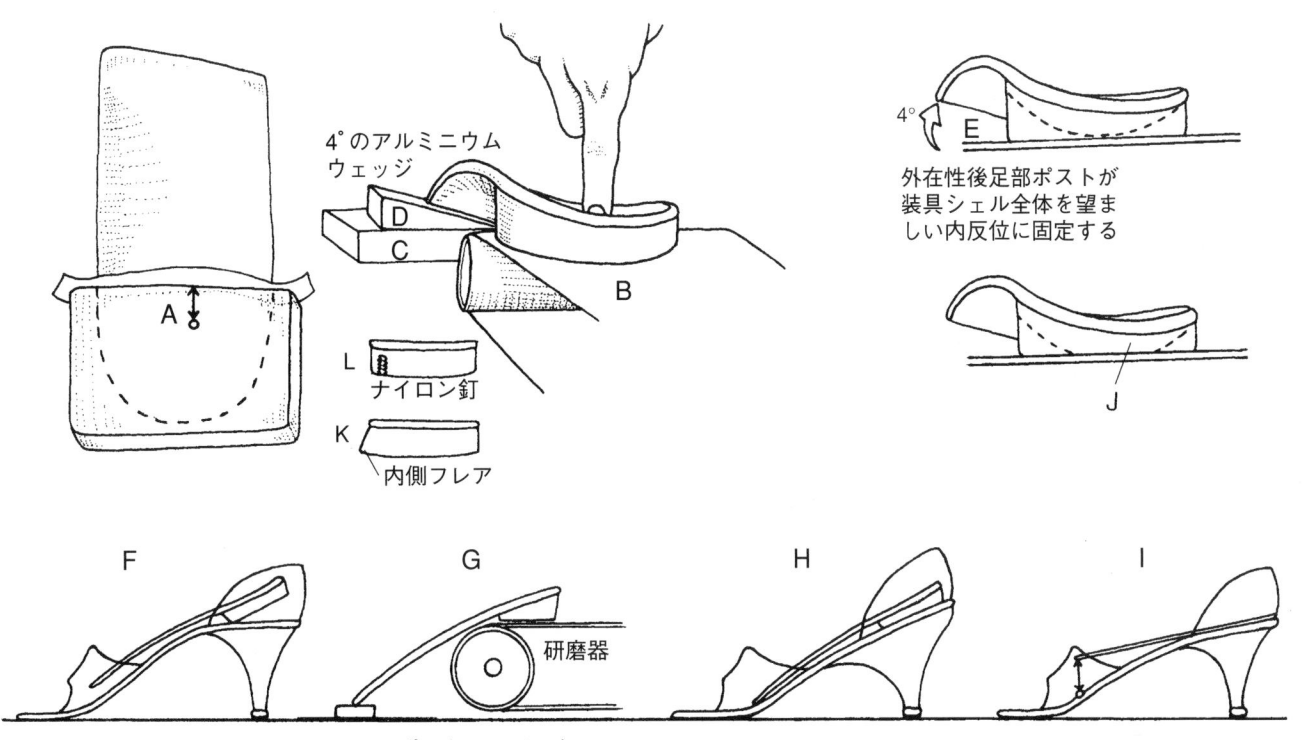

図6-9 外在性後足部内反ポストの製作法 足底近位装具シェルを研磨して外在性ポストの末端がヒールシート中心（**A**）から約1/2インチ遠位にくるような位置でポストを接着する．ポストの端をやすりがけしてヒールを水平研磨器（**B**）にのせる．装具末端は支持プラットフォーム（**C**）に置き，装具シェル端はアルミ製ウェッジ（**D**）を用いて一定角度に設定する．足底後足部ポストが装具シェル全体を望ましい内反位に固定されるように（**E**）装具のヒールを研磨器にしっかり固定する．もし装具をドレスシューズに用いる場合には，ポストが靴のヒールシートの上に平らになるようにポストエレベータを用いる必要性がしばしばみられる．たとえば，外在性後足部を平らに研磨してハイヒールに用いる場合には，ポストの足底面はヒールに適切に接することができず，ポストが後足部の運動をコントロールできなくなる（**F**）．この問題は後足部ポストを研磨するときに装具をポストエレベータにのせることにより解決できる（**G**）．足底ヒールシートと靴の前足部との関係を復元することにより，ポストエレベータは後足部ポスト全体をヒールシートと同じ高さにすることができる（**G**の完成したポストは靴**F**に完全に適合している）．一般に，1/2インチ，1インチ，1.5インチのヒールが付いた靴は，それぞれ4mm，8mm，12mmのポストエレベータで調整できる．しかしRossとGurnick[5]が証明しているように，ポストエレベータのサイズを決定するのはヒール高でなく靴のヒール傾斜角度である．その一例を**H**に示した．ヒール高にもかかわらず，この靴の装具はヒールシートが鋭角のため平らに研磨する必要がある．このためポストエレベータの高さは平らなバーをヒールシートと同じ高さに置くこと（舌革抑制器がうまく作動する），バーと装具が終わる点までの距離により選択される（**I**）．この距離はポストエレベータの理想的な高さになる．ポストエレベータの使用以外に後足部ポストをシェルの中に研磨することにより靴適合を改善することが可能である（**J**）．装具がヒール高を減少させることにより，この修正法は外在性ポストの大きさを著明に減少させる．後足部ポストの安定性と弾性は，ポストに内側フレアまたは外側フレアを付けること〔過度の回内および回外をコントロールする（**K**），およびポスト材をナイロン釘で補強すること〕により改善される（**L**）．通常よく用いられるポスト材は圧縮性クリープのため，ポストの足底面は過度の磨耗を防ぐために薄い高密度プラスチックでおおわれる（ポストプロテクターと呼ばれる）．

図 3-93 に示したように，標準的外在性ポストは立脚中期始めまでしか機能しない．もし必要ならば，短い後足部ポスト（通常はヒールシート中心またはそのやや近位までかかっている）か長い後足部ポスト（ヒールシート中心の遠位約 3/4 インチまで延びている）を用いてもよい．短い後足部ポストは基本的にロックラインを近位に移動させるため，このポストが付いた装具は踵接地期のみ運動コントロールを行い，踵接地後期には装具を末端に向かって外がえしさせるので，代償された後足部内反変形がありしばしば内がえし足関節捻挫（立脚中期に後足部を内がえしに維持する場合は禁忌である）を繰り返す患者の治療に役立つ．

一方，長い後足部ポストはロックラインを遠位に転移させるので立脚期後半でのコントロール改善を行う．望ましい後足部ポストを装具シェルの遠位内側端に置くか，または圧縮性ポストを溝に追加することにより推進期での運動コントロールを行うことが可能である．

装具シェルに正確に何度のポストを付けるかの決定には議論の余地が残されている．後足部ポスト角度は後足部内反変形角度に等しくなるべきこと，衝撃吸収に必要な距骨下関節回内角度は，後足部ポストの足底面に 4°または 6°の 2 平面にわたる研磨を加えるべきことが示唆されている[6]．2 平面上の研磨理論の背景として，後足部ポストを変更しなければ理想的な骨性アライメントを維持できるが，2 平面上の研磨は装具（ならびに距骨下関節）が理想的な機能に必要で正確な外がえし可動域をもたらすことができるというものである（図 6-10）．

残念なことには，2 平面上の研磨は踵接地期にヒールを内がえし位置に維持して立脚中期のはじめまで回内を遅らせるという基本的な役割を演じているため，この論理は誤っている．さらに大部分の回内は踵接地の最初の 50% におこる[7] ということを考えるならば，とりわけ危険である．2 平面上の研磨された完全なポストの付いた装具は，最も必要な時期に距骨下関節の回内を必然的にブロックする．このことは，内旋する下肢への適応に必要な距骨の内転可動域を阻止するため，衝撃吸収減少による医原性損傷をもたらし膝損傷をおこしやすい．すなわち，内旋する大腿骨から不動の脛骨に慣性力がかかり，脛骨は距骨とともに後足部ポストにより静止させられる．このためやがて脛骨大腿骨回旋を阻止する靱帯の弛緩をもたらす可能性がある．

外在性後足部ポストに工業的に広く用いられている 2 平面上の研磨を使用することは，硬性装具（rohadur）が膝損傷をもたらすという逸話的報告を説明している．このような損傷をもたらすのはシェルの硬さではなく，大きなしかも硬性ポストの不適切な使用によるためである．ポストは踵接地早期に衝撃吸収に必要な距骨下関節，ならびに中足根関節の回内の必要可動域をブロックするからである．2 平面上の研磨にともなう主な問題は，距骨下関節回内をおこすもののその可動域がきわめて少ないこと（4°の研磨

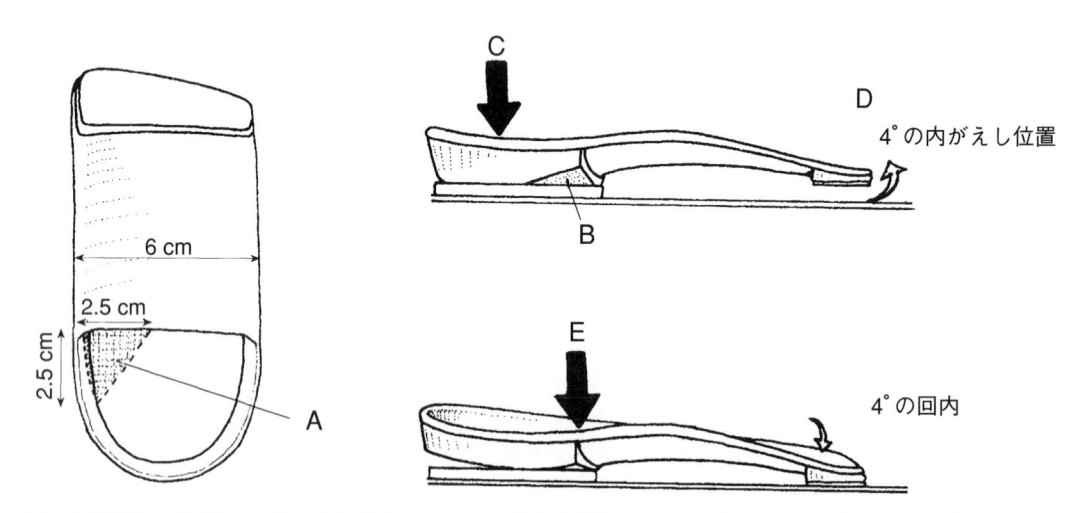

図 6-10 2 平面上での研磨　外在性後足部ポストの末端内側部分（ぼかした部分，**A**）は約 4 mm 研磨する（ポストの末端内側部 **B** で最大になるように徐々に研磨する）．Weed らによると，2 平面上の研磨は踵接地期に後足部ポストは完全な骨性アライメントの維持をもたらす．すなわち，体重が研磨軸の後方にかかると（**C**），後足部ポストは距骨下関節を内がえし位置に維持する（**D**）．力の進行が 2 平面上の研磨軸の末端に加わると衝撃吸収に必要な 4°の距骨下関節回内をもたらす．

(Weed JH, Ratliff FD, et al より)[6]

は後足部に4°の運動をもたらすが，これでは適切な衝撃吸収が行えない）と，この運動が遅すぎる歩行サイクルにおこることである（立脚中期に回内運動はすべて終わるべきである）．

装具の内側へのロックはソールの硬さに依存するという事実が2平面上の研磨にともなう問題をさらに複雑にしている．柔らかなスリッポンのスニーカーまたは柔らかなヒールシートの付いた靴では，外在性後足部ポストの側面が靴の中に沈み込んでしまい，距骨下関節回内のさらなる可動域をもたらすという2平面上の研磨の特性を否定するからである．

後足部内反ポストのサイズ決定に際して，もっと安全でかつ効果的な方法は後足部内反変形量（すなわち距骨下関節内反，脛骨下部内反ならびにクロスオーバー歩行パターンにともなうあらゆる内反を合計する）を見出し，適切な距骨下関節内反可動域をもたらすためにそこから6°，または8°減らしてやる．たとえば，4°の距骨下関節内反，8°の脛骨下部内反ならびに正常な歩行基盤をもつ患者では，踵接地期に距骨下関節に8°回内させるために後足部内反ポストは4°（4°プラス8°マイナス8°）付いたものが必要になる．この方法を用いれば，内側踵骨がシェルに当たる前に距骨下関節は理想的な可動域ですでに回内している．そのときに装具は衝撃吸収に必要な理想的な可動域を許し，過度の運動のみを阻止することになる．

静的立脚期に後足部を絶えず内がえし位に維持すると，第1趾列の機能的底屈と機能的前足部外反が発生するとの懸念がある（図6-11）．しかし距骨下関節が8°回内できるかぎり，距骨下関節回内位にともなう中足根関節の可動域増大により二次的に前足部は中立位から6°外がえしできるので，この懸念は考慮する必要がない．すなわち，後足部内反ポストは機能的前足部外反発生の心配なしに6°まで高くできるということを意味している．もし大きな後足部内反ポストが必要な場合には（Blake[8]は「後足部内反ポストは10°まで高くしてよい」と述べている），内側中足骨頭を支持するために溝まで延長した圧縮性ポストを追加すべきである．

後足部内反ポストが8°以下であるが，誇張された回内が問題の場合には（たとえば，斜中足根関節軸が垂直で単関節面の距骨下関節，および過度可動性第1趾列のある患者），後足部ポストは0°にする（図6-12）．また過度の回内可動域はポストの角度ではなく装具のシェルによりコントロールされる．これらの患者の内側縦アーチ支持を行うと可動域コントロールに役立つ．

7．装具部品の追加

装具のシェルでポストを望ましい角度に設定する際に，シェルが破損しないように内側縦アーチを詰め物材で補強する必要がしばしばある．熱可塑性プラスチックシェルの強度は通常は補強の必要性がないが，太った患者の装具使用や高衝撃スポーツを行う場合など，状況によっては付加

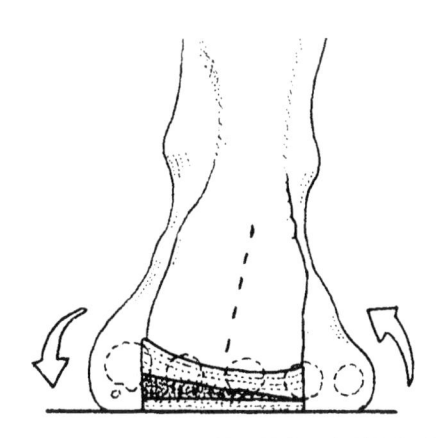

図6-11　静的立脚期に後足部を過度に内がえしすることにより，大きな後足部内反ポストは機能的前足部外反変形をもたらす（矢印）　後足部ポストが高すぎると，静的立脚期に膝が屈曲して矢状面で外旋するので注意すべきである．

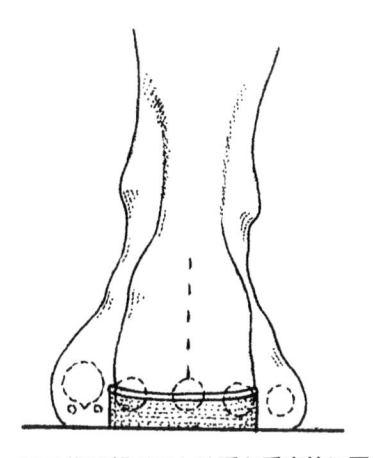

図6-12　0°の後足部ポストは踵を垂直位に固定する

的支持が必要な場合がある．さらに（皮革や低密度ポリエチレンなど）調整シェルの場合には，アーチ補強のために足底面に詰め物材を付加する必要がある．シェルと付加詰め物材は望ましい形状ならびに幅になるように端を研磨する．

さまざまなシェルと詰め物材の選択に加えて，装具に以下に説明するような各種トップカバーや部品の追加を行うことがある．

1）トップカバー 最もよく用いられるトップカバーは，近位中足骨頭まで延長したもの（装具だけをカバーする），溝まで延長したもの（趾の基部で終わっている），または趾末端まで延長したもの（全長）があり，手袋用皮革，スペンコ（発泡ネオプレーンで表面に薄いナイロンがかぶさっている），ビニールナイロン，さまざまな合成皮革などで作製される．スペンコを除くトップカバー材は1/8インチまたは1/16インチのPPT（Langer Biomechanics Group, Deer Park, NYの弾性開放性発泡材），プラスタゾート（より圧縮性の閉鎖性発泡材）がよく用いられる．積層材は装具シェル末端からカバー末端（伸展装置と呼ばれる）まで，またはトップカバーの全長に用いる．

たとえば，ビニール製トップカバーは1/8インチのPPT伸展装置を溝まで延ばしたものである（ビニールだけが装具をおおう．一方，ビニールとPPTは装具末端から趾基部まで延長されている）．またはビニール・PPT積層混合物が装具のヒールから趾基部まで延長された溝までのビニール・PPTトップカバーを用いることもある．装具全体の底部にボトムカバーを要することもある．ボトムカバーは通常，調整装具で詰め物材が磨耗する場合に用いられる．

2）ヒールリフト ヒールリフトはさまざまな条件での治療に役立つ．脚長差の治療ではヒールリフトは骨盤の高さを揃えて短縮した下肢に加わる側方歪み力を減少させるだけではなく[9]，足関節背屈可動域減少にともなう損傷治療に両側ヒールリフトを用いることがある．ヒールリフトは通常はゴムまたはコルクで作製するが，高衝撃が加わる足部（たとえば，非代償性後足部内反変形や強剛性前足部外反変形など）を効果的に治療する際にPPTやソルボセインのような衝撃吸収材で作られることもある．

Milgromら[10]はPPTの衝撃力減少能力を証明した．すなわち，彼らは「3°の後足部内反ポストと1/8インチのPPTヒールリフトが付いた一般的な可撓性装具を軍隊で使用したところ，大腿骨疲労骨折の頻度を8.1％も減少させた」と述べている．このことは，粘弾性のヒールリフトが歩行時の骨振幅を減少させたとするVoloshin[11]の所見に一致している．

さらに臨床家によっては踵接地期の膝屈曲速度を減らすためにクッションを採用する場合があるので[12]，衝撃吸収のためのヒールリフトが膝蓋後部関節痛の治療に効果的である（Niggら[13]がすでに証明しているように，ランニングシューズの在庫の中敷きは踵接地期の垂直力を減少させるのに役立つので，ランニングシューズで標準的なEVA製中敷きをより高価なソルボセインの中敷きに変える必要はない）．Leeら[14]はアキレス腱損傷の治療について「大きなヒールリフトは累進性に内側腓腹筋の筋電活動を減少させるので効果的な治療法である」と述べている．

ヒールリフトは潜在的に効果をもってはいるが，垂直力を両側で増加させ[9]踵接地期の距骨下関節回内可動域を最初に増加させるので[15]，その処方には絶えず用心して行うべきである（踵接地期の距骨下関節運動に対するヒールリフトの効果に関する情報にはさまざまな論議があることを覚えておくべきである[16-18]．さらにヒールリフトは身体の質量中心を前方に偏位させるので，椎間関節症候群（腰椎は質量中心の偏位を調整するために過伸展する）ならびに体重の大部分が中足骨頭で支えられることによる前足部疼痛状態をもたらす可能性がある（このためヒールリフトは実際に足底腱膜の問題を悪化させることがある）．

3）バーポスト バーポストは，中足骨頸部の支持により中足骨頭に加わる圧を効果的に減少させる平らな前足部ポストである．第1趾列底屈変形の治療には通常第2～5バーポストを用いる．大きな変形の治療には溝まで達する圧縮性第2～5バーポストを用いることを記憶しておく．

4）損傷に対するバランスパッド 疼痛がある骨性または軟部組織の突出に用いる既製のクッションで，非常に役立つ．製作者は患者の足にある損傷にマークを付けるか（インクは陰性モデルに移る），または製品注文シートに記載をする．既製のドーナツ，U字型パッド，J字型パッドを損傷部位で輪郭をとりトップカバーの下にくっつける．仕上げられたバランスパッドは該当する突起部での圧の再分散をはかる．最もよく用いられるバランスパッドは通常コルクまたはPPTで作られるが，さまざまなデザインを図6-13に示した．

疼痛性損傷が装具シェルの真上にある場合（たとえば，突出した踵骨踝部）にはバランスパッドを装具シェルに組み込むことができる．ポケット調整と呼ばれるこの手法には陽性モデルの該当箇所に少量のギプスによる盛り修正を

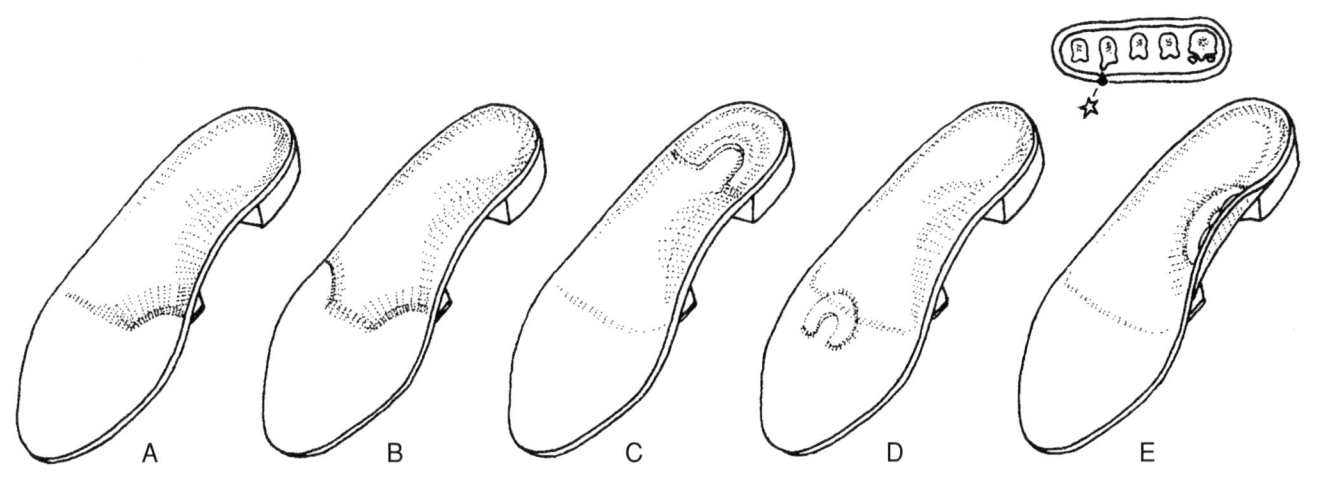

図6-13 さまざまなバランスパッド A：サブ1バランサー（ダンサーズパッド）は第1趾列底屈の調整に用いられる．一方，サブ1.5バランサー（B：ダブルダンサーズパッド）は凹足にしばしば合併する第1・5趾列底屈の調整に用いられる．C, D：ホースシューパッド調整は踵骨棘，第3・5中足骨底屈，著明な足底踵部（挿入図）または足底イボの調整に用いられる．圧刺激はウイルス成長を促進させる[19]．イボにかかる圧を減少させる付加物（バーポスト，メタタルザルパッド，トウクレスト，中足骨下バランスパッドなど）が臨床的に適応される．E：付属舟状骨は軟骨結合により舟状骨に付着しているが，しばしば引っ張り力，歪み力および圧縮力からの保護が必要になる．これはU字形バランスパッドを大きな内側フランジに付けることにより達成できる．このバランスパッドはこの骨性奇形を刺激する過度の距骨下関節回内を減少させるため，適切な後足部・前足部ポストと一緒に用いられる．

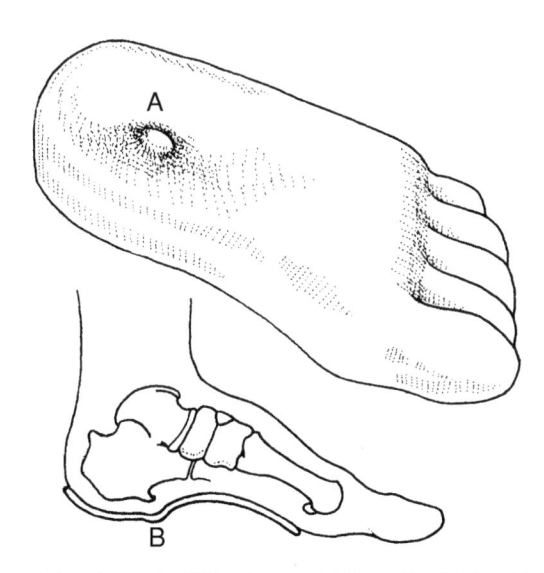

図6-14 ポケット調整 A：ギプス盛り修正箇所，B：圧分散用のへこみ（ポケット）

行う（図6-14 A）．この修正陽性モデルから成型されたシェルは，疼痛性損傷から圧を分散させるへこみ，またはポケットが付いている（図6-14 B）．

5）モートン延長 コルクまたはクリープ製1/8インチのプラットフォームを成型して短い第1中足骨を支持するためにトップカバーに設置する（図3-104参照）．この延長は長い第2中足骨に用いてはならず，メタタルザルパッド，トウクレストまたはサブ2バランスパッドを使用する．

6）運動学的ウェッジ Howard Dananberg, DPMが開発したこの装置は，厚いクリープ製の延長を第2〜5中足骨頭に加えるもので，柔らかい三角形のPPTを第1中足骨頭に置く．Dananberg[20]によると，内側前足部の柔らかい材料は「長腓骨筋の活動時に第1中足骨頭を底屈かつ外がえしさせ，母趾が最大背屈を行うのに必要な第1中足趾節関節の横軸を背後側に移動させる」としている．

しかし，推進期での第1趾列底屈障害の最も多い原因は距骨下関節の過度の回内によるため，残念なことにはこの付加に関する論理は疑問が残される．内側前足部の柔らかい材料は実際に距骨下関節の回内をもたらすため，運動学的ウェッジは本来的に機能的制限母趾を阻止する目的でデザインされた状況を潜在的に作り出す可能性がある．

このことは運動学的ウェッジを用いてはならないといっているのではない．第1中足趾節関節の変形が長い第1中足骨による二次的な場合には（過度の距骨下関節回内を阻止するために長い後足部内反ポストと一緒に用いられるか

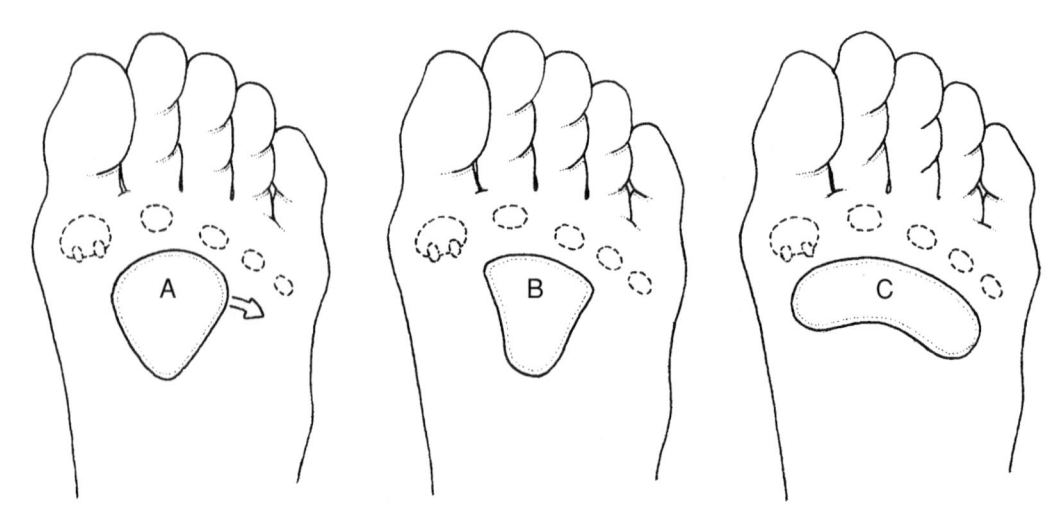

図6-15　各種メタタルザルパッド　A：ハート形，B：胃形，C：腎臓形

ぎり），変形継続を阻止するのに必要な第1趾列底屈の可動域増強をもたらす．

7）メタタルザルパッド　通常，スポンジゴム，フェルトまたはPPTで作製されるこれらのパッドは，中足骨幹末端を支持することにより中足骨頭にかかる圧の再配分を行う[21]．その結果，メタタルザルパッドは第2中足骨延長，足底角質増加，趾間神経腫，中足趾節間関節滑膜炎，足底イボ，第3～5中足骨底屈の治療に効果的に用いられる．さまざまな形状と大きさのパッドは中足骨頭の近位部に用いなければならない（図6-15）．

患者はメタタルザルパッドが置かれた位置にさまざまに反応するため，最良の結果をもたらすようにパッドを近位，遠位，内側および外側にずらす必要がしばしばある．時には患者に一過性パッドを用いてサイズと場所を体験させる必要がある．理想的な位置が決まったら永久的なパッドを装具のトップカバーに設置する．

治療目標が第1中足骨頭にかかる圧を減少させる場合（種子骨炎のように）には，小さなパッドは無効なため母趾または第1中足骨頭に大きなパッドを使用しなければならない[21]．この場合硬いゴムを用いると足底腱膜中央部が刺激され，腱膜の"弓のつる効果"による二次的な踵痛をもたらす可能性があるので十分注意すべきである．

8）トウクレスト　トウクレストは槌趾変形と鉤爪足変形の治療に用いられる．第2～5趾中央部を支持することにより大きな面積で圧を再配分させ，中足骨頭および趾末端にかかる圧を減少させる（図6-16）．トウクレストは

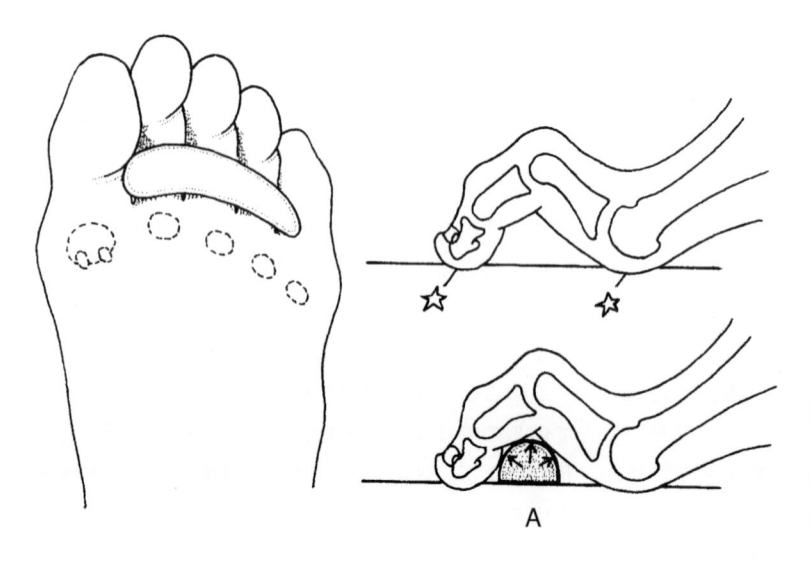

図6-16　トウクレスト　趾全体の支持（A）によりトウクレストは中足骨頭と趾末端(星印)とにかかる圧を効果的に減少させる．

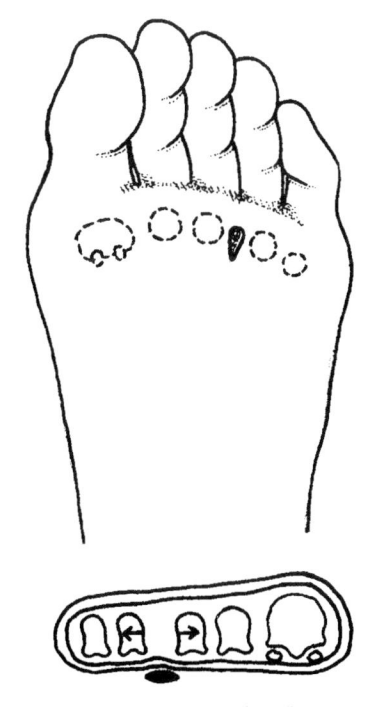

図6-17 趾間プラグ

また末節骨を効果的に固定するので，趾拘縮により著明に損傷される推進期での長趾屈筋の機能を改善させる．

第2〜5中足骨の角度が人によりさまざまなので，理想的なトウクレストの位置決定が困難なことを銘記すべきである．このため最初はプラスタゾートを趾まで延長したビニール製トップカバーを作製する．2週間装着後にプラスタゾートに付いた第3〜5中足骨頭の溝がトウクレストの正確な位置になる．

9）趾間プラグ　この涙形のプラグは有痛性中足趾節関節滑膜炎の治療に用いられ，該当する中足骨頭の間に設置される．理論的には滑膜にかかる歪み力を減少させるように中足骨頭の間を拡大する（図6-17）．

プラグは潜在的に隣接部位の圧縮力を高め，プラグ背面と横中足靱帯の間で趾間神経を絞扼する可能性があるので，有痛性中足趾節関節滑膜炎治療の最終手段に用いるべきである．

10）立方骨パッド　この小さなパッドは，通常は第4・5趾列底屈調整用の既製装具にのみ用いられる（既製装具のシェルは本来的に足底外側の輪郭に沿っているので，この付加の必要がない）．立方骨パッドの不適切な使用は踵立方関節の早すぎるロックをもたらし，潜在的に中足根関節拘束靱帯捻挫をおこし，足底方形筋を損傷させ，外側足底神経（回内する立方骨とパッドとの間で慢性的に刺激される）のニューラプラキシアをもたらす可能性があるので，その処方は十分注意して行うべきである．

装具製作所によっては立方骨パッドは外側アーチを支持するので装具に付加するところもあるが，この考えは破棄すべきである．

8．スポーツに適した変更

これまで述べてきた付加物の選択以外に，特殊なスポーツの生体工学的要求を満たすために装具を修正する必要がしばしばある．たとえば後足部内反変形のあるテニス選手には，同じ変形をもつ長距離ランナーとは異なるポストを付ける必要がある．基本的には，単一方向のスポーツ活動（たとえば，歩行およびランニング）には通常は後足部の大きさが十分な半硬性シェルで，もし必要があれば前足部ポストが付いたものが用いられる．ランナーがトウヒールパターンで接地する場合は，前足部の溝まで延長した圧縮性ポストが付いた後足部ポストを用いるべきである．長距離ランナーの訓練要件を満たすために，PPTまたはコルクで内側縦アーチを補強し，推進期損傷を防ぐために溝に圧縮性ポストが付いたものが勧められる．

ランナーにとって装具の重量は決定的なため（股関節のテコ腕長のために足に加わる100グラムの重さはランニングの有酸素要求を1％増加させる[22]），多くのランナーは訓練時には重い熱可塑性装具を用い，レース時には軽いプラスタゾートまたはグラファイト積層装具を用いる．スプリンターにはスピードにともなう過度の後足部運動コントロールという特殊なニーズがある（これまでの報告とは異なり，スピードにともなう過度の後足部運動[2]は，レースフラットが距骨下関節回内をコントロールできないという事実により悪化する[23]．また推進絶頂期にアキレス腱が最大に作動するのに必要な理想的な後足部・下腿アライメントが要求される．

立脚早期および立脚後期の運動を効果的にコントロールするために，これらのランナーには中足骨頭まで圧縮性ポストが延長した大きな後足部ポストの付いた装具が勧められる．実際，最長期間での推進期運動をコントロールするために，Sisney[24]は圧縮性ポストが趾まで延長した装具を推奨している．レースフラットでしばしばみられる空間の制約と極端なラストのために，これらのフラットは装具の個別適合が行える製作所に送ることを推奨したい．

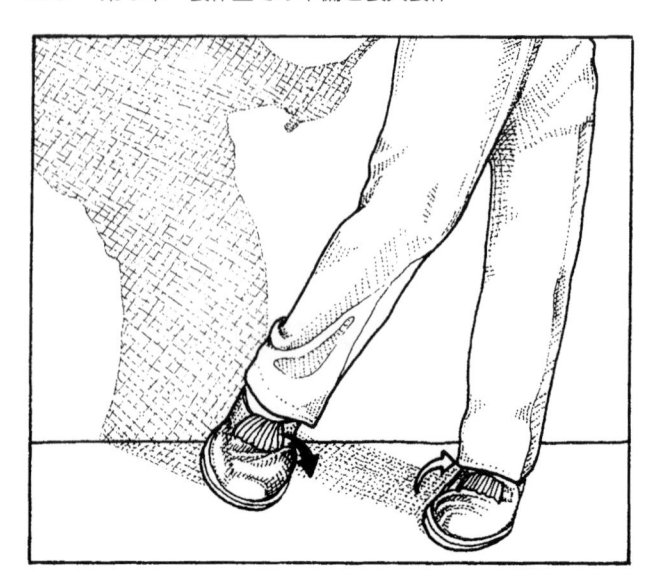

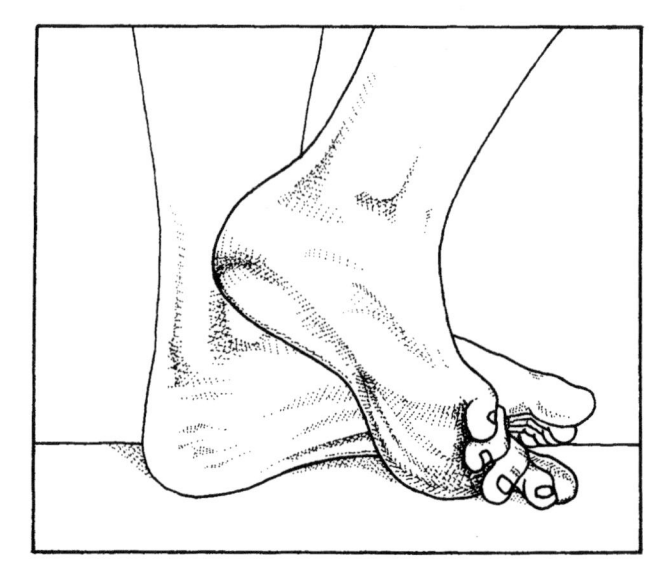

図6-18　ゴルフストローク最終時の足の運動　右足は極度に回内しているが，左足はトウホールドを得ようと試みて趾が鉤爪位に内がえしししていることに注意する．　〔Segesser B, Pforringer W (eds) の写真より〕[26]

　レース歩行は調整が必要な他の単一方向スポーツである．これらの選手はストライド長が延びて長時間ヒールを接地するために，非代償性機能をもたらすべく足関節背屈が35°まで達することがしばしばみられる．これらの可動域は正常から大きく逸脱しているので，両側ヒールリフトの使用が原則的に行われる．他の単一方向スポーツと同様に，これらの選手は非荷重中立位採型による完全なポストが付いた装具に最もよく反応する．

　しかし多方向スポーツを行う選手では全く反対の状況がみられる．これらの選手が競技面で感じるのに必要なさまざまなカット（訳注：テニス，ピンポンで球を切ること），回転，側方運動を行うためには，通常は後足部ポストが最小（たいていは0°のポストが要求される）で柔らかなプラスタゾート，または皮革製シェルが付いた部分荷重採型手技による装具が用いられる（グラファイトは前額面で屈曲するのですぐれた材料である）．もし必要ならば前足部変形に完全または部分的にポストを付けてやる（たとえば，前足部外反ポストは側方運動を固定するために必要であるが，大きな前足部内反ポストは第1中足骨幹を刺激して推進期での足関節内がえし捻挫をもたらす可能性がある）．多くのジャンプをともなう多方向スポーツ（たとえば，バスケットボール，バレーボール，エアロビックス）では，通常全長にわたるトップカバーと他の衝撃吸収材が中足骨頭とヒールに付いたものを使用する．

　ゴルフは，非対象的要求という興味深い生体工学的ジレンマをもつ多方向スポーツである．すなわち，右利きプレーヤーの右足は，スイングの最後に大きな可動域で回内しなければならない．一方，左足は側方不安定性を防ぐためにしっかりとした足趾の固定が必要になる（図6-18）．

　これを行う1つの方法は，両側後足部に0°のポストが付き，右装具（ドライブ時に距骨下関節の回内を継続させる）に運動学的ウェッジと固有感覚と趾の固定を改善させるトウクレストが両側に付いた熱可塑性プラスチック製シェルを用いることである．前足部ポストの適応がある場合は，中足骨頭に加わる圧を分散させる溝まで延長した圧縮性ポストを用いる．WilliamsとCavanagh[25]は，スイング時の安定性を高め歪み力を減少させる後足部外反ポストの付いたゴルフ用装具の使用を推奨しており，足の回転運動を促進させ支持するように右利きプレーヤーの左足に外側フレアを，また右足に内側フレアの付いたものを提唱している．安定性を高めるフレアを追加する考えには利点があるが，後足部外反ポストの通常の組み込みは過度の回内にともなう症状をもたらす可能性があるので推奨されない．

　エッジのあるスポーツ（スキー，ホッケー，アイススケートなど）選手は，下腿と足の軽度内反変形を調整する装具療法を通常必要になる．MathesonとMacintyre[27]はスキーにともなう生体工学的要求に関する見事な論文のなかで，「脛骨内反の選手がスキーの外側エッジに乗るためにスキーブーツは下腿の機械的延長として作用する」と述べている（図6-19）．スキーヤーは外側エッジを把握するた

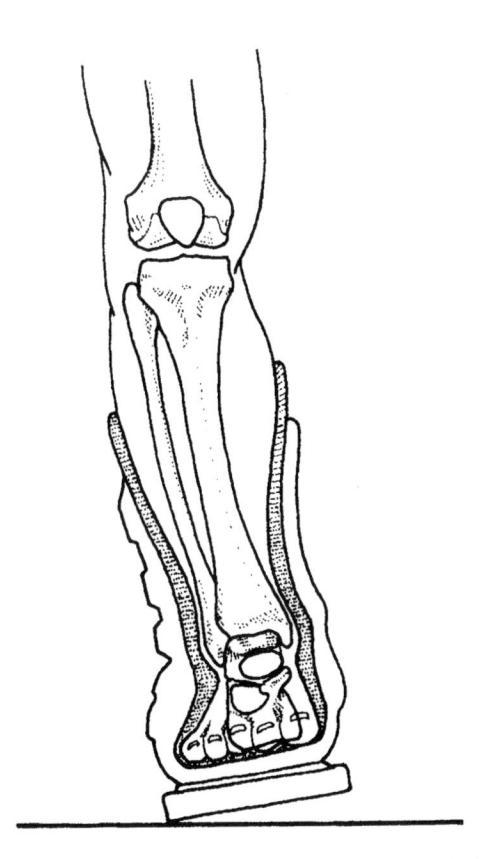

図6-19 脛骨内反変形のスキーヤーはスキーの外側で起立させる　Witherel[28]は「80%のスキーヤーがこの問題を抱えている」と述べている.　　　　　　　　　　（Matheson GO, Macintyre JG より）[27]

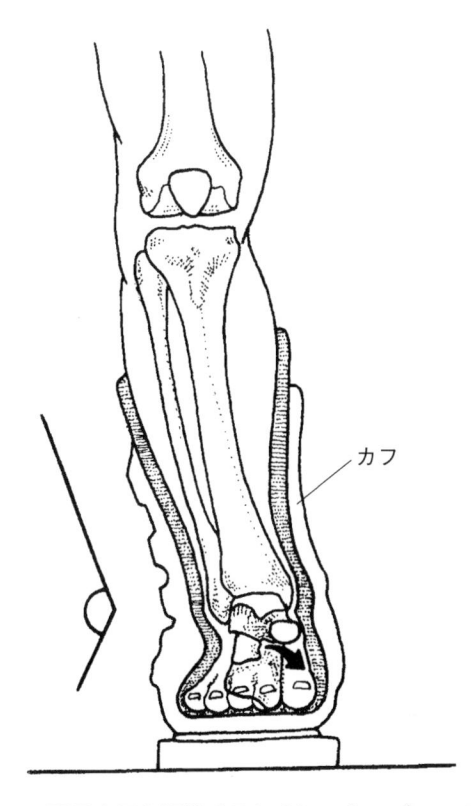

図6-20 脛骨内反を調整するためにスキーブーツのカフの外側に角度をつける　　　　（Matheson GO, Macintyre JG より）[27]

めに転倒しやすいので損傷をうけやすく機能を低下しやすい.ターンは外側エッジのロックを解除させる片足運動で開始する必要がある.

　脛骨内反調整の最初のステップは,スキーブーツ・カフの適切な矯正を行うことである（図6-20）.残念なことには,この調整は弯曲した脛骨に作用するときに距骨下関節を回内位置に移動させる（図6-20の黒い矢印）.機能的なスキー位置（膝屈曲,足関節背屈）に立っているときに体重心が中足骨頭に直接のり,ターンするときスキー先端と後部は均等にコントロールされ,ヒールと中足骨頭に絶えず圧が移動するためさらに有害になる.スキー末端をコントロールするためには,中足根関節がロックされ安定するように距骨下関節が中立位に維持され足は強固な梁として機能しなければならない.

　距骨下関節が回内すると圧がヒールから中足骨頭に移動するので,中足部は曲がりスキー末端をコントロールするには大きな筋の努力が必要になる[27].さらに距骨下関節が中立位に維持されるときに（しっかり適合したスキーブー

ツは内側アーチを平らにする）,下肢を内旋して膝の外反スラストなしにはスキーの内側エッジに到達するのがしばしば不可能になる（図6-21）.これは誤った上体の回旋（身体が谷側に回って反対側の回旋が困難になる）,サイドスリップ（スキー先端と末端に加わる圧が不均衡になり,末端がしばしば押し流される）,過度の筋の努力および膝蓋後部の潜在的な関節痛（スキーでは頻繁にみられる）をもたらす可能性がある.

　これらの問題は,前足部および後足部ポストが完全に付き内側縦アーチがほとんど低下しない装具の処方により解消される.スキーには踵接地が存在しないので,正常な衝撃吸収に必要な6°～8°の回内をつける必要はない.装具療法の目的は,スキーヤーが機能的なスキー位置に立つときに,膝蓋骨中点からの垂直線が直接第2趾におりるように下肢のアライメントを整えることにある.溝まで延長された圧縮性ポストと趾までかかるトップカバーがある完全なポストの付いた装具は,スキー先端と末端とに加わる圧を均等にしてスキーの内側エッジに容易に到達できる（潜在

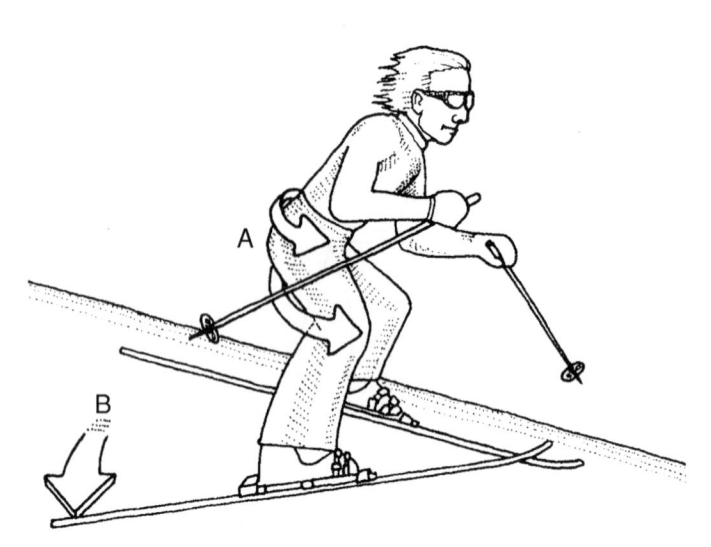

図 6-21 過度の回内は下肢全体と骨盤の極端な内旋をもたらす
(A) スキーの内側エッジはターンするが，次のターンを行うために上体は反対側に回旋しなければならず，スキー末端が押し流され**(B)**，幅広いターンになり筋の努力感が高まる．
(Matheson GO, Macintyre JG より)[27]

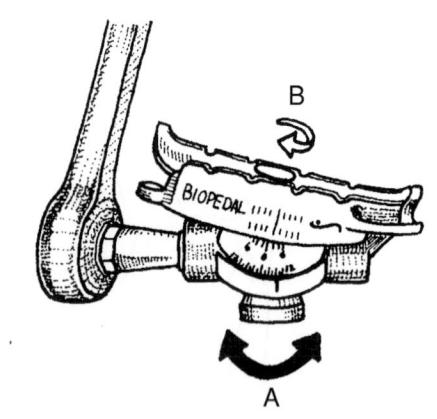

図 6-22 Biopedal（Biosports 社，Mill Valley, CA）は，既存のペダルを交換して前足部の内反または外反角度を最大 12°まで（黒い矢印 **A**），うちわまたはそとわ角度を最大 6°まで（白い矢印 **B**），および最大 1 インチまでの構造的脚長差に対応することができる．

的な膝損傷を減少させる）．装具がブーツ内で揺り動かされないように前足部および後足部ポストの足底面は同じ横断面にのるようにすべきである．

このためには望ましい前足部および後足部ポストを装具末端に置き，ヒールを安定させるように後足部ポストを平らにするとよい．Matheson と Macintyre[27]は「スキーヤーが機能的なスキー位置に立つときに内側前足部に内反ウェッジを付けることによりポスト角度の適切さをテストできる」と述べている．最初のポスト角度が不足している場合，スキーヤーは内反ウェッジにより安定感をもつ．

反対にスキーヤーが不快感や膝の外側動揺を訴える場合には，既製装具に過度のポストを付ける．「上達したスキーヤーはポスト角度のわずかな変化にきわめて鋭敏である」と Matheson と Macintyre は述べている．さまざまな前足部および後足部変形調整に必要な角度の不足がある場合には，スキー店で市販されている既製装具は上達したスキーヤーや著明な内反変形がある患者にはほとんど役立たない[27]．

バイク走行にともなう生体工学的必要条件は踵接地とつま先離れがないこと，治療目標は膝蓋骨の機能的アライメントの改善であること，足が硬いテコとして機能するという点でスキーに類似している．過度の距骨下関節回内があるサイクリストは，パワーストローク時にしばしば膝の著明な内側偏位と，不安定な中足根関節により力を効果的に伝達できないことによる二次的なアーチの慢性的筋疲労をもたらす．適切なサイズのポストによる治療は，膝の機能的アライメントの改善と，パワーストローク時に足が効果的な力の伝達に必要な中足根関節のロックを行わせる．

適切なポストが付いた装具による生体工学的効率の改善は，Hice ら[29]がはっきりと証明している．装具を装着して極限下作業を行った 5 人のサイクリストでは，酸素消費量が少なく低い心拍数を示した．トウクリップは圧中心が中足骨頭にかかったまま前足部を固定位に維持するので，中足骨頭を支持する溝まで延長した圧縮性ポストが付いた前足部を望ましい前足部および後足部ポストに連結する．サイクリングシューズの中には輪郭が付いた靴底があるので，サイクリストが別の靴がはけるようにすることが必要になる．この場合は靴内装具を完全に避けて特別にデザインされた交換ペダルを追加するとよい（図 6-22）．

バレーダンスの装具療法は最も困難なスポーツ活動であることは疑いのない事実である．バレーシューズの空間が少ないため，前足部のみにポストが付いた装具が必要な場合がある．Allied OSI Laboratories（Indianapolis：IN）は外材性前足部ポストとスウェード製トップカバーが付き，弾

性バンドと革ひもで固定できる半可撓性熱可塑性樹脂シェルの使用を勧めている．メタタルザルパッド，バーポスト，バランスパッド（ダンサーはしばしば第1・5中足骨頭が損傷される）が付いた装具は，中足骨疲労骨折，関節包炎，趾間神経腫および足底腱鞘炎の治療に役立つ．

バレーダンサーの治療に関して Miller ら[30]が，標準手技のバレーシューズに 1/8 インチの PPT をヒールから中足骨まで延長させ，1/16 インチの PPT を趾まで延長させたうえ，PPT の高いアーチサポートを用いることにより，ダンサーの主観的な快適性と床の接触感を損なわずに，過労かつしばしば損傷された第1・2中足骨頭にかかる圧の再分散に成功していることは非常に興味深い．

9．製作室での製作手技

これまでのところ装具の製作は民間製作所での役割に限定されてきた．しかしながら効率的かつ安価な装具を作製できるさまざまな手法が存在している．

最も普遍的な製作室での装具製作手技は直接成型法であり，プラスタゾートをオーブンで7分間過熱する（材料の端が浮き上がって垂れる状態まで）．過熱したプラスタゾートを高密度発泡材ブロックにのせ，直接患者の足にかぶせて成型する（患者は火傷を防ぐためにソックスをはいている）．成型されたプラスタゾートを切断して望ましいシェルの形状に研磨し，必要があればさまざまなトップカバー，追加物，損傷に対するバランスパッドおよびポストを付加する．プラスタゾートの固有の圧縮性のために，前足部および後足部ポストは2週間ほど装着してから補強が必要かどうかを評価すべきである．プラスタゾートの適合性のために装具の直接成型法は，とりわけ炎症性関節炎や糖尿病の患者の治療に有効である．

Mueller ら[31]は，5.07 Sems Weinstein モノフィラメントに対して無感覚な糖尿病患者で，足関節背屈5°未満，距骨下関節可動域30°未満の者は足底潰瘍になりやすいので，足底圧を減少させるようにデザインされた靴の装着と運動療法および足部保護法の教育を行うことを勧めている．

関節炎や糖尿病患者の治療以外に，プラスタゾートによる直接成型装具は損傷をうけやすいスポーツで，より機能的な装具の耐久性が乏しい（特にバスケットボールとサッカー）選手に非常に役立つ．直接成型法の唯一の欠点は，時間がかかること（製作者の経験によるが25分から2時間を要する）と騒音がひどく，かなり費用がかかる機械を使わねばならないことである．さらに材料選択が閉鎖性ポリスチレンフォーム（患者にただちに成型できる唯一のシェルである）に限られていること，完成装具の耐久性が比較的短く6カ月ごとに補強もしくは再作製の評価を行わねばならないことである．

直接成型法の代わりにペーストイン手技がある．これはさまざまな調整材料（通常はフェルト，プラスタゾートまたは PPT）を異なるポストやバランスに用い，これらの発

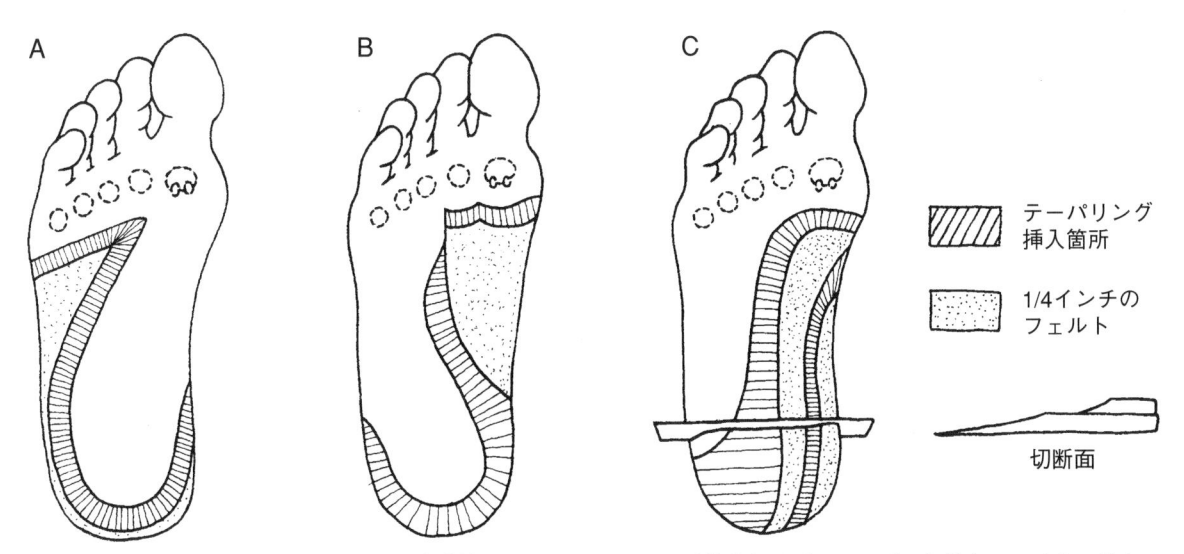

図6-23　ペーストイン手技による治療法　フェルトストリップ端またはプラスタゾート端をテーパリングするペーストイン手技により前足部外反変形(**A**)，前足部内反変形(**B**)および後足部内反変形(**C**)の治療が可能になる．

(McPoil TC より)[34]

泡樹脂を中敷きの底（患者がはいている中敷きまたは商標未登録のスペンコ，PPT 製中敷きなど）に付着させる．図 6-23 に一般的な修正法を示した．

ペーストイン手技による装具は比較的簡単なデザインであるにもかかわらず，距骨下関節の回内可動域と速度を効果的に減少させる[32,33]．直接成型法と同様に，これらの装具は 6 カ月ごとに補強もしくは再作成の評価を行わねばならない．

● 文献

1. McPoil TG, Adrian M, Pidcoe P. Effects of foot orthoses on center of pressure pattern in women. Phys Ther 1989; 69(2): 149.
2. Smith LS, Clarke TE, Hamill CL, Santopietro F. The effects of soft and semi-rigid orthoses upon rearfoot movement in running. J Am Podiatr Med Assoc 1986; 76(4): 227.
3. Lundeen RO. Polysectional triaxial posting. A new process for incorporating correction in foot orthoses. J Am Podiatr Med Assoc 1988; 78(2): 55.
4. Jorgensen U, Bojsen-Moller F. Shock absorbency of factors in the shoe/heel interaction—with special focus on role of the heel pad. Foot Ankle 1989; 9(11): 294.
5. Ross AS, Gurnick KL. Elevator selection in rearfoot posted orthoses. J Am Podiatr Assoc 1982; 72(12): 621.
6. Weed JH, Ratliff FD, Ross SA. Biplanar grind for rearfoot posts on functional orthoses. J Am Podiatr Assoc 1978; 69(1): 35.
7. Cavanagh PR. The shoe-ground interface in running. In: Mack RP (ed). Symposium on the Foot and Leg in Running Sports. St. Louis: CV Mosby, 1982: 30–44.
8. Blake RL, Common sports injuries and their treatment. In: Foot and Leg Function. Deer Park, NY: Langer Biomechanics Group, 1989; 1(3): 7.
9. Schuit D, Adrian M, Pidcoe P. Effects of heel lifts on ground reactive force patterns in subjects with structural leg length discrepancies. Phys Ther 1989; 69: 41–48.
10. Milgrom C, Giladi M, Kashton H, et al. A prospective study of the effect of a shock-absorbing orthotic device on the incidence of stress fractures in military recruits. Foot Ankle 1985; 6(2): 101.
11. Voloshin WJ. Low back pain: conservative treatment with artificial shock absorbers. Arch Phys Med Rehabil 1985; 66: 145.
12. McMahon TA, et al. Groucho running. J Appl Physiol 1987; 62: 326–337.
13. Nigg BM. Effect of viscoelastic shoe insoles on vertical impact forces in heel-toe running. Am J Sports Med 1988; 16(1): 70–76.
14. Lee KH, Shieh JC, Matteliano A, Smiehorowski T. Electromyographic changes of leg muscles in women: therapeutic implications. Arch Phys Med Rehabil 1990; 71: 31–33.
15. Nike Sport Research Review. Rearfoot stability. Beaverton, OR: Nike, Nov/Dec. 1989.
16. Bates BT, Osternig LR, Mason B, James SL. Lower extremity function during the support phase of running. In: Asmussen E, Jorgensen K (eds). Biomechanics VI. Baltimore: University Park Press, 1978.
17. Clark TE, Frederick EC, Hamill CL. The effect of shoe design on rearfoot control in running. Med Sci Sports Exerc 1983; 15: 376–381.
18. Stacoff A, Kaelin X. Pronation and sport shoe design. In: Nigg BM, Kerr BA (eds). Biomechanical Aspects of Sports Shoes and Playing Surfaces. Canada: University of Calgary: 143–151.
19. Glover MG. Plantar warts. Foot Ankle 1990; 11(3): 172.
20. Dananberg HG. Letter to the editor. The kinetic wedge. J Am Podiatr Med Assoc 1988; 78(2).
21. Holmes GB, Jr, Timmerman L. A quantitative assessment of the effect of metatarsal pads on plantar pressures. Foot Ankle 1990; 11:141–145.
22. Frederick EC. The energy cost of load carriage on the feet during running. In: Winter DA, et al. (eds). Biomechanics IX. Champaign, IL. Hum Kinet 1985: 295–300.
23. Hamill J, Freedson PS, Boda W, Reichsman F. Effects of shoe type on cardiorespiratory responses and rearfoot motion during treadmill running. Med Sci Sports Exerc 1988; 20(5): 515.
24. Sisney P. Triathlons and associated injuries. In: Subotnick S (ed). Sports Medicine of the Lower Extremity. New York: Churchill Livingstone, 1989: 637.
25. Williams KR, Cavanagh PR. The mechanics of foot action during the golf swing and implications for shoe design. Med Sci Sports Exerc 1983; 15(3): 247.
26. Segesser B, Pforringer W (eds). The Shoe in Sport. Chicago: Yearbook Medical Publishers, 1989: 125.
27. Matheson GO, Macintyre JG. Lower leg varum alignment in skiing: relationship to foot pain and suboptimal performance. Phys Sports Med 1987; 15(9): 163.
28. Witherel W. If you can't ski parallel, cant. Skiing, January 1977.
29. Hice GA, Kendrick Z, Weeber K, Bray J. The effect of foot orthoses on oxygen consumption while cycling. J Podiatr Med Assoc 1985; 75(10): 513.
30. Miller CD, Paulos LE, Parker RD, Fishell M. The ballet technique shoe: a preliminary study of eleven differently modified ballet technique shoes using force and pressure plates. Foot Ankle 1990; 11(2): 97.
31. Mueller MJ, Diamond JE, Delitto A, Sinacore DR. Insensitivity, joint mobility and plantar ulcers in patients with diabetes mellitus. Phys Ther 1989; 69: 453–458.
32. Nigg BM, Luthis, Segesser A, et al. Sportsschuhkorrekturen. Ein biomechanicsher Vergleich von drei verschiedenen. Sportschuhkorrekturen Z Orthop 1982; 120: 34–39.
33. Clarke TE, Frederick EC, Hlavac HF. Effects of a soft orthotic device on rearfoot movement in running. Podiatr Sports Med 1983; 1(1): 20.
34. McPoil TC. The cobra pad–an orthotic alternative for the physical therapist. J Orthop Sports Phys Ther 1983; 5(1): 30.

第7章 装具の供給，シューギア*，臨床的問題の解決法

1．装具の供給

　臨床家は製作所から装具をうけ取ったら，まず仕上げられたポストが処方どおりの角度になっているかどうかをチェックすべきである．このチェックは外在性前足部ポストでは困難で内在性前足部ポストでは不可能であるが，後足部ポストの正確さはヒールカップ中央を指で押して装具の遠位内側端がテーブルからどのくらい上がっているかで評価する．4°の後足部ポストは縁を約7mm挙上させる．弯曲したシャンクが付いたドレスシューズに装具を用いる場合には，装具のヒールをさまざまな高さのプラットフォーム（一組みのトランプカードが役に立つ）の上に置いて遠位装具シェルが辛うじて支持面に接触するときで，外在性ポストが平らになるときのヒール挙上量を記載する．装具を靴の中に挿入して前後方向の安定性が適切かどうかを評価すべきである．

　次のステップでは，装具を患者にはかせてその輪郭を評価する．もし装具のシェルが第1中足骨頭より1cm近位まで延びている場合には，将来，刺激の原因になる可能性があるので延長部を削り落とす．患者に装具をはかせ最大可動域までの内がえし・外がえしを行わせる．ヒールカップまたは内側縁の疼痛性接触点をやすりで磨き落とす（臨床家は誰でも小さな研磨用道具（dremel）をもつべきである）．

　患者に装具を付けたまま立たせて距舟関節の適合性を評価する．患者はしばしば「足が回内している」と表現することが多い．この場合には装具が衝撃吸収を十分行うこと，静的立脚期よりも動的機能時にいかに効果的に運動コントロールを行うかを患者によく説明する[1]．

　処方された装具が機能的であれ調整的であれ，直接成型もしくはペーストイン手技によるものであれ，仕上がった装具は運動学的チェーンに沿って機能的相互作用を変換しながら足底圧の再分配をはかる．このため装具装着の最初の数週間はわずかな痛みを感ずること，装具装着は徐々になじんでいくこと——たとえば，最初の日は1時間，2日目は2時間，3日目は3時間のように不快感なしに8時間連続装着が可能になれば継続使用ができる——を患者によく説明する．

　装具のタイプと使用ポストの角度にかかわらず，潜在的な問題が起こりうる場所の懸念とその際の注意点を患者によく伝えておく．たとえば，大きな後足部内反ポストが付いた硬い装具は，膝外側および足関節外側の不快感を，また大きな前足部外反ポストが付いた装具はヒラメ筋の疲労をもたらす可能性がある．装具装着のなじみを徐々に行ったにもかかわらずこれらの症状がある場合には，不快感を全く感じない時間から装着をはじめ，おおよそ30分/日の割合で時間を増やしていくように患者に指導する．

　大きなポストが付いた硬い装具は，柔らかくてポストがない装具よりもなじみにくいことは予想できる．調整用装具を処方すればなじみの過程を完全になくすこともしばしば可能である．アクシデントなしに装具になじめる患者は予後が良好であることは臨床的に興味深い[2]．

　患者が装具に完全に耐えられるためには，さまざまな徒手療法ならびに生理学的療法を組み込んだ治療プログラム

---

*訳注：shoe gear．ギアは本来的に歯車を意味し，その後（ある目的の）「道具一式」「用具一揃い」に転用されるようになった．靴（シュー）が足の機能（体重の支持，滑らかな移動ができることなど）を達成できるような道具という意味で呼ばれている．ただし，この用語は一般的ではなく，たとえば，アメリカ整形外科学会が編集した『Atlas of Orthotics』には載っていない．

の開始が必要な場合がある．機能的足部変形および尖足状態の治療ではこれらのアプローチが必須であるが，しかしDonatelliら[2]が証明したように，超音波，筋の電気刺激ならびに足の体操の効果は疑問視されている．彼らはこれらの治療に装具療法を組み合わせた群では装具療法のみの群と同じ治癒率であることを証明した．

同様な結果をAwbreyら[3]も報告している．アイス，ストレッチ，シンカール訓練はいずれも足底筋膜炎の治療には無効であった（これらの治療をうけた7人の患者は3カ月後に全員とも症状が不変であった）．一方，オフザシェルストック装具（訳注：半製品の装具）の治療をうけた患者は，1カ月後には疼痛が50％減少，3カ月後には90〜95％減少，6カ月後には全員が症状寛解をみた．またリドカイン／コルチゾン局注はストック装具ほど有効ではなく（局注群7人中2人は不成功であった），局注と装具併用群は装具単独使用群に比べて著明な改善がみられなかったことは特に興味深い．

2．シューギア

装具作製時に最も考慮すべき重用点は，装具は靴をはく際にのみ機能的であるということである．McPoilら[4]は，たとえ装具がなくてもよくデザインされた靴は前足部内反変形患者の圧中心記録を好ましいように変える能力があることを証明した．残念なことにはこの逆もまた真実である——すなわち，デザインが不良な靴は回内をもたらす外在的原因になりうる——ということである．このため適切な靴が選択できるように患者を教育しなければならない．

靴の最も重要な特性は硬く深い月形しんが患者の踵骨をしっかり固定すること（このため月形しんの内部にフェル

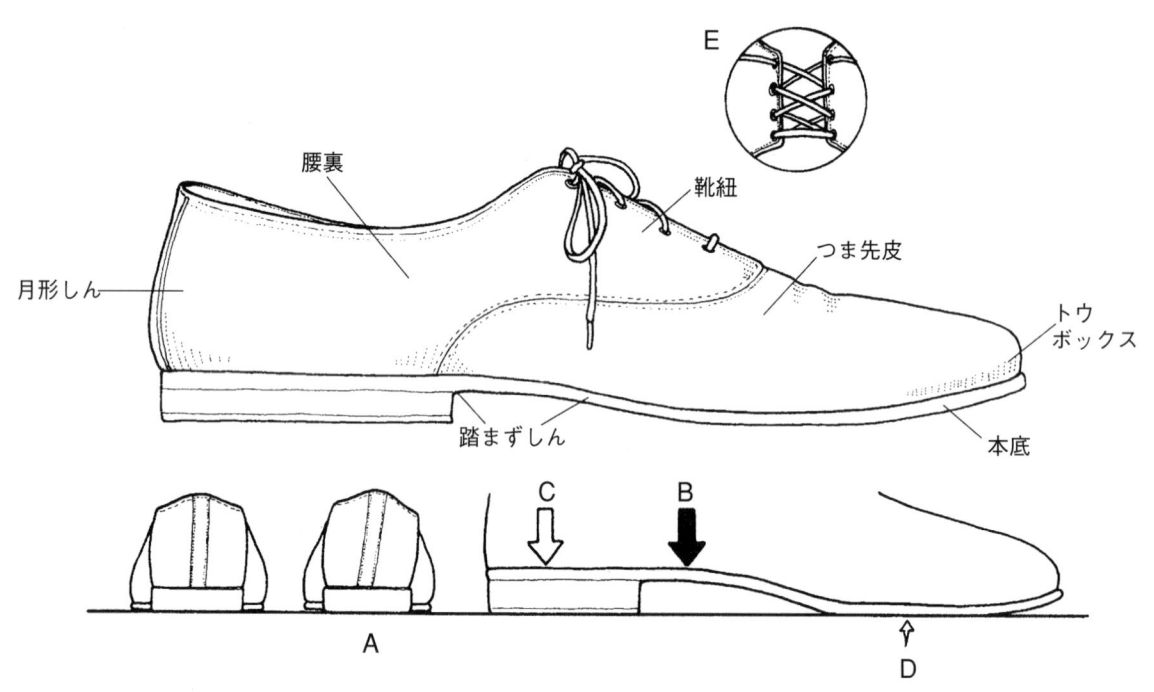

図7-1　よい靴の構成要素　月形しんはしっかり踵に適合しており（ハグルンド変形がある場合はフェルトでバランスをとる必要がある），踵の二等分線は支持面に垂直になっていること〔コントロールの質が悪いと月形しんが非対称性——すなわち，床面に相対的に内がえしまたは外がえしになる（**A**）〕．また，踏まずしんに強制的な圧迫を加えても変形なしに抵抗でき（**B**），ヒールシートが圧迫されたときに（**C**），前足部足底（**D**）は数ミリ以上持ち上がらないような角度（トウスプリング）がついていること（もし前足部がそれ以上持ち上がるときは，前後方向の不安定性が存在する）．トウボックスは内背側または側方バニオンを圧迫しないだけの十分なスペースがあること．かさばる装具に順応するためには，アッパーを大きく開けられるブラッチャー，靴紐が付いた開きのもの（**E**）を用いるべきである．もし靴内部で患者の足が装具から前に滑る（ヒールリフト使用時にしばしば生ずる）との訴えがある場合は，靴のべろ下面に粘着性フェルトを貼ってやれば滑りを防止してコントロールを改善できる．

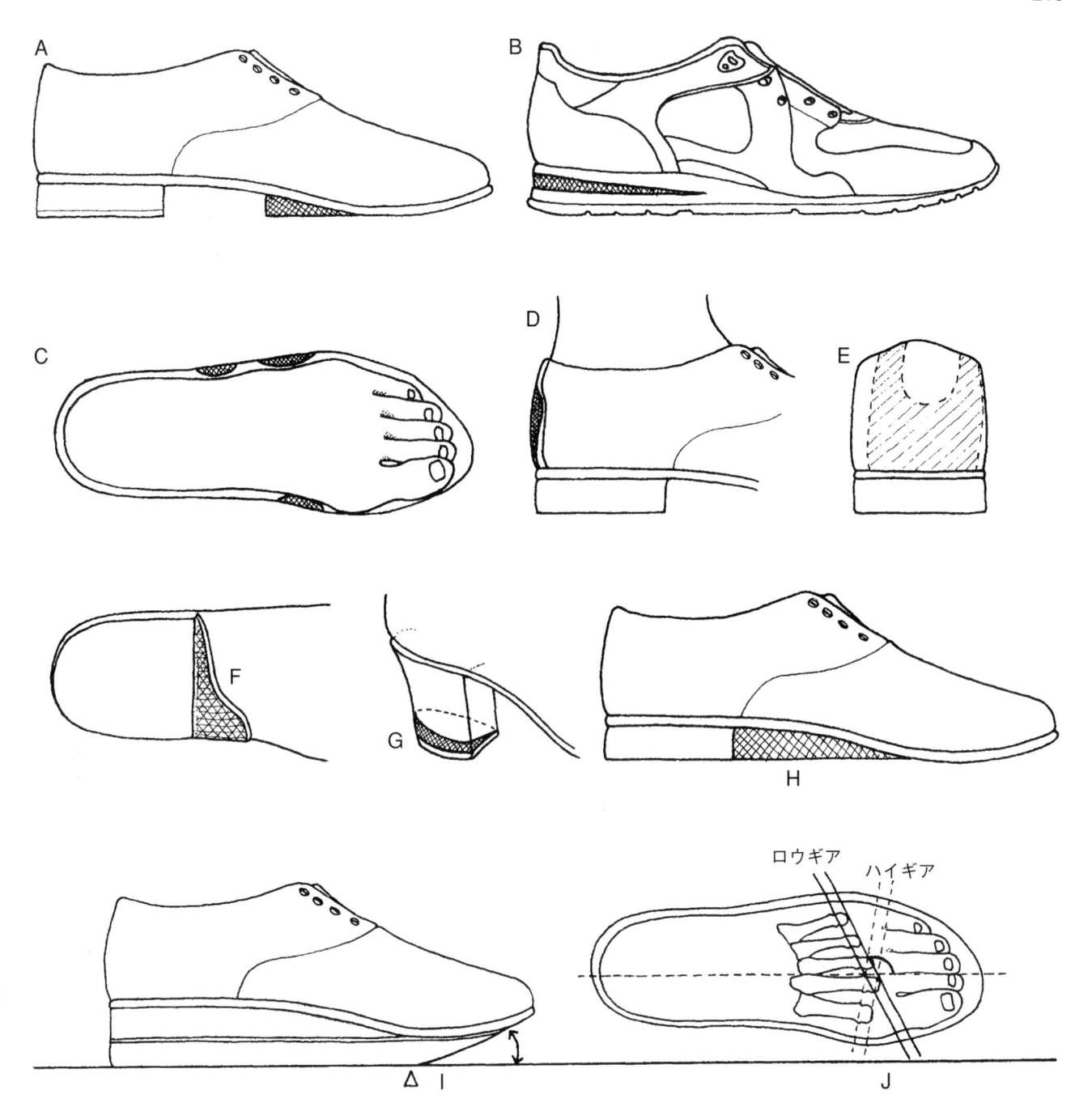

図7-2 靴の修正 A：トーマスバーは中足骨頸部の支持により中足骨頭に加わる圧を減少させる．B：シュスター・ヒールウェッジは7mm以上のヒールリフトが必要な場合に役立つ．C～E：さまざまな骨性隆起から圧分散をはかる際に除圧パッドが用いられる．F：翼状ヒールは内側ヒールを強化するときに用いられる．一方，G：内側ウェッジはヒール自体に組み込まれる（靴の外部での補正は靴内装具の運動コントロールをあまり効果的に行えないことを記憶しておく[6]）．H：可撓性シャンクは詰め物により強化される．一方，I：ロッカー底は推進期に中足趾節関節の屈曲なしに患者が進行できる（強剛母趾変形の治療にはこの修正がしばしば必要になる）．最後の修正は，J：ハイギアプッシュオフ，ロウギアプッシュオフを促進するために靴底をカットしたものである．ハイギアプッシュオフは強剛性前足部外反と頑固な趾間神経炎の患者に，またロウギアプッシュオフは推進期の過度の回内をともなう外転外反母趾変形に推奨される．

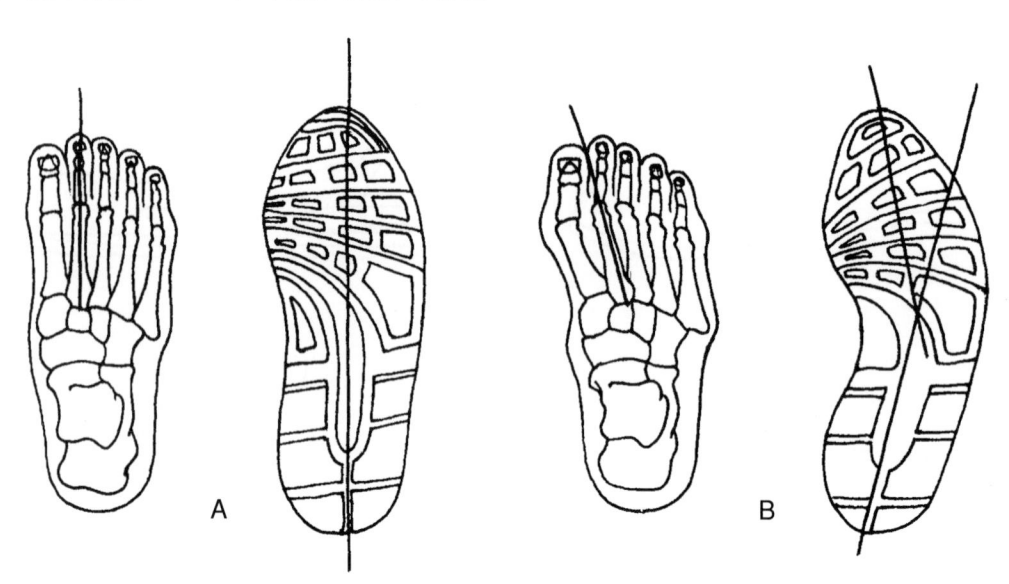

図7-3 ラスト*は高密度ポリエチレンで靴型に成型されたもので、これをもとに靴が作られる　現在のところ靴は、ストレートラストまたはカーブラストのいずれかである．ストレートラストは前足部と後足部がまっすぐで、直立足タイプに推奨される（**A**）．一方、カーブラストは前足部が内側に弯曲しており、内転中足骨の患者にのみ推奨される（**B**）（もし直立中足骨の人がカーブラストの靴をはくと第5中足骨頭背外側に疼痛性の偶発的な滑液包をしばしば生ずる）．

トを貼るとよい），体重負荷時に曲がらないシャンク（内側縦アーチに対応する靴の構成部品），ならびに中足骨頭を圧迫しない広いトウボックスを備えていることである（図7-1）．

靴の適合に際してまず患者の左右の足のうち大きいほうを計測する（奇妙なことには，125人を対象とした調査では80％は利き手と反対側の足のほうが大きかった[5]）．また中足骨頭の位置での靴長を決定する．靴の最も幅広い箇所は中足骨頭に分割線と平行でなければならない．

第1趾が長いエジプト型タイプ（母趾の長さであって第1中足骨長ではない）の患者では，母趾がトウボックス末端で圧迫されないことを確認する．母趾圧迫は外転外反母趾をもたらす可能性があるからである．また前額面での適切な安定性のためには（たいていの女性用ドレスシューズとは異なり）ヒール足底面が広く，磨耗が著明なときにはヒール交換が行えるようにすべきである．装具は靴の磨耗パターン（すりむけによる二次的なもので，垂直力によるものではない）をそれほど変化させないこと，大きな後足部内反ポストを用いると内反部の磨耗が増えることを常に患者に情報提供すべきである[1]．

さまざまな靴デザインのなかからの選択に加えて，ケースによっては特殊な足タイプへの順応をよくするために靴の修正が必要な場合がある．よくみられる靴の修正を図7-2に示した．

患者にはできるだけランニングシューズをはくように奨励する．材料技術の進歩と靴デザインのさまざまなバリエーションにより，非常に広範囲な足タイプへの適応が可能になった．たとえば臨床家は，内反中足骨または直立中足骨に適応するためにカーブラスト・スニーカーまたはストレートラスト・スニーカー（図7-3），スリップラスト，コンビネーションラストまたはボードラスト・スニーカー（図7-4）を勧める．

---

*訳注：last．靴型．3次元の靴のモデルで，インステップ，ガース，トウボックスと足の弯曲が決定され，これをもとにして靴が作製される．足の形態は活動により変化するが特に前足部でのガースとヒール幅の変化が著明である．わが国では木製の靴型が多いが，本書では高密度ポリエチレンの成型品（図7-3）が用いられている．ラストは基本的に足軸に沿ったまっすぐなストレートラスト（内側サポートを要し過度回内足に適している）と，前足部より先が弯曲したカーブラスト（内側が曲がった過小回内足に適している）および両者の混合したコンビネーションラストに大別される．スニーカーではメーカーによりボードラストシューズ，スリップラストシューズ，コンビネーションラストシューズが製作・市販されているので（図7-4），臨床家は患者の症状に合わせて適切なタイプを選択する．

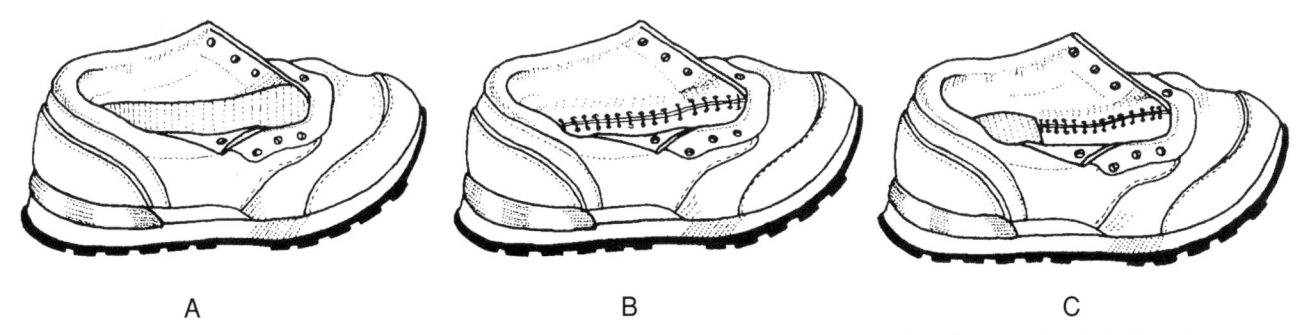

図7-4 ボードラストシューズ（A）は内面が硬い線維性ボードになっており,過度回内をする人に適応がある[7]
しかし残念なことには，この靴は硬すぎてアキレス腱損傷をおこす可能性がある．スリップラストシューズ（B）はアッパーが1枚のモカシン革で縫われソールに張り合わせたものである．これらの靴はいずれも安定性は低いが，軽量かつ可撓性に富みトウボックスのゆとりがある（凹足タイプの患者に最適である）．コンビネーションラストシューズ（C）は，ボードラストヒールの後足部安定性とスリップラストシューズの前足部可撓性維持という両者の特徴を兼ね備えた靴で，後足部内反変形患者の治療に適している．

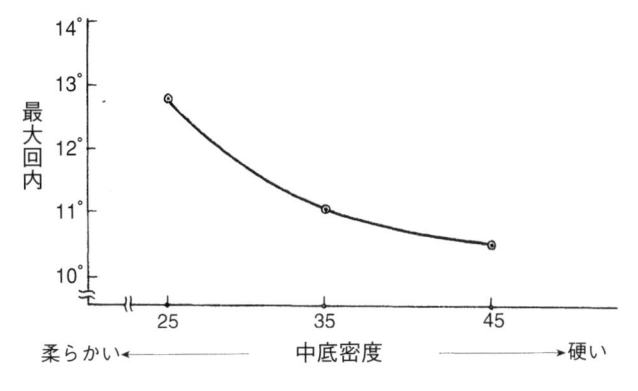

図7-5 中底密度と最大回内の関係
(Frederick ECより)[8]

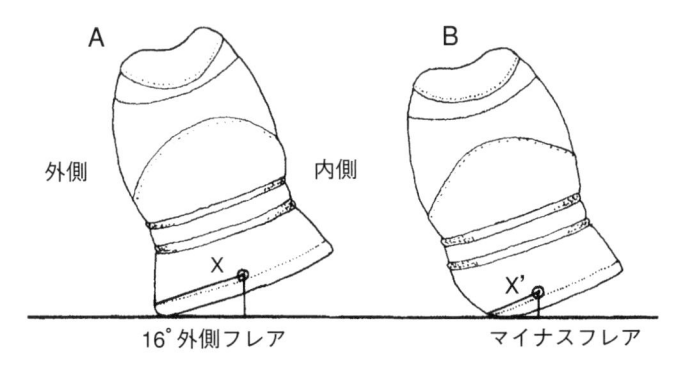

図7-6 大きな側方フレア（A） 回内可動域は変わらないが，踵接地期での距骨下関節回内に際して長いテコの腕（X）による床反力をもたらす．これにより初期の回内可動域と速度を著明に増加させる．マイナスフレアが付いた中底（B）は，距骨下関節回内時に短いテコの腕（X'）による床反力しか提供できないことに注意する．

スニーカーの靴に比べた利点は，さまざまな密度の中底選択によって踵接地時の回外運動を変換できることがあげられる．Frederick[8]は「中底デュロメータ（密度）と距骨下関節回内可動域の間に直接的な相関がある」と述べている（図7-5）．

柔らかな中底は衝撃吸収を，また硬い中底は効果的に運動コントロールを改善するので，製作者にとって柔らかな外側中底と硬い内側中底の両者を結びつけることが標準的な手法になっている．デュロデンシティ・ミッドソール（durodensity midsole）と呼ばれる柔らかな材料を外側に用いると，衝撃力を和らげ最初の回内速度を減少させる．一方，硬い材料を内側に用いると過度の回内保護を行う．デュロデンシティ・ミッドソールは，基本的には踵接地期での後足部運動コントロールに効果的なことが知られている機能的な後足部内反ポストを作る[9]．

さまざまな密度の中底選択に加えて，踵接地期での距骨下関節回内量は側方フレアヒールの量を変えることにより変更される．NiggとMorlock[10]が証明したように，大きな側方フレアは距骨下関節軸と地面の間のテコの腕長（図7-6 AのX）を増加させ，当初の距骨下関節回内可動域と速度の付随した増加をもたらす．彼らはまたマイナスフレアが効果的にテコの腕長（図7-6 BのX'）を減少させ，当初の距骨下関節回内可動域と速度の付随した減少をもたらすとしている．

この生体工学的原理は足関節軸と地面の間のテコの腕長を短くして，踵接地期当初の足関節底屈速度と可動域を減少させるマイナス後方フレア（図7-7）にもあてはまる

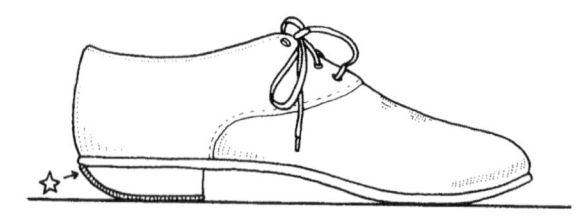

図7-7　マイナス後方ヒールフレア

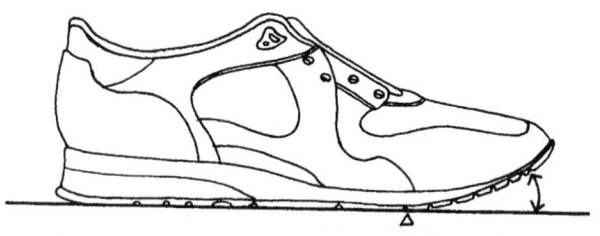

図7-8　多くのランニングシューズは，効果的な推進ができるように中底末端で上方に角度がついている（トウスプリング）

（この変更は前区画筋に加わる歪みを減らす方法の1つであるため，あらゆるレクリエーションと競技用歩行者に対して考慮すべきである）．大きな外側フレアは最初は回内速度を増加させるが，大きな内側フレアは過度の運動を阻止する物理的バリアとして作用するため回内可動域を減少させる[8]．このことは内側縦アーチに余分な中底材料を直接張り付けたスニーカーにもあてはまる[11]．

スニーカーの最も重要な特性の1つは，月形しんが後足部をしっかり固定することにある．脂肪パッド（踵骨足底面を外傷から守る）の維持に加えて，よく形作られた月形しんは筋骨格系トランジェントを減少させ大腿四頭筋と下腿三頭筋の活動を低下させ V_{O_2} を低下させる[12]．また，たいていのランニングシューズに存在している深い月形しんは，装具の適合にすぐれている（スニーカー購入時に付いている中敷きは，装具の傾斜または角度に問題を生ずる可能性があるので除去すべきである）．

ランニングシューズが標準靴よりもすぐれている最後の修正点は，中底末端の上方への角度である（図7-8）．トウスプリングと呼ばれるこの角度は，基本的にはロッカー底の変更であり，靴の機能的な長さを短縮することに加えて推進期での中足趾節関節の可動域減少をもたらす．これらの改良に加えて，トウスプリングはアキレス腱炎，足底筋膜炎，中足骨ストレス症候群および制限母趾・強剛母趾の治療にきわめて役立つ．

臨床家は，あらゆる場合に患者の足タイプに特定の靴を適合させるように心がけるべきである．たとえば，強剛足タイプの患者は柔らかな中底が付いたスリップラスト・スニーカーに最も典型的な反応をする．後足部内反変形の患者は踵接地時の距骨下関節回内可動域と速度を減少させるため，デュロデンシティ・ミッドソール，30°内側フレア，マイナス外側フレアが付いたコンビネーションラスト・スニーカーに最もよく反応する（現在のところまだ市販されていないが，外側フレアはオフィスで修正するかまたは装具製作所にスニーカーを送って修正する必要がある）．

踵骨の極端な外がえし可動域がある患者（たとえば，著明な後足部内反変形，異常可動性扁平足をもつ肥満患者）には，内側縦アーチを補強した中底，プラスチック製外在性ヒールスタビライザーなどの付加的支持を追加するとよい．Niggら[13]は，外在性ヒールスタビライザーが実際に当初の回内速度を増加させることを証明しているが，このことは安定した垂直な月形しんのすぐれた効果を打ち消すものではない．

3．臨床的な問題の解決法

読者が行った評価がどれほど徹底していても，患者治療の反応に問題が残される場合が常に存在している．幸いなことには，どのような患者が治療にあまり反応しないかを予め限定することはしばしば可能である．これら大多数の患者は著明な後足部・前足部変形，強剛凹足タイプ（特に治療が困難である），先天性足関節背屈制約（尖足状態はしばしば装具療法に抵抗する），および軟部組織損傷が進行した状態（十分なリハビリテーション手技にもかかわらず寛解は困難なことが多い）などである．これらの問題を抱えた患者には，予め装具は必ずしも症候学の実質的な減少をもたらさないこと，万能薬は決して存在しないことに関する情報を与えておく必要がある（しかしながら，これらの原則に対して喜ばしい例外が存在しており，著明な構造的変形と一見したところ治療不能にみえる軟部組織退行をもつ患者が，あらゆる症状の完全な寛解をみることがある）．

残念なことには，一見反応しそうな変形をもつ患者が不快感のために装具装着がほんの数時間しかできないという別の事例も存在する．治療が失敗した場合の誘因リストは長くなるが（評価時の誤った測定，下手な採型手技，製作所のミス，不適切な材料選択，リハビリテーション・プログラムに対応しない懸念される固有感覚の欠陥など），不快

感が存在する場所を患者の足タイプと製作した装具のタイプに関連づけることにより問題の原因を特定することが可能になる．

表7-1[14]は，特殊な問題とその誘因，正しい対応法をまとめたものである．このリストは一見脅かすような量にみえるかもしれないが，靴の変更が要求されるような問題は比較的まれであって，生体工学的原理と装具製作に精通した臨床家なら容易に避けることができよう．

表7-1 特殊な問題（誘因と解決法）

不快感の場所	誘因および理論的根拠	解決法
1. 装具の使用にともなうバニオン痛の増強	a. 大きな後足部・前足部内反ポストが靴の中で内側前足部（およびバニオン）を持ち上げる．	a. ポストニーズの再評価．もしポスト角度が正しければ，製作所でポストを研磨してシェルに接合させる．これにより装具の機能に影響せず高さを低くできる．別の方法として，バニオン部の皮革を延ばす靴の修正を行い，トウボックスの広い靴に変更する．
2. 装具の使用にもかかわらず，種子骨痛が持続する．	a. 後足部コントロールが不十分．患者が過度回内をつづけるので種子骨を圧迫する．	a. ポスト角度の増加，またはコントロールがもっとやりやすい装具の使用を考慮する．推進期の回内コントロールのために後足部ポストを装具末端に設置する．ロウギアプッシュオフができるように靴底をカットする．
3. 装具の使用により種子骨痛が生ずる．	a. 装具が長すぎる． b. 大きな前足部外反ポストが前足部を内側にスライドさせる．	a. 製作所に装具をもどして調整させるか，または単に末端をとがらせる． b. ポストニーズの再評価．もしポスト角度が正しければ，スリップ防止のためにスペンコ製トップカバーを用いる．
4. 装具延長部末端（特に溝で終わる部分）．	a. 軟部組織が敏感すぎる．	a. 軟部組織が装具延長部になじむまで患者に厚い靴下をはかせるか，または延長部足底面をとがらせる．別の方法として，装具の上に平らなスペンコ挿板を置く（趾のクッションにも役立つ）．
5. 第5中足骨頭背側	a. 大きな前足部外反ポストが靴の中で外側前足部を持ち上げる． b. 大きな前足部内反ポストが患者の足を装具から外側にずらして第5中足骨頭を靴内に押し込む． c. 直立足タイプの患者に対するカーブラスト靴の不適切な使用	a. 靴直しに第5中足骨頭部位を延ばさせる（特にテイラーバニオンが存在する場合） b. ポスト角度の再検討．もし角度が正確であれば，スリップ防止のためにスペンコ製トップカバーまたは靴のべろにフェルトの細紐の張り付けを考慮する．
6. 装具使用により第1中足趾節関節背側痛と第1趾節間関節痛が生ずる．	a. 前足部内反ポストの不適切な使用．ポスト材は母趾背屈フル可動域に必要な第1中足趾節関節の正常な底屈運動を阻止する．第1趾節間関節は，第1中足趾節関節の運動制限を代償するための過伸展により損傷される可能性がある． b. モートン伸展装置の不適切な使用．この装置は第1中足骨の底屈運動を阻止する． c. 前足部回外位でのギプス採型による．	a. 前足部内反ポストのニーズの再評価 b. モートン伸展装置のニーズの再評価 c. ギプス採型のやり直し
7. 装具使用にもかかわらず趾間神経炎が持続する．	a. 足根管または脊椎（特に趾間神経痛が両側の場合）の絞扼によるダブルクラッシュ症候群を疑う． b. 患者は適合がきつい靴，または趾間神経の横靱帯に対する牽引を許す趾背屈が可能な可撓性のある靴をひきつづき使用している．	a. 適切な診断テストを依頼する． b. トウボックスが広くて，趾背屈可動域を制限させる硬い靴底が付いた靴に変更する．さらに中足骨パッドの位置を少し変えるだけで，劇的な趾間神経痛減少効果をもたらすことがある．

220——第7章　装具の供給，シューギア，臨床的問題の解決法

表7-1 つづき

不快感の場所	誘因および理論的根拠	解決法
8. 装具使用により内側アーチ痛が生ずる．	a. 後足部内反ポストが長すぎる． b. 患者の筋力，可撓性および固有感覚が不十分である． c. 装具材料選択が不適切（特に強剛性足タイプに硬いシェルを用いた場合）． d. 尖足タイプにフルアーチ高を用いた場合．中足根関節が足関節背屈制限を代償しようとすると内側アーチが装具の中で圧迫される． e. 距骨下関節回外位でのギプス採型による．	a. ポストのニーズの再評価．もっと柔らかな材料を考慮する． b. 治療回数および在宅リハビリテーション訓練を増やす． c. 材料の変更，または現在の装具に柔らかなトップカバーを追加する． d. 一時的に両側ヒールリフトを追加する．製作所に内側縦アーチを低くしてもっと柔らかな材料の使用を行わせる． e. ギプス採型のやり直し
9. 軟部組織が装具内縁に食い込む．	a. 製作所のミス：尖足タイプでのアーチ低下の失敗による． b. 靴が不適切なため患者は靴の中で装具をころがす． c. 固有感覚，筋力レベルが不十分である． d. 著明な外反膝がある肥満患者	a. 製作所に内側縦アーチを低くして両側ヒールリフトの追加ともっと柔らかな材料の使用を行わせる． b. 靴の変更と内側フランジの付いた装具の再作製 c. 適切なリハビリテーション手法を行わせる． d. 靴の補強，内在筋の筋力強化を行わせる．
10. 装具使用にもかかわらず，足底筋膜・内側アーチの不快感が持続する．	a. コントロールの不足．炎症組織が機能的装具の使用に耐えられない． b. 患者の筋力，可撓性および固有感覚が不十分である． c. 機械的足部痛の診断ミス．血清マイナスの脊椎関節症はしばしば踵骨内側結節に同様な症状をおこすことがある．	a. より機能的な装具，low-dye taping 手技*を考慮する． b. 治療回数および在宅リハビリテーション訓練を増やす．夜間装具の使用を検討する． c. 適切な臨床検査を依頼する．
11. 装具末端での第1中足骨幹の疼痛	a. 大きな後足部・前足部内反ポストが装具内側を持ち上げ，第1中足骨を圧迫する． b. 製作所のミス：装具内側末端が長すぎる．	a. ポストのニーズの再評価．もし正しければ，軟部組織が新しいストレスに順応するまで患者に厚い靴下を着用させる． b. 装具を製作所に送って溝まで達する圧縮ポストの追加を行う（中足骨頸部に加わる体重を中足骨頭に再分配させる）．
12. メタタルザルパッドがかかる組織に不快感がある．	a. 組織が新しいストレスに順応する正常ななじみ． b. メタタルザルパッドが大きすぎるか，または小さすぎて足底筋膜中央バンドに"弓のつる効果"をもたらした．	a. 装具へのなじみをもっとゆっくり行わせる．厚い靴下をはかせる． b. 製作所に送ってもっと小さく柔らかなパッドに変更するか，挿入位置を再検討する．
13. 疼痛のある中足骨頭にバランスパッドを用いた後に足根中足痛が生じた．	a. 組織が新しいストレスに順応する正常ななじみ． b. バランスパッドが深すぎて該当する中足骨頭に過度の底屈をもたらした（このため近位足根中足関節を緊張させた）．	a. 装具へのなじみをもっとゆっくり行わせる． b. 製作所でバランスパッドを部分的に埋めさせる．また必要があれば除去する．
14. ヒールカップ端での内側・後方・前方または外側のヒール痛	a. 製作所が非荷重採型による陽性モデル修正時に踵骨脂肪パッドの十分な転移を行わなかったため，装具のヒールシート端が軟部組織にくい込んで慢性刺激の発生源になる．月形しんが不適切な靴が脂肪パッドの過度の移動をもたらす．	a. まず最初に靴の月形しんがしっかり踵にあっているかどうかチェックする（月形しんの内側にフェルトを貼る）． b. 刺激点であるヒールシート端を削る．必要ならば装具修正のために製作所に送り返す（装具端にマークを付けて疼痛部位を必ず確認する）．また脂肪パッドがしっかり収まるようにもっと深いヒールシートに変更させる．

*訳注：テープを用いたアーチの固定法．ストラップを第1中足骨頭から巻き始め，踵骨の周りを経由して第5中足骨頭まで固定する．起始部と終末部をテープで連結する．

表 7-1 つづき

不快感の場所	誘因および理論的根拠	解決法
15. 踵骨足底外側面の不快感	a. 正常ななじみの一過程．後足部内反ポストが垂直力の大部分を踵骨外側に再配分しようとするためである．	a. なじみの期間をもっとゆっくりさせる．
		b. 後足部内反ポストのニーズの再評価．シェルまたはポストにもっと柔らかな材料を用いる．
16. 踵骨足底内側面の不快感	a. コントロール不良（患者が過度の回外運動をつづけ，装具が踵骨内果を押し込む）．	a. ポスト角度を増やす．靴のチェック．腓腹筋・ヒラメ筋・後脛骨筋の筋力増強
	b. コントロール過剰（後足部内反ウェッジが付いた過剰ポストが踵骨足底内側面を圧迫し刺激する）．	b. ポスト角度の再評価．柔らかなポスト材を考慮する．
	c. 装具のヒール高が体重を前足部へ移動させ，足底筋膜に加えて踵骨内果の足底筋膜起始部にストレスを与える．	c. 患者に 30 秒間のつま先歩きを行わせる．もし症状が増悪する場合はヒールリフトを除去し，後足部ポストを研磨してシェルに埋め込む．
17. ヒールカップ端での外側ヒール痛	a. 大きな内反ポストにより患者が二次的に装具から滑り落ちる．	a. ポスト・ニーズの再評価．滑り落ち防止のためにスペンコ製トップカバーを追加する．また靴の月形しんの適合をチェックする．
18. 装具使用にもかかわらずアキレス腱炎が生ずるか，または持続する．	a. 装具のポストが不足または付けすぎ．その結果，後足部と下腿のアライメント不足が生ずる．	a. ポスト角度の再評価
	b. 尖足タイプでの内側アーチ低下の失敗．中足根関節での代償ができないためアキレス腱に加わる仕事負荷量が増大する．	b. 装具の内側アーチを低くする．両側ヒールリフトを追加して柔らかな装具を用いる．
	c. 下腿三頭筋の拘縮	c. ストレッチ増強，夜間装具を考慮する．
19. 装具使用につれてヒラメ筋の疲労が生ずる．	a. 前足部外反ポストの不適切な使用．誤ったポストが踵挙上前に中足根関節のロックを早めに行って後足部が垂直位になるのを阻止する．ヒラメ筋は内側足部を持ち上げて大きすぎる前足部外反ポストの上に運び，後足部を垂直位にもっていこうと試みるため絶えず疲労する．	a. ポストの除去．ヒラメ筋のストレッチを行う．
20. 装具使用にもかかわらず脛骨内側ストレス反応が持続する．	a. コントロール不良	a. ポスト角度ならびに装具選択の再評価（もっとコントロールが可能な装具を考慮する）．靴のチェック．採型手技の再評価（中立位での採型を検討する）
	b. 筋力・可撓性・固有感覚レベルが不十分である．	b. 治療プログラムの再評価
	c. 機械的な問題ではなく，血管障害を否定せよ．もし血栓性静脈炎が存在するときは，下腿に血圧マンシェットを巻いて 40〜80 mmHg 加圧すると疼痛が生ずる．筋炎では 120 mmHg 加圧しても疼痛は生じない．	c. 患者の再評価．必要があれば他の専門家に診察を依頼する．
21. 装具使用により長腓骨筋・短腓骨筋の不快感が生ずる．	a. 腓骨筋が後足部内反ポストに順応しようとする正常ななじみの一過程である．	a. なじみの過程を遅くして腓骨筋のストレッチを行う．
	b. 短腓骨筋は距骨下関節を中立位にもどそうとするため，過度の後足部内反ポストがこれらの筋を疲労させる．	
	c. 前足部内反ポストの不適切な使用（誤ったポストは立脚中期の後半に前足部を内がえしさせて中足根関節のロックをはずす）．長腓骨筋腱は第 1 中足骨基部に付着しているので，第 1 中足骨（前足部を外がえしさせて中足根関節をロックする）を強力に底屈させ，中足根部を固定しようと試みる．しかしポストの抵抗によりこの動作ができず，長腓骨筋の慢性的疲労をもたらす．	

表7-1 つづき

不快感の場所	誘因および理論的根拠	解決法
22. 装具使用にもかかわらず内側膝痛（典型的には鵞足関節包炎）または膝蓋後部不快感が持続する．	a. コントロール不良．距骨下関節は過度回内を維持する．たいていは異常可動性足タイプに可撓性がつきすぎたシェルを装着したか，または不適切な靴によるものである．	a. ポスト角度の再評価．もっとコントロールのよい装具を考慮する．靴のチェック（特に月形しんの適合）を行う．
23. 装具使用にもかかわらず，高衝撃症候群が持続する．	a. 強剛性前足部外反・第1趾列底屈変形に対する不適切なポスト．このため距骨下関節による回外代償が繰り返しおこる．	a. ポスト角度を増やしてヒールに衝撃吸収材を付加する．
24. 装具使用により高衝撃症候群が生ずる．典型的には外側膝関節痛（びまん性骨痛）たは慢性的な仙腸関節不安定性が生じる．	a. 新しいストレスに順応するなじみの一過程 b. コントロールのつけすぎ．装具は衝撃吸収に必要な距骨下関節回内ができない．これは後足部・前足部内反ポストの付けすぎ，誤った採型手技（特に距骨下関節回外での採型），不適切な材料選択（たとえば，強剛足タイプに硬い装具を用いた）などによる．	a. なじみをもっとゆっくり行う． b. ポスト角度の再評価．製作所に内側アーチを低くさせる（または再採型），柔らかな装具への変更を行わせる．

(Langer S より)[14]

●文献

1. Novick A, Kelley DL. Position and movement changes of the foot with orthotic intervention during the loading response of gait. J Orthop Sports Phys Ther 1990; 11(7): 301–312.
2. Donatelli R, Hulbert C, Conaway D, St. Pierre R. Biomechanical foot orthoses: a retrospective study. J Orthop Sports Phys Ther 1988; 10(6): 211.
3. Awbrey BJ, Bernardone JJ, Connolly TJ. The prospective evaluation of invasive and non-invasive treatment protocols for plantar fasciitis. Rehabil Res Dev Prog Rep 1989; 50.
4. McPoil TG, Adrian M, Pidcoe P. Effects of foot orthoses on center of pressure patterns in women. Phys Ther 1989; 69(2): 149.
5. Baum I, Spencer A. Limb dominance: its relationship to foot length. J Am Podiatr Assoc 1980; 70(10): 505–507.
6. Rose GK. Correction of the pronated foot. J Bone Joint Surg (Br) 1962; 44: 642.
7. McKenzie DC, Clement DB, Taunton JE. Running shoes, orthotics and injuries. Sports Med 1985; 2: 334–347.
8. Frederick EC. The running shoe: dilemmas and dichotomies in design. In: Segesser B, Pforringer W (eds). The Shoe in Sport. Chicago: Yearbook Medical Publishers, 1989: 31.
9. Nigg BM, Bahlsen HA. The influence of running velocity and midsole hardness on external impact forces in heel-toe running. Int J Sports Biomech 1988; 4: 205–219.
10. Nigg BM, Morlock M. The influence of lateral heel flare of running shoes on pronation and impact forces. Med Sci Sports Exerc 1987; 19(3): 294.
11. Hamill J, Freedson PS, Boda W. Reichsman F. Effects of shoe type on cardiorespiratory responses and rearfoot motion during treadmill running. Med Sci Sports Exerc 1988; 20(5): 515.
12. Jorgenson J. Body in heel-strike running: the effect of a firm heel counter. Am J Sports Med 1990; 18:177–181.
13. Nigg BM, et al. Effect of viscoelastic shoe insoles on vertical forces in heel-toe running. Am J Sports Med 1988; 16(1): 70–76.
14. Langer S. Orthotic adjustments ready-reference guide. Langer Biomechanics Newsletter. Deer Park, NY: Langer Biomechanics Group, 1987; 14(2): 4.

索引

和文索引

2～5バーポスト 92
2平面上の研磨 202
5段階オシレーション 123, 124

あ
アーチ筋強化訓練法 139
アーチ高 33, 178
アーチサポート 136, 186
アキレス腱関節包炎 56
アクリロハデュール 197
アリス試験 106, 174
アルファ運動ニューロン 135
アルファ・ガンマ共同活動 135
足関節運動軸 7
圧分散用のへこみ（ポケット） 205

い
一過性神経不動化 121

う
うちわ歩行パターン 152
魚の目パターン 178
運動学的ウェッジ 104, 205

え
エジプト型タイプ 216
エチレンビニールアセテート 83
エッジのあるスポーツ 208

お
オフザシェル・ストック装具 214
凹外反足 161
凹足 70

か
カーブラスト 83, 216, 219
カーブラスト・スニーカー 216
カイネティックチェーン 25, 140, 169, 170
ガンマ運動ニューロン 135
ガンマバイアス 135

ガンマループ 135
下肢伸展挙上テスト 174
可撓性前足部外反変形 72
家庭での訓練 144
家庭でのストレッチ訓練 120
過剰運動性扁平足 162
鵞足関節包炎 222
介在ニューロン 136
回外ロック 73
開張足変形 149
開放チェーン 25
外在性後足部ポスト 97, 200
外在性ヒールスタビライザー 218
外転外反母趾 64, 147
外転性ひねり 59
外転ツイスト 109, 182
外反母趾 68
踵外反足 161
鉤爪 78
鉤爪趾 67
核鎖 134
核袋線維 134
関節機能不全 115
関節・皮膚固有感覚受容器 134, 136

き
キャリオカ訓練 140, 145
ギプス盛り修正箇所 205
機能的脚長差 105
機能的前足部内反変形 140
機能的装具 186, 197
偽神経栄養性関節症 136
拮抗位相筋 140
拮抗筋 117
距骨下関節運動軸 9
距骨下関節の変位 9
強化訓練法 139
強剛性前足部外反変形 71
強剛性扁平足 161
強剛母趾 64
筋エネルギー手技 116
筋固有感覚受容器 134

筋紡錘 116, 134
筋膜窓での神経緊張 74
緊張バンド効果 146

く
クレイグの試験法 155
クロスオーバー歩行パターン 203
グラインドオフ 193
訓練バンド 143

け
脛骨内側ストレス反応 221
脛骨捻転角 151, 155
脛骨疲労症候群 176
脛腓内反 51, 96, 183
血栓性静脈炎 221
懸吊採型手技 189

こ
コンビネーションラスト 216
コンビネーションラスト・スニーカー 218
ゴルジ腱器官 116, 134
ゴルフ 208
固有感覚受容器 134
固有感覚情報 134
固有感覚神経筋促通法 115, 138
交換ペダル 210
交差型歩行パターン 183
交差摩擦マッサージ 137
後足部内反変形 52
後足部内反ポスト 56, 146
後足部ポスト 160
高衝撃症候群 112, 222
高速度スラスト 123, 124
硬性装具 202
絞扼［性］神経障害 67
構造的脚長差 105
骨性ロック機構 30

さ
サイクリスト 210
サブ1バランス 92, 101

し

サブ 5 バランス　94
最大抵抗性固定弛緩的ストレッチ　116
シャルコー関節　134
シャンク　216
シュスター・ヒールウェッジ　215
シンカール訓練　214
シンスプリント　54
姿勢位相筋　140
脂肪パッドの移動量　179
趾間プラグ　207
磁気共鳴　192
膝蓋下滑膜ひだ症候群　55
種子骨　64
舟状骨差　178, 185
修正内在性ポスト法　200
終末遊び　123, 133
小腱膜瘤　77
衝撃吸収足底板　81
衝突性外骨腫　111
踵骨腱関節包炎　56
神経栄養性関節症　186
腎性骨異栄養症　159

す

スキーブーツ　209
スキーヤー　208
スチールシャンク　122
ステープリング　159
ストレートラスト　157, 216
ストレートラスト・スニーカー　216
ストレス症候群　69
ストレス・モデル　170
スペンコ　102, 204
スリップラスト　216
スリップラスト・スニーカー　218
垂直距骨　161

せ

制限母趾　64
脊椎関節症　220
接触ジギタイザー　193
先天性扁平足　161
尖足代償テスト　179
前足部外反変形　70
前足部底屈変形　95
前足部内在性ポスト　195
前足部内転　157
前足部内反変形　58
前足部内反ポスト　69
前庭・頸部固有感覚受容器　134

そ

ソルボセイン　204
そとわ歩行パターン　106, 153
装具シェル　82, 151
装具の後足部支柱　168
装具の変換率　171
足底筋膜の巻き上げ機構効果　32, 82, 145, 169
促通脊柱セグメント　81
速発性 $A\beta$ 線維　137

た

ターナウト　155
ダブルクラッシュ症候群　219
ダブルダンサーズパッド　205
ダンサーズパッド　205
他動的筋弛緩手技　117
多方向スポーツ　208
大腿骨前捻角　151
大腿骨の代償性内旋　60
大腿と足の角度測定　156
大殿筋歩行パターン　182
第 1 趾列カットアウト　101, 198
第 1 趾列運動軸　12
第 1 趾列底屈変形　85
第 1 中足骨高位　95
第 1 中足骨内転　65
第 5 趾列カットアウト　198
第 5 趾列運動軸　13
単一方向のスポーツ活動　207
弾機靭帯　82
弾機靭帯捻挫　100
弾性終末域　115
弾性バリア　115, 133

ち

チネルのテスト　148
遅発性 $A\delta$ 線維　137
中間物　193
中足骨ストレス症候群　218
中足根関節運動軸　11
中足趾節関節軸　13
中足部プラットフォーム　196
中殿筋歩行パターン　181
調整用装具　213
調節装具　197
直接成型法　211
直立足部　191
直立中足骨　62

つ

椎間関節症候群　204
月形しん　214
槌趾　67

て

テーラー位置　153
テーラー胼胝　91
テレビジョン肢位　153
デュロデンシティ・ミッドソール　217
デンマーク式夜間装具　159
電気ダイノグラム　183

と

トージョンケーブル　155
トーマスバー　102, 215
トウクレスト　206
トウスプリング　214, 218
トウヒールパターン　207
トウボックス　216
トップカバー　203, 220
トラクトグラフ　173
徒手矯正　122
徒手的ストレッチング　79
徒手療法　108
糖尿病患者　211
動的スラスト　124, 131
特殊靴採型用　191

な

内在性後足部ポスト　200
内側距骨捻転角　157
内側脛骨ストレス症候群　170
内側脛骨ストレス反応　154, 197
内側縦アーチ　139, 161
内転中足骨　62, 157
内転母趾　92
内反尖足　158
中底デュロメータ（密度）　217

に

ニュートンの第 3 法則　111
ニューラプラキシア　121, 186, 207

ね

熱可塑性プラスチック　197

の

能動的筋弛緩手技　115

は

ハイギアプッシュオフ　34, 82, 101, 102, 139, 144, 182, 215
ハイトップシューズ　162
ハグルンド変形　79
ハンマー[状]足趾変形　67, 78
バーポスト　204
バーポストの延長　94
バイク走行　210
バニオンフランジ　198
バランスパッド　204, 220
バランスボード訓練　138, 139
バレーダンス　210
背側基節骨閉鎖式骨切術　94
反射性交感神経ジストロフィー　137
反射性交感神経障害　126
半強剛性グラファイト　197

ひ

ヒールスタビライザー　198
ヒールリフト　107, 147, 204
ヒンジのスイングアーム　2
非緩和性ショック　80
腓骨筋痙性扁平足　161, 162
評価者間信頼性　170, 176
評価者内信頼性　176

ふ

フェイス線　81
フラワースプレー　134
ブラウント病　52
プラスタゾート　102, 197, 211
部分荷重ステップイン手技　92
舟底ヒール　122

へ

ペーストイン手技　170, 211
閉鎖カイネティックチェーン　29, 33, 70
閉鎖チェーン　25

ほ

ホースシューパッド　205
ボードラスト・スニーカー　216
ボトムカバー　204
ポケット調整　204
ポストエレベータ　201
ポストプロテクター　201
ポリスチレンフォーム　185, 197
ポロン　102
歩行プレート　158

ま

マイスネル小体　136
マイナス後方ヒールフレア　218
マイナスフレア　217
マニピュレーション　94, 115

み

ミッドソール　108
ミニトランポリン　139
溝まで延長した圧迫ポスト　69, 82

む

無名下腿　182

め

メタタルザルパッド　206, 220

も

モートン延長　104, 205
モートン神経腫　75
モートン伸展装置　219
モートン足構造　103
モビリゼーション　115

や

夜間装具　119, 155

ゆ

弓のつる効果　68, 186, 206

よ

陽性支持反応　136
翼状ヒール　215

ら

ランニングシューズ　204, 216

り

リズム固定法　116
立方骨パッド　207

れ

レーザースキャナー　193
レースフラット　207
連続ギプス治療　158

ろ

ロウギアプッシュオフ　34, 75, 77, 79, 80, 91, 93, 101, 102, 104, 105, 114, 142, 151, 154, 180, 181, 182, 215, 219
ロッカー底　102, 104, 215
ロッカー底足　161
ロックライン　97, 151, 200
ロンベルグ変法試験　137, 179

欧文索引

A

abductory twist　59
active muscular relaxation techniques　115
Allis' test　106
AMRTs　115

B

Bergman Orthotic Laboratory　193
BigelowのY靱帯　174
Biopedal　210

C

compensatory internal femoral rotation（CIFR）　60
Computer Aided Design-Computer Aided Manufacturing（CAD-CAM）　192
Craig's test　155
cross-frictional massage　137
C線維　137

D

Davisの法則　163
dremel　213
Dudley Morton　102
durodensity midsole　217

E

electrodynogram（EDG）　183
EVA　83

F

Feiss' line　81
Fryetteの法則　109
fudging　186
fullness　90

G

grind-offs　193
ground clearance　31

H

Heuter-VolkmannとDelpechesの原理　64
Heuter-Volkmannの原理　53, 112, 163
high-velocity thrust　123

I
in-office 方法　171

K
kinetic wedge　104

L
Langer Pediatric Counter Rotation System　156
leg innominate　182
Lewit 手技　116
lig. calcaneonaviculare plantare　82
low-dye taping 手技　220

M
MLA fill-in　196
mobile adaptor　1, 29
Morton DJ　102
Morton 神経腫　75

N
MR　192
Newton の第3法則　17

P
passive muscular relaxation techniques　117
plical band syndrome　55
plyometric 訓練　140
PMRTs　117
PNF パターン　116, 138
PPT　204
primus metatarsus adductus　65
pump-bump　56, 79

Q
Q 角　55

R
rearfoot post　168

rectus foot　191
return rate　171
rigid lever arm　1
rohadur　202

S
searching toe　158

T
taylor's bunion　76
taylor's position　158
tendinosis　79
tyloma　66

U
UCBL 足底挿板　198
unmitigated shock　80

V
Wolff の法則　163

【訳者略歴】
加倉井　周一
　1937 年　東京に生まれる
　1963 年　東京大学医学部卒業
　1968 年　東京大学医学系大学院第 3 臨床医学専門課程
　　　　　（整形外科学専攻）修了
　1971 年　東京都補装具研究所所長
　1987 年　帝京大学医学部リハビリテーション科助教授
　1988 年　帝京大学医学部附属市原病院リハビリテーション科教授
　1992 年　東京大学医学部附属病院リハビリテーション部教授
　1998 年　北里大学医療衛生学部リハビリテーション科教授
　2003 年　北里大学客員教授
　2008 年　逝去

臨床足装具学
　―生体工学的アプローチ―　　　　　　　　ISBN978-4-263-21289-9

2005 年 10 月 20 日　第 1 版第 1 刷発行　　　　日本語版翻訳出版権所有
2023 年 1 月 10 日　第 1 版第 5 刷発行

　　　　　　　　　　　　　　　　訳　者　加倉井　周一
　　　　　　　　　　　　　　　　発行者　白 石 泰 夫
　　　　　　　　　　　　　　　　発行所　医歯薬出版株式会社
　　　　　　　　　　　　　　　〒113-8612　東京都文京区本駒込 1-7-10
　　　　　　　　　　　　　　　TEL.(03)5395-7628(編集)・7616(販売)
　　　　　　　　　　　　　　　FAX.(03)5395-7609(編集)・8563(販売)
　　　　　　　　　　　　　　　　　　https://www.ishiyaku.co.jp/
　　　　　　　　　　　　　　　　　　郵便振替番号 00190-5-13816

乱丁，落丁の際はお取り替えいたします　　　　印刷・三報社印刷／製本・明光社
© Ishiyaku Publishers, Inc., 2005. Printed in Japan

本書の複製権・翻訳権・翻案権・上映権・譲渡権・貸与権・公衆送信権（送信可能化権を含む）・口述権は，医歯薬出版(株)が保有します．
本書を無断で複製する行為（コピー，スキャン，デジタルデータ化など）は，「私的使用のための複製」などの著作権法上の限られた例外を除き禁じられています．また私的使用に該当する場合であっても，請負業者等の第三者に依頼し上記の行為を行うことは違法となります．

JCOPY　〈出版者著作権管理機構　委託出版物〉
本書をコピーやスキャン等により複製される場合は，そのつど事前に出版社著作権管理機構（電話 03-5244-5088，FAX 03-5244-5089，e-mail：info@jcopy.or.jp）の許諾を得てください．